周围血管疾病
介入治疗临床指南

Peripheral Vascular Disease
A CLINICAL APPROACH

原著　［美］卡洛斯·梅尼亚（Carlos Meña）

　　　　［美］萨桑卡·贾亚苏里亚（Sasanka Jayasuriya）

主译　陆骊工

辽宁科学技术出版社
LIAONING SCIENCE AND TECHNOLOGY PUBLISHING HOUSE

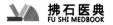
拂石医典
FU SHI MEDBOOK

图书在版编目（CIP）数据

周围血管疾病介入治疗临床指南 / (美) 卡洛斯·梅尼亚, (美) 萨桑卡·贾亚苏里亚主编; 陆骊工主译.—沈阳: 辽宁科学技术出版社, 2022.1
ISBN 978-7-5591-2314-5

Ⅰ.①周… Ⅱ.①卡… ②萨… ③陆… Ⅲ.①血管疾病—介入性治疗—指南 Ⅳ.① R543.05-62

中国版本图书馆 CIP 数据核字 (2021) 第 208148 号

This is a translation of Peripheral Vascular Disease: A Clinical Approach
Author: Carlos Mena, Sasanka Jayasuriya
ISBN: 9781496349408
© Wolters Kluwer Health, Inc. 2020

版权所有　侵权必究

出版发行：辽宁科学技术出版社
　　　　　北京拂石医典图书有限公司
　　　　　地址：北京海淀区车公庄西路华通大厦 B 座 15 层
联系电话：010-57262361/024-23284376
E-mail：fushimedbook@163.com
印刷者：北京天恒嘉业印刷有限公司
经销者：各地新华书店

幅面尺寸：185mm×260mm
字　　数：675 千字　　　　　　印　　张：27.5
出版时间：2022 年 1 月第 1 版　　印刷时间：2022 年 1 月第 1 次印刷

责任编辑：李俊卿　　　　　　　　责任校对：梁晓洁
封面设计：潇　潇　　　　　　　　封面制作：潇　潇
版式设计：天地鹏博　　　　　　　责任印制：丁　艾

如有质量问题，请速与印务部联系　　联系电话：010-57262361

定　　价：198.00 元

翻译委员会

主　译　陆骊工

副主译　李　勇　占美晓　彭永军

译　者　陆骊工　李　勇　占美晓　彭永军

　　　　程光森　赵　炜　许卫国　何　旭

　　　　王　勇　刘　羽　黄建文　黄国敏

　　　　刘永康　廖少琴　刘　尧　张志人

　　　　李忠亮　杨晨子　郑游冰　李记华

　　　　邱力戈　彭绍军　马　瑛　傅思睿

　　　　邓飞燕　褚　靖　杨　旸　刘　冰

注：单位均为珠海市人民医院（暨南大学附属珠海医院）

译者序

初次翻阅这本书时，就被其简洁明了的目录所吸引，细细阅读完却是被它的涵盖内容之细致且全面所打动，所以便决定带领我的团队对其进行翻译，以期能与国内的同行们分享分享。

1929年，当时年仅25岁的心外科医生Werner Forssmann，通过切开自己的肘静脉，把一根导尿管送了进去，因为他坚信通过肘静脉可以将管子送到心脏里。在大家的惊恐和质疑声中，他走进了放射科，并在透视下将这根导尿管送到了自己的右心房。就在那一刻他完成了历史上第一例心导管术，但当时他的这一疯狂行为并没有获得学术界的认可，直到二十多年后的1956年他才被授予诺贝尔医学奖。Forssmann的行为的确是疯狂的，但这一行为也被视为介入医学的起源，我们不禁感慨他当时的创举是多么伟大。

随着时间的发展，介入学科不断细化，当下大致可以分为三类，分别是外周血管介入、神经介入以及肿瘤介入。外周血管介入作为介入治疗的一大分支，是指在医学影像设备的引导下，经血管穿刺途径对外周血管进行诊断或者治疗的技术。

本书系统全面地介绍了外周血管疾病的发病机制与介入治疗的方法及经验。这本书有两点很打动我，一是本书配有大量精美的图片，便于读者学习和理解；二是本书的每个章节最前面都附有一个简述本章节重点内容介绍，这非常符合当下快速高效阅读的需求。

本书适合从事介入治疗及相关科室的临床医生阅读参考，如果大家能从中得到收获或启发，这会使我感到十分欣慰。

最后也要对我院参与翻译的工作人员表达诚挚的感谢。

本书翻译不妥之处，敬请批评指正！

陆骊工

2021年10月30日

主编简介

卡洛斯·梅尼亚

（Carlos Meña），MD, FACC, FSCAI

医学博士

心脏病学副教授

心脏导管实验室主任

血管医学与血管内治疗研究奖学金主任

就职于康涅狄格州耶鲁纽黑文医院

萨桑卡·贾亚苏里亚

（Sasanka Jayasuriya），MBBS，FACC，FASE，RPVI，FSCAI

心血管内科医学助理教授

就职于康涅狄格州纽黑文耶鲁医学院

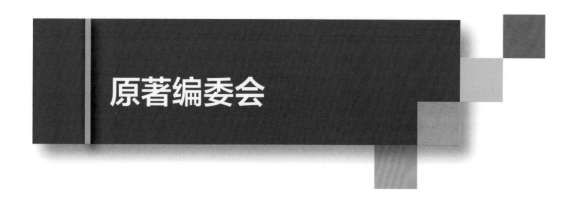

原著编委会

Mahmoud Abdelghany, MD
Fellow in Cardiovascular Medicine,
Yale New Haven Hospital,
New Haven, Connecticut

S. Elissa Altin, MD
Assistant Professor
Division of Cardiology
Yale University School of Medicine
New Haven, Connecticut

Herbert D. Aronow, MD, MPH
Director of Interventional Cardiology
Division of Cardiovascular Medicine
Warren Alpert Medical School of Brown
    University
Lifespan Cardiovascular Institute
Providence, Rhode Island

Jeremy D. Asnes, MD
Associate Professor
Department of Pediatrics
Yale School of Medicine
New Haven, Connecticut

**Robert R. Attaran, MD, FACC, FASE,
FSCAI, RPVI**
Assistant Professor Cardiovascular Medicine
Director, Venous Disorders Program
Yale New Haven Hospital
New Haven, Connecticut

Afsha Aurshina, MBBS
Resident, Department of Surgery
Yale University School of Medicine
New Haven, Connecticut

William L. Bennett, MD, PhD
Assistant Professor
Department of Cardiology
Ochsner Clinic Foundation
New Orleans, Louisiana

Kurt Bjorkman, MD
Chief Resident
Department of Pediatrics
Yale-New Haven Children's Hospital
Yale School of Medicine
New Haven, Connecticut

Peter A. Blume, DPM, FACFAS
Medical Director/HVC/Ambulatory Surgery
Yale New Haven Health Systems
Assistant Clinical Professor Of Surgery
Anesthesia and Cardiology
Yale School of Medicine
New Haven, Connecticut

Fouad Chouairi, BS
Department of Neurosurgery
Yale University School of Medicine
New Haven, Connecticut

Stacy Chu, MD
Department of Neurology
Yale University School of Medicine
New Haven, Connecticut

Branden Cord, MD, PhD
Department of Neurosurgery
Yale University School of Medicine
New Haven, Connecticut

Bennett Cua, MD, FACC
Cardiologist
Mission Viejo, California

John A. Elefteriades, MD, PhD (hon)
William W.L. Glenn Professor of Surgery
Director, Aortic Institute at Yale-New
    Haven
Yale Medicine Department of Surgery
New Haven, Connecticut

Young Erben, MD
Senior Associate Consultant
Mayo Clinic Florida
Jacksonville, Florida

Wassim H. Fares, MD, MSc
Senior Clinical Leader
Clinical Development
Actelion Clinical Research
Actelion Pharmaceuticals Inc
A Janssen Pharmaceutical Company of
    Johnson & Johnson
Allschwil, Switzerland

Senthilraj Ganeshan, MD
Clinical Cardiology Fellow
Division of Cardiology
Yale University School of Medicine
New Haven, Connecticut

**Michael I. Gazes, DPM, MPH, FACFAOM,
AACFAS**
Yale New Haven Foot & Ankle Surgeons /
    Northeast Medical Group
Department of Pediatric Surgery
Yale New Haven Hospital
Clinical Instructor, Department of
    Medicine
Yale School of Medicine
New Haven, Connecticut

Andrew M. Goldsweig, MD
Assistant Professor
Division of Cardiovascular Medicine
University of Nebraska Medical Center
Omaha, Nebraska

Anton A. Gryaznov, MD, PhD
Resident, Aortic Institute at Yale-New Haven
    Hospital
Yale University School of Medicine
New Haven, Connecticut

Eileen M. Harder, MD
Resident Physician
Department of Internal Medicine
Yale University
New Haven, Connecticut

Ahmed Harhash, MBBCh
Cardiovascular Fellow
Department of Cardiology
University of Arizona
Tucson, Arizona

Faisal Hasan, MD
Associate Clinical Professor of
    Medicine
Heart and Vascular Institute
Cleveland Clinic Abu Dhabi
Abu Dhabi, United Arab Emirates

Khwaja Yousuf Hasan, MBBS
Associate Staff Physician
Heart and Vascular Institute
Cleveland Clinic Abu Dhabi
Abu Dhabi, United Arab Emirates

Ryan M. Hebert, MD
Assistant Professor
Department of Neurosurgery
Yale University School of Medicine
New Haven, Connecticut

**Sasanka Jayasuriya, MBBS, FACC, FASE,
RPVI, FSCAI**
Assistant Professor of Medicine
Section of Cardiovascular Medicine
Yale School of Medicine
New Haven, Connecticut

Qurat-ul-Aini Jelani, MD
Peripheral Vascular Interventional Fellow
Division of Cardiology
Department of Medicine
Yale University School of Medicine
New Haven, Connecticut

Michele H. Johnson, MD, FACR, FASER
Professor, Department of Radiology and
    Biomedical Imaging and Neurosurgery
Director, Interventional Neuroradiology
Yale University School of Medicine
New Haven, Connecticut

Andrew Koo, BS
Department of Neurosurgery
Yale University School of Medicine
New Haven, Connecticut

Kwan S. Lee, MBBCh
Associate Professor of Medicine
Department of Cardiology
University of Arizona
Tucson, Arizona

Anna Lynn, BS
Department of Neurosurgery
Yale University School of Medicine
New Haven, Connecticut

Wei-Guo Ma, MD
Visiting Attending
Yale University School of Medicine
New Haven, Connecticut;
Associate Professor
Department of Cardiovascular Surgery,
Beijing Anzhen Hospital of Capital Medical
    University
Beijing, China

Charles Matouk, MD, FRCS(C)
Associate Professor of Neurosurgery and of
    Radiology & Biomedical Imaging
Section Chief, Neurovascular Surgery
Director, Endovascular Neurosurgery Fellowship
Yale University/Yale-New Haven Hospital
New Haven, Connecticut

Carlos Meña, MD, FACC, FSCAI
Associate Professor of Medicine – Cardiology
Director Cardiac Catheterization Laboratories
Director Vascular Medicine & Endovascular
    Fellowship
Yale New Haven Hospital
New Haven, Connecticut

Michael Mercier, BA
Department of Neurosurgery
Yale University School of Medicine
New Haven, Connecticut

Sameh Mohareb, MD
Fellow in Cardiology
Department of Cardiology
Ochsner Clinic Foundation
New Orleans, Louisiana

Sameer Nagpal, MD
Interventional Cardiology Fellow
Department of Cardiovascular Medicine
Yale University School of Medicine
New Haven, CT

Reshma Narula, MD
Assistant Professor of Neurology
Yale University School of Medicine
New Haven, Connecticut

Rishi Panchal, DO
Peripheral Vascular Interventional Fellow
Yale-New Haven Hospital
New Haven, Connecticut

Chandni Patel, MD
Pediatric Cardiology Fellow
Department of Pediatrics
Yale University
New Haven, Connecticut

Imaad Razzaque, MD
Interventional Cardiology Fellow
Department of Medicine
Tulane University School of Medicine
New Orleans, Louisiana

Ayman Saeyeldin, MD
Resident, Aortic Institute at Yale-New Haven
    Hospital
Yale University School of Medicine
New Haven, Connecticut

Mamadou L. Sanogo, MD
Assistant Professor of Radiology
University of Michigan
Division of Vascular and Interventional
    Radiology
Ann Arbor, Michigan

John F. Setaro, MD, FACC, FSCAI
Associate Professor of Medicine
Director, Cardiovascular Disease Prevention
    Center
Attending Physician, Adult Cardiac
    Catheterization Laboratory
Section of Cardiovascular Medicine
Yale University School of Medicine and Yale
    New-Haven Hospital
New Haven, Connecticut

Samit M. Shah, MD, PhD
Clinical Fellow
Division of Cardiovascular Medicine
Yale University School of Medicine
New Haven, Connecticut

**Madhan Shanmugasundaram, MD, FACC,
FSCAI**
Assistant Professor of Medicine
University of Arizona College of Medicine
Tucson, Arizona

M. Abigail Simmons, MD
Post-Doctoral Fellow
Adult Congenital Heart Disease Department
    of Internal Medicine
Section of Cardiovascular Medicine
Yale University School of Medicine
New Haven, Connecticut

Atul Singla, MD
Assistant Professor
Section of Cardiology/Department of Medicine
Tulane University School of Medicine
Southeast Louisiana Veterans Health Care System
New Orleans, Louisiana

Samuel Sommaruga, MD
Geneva University Hospital
Geneva, Switzerland

Bauer E. Sumpio, MD, PhD
Professor
Department of Surgery, Radiology and
    Medicine
Yale University
New Haven, Connecticut

Tze-Woei Tan, MBBS
Assistant Professor of Surgery
Department of Vascular Surgery
University of Arizona
Tucson, Arizona

Camilo A. Velasquez, MD
Resident, Aortic Institute at Yale-New
    Haven Hospital
Yale University School of Medicine
New Haven, Connecticut

Chiranjiv S. Virk, MD
Assistant Professor
Department of Surgery
Section Chief Vascular Surgery
Louisiana State University
Shreveport, Louisiana

Gabriella Wilson, MD
Clinical Medicine Resident
Department of Internal Medicine
Yale University School of Medicine
New Haven, Connecticut

Mohammad A. Zafar, MD
Resident, Aortic Institute at Yale-New Haven
    Hospital
Yale University School of Medicine
New Haven, Connecticut

Bulat Ziganshin, MD, PhD
Associate Research Scientist in Surgery
Yale University
New Haven, Connecticut

原著前言

本书以一种简洁、全面且"易于掌握"的方式，总结了当前周围血管介入治疗的适应证、常用技术和支持数据。血管介入学是一个快速发展的学科领域，也是设备更新换代率非常高的领域，由于有确切的支持数据，各种不断涌现的新技术越来越受到人们的欢迎。

虽然有些旧技术也不时会在操作实践指南中重新出现，但大多数旧技术已陆续成为历史。我们只能在力所能及的情况下在书中向您展示血管介入技术在本书印刷时的发展现状。

本书的每个章节前面都有一个大纲，以提纲挈领地展示本章节的重点内容。每章从"本章要点"列表开始，突出介绍了本章节中所讨论的关键主题。

本书只是介绍了当前周围血管介入治疗的适应证、常用技术和支持数据，不能替代任何培训和权威的血管介入学共识。我们建议读者应遵循当地现行的操作指导和具体指南。

希望您能喜欢这本书，它会帮助您提高血管介入操作的技能，造福于有复杂血管疾病的患者！

Carlos Meña, MD, FACC, FSCAI

Sasanka Jayasuriya, MBBS, FACC, FASE, RPVI, FSCAI

目 录

第1章

血管内介入治疗的历史，透视检查，血管造影的基础知识，对比剂，患者选择和知情同意

Andrew M. Goldsweig, *MD and*
Herbert D. Aronow, *MD*, *MPH*

本章要点

- 血管内介入史上的主要里程碑包括Röntgen发现了X射线，Almén合成了非离子对比剂，Grüntzig研发了血管成形术以及Puel和Sigwart首次使用血管支架。
- 荧光透视系统通过韧致辐射产生X射线。这些X射线在通过病人身体后，会引发一系列能量传递，最终将信号转换为电子数字图像。
- X射线照射会导致DNA突变，从而可能导致确定性效应（如组织损伤）以及随机效应（如恶性肿瘤）。
- 每个血管区域和介入治疗最好从特定角度成像。血管内介入在很大程度上依赖于数字减影成像（DSA）。
- 对比剂是能衰减X射线的离子或非离子含碘分子。与对比剂相关的风险包括对比剂诱发的急性肾损伤（CI-AKI）和超敏反应。
- 对患者进行血管内介入手术的选择取决于病史，体格检查，无创成像以及每个血管区域的指南（如果可用），并且应该结合患者的偏好。在术前知情同意过程中，术者与患者必须讨论手术的风险、益处和替代方案。

I. 简介

血管内介入治疗为许多外周动脉和静脉疾病提供了有效的微创治疗方法。如今，已有40年历史的血管内介入领域继续呈现爆炸性增长趋势，新的先进技术也在迅速发展。本章介绍血管内介入的基础知识，首先回顾荧光透视和血管造影技术发展的主要标志和先驱。所有从事血管介入治疗的医护人员都必须了解X射线成像的基本原理，了解放射工作的风险也是必要的。有效的血管造影需要合理选择成像设备和对比剂。最后，专家们必须仔细评估哪些患者可以从血管内干预中受益，并与这些患者一起评估所计划的手术的风险、益处和替代方案。熟练掌握透视和血管造影术方面的专业知识，选择适当的患者，为成功的血管内介入治疗奠定了基础。

Ⅱ. 荧光透视和血管造影发展史

现代医学成像始于1895年11月8日，当时德国物理学家威廉·康拉德·伦琴（Wilhelm Conrad Röntgen）首次发现了X射线，并在亚铂氰化钡屏幕上生成了他妻子安娜的手的图像（图1.1）[1]。由于他的发现，伦琴（Röntgen）于1901年被授予第一个诺贝尔物理学奖。Thomas Edison于1896年开发了第一台荧光透视仪，但由于辐射暴露的风险而放弃了对X射线研究[2]。同样于1896年，奥地利人Eduard Haschek和Otto Lindenthal将铋、铅和钡盐溶解在油中，在截肢手中进行了第一次血管造影术（图1.2）[3]。

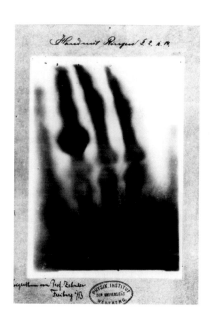

图1.1　伦琴（Röntgen）拍下的妻子安娜（Anna）的手的第一张X射线照片。

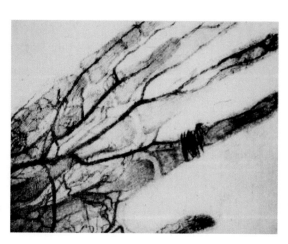

图1.2　Haschek和Lindenthal的第一张尸体手血管照片

A. 体内成像：局限性和进展　最初，不透射线物质的毒性限制了体内成像。Earl Osborne是梅奥诊所（Mayo Clinic）的一位梅毒专家，他注意到口服碘化钠药物治疗的梅毒患者的尿路是不透明的，因此他意外地发现了放射性对比剂[4]。1919年，阿根廷人Carlos Heuser在透视下在活人身上进行了第一次血管研究，他将稀释的碘化钾注射到患者的手背静脉中，随后他观察到碘化钾进入了心脏[5]。在慕尼黑，Berberich和Hirsch在1923年通过注入20％溴化锶水溶液获得了第一例股静脉造影。之后，在1924年，Brooks率先开创了动脉内注射碘化钠的方法，并获得了首例临床股动脉造影图[6]。法国神经病学家Egas Moniz于1927年首创了颈动脉和颅内血管造影术，通过其特征性脉管以定位局部颅内肿瘤[7]。由于他的贡献，他被授予1949年诺贝尔生理学或医学奖。

早期的无机对比剂具有剧毒，主要用于实验。但是，在1920年代后期，随着新的有机含碘放射对比剂的问世，临床血管造影术开始迅速发展。当Binz和Rath在柏林寻找新的梅毒药物时，他们开发了第一个水溶性的碘化吡啶对比剂，称为Selectran Neutral[8]。1933年，斯威克和沃林福德合成了每个分子含3个碘原子的对氨基碘代马尿酸，即希普兰，这标志着现代多碘对比剂时代的到来[9]。在随后的几十年中，碘含量更高、水溶性更高的离子型对比剂激增。然而，对毒性更小的对比剂的探索仍在继续。1969年，瑞典放射学家托尔斯滕·阿尔梅（Torsten Almén）研发出了单体甲硝酰胺（Amipaque），开创了非离子对比剂的先河。他在1982年发布了低渗透性单体碘海醇（Omnipaque），1993年推出了等渗二聚体碘克沙醇（Visipaque）[10]。

伴随着对比剂及操作上的进步使得血管造影术的应用范围得以扩大。1929年，一位名叫Werner Forssmann的柏林外科住院医师为了证明导管技术的可行性，通过自己的贵要静脉插入导管，以观察自己的右心房[11]。尽管他因这一惊人的举动而被迫停止了心脏科的工作，但由于他的贡献而获得了1956年的诺贝尔奖。1953年，瑞典放射科医师Ivar Seldinger发明了一种能够安全进入任何主要动脉或静脉的导丝技术，使在每个血管区域进行选择性血管造影术得以实现。然而，第一次选择性冠状动脉造影术是在1958年10月30日，Sones在克利夫兰诊所进行主动脉造影术时导管无意间落入右冠状动脉所获得的[13]。

B. 经导管血管介入　经导管血管介入始于1964年，当时Dotter和Judkins使用坚硬的特氟隆涂层导管扩张了11处股动脉和腘动脉狭窄[14]。之后，Fogarty发明了抽吸动脉血栓的导管[15]。1975年1月23日，Andreas Grüntzig在苏黎世大学医院进行了第一例髂骨双腔气囊血管成形术[16]，并于1977年9月16日在图卢兹报道了第一例冠状动脉成形术[17]。10年后，在法国图卢兹市，Jacques Puel于1986年3月28日首次临床使用了自膨式冠状动脉支架[18]。瑞士洛桑市的Puel和Ulrich Sigwart于1987年报道了首个髂股动脉自扩张支架[19]。同年晚些时候，Julio Palmaz和Richard Schatz植入了首个可球囊扩张的外周支架和冠状动脉支架[20]。随后，包括于1988年出现的血管内超声（IVUS）[21]和于1989年出现的冠状动脉旋磨术等辅助血管内技术相继问世[2]。在过去的25年里，大量的血管内操作设备陆续问市，包括药物洗脱支架、药物涂层球囊、病变穿透设备、管腔再入设备和动脉粥样硬化切除设备。

Ⅲ.　透视

几乎所有的血管内介入治疗都需要借助于透视X射线成像引导。有许多型号的成像设备可供选择，但它们都依赖于相同的基本机制。在真空管内部，在阴极线圈和快速旋转的钨阳极之间施加电压（kVp）。该电势产生电子电流（mA）轰击阳极。这种电路产生的能量有99%是以热量的形式释放出来的。阳极迅速旋转以散发热量，而钨的高熔点使其成为首选的阳极材料。

当电子飞过阳极时，一部分电子通过贴近带正电的钨核的位置，从而被磁偏转并减慢速度。电子速度变化产生的能量以X射线形式释放；这种现象被称为韧致辐射，德语为"制动辐射"。由于电子速度的增加，这些X射线的能量随kVp的增加呈对数增加。韧致辐射中的X射线束是由准直器形成的，准直器是一个有孔的铅块，只允许X射线沿着光束的预定方向通过，从而减少散射。铜和铝滤光片可去除对成像无贡献的低能X射线。

患者的身体会根据每个组织的密度和组成原子量（"Z"）成比例地衰减X射线。未衰减的X射线穿过患者以生成图像。在传统的数字成像系统中，这些X射线照射到一块输入荧光粉面板上，将X射线能量转化为光。这种光反过来照射到光电阴极面板上，导致电子释放到图像增强器中，图像增强器通过施加电压来增加它们的能量。这些电子被输出磷光体吸收，该磷光体发出的光被硅阵列电荷耦合器件（CCD）探测到。来自CCD的模拟信号被中继到摄像机，并由模数转换器转换为数字视频信号（图1.3）。

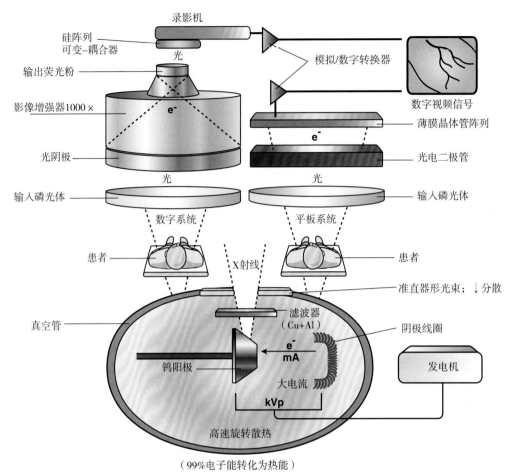

图 1.3 传统图像增强器和平板系统的示意图

在较新的平板系统中，来自输入磷光体的光撞击光电二极管，释放电子。这些电子由薄膜晶体管阵列直接探测，该阵列产生模拟信号，并转换成数字视频。由于避免了从电子信号到光的二次转换，这种平板提供了比传统图像增强更高的图像分辨率。最新的系统可能使用非晶硒代替输入磷。非晶硒可以绕过两个传统的光转换步骤，将X射线直接转换为电子。

数字采集允许出于多种目的调整图像渲染。自动图像亮度反馈可调制kVp和mA，以优化成像。必要时可以提高帧速率以捕获快速移动的物体，也可以降低帧速率以最小化X射线曝光。DSA会记录初始图像，并从所有后续帧中减去该图像作为遮罩：结果是排除了不透射线的结构，并且仅显示移动的血管造影对比柱。

IV. 辐射

X射线等电离辐射会导致脱氧核糖核酸（DNA）的单链和双链断裂。

A. **患者**　接受透视检查的患者可能会受到大量放射线的急性照射。在暴露后数天至数周内，DNA损伤可导致患者出现剂量依赖性的确定性效应，包括低于2~5Gy剂量时产生的皮肤红斑、脱毛和白内障[23]。暴露于10~50Gy可能会导致危及生命的造血系统、胃肠道和脑血管综合征[24]。

B. **操作者**　操作者长期处于散射辐射之下，患者和操作者均有发生恶性肿瘤的随机风险。恶性肿瘤的风险并非精确地取决于剂量，而是遵循线性非阈值模型。同样，DNA对生殖组织的损害也可能导致胎儿畸形和儿童恶性肿瘤。美国核管理委员会将放射线使用者的年度全身剂量限制为50mSv，对眼晶状体的具体限值为150mSv，对四肢皮肤的具体限值为500mSv。在怀孕期间，孕妇的暴露量必须在5mSv以下。

C. **术中X射线剂量**　几个可变因素会影响术中X射线剂量。操作人员可以通过最大程度地缩短透视检查时间、帧速率、放大倍数、源到图像的距离、DSA成像和陡峭的角度，同时最大限度地增加光束过滤和准直、辐射敏感组织的屏蔽和个人与X射线源的距离，以减少对患者及其自身的辐射暴露。

V. 血管造影

血管内注入X射线血管造影对比剂的血管内介入治疗是以血管解剖学为基础。血管造影术可显示病变部位、形态、严重程度和侧支循环以及病变对血流的影响。此外，血管造影还可以检测血管异常，例如夹层、血栓形成和钙化。高质量的血管造影术对于指导安全有效的血管内介入治疗是必不可少的，并且可以帮助我们做出适当的决定。

A. **血管造影技师**

1. 血管造影技师必须确保选择恰当的导管、对比剂和透视参数。

2. 血管造影技师还必须知道在每种临床情况下哪种投照角度是比较理想的（表1.1；图1.4）。

表 1.1　血管区域的最佳投照角度

血管分类	最佳投照角度
主动脉弓	左前斜位30°
颈动脉	同侧30°
	对侧30°

续表

血管分类	最佳投照角度
锁骨下动脉	同侧30°
	对侧30°
颅内动脉	颅骨前后位20°
	侧位
降主动脉	平板前后位
肾动脉	左前斜位20°
髂总动脉和髂外动脉	对侧30°
股总动脉和股浅动脉	同侧30°
胫动脉和腓动脉	平板前后位
	同侧30°
足背动脉	侧位

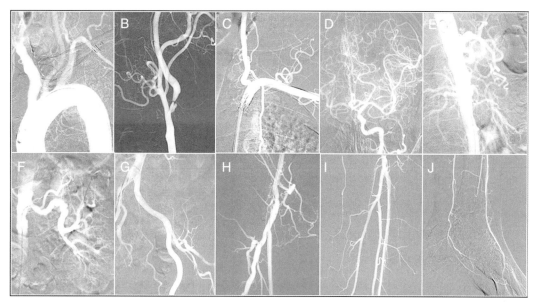

图 1.4：在最佳投照角度下选择的血管造影照片。A，主动脉弓的LAO（左前斜）30°图像。B，左颈总动脉、颈内动脉和颈外动脉的LAO 30°图像，伴有严重的颈内动脉狭窄。C，左锁骨下和椎动脉的锁骨下支架的RAO（右前斜）30°图像。D，左颈内动脉和颅内动脉的颅骨AP（前后）20°图像。E，降主动脉和肠系膜动脉的平面AP图像。F，左肾动脉纤维化性增生的20°影像。G，左侧髂总动脉和髂外动脉的RAO（右前斜）30°图像。H，右股总动脉、股浅动脉和股深动脉的RAO（右前斜）30°图像。I，左胫后动脉、腓动脉和胫前动脉的LAO 30°图像。J，左胫后动脉和足背脉和足弓的左外侧图像。

　　a. 理想情况下，血管应该在垂直于成像表面的多个平面上显示，尽管在实践中，每个血管区域都是在一个特定的投照角度中被成像的。

  i. 主动脉弓在左前斜（LAO）大约30°可见。

  ii. 颈动脉造影在同侧和侧位均在30°左右投照；锁骨下血管造影在同侧和对侧均在大约30°投照。颅内血管在约20°颅骨前后位（AP）和侧方投照成像。

  iii. 在平面AP投照成像可以看到降主动脉，但LAO（左前斜位）20°投照对于演示肾动脉起源比较理想。

  iv. 从对侧倾斜约30°投照可以更好地显示髂总动脉远端分叉，而在同侧倾斜约30°投照显示股总动脉分叉最佳。

  v. 胫骨和腓骨血管可以在AP或同侧倾斜30°投照成像。

 b. 足部血管造影通常在侧位投照。

B. 周围血管造影和介入治疗

 1. 有几种用于周围血管造影和介入治疗的数字成像模式。

  a. 每秒7.5～15帧的标准低剂量透视适用于导管和导丝的操作，以最大程度地减少患者和操作员的辐射暴露，尤其是在复杂操作过程中荧光检查时间通常较长时。

  b. 每秒15～30帧的高分辨率血管造影是冠状动脉介入治疗的主要手段，很少用于周围血管造影。

  c. DSA是周围血管成像的主要工具，即使有相邻的不透光骨和高速血流，仍可以使血管显像。

 2. 血管狭窄的程度：与不伴有分叉的正常相邻节段相比，管腔直径缩小的百分比。

  a. 定量血管造影术是使用数字卡尺进行精确的血管测量，并标准化为已知尺寸的参考，例如导管。

   i. 数字成像系统通常还包括路线图功能，该功能可将先前记录的图像的部分透明掩膜叠加到透视图像上。这一特点使得操作血管内工具时，无需反复注射对比剂来显示血管解剖。

  b. 当单独血管造影术无法提供最佳的血管或病变显示时，可使用血管内成像技术（例如IVUS或光学相干断层扫描）来协助周围血管疾病的诊断或治疗。

VI. 对比剂

A. 现代放射对比剂　现在用的放射性对比剂是含有三碘苯环的水溶性化合物。

碘会吸收X射线，血管会因对比剂流过和碘吸收X射线而显影。过去的离子对比剂带有一个羧基和一个钠阳离子，产生两个活性渗透压部分。这些对比剂包括在一个苯环上具有三个碘原子的单体重氮酸酯（优路芬），以及在两个苯环上具有六个碘原子的二聚碘氧杂酸盐（必利显胆）（通过酰胺基连接）。新的非离子对比剂仅包含一个活性渗透压部分，并带有多个羟基以提高溶解度，但黏度增加。这些试剂包括单体碘海醇（欧乃派克），在一个苯环上具有三个碘原子，以及二聚碘克沙醇（威视帕克），在两个苯环上具有六个碘原子，这些胺原子通过胺基相连（图1.5）。

B. 不良反应

1. 常见不良反应　对比剂最常见的不良反应包括对比剂引起的急性肾损伤（CI-AKI）和超敏反应。尽管其他定义也有使用，但CI-AKI最常见的定义是，在使用对比剂的72小时内，血清肌酐升高25%或≥0.5mg/dl[25]。尽管确切的病理生理机制尚不清楚，但已知对比剂具有直接的肾毒性。CI-AKI的危险因素包括离子对比剂，慢性肾脏病，糖尿病，高龄，低体重指数，充血性心力衰竭，先前的脑血管疾病（脑血管疾病史），先前的经皮冠状动脉介入治疗（PCI）手术史，就诊时的急性冠脉综合征，脱水，贫血，高血压，心源性休克，球囊泵的使用，心脏骤停以及其他肾毒性药物（例如非甾体类抗炎药，血管紧张素转化酶抑制剂，利尿剂）的使用[26-28]。

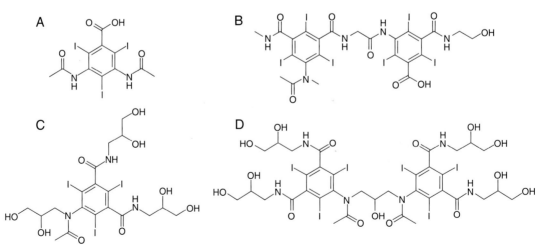

图 1.5　几种常见对比剂的分子结构。A，泛影葡胺（优路芬）。B，碘托葡胺（必利显胆）。C，碘海醇（欧乃派克）。D，碘克沙醇（威视帕克）。

a. 如果以毫升为单位的对比剂用量小于患者肾小球滤过率的2～3倍，CI-AKI的风险将降到最低[29]。除了将对比剂的剂量降至最低之外，还可以通过术前、术中和术后静脉水合作用，以增加尿液量和对比剂清除率[30]，以及使用低渗的对比剂来降低CI-AKI的风险。所有等渗液似乎都具有类似的保护作用；含有碳酸氢钠的液体与生理盐水相比没有优势。目前没有证据或现行指南支持使用N-乙酰半胱氨酸预防对比剂的肾毒性。

b. 不同严重程度的超敏反应可能是对比剂外渗的结果。这是肥大细胞介导的反应，表现形式从简单的荨麻疹到复杂的过敏反应，包括血管扩张、循环衰竭、血管水肿和支气管痉挛。过敏反应的危险因素包括高渗对比剂和离子对比剂、特应性、哮喘、高龄和女性。对比剂超敏反应不是IgE介导的过敏反应，与贝类过敏史完全无关，贝类过敏是IgE介导的对原肌球蛋白抗原的反应。既往有对比剂过敏病史或有强特应性病史的患者，可预先使用类固醇和抗组胺药。

2. **不常见的不良反应**　其他一些不常见的不良反应与对比剂外渗有关。

a. 对比剂外渗后24～48小时出现的皮疹和发烧等迟发性超敏反应是由IgA和IgE介导的；这种自限反应尤其与非离子、二聚体有关。同样，高渗透压负荷和大量对比剂可能会导致血管扩张，导致容积超负荷。对比剂渗到不可扩张的空间可能会引起房室综合征。与对比剂有关的涎腺炎（称为碘性腮腺炎）和碘诱发的甲亢比较罕见。

b. CO_2血管造影可避免与对比剂相关的大多数不良反应，包括CI-AKI和超敏反应。而且，与碘对比剂相比，CO_2的低黏度可以更好地使侧支造影。但必须格外小心，以防止空气污染：考虑到空气栓塞，CO_2血管造影术只适用于下肢造影，绝不能用于冠状动脉、胸部动脉或脑血管手术[31]。

VII.　患者选择和知情同意

A. **患者选择**　血管内介入手术的患者选择是一个个性化的过程，取决于多种因素的考虑。症状和合并症的完整病史至关重要。全面的身体检查应包括对相关血管搏动和供应组织的评估。下肢周围动脉疾病的初步诊断包括踝肱指数、连续肢体压力以及脉搏量记录或多普勒波形。当计划进行血运重建时，可以通过多普勒超声检查或CT、MR或侵入性血管造影来进一步分析疾病特征。

1. **下肢血管介入治疗**　适应证包括影响生活质量的跛行、缺血性静息痛、不愈合的溃疡或坏疽。在监视影像中检测到的无症状性移植手术后狭窄也可能是干预的指征[32]。还应考虑患者的预期寿命和医疗合并症。另外，血管内介入治疗成功的可能性在很大程度上取决于病变的解剖结构，包括可行性、长度和钙化情况。

2. **上肢血管介入治疗**　与下肢类似的非量化标准，上肢也同样适用。上肢介入治疗的进一步指征包括由于椎动脉逆行血流导致的有症状的锁骨下盗血现象，以及为解决冠状动脉缺血而进行的内乳冠状动脉搭桥术。

3. **颈动脉狭窄**　颈动脉内膜切除术（CEA）可将无创成像显示狭窄＞70％或有创血管造影显示狭窄＞50％的有症状患者[33, 34]以及无创显像＞60％狭窄的无症状患者[35, 36]的卒中发生率降低25％～50％。颈动脉内膜切除术（CEA）和颈动脉支架植入（CAS）对有症状和无症状患者卒中、死亡和心肌梗死的综合风险相似，并且随着时间的推移，卒中风险降低[37, 38]。CAS被认为是CEA的替代方法，适用于有症状或无症状的患者[39]。

4. **急性缺血性卒中**　血管内治疗是安全有效的。急性缺血性卒中患者如果卒中前改良Rankin评分为0～1，在发病4.5小时内接受静脉注射组织型纤溶酶原激活剂（tPA），有颈内动脉或大脑中动脉近端（M1）急性闭塞，美国国立卫生研究院卒中评分≥6，艾伯塔省卒中计划早期CT评分（ASPECTS）≥6，并在症状出现6小时内开始程序性治疗，则适合使用支架回收装置进行血管内治疗[40]。

5. **肾动脉狭窄**　对于具有血流动力学意义的显著性肾动脉狭窄患者，多中心指南建议在存在对三种抗高血压药物的最大耐受剂量（包括利尿剂）无效的高血压、无法耐受抗高血压药物、30岁前的高血压以及不明原因的肺水肿或心力衰竭的情况下，进行肾动脉支架植入术[41]。血流动力学指标可通过以下方式定义：狭窄≥70％的管腔直径，跨病变压力阶差峰值≥20mmHg，平均压力阶差≥10mmHg，静息分流储备＜0.9或IVUS最小腔面积＜7.8mm^2。即使没有临床症状，特别是在慢性肾衰竭的情况下，患有严重双侧疾病或孤立肾的患者也可以考虑进行介入治疗。在有利的解剖学背景下，可采用球囊血管成形术而不是球囊扩张支架植入术治疗纤维肌发育异常的难治性症状。

6. **肠系膜动脉狭窄**　肠系膜动脉狭窄可引起慢性肠系膜缺血的症状。狭窄通常必须为三条主要内脏动脉中至少存在两条狭窄，即腹腔干、肠系膜上动脉和肠系膜下动脉。在大多数情况下，开口处或近端动脉粥样硬化病变是局部缺血的原因，这些病变可接受血管内介入治疗。极少情况下，纤维肌病可能导致更多的远端狭窄，这是无法干预的。

7. **腹主动脉瘤**　可以进行腔内动脉瘤修复技术（EVAR），以降低动脉瘤破裂或血栓栓塞的风险。EVAR的适应证包括发生在任何直径的血管的症状（通常为腹痛或背痛，栓塞现象），直径≥5.5cm的动脉瘤（不论症状如何），或在6个月内扩张>5mm[42]。EVAR的解剖学标准包括：正常主动脉颈长度至少1cm，没有严重的扭曲，健康的髂总动脉和髂外动脉的锚定区至少15mm，并且股总动脉直径足以容纳一条14F鞘管。胸主动脉疾病EVAR（TEVAR）适用于胸降主动脉瘤≥相邻主动脉直径2倍且近端和远端至少有2cm正常锚定区的患者[43]。TEVAR的临床应用包括外伤性主动脉破裂、局灶性穿透性溃疡和胸降主动脉夹层。结缔组织疾病的患者不适合使用TEVAR，因为主动脉发生进一步变性的可能性很高。

8. **深静脉血栓形成**　导管接触性溶栓（CDT）适用于具有髂股静脉血栓、症状持续时间<14天、功能状态良好、预期寿命≥1年和出血风险低的患者。对于肺栓塞的预防效果，有一些证据支持低剂量CDT优于全剂量全身溶栓治疗。对于休克、高出血风险或全身溶栓失败的患者，建议采用导管辅助血栓清除术[44]。

B. **知情同意**　在进行任何血管内手术之前，医疗服务提供者必须将计划手术过程的详细信息、预期收益、潜在风险和合理的替代方案告知有能力的患者或代理人。医疗服务提供者应回答相关问题，评估患者个人的理解能力，并最终允许患者个人接受或拒绝接受手术。为了明确医疗法律责任问题，这种知情同意过程被记录在一份文件上，该文件上有患者或代理人的签名，表明他或她理解并接受医疗服务者提供的信息。对于儿童，必须得到父母的同意，如果儿童能够理解有关预期手术的一些信息，则儿童也应该同意。仅在紧急情况下，如果延迟获得同意可能会损害患者的健康，则可以放弃知情同意的要求[45]。

延伸阅读

1. Nickoloff EL. AAPM/RSNA physics tutorial for residents: physics of flat-panel fluoroscopy systems: Survey of modern fluoroscopy imaging: flat-panel detectors versus image intensifiers and more. *Radiographics*. 2011;31(2):591-602.[46]

2. Limacher MC, Douglas PS, Germano G, et al. ACC expert consensus document. Radiation safety in the practice of cardiology. American College of Cardiology. *J Am Coll Cardiol*. 1998;31(4):892-913.[24]
3. Wennberg PW. Approach to the patient with peripheral arterial disease. *Circulation*. 2013;128(20):2241-2250.[47]
4. Thukkani AK, Kinlay S. Endovascular intervention for peripheral artery disease. *Circ Res*. 2015;116(9):1599-1613.[48]

参考文献

1. Röntgen WC. On a new kind of rays. *Science*. 1896;3(59):227-231.
2. Tselos GD. New Jersey's Thomas Edison and the fluoroscope. *N J Med*. 1995;92(11):731-733.
3. Haschek E, Lindenthal O. A contribution to the practical use of the photography according to Roentgen. *Wien Klin*. 1896;9:63-64.
4. Osborne ED, Sutherland CG, Scholl AJ, Rowntree LG. Roentgenography of the urinary tract during excretion of sodium iodide. *JAMA*. 1923;80:368-373.
5. Heuser C. Pieloradiografía con ioduro potásico y las inyecciones intravenosas de ioduro potásico en radiografia. *Radiología*. 1919. (Sessions at the Argentine Medical Association, April 24, 1919).
6. Brooks B. Intraarterial injection of sodium iodide. *JAMA*. 1924;82:1016.
7. Moniz E. L'encephalographie arterielle, son importance dans la localization destemeurs cerebrales. *Rev Neurol*. 1927;2:72-89.
8. Binz A, Rath C. Uber biochemische eigenschaftern von Derivaten des Pyridins und Chinolins. *Biochem Ztschr*. 1928;(203):218.
9. Swick M. Excretion urography with particular reference to a newly developed compund: sodium ortho-iodohippurate. *JAMA*. 1933;101(24):1853-1857.
10. Nyman U, Ekberg O, Aspelin P. Torsten Almén (1931–2016): the father of non-ionic iodine contrast media. *Acta Radiol*. 2016;57(9):1072-1078.
11. Sette P, Dorizzi RM, Azzini AM. Vascular access: an historical perspective from Sir William Harvey to the 1956 Nobel prize to André F. Cournand, Werner Forssmann, and Dickinson W. Richards. *J Vasc Access*. 2012;13(2):137-144.
12. Seldinger SI. Catheter replacement of the needle in percutaneous arteriography; a new technique. *Acta Radiol*. 1953;39(5):368-376.
13. Sones FM, Shirey EK. Cine coronary arteriography. *Mod Concepts Cardiovasc Dis*. 1962;31:735-738.
14. Dotter CT, Judkins MP. Transluminal treatment of arteriosclerotic obstruction. Description of a new technic and a preliminary report of its application. *Circulation*. 1964;30:654-670.
15. Fogarty TJ, Cranley JJ. Catheter technic for arterial embolectomy. *Ann Surg*. 1965;161:325-330.
16. Grüntzig A. Percutaneous recanalisation of chronic arterial occlusions (Dotter principle) with a new double lumen dilatation catheter (author's transl). *Rofo*. 1976;124(1):80-86.
17. Gruntzig A. Transluminal dilatation of coronary-artery stenosis. *Lancet*. 1978;1(8058):263.
18. Puel J, Joffre F, Rousseau H, et al. Self-expanding coronary endoprosthesis in the prevention of restenosis following transluminal angioplasty. Preliminary clinical study. *Arch Mal Coeur Vaiss*. 1987;80(8):1311-1312.
19. Sigwart U, Puel J, Mirkovitch V, Joffre F, Kappenberger L. Intravascular stents to prevent occlusion and restenosis after transluminal angioplasty. *N Engl J Med*. 1987;316(12):701-706.
20. Roguin A. Stent: the man and word behind the coronary metal prosthesis. *Circ Cardiovasc Interv*. 2011;4(2):206-209.
21. White NW, Yock PG. Intravascular ultrasound: catheter-based Doppler and two-dimensional imaging. *Cardiol Clin*. 1989;7(3):525-536.
22. Fourrier JL, Bertrand ME, Auth DC, Lablanche JM, Gommeaux A, Brunetaud JM. Percutaneous coronary rotational angioplasty in humans: preliminary report. *J Am Coll Cardiol*. 1989;14(5):1278-1282.
23. Ainsbury EA, Bouffler SD, Dörr W, et al. Radiation cataractogenesis: a review of recent studies. *Radiat Res*. 2009;172(1):1-9.

24. Limacher MC, Douglas PS, Germano G, et al. ACC expert consensus document. Radiation safety in the practice of cardiology. American College of Cardiology. *J Am Coll Cardiol*. 1998;31(4):892-913.

25. Slocum NK, Grossman PM, Moscucci M, et al. The changing definition of contrast-induced nephropathy and its clinical implications: insights from the Blue Cross Blue Shield of Michigan Cardiovascular Consortium (BMC2). *Am Heart J*. 2012;163(5):829-834.

26. Tsai TT, Patel UD, Chang TI, et al. Validated contemporary risk model of acute kidney injury in patients undergoing percutaneous coronary interventions: insights from the National Cardiovascular Data Registry Cath-PCI Registry. *J Am Heart Assoc*. 2014;3(6):e001380.

27. Gurm HS, Seth M, Kooiman J, Share D. A novel tool for reliable and accurate prediction of renal complications in patients undergoing percutaneous coronary intervention. *J Am Coll Cardiol*. 2013;61(22):2242-2248.

28. Solomon R. Contrast-induced acute kidney injury (CIAKI). *Radiol Clin North Am*. 2009;47(5):783-788.

29. Gurm HS, Dixon SR, Smith DE, et al. Renal function-based contrast dosing to define safe limits of radiographic contrast media in patients undergoing percutaneous coronary interventions. *J Am Coll Cardiol*. 2011;58(9):907-914.

30. Brar SS, Aharonian V, Mansukhani P, et al. Haemodynamic-guided fluid administration for the prevention of contrast-induced acute kidney injury: the POSEIDON randomised controlled trial. *Lancet*. 2014;383(9931):1814-1823.

31. Cho KJ. Carbon dioxide angiography: scientific principles and practice. *Vasc Specialist Int*. 2015;31(3):67-80.

32. Cronenwett JL, Johnston KW. *Rutherford's Vascular Surgery*. 7th ed. Saunders; 2010.

33. Ferguson GG, Eliasziw M, Barr HW, et al. The North American symptomatic carotid endarterectomy trial: surgical results in 1415 patients. *Stroke*. 1999;30(9):1751-1758.

34. Randomised trial of endarterectomy for recently symptomatic carotid stenosis: final results of the MRC European Carotid Surgery Trial (ECST). *Lancet*. 1998;351(9113):1379-1387.

35. Halliday A, Harrison M, Hayter E, et al. 10-year stroke prevention after successful carotid endarterectomy for asymptomatic stenosis (ACST-1): a multicentre randomised trial. *Lancet*. 2010;376(9746):1074-1084.

36. Endarterectomy for asymptomatic carotid artery stenosis. Executive Committee for the Asymptomatic Carotid Atherosclerosis Study. *JAMA*. 1995;273(18):1421-1428.

37. Brott TG, Howard G, Roubin GS, et al. Long-term results of stenting versus endarterectomy for carotid-artery stenosis. *N Engl J Med*. 2016;374(11):1021-1031.

38. Gurm HS, Yadav JS, Fayad P, et al. Long-term results of carotid stenting versus endarterectomy in high-risk patients. *N Engl J Med*. 2008;358(15):1572-1579.

39. Brott TG, Halperin JL, Abbara S, et al. 2011 ASA/ACCF/AHA/AANN/AANS/ACR/ASNR/CNS/ SAIP/SCAI/SIR/SNIS/SVM/SVS guideline on the management of patients with extracranial carotid and vertebral artery disease: a report of the American College of Cardiology Foundation/American Heart Association Task Force on Practice Guidelines, and the American Stroke Association, American Association of Neuroscience Nurses, American Association of Neurological Surgeons, American College of Radiology, American Society of Neuroradiology, Congress of Neurological Surgeons, Society of Atherosclerosis Imaging and Prevention, Society for Cardiovascular Angiography and Interventions, Society of Interventional Radiology, Society of NeuroInterventional Surgery, Society for Vascular Medicine, and Society for Vascular Surgery. *J Am Coll Cardiol*. 2011;57(8):e16-94.

40. Powers WJ, Derdeyn CP, Biller J, et al. 2015 American Heart Association/American Stroke Association focused update of the 2013 guidelines for the early management of patients with acute ischemic stroke regarding endovascular treatment: a guideline for healthcare professionals from the American Heart Association/ American Stroke Association. *Stroke*. 2015;46:3020-3035. doi:10.1161/STR.0000000000000074.

41. Hirsch AT, Haskal ZJ, Hertzer NR, et al. ACC/AHA 2005 Practice Guidelines for the management of patients with peripheral arterial disease (lower extremity, renal, mesenteric, and abdominal aortic): a collaborative report from the American Association for Vascular Surgery/Society for Vascular Surgery, Society for Cardiovascular Angiography and Interventions, Society for Vascular Medicine and Biology, Society of Interventional Radiology, and the ACC/AHA Task Force on Practice Guidelines (Writing Committee to Develop Guidelines for the Management of Patients With Peripheral Arterial Disease): endorsed by the American Association of Cardiovascular and Pulmonary Rehabilitation; National Heart, Lung, and Blood

Institute; Society for Vascular Nursing; TransAtlantic Inter-Society Consensus; and Vascular Disease Foundation. *Circulation*. 2006;113(11):e463-e654.

42. Chaikof EL, Brewster DC, Dalman RL, et al. SVS practice guidelines for the care of patients with an abdominal aortic aneurysm: executive summary. *J Vasc Surg*. 2009;50(4):880-896.

43. Bavaria JE, Appoo JJ, Makaroun MS, et al. Endovascular stent grafting versus open surgical repair of descending thoracic aortic aneurysms in low-risk patients: a multicenter comparative trial. *J Thorac Cardiovasc Surg*. 2007;133(2):369-377.

44. Kearon C, Akl EA, Ornelas J, et al. Antithrombotic therapy for VTE disease: CHEST guideline and expert panel report. *Chest*. 2016;149(2):315-352.

45. Appelbaum PS. Clinical practice. Assessment of patients' competence to consent to treatment. *N Engl J Med*. 2007;357(18):1834-1840.

46. Nickoloff EL. AAPM/RSNA physics tutorial for residents: physics of flat-panel fluoroscopy systems: Survey of modern fluoroscopy imaging: flat-panel detectors versus image intensifiers and more. *Radiographics*. 2011;31(2):591-602.

47. Wennberg PW. Approach to the patient with peripheral arterial disease. *Circulation*. 2013;128(20):2241-2250.

48. Thukkani AK, Kinlay S. Endovascular intervention for peripheral artery disease. *Circ Res*. 2015;116(9):1599-1613.

第2章

急性脑卒中的干预

Ryan M. Hebert, MD, Fouad Chouairi, BS,
Branden Cord, MD, PhD, Samuel Sommaruga, MD,
Michael Mercier, BA, Anna Lynn, BS,
Andrew Koo, BS, Stacy Chu, MD, and
Charles Matouk, MD, FRCS（C）

> ## 本章要点
>
> ■ 位于颅底供应大脑的主要血管（双侧颈内动脉和椎动脉）及其近端颅内分支（大脑前动脉、大脑中动脉和基底动脉）的闭塞称为大血管闭塞（large vessel occlusion，LVO）。
> ■ 据估计，LVO占所有急性缺血性卒中的至少10%～15%。
> ■ 对于发生卒中后6小时内的患者，机械取栓治疗大脑前动脉LVO是目前的标准治疗方法，但在某些情况下，即使对于发生卒中后24小时内的患者，取栓仍有价值。

Ⅰ. 简介

2015年，五项临床试验均发布报告，认为可将机械取栓术作为处理大脑大血管闭塞（LVO）的新治疗标准。这些研究[1-5]和随后的研究永远地改变了急性卒中治疗的方式，治疗方案从单纯给予及时静脉溶栓剂治疗，过渡到紧急介入血运重建[6-9]。这是急性卒中治疗的分水岭。卒中协会目前正在重新制订分诊规程，以便使尽可能多的人能从这种挽救生命的干预中获益。

　　本章将为非介入从业者简要介绍卒中的流行病学、病理生理学、临床试验数据和机械血管重建策略。本章研究的重点是在那些有可能接受机械血运重建的急性缺血性卒中患者，如LVO。

Ⅱ. 急性卒中

A. 卒中流行病学

1. 卒中是指由血管原因引起的急性发作的神经系统功能缺失（通常为局灶性）。卒中分为两种主要类型：（1）缺血性（由脑血管阻塞引起）；（2）出血性（由血管破裂引起）。缺血性卒中更为常见（占所有卒中病例的87%），是本章的主题。

2. 卒中是一种常见疾病。在美国，每年大约有80万卒中患者。在这些患者中，超过3/4是首次发病，而近20%的患者将在4年内会发生第二次卒中。

3. 卒中是导致死亡和残疾的主要原因。它是仅次于心脏病、癌症、慢性呼吸道疾病和意外事故（意外伤害）的第五大死亡原因。在美国，每4分钟就有1人死于卒中，每年有13万人死于卒中（即20人中就有一人死于卒中）。

由于卒中经常会导致人们失业，因此，这意味着巨大的社会成本，估计每年达340亿美元[13]。

4. 通常，临床预后最差的卒中综合征是由于大脑中的主要血管被阻塞。这些主要血管是位于颅底供应大脑的血管（双侧颈内动脉和椎动脉）及其近端颅内分支（大脑前动脉、大脑中动脉和基底动脉）。这些血管中的任何一个阻塞都被称为LVO。据估计，LVO占所有急性缺血性卒中的10%～15%。这些缺血性卒中患者是机械血运重建的潜在适应证人群[14, 15]。

B. 卒中病理生理学

1. 发生急性缺血性卒中时，如果大脑的某一区域仅由一条血管供应，那么该血管的阻塞将在非常短的时间内导致脑梗死。这种高风险的大脑区域被称为梗死核心。在这一核心区域之外的大脑区域，由于有动脉侧支循环，即使大脑血流量（CBF）减少了，但在一定程度上血流量仍得到了维持。该区域称为缺血半暗带。健康成年人的平均CBF约为50ml/100g/min。在CBF降至15～20ml/100g/min的区域中，细胞功能将受到影响。该缺血半暗带中的细胞可以存活数小时，然后发生不可逆的细胞死亡，即脑梗死。CBF<10ml/100g/min会导致细胞离子梯度下降。如果血流量没有得到改善，细胞将在60分钟内死亡[16]。这种基本脑卒中病理生理学的一个重要临床关联是，床旁的临床医生不能确定急性缺血性脑卒中（如急性发作性偏瘫）患者是否存在半暗带（可逆）或梗死核心（不可逆）神经功能受损。

2. 尽管时间在卒中的病理生理中起着重要的作用，但这不是唯一的因素。大脑有强大的动脉侧支循环网络，主要来自Willis环（COW）。Willis环前侧由颈内动脉供应（前循环），后侧由椎基底动脉系统供应（后循环）。在不到50%的人中发现了完整的Willis环。Willis环不完整与卒中风险增加相关[17]。Willis环沟通大脑中动脉（middle cerebral artery，MCA）、大脑前动脉（anterior cerebral artery，ACA）和大脑后动脉（posterior cerebral artery，PCA）区域之间的软脑膜侧支。有些病人侧支循环良好，有些则不然。在很大程度上，正是这些侧支络脉的分布情况决定了梗死核心和半暗带的大小。第二个重要的临床相关因素是半暗带在空间和时间上是动态的。例如，血压升高可以在更长的时间内更好地支持由侧支循环供血的脑组织，有效地增加了半暗带的大小。侧支状态可以采用无创方法评估，并与卒中预后相关[18, 19]。

3. "危险脑区"的无创成像——梗死核心区、半暗带和侧支循环的临床评估

a. 接受卒中评估的患者大多会进行大脑的非增强计算机断层扫描（noncontrast computed tomography，NCCT）。主要用于鉴别出血性卒中，以排除静脉内组织纤溶酶原激活剂（intravenous tissue plasminogen activator，IV tPA）使用禁忌。NCCT在识别早期缺血性脑实质改变方面也有帮助。Alberta卒中计划早期CT（The Alberta Stroke Program Early CT，ASPECT）评分是计算机断层扫描（computed tomography，CT）上量化前循环早期缺血性改变（early ischemic change，EIC）以预测静脉溶栓术后预后的常用方法。在此评分系统中，MCA区域得分为7分，皮层下结构得分为3分。评分系统总分为10分，每个显示EIC的区域均扣除1分。较低的ASPECT评分与静脉使用tPA后预后不良相关[20]。

b. CT血管造影（CT angiography，CTA）是一种非常有用的诊断工具，可以确定LVO的诊断。此外，它可为介入医师提供有关主动脉弓、血管扭曲和颈动脉分叉疾病的宝贵技术信息。头部CTA还可提供危险脑区侧支血流量的重要信息。几项研究表明，CTA显示良好的侧支循环是机械血栓切除术后预后良好的预测指标[18, 21]。

c. CT灌注是通过静脉团注对比剂，并使用连续CT扫描追踪对比剂通过颅内循环的情况。该成像技术提供了脑血流量（cerebral blood flow，CBF）、平均通过时间（mean transit time，MTT）、达峰时间（time-to-peak，TTP）和脑血容量（cerebral blood volume，CBV）的估计值。梗死核心区CBF和CBV降低，即不可逆转的损伤（不可挽救的）大脑。半暗带显示为CBV基本正常、MTT（或TTP）延长的脑区[22-27]。

d. 磁共振成像（magnetic resonance imaging，MRI）在检测脑缺血和脑梗死方面比CT更为灵敏。弥散加权成像（diffusion-weighted imaging，DWI）可以在症状发作后的5～10分钟内检测出缺血性变化。T2加权序列可在发作后6～24小时识别亚急性脑梗死。高强度的

DWI是缺血核心的最佳影像关联[28, 29]。

  e. 关于CT灌注和MRI在急性缺血性脑卒中评估和分诊中的应用存在激烈的争论。两者都被证明增加了穿刺时间，并且与预后改善无关。但是，在某些情况下，两者都可提供有助于复杂临床决策的宝贵数据[30]。

Ⅲ.　静脉组织纤溶酶原激活剂——长期治疗标准和局限性

A. **NINDS和ECASS**　1995年，美国国家神经系统疾病和卒中研究所（the National Institute of Neurological Disorders and Stroke，NINDS）在《新英格兰医学杂志》上发表了一篇论文，支持静脉输注重组组织纤溶酶原激活剂（tissue plasminogen activator，tPA）在急性卒中方面的疗效[31]。他们的结果未能显示出具有统计学意义或24小时临床改善或卒中症状缓解。但是在3个月时，静脉输注 tPA组与安慰剂组相比有了统计学意义的临床改善。尽管症状性脑出血的发生率有所增加（6%比0.6%），但临床改善结果仍有统计学意义。欧洲急性卒中合作研究（the European Cooperative Acute Stroke Study，ECASS）证实了这些结果，该研究还证实，静脉注射tPA延长了卒中治疗的时间窗（卒中后4.5小时）[32]。这些研究确立了首个有效的急性缺血性卒中治疗方法，并定义了一个新的治疗标准。

B. **静脉组织纤溶酶原激活剂治疗缺血性卒中的局限性**

1. **过短的治疗窗口**　从卒中发作到静脉注射tPA的时间窗很短，这意味着大多数患者会因入院时间太晚而无法接受药物治疗。约1/4的患者表现为所谓的"醒来"卒中，发作时间不确定，因此没有接受了静脉注射tPA的指征。平均而言，急性缺血性卒中患者中只有7%接受了静脉tPA治疗[33-37]。

2. **对LVO和大卒中综合征的疗效有限**　在2006年，Smith等人报道了一系列的大卒中综合征和LVOs患者[38]。他们将研究人群分为两组：一组进行静脉注射tPA，实现了血管再通；另一组永久性血管闭塞。尽管实现了再通组比永久性闭塞组人数要少得多，但其临床结局要更好。这些数据与其他报告显示的颈内动脉（internal carotid artery，ICA）末端和基底动脉闭塞的再通率不佳相一致[39]。

3. **全身性出血的发生率增加**　口服抗凝药或凝血因子Ⅹa抑制剂的患者，以及最近接受过神经外科手术、卒中、头部外伤或其他大手术、有颅内出血病史的患者[37]，不适合全身溶栓治疗。

IV. 动脉内溶栓剂，第一代机械取栓术设备和失败的临床试验

A. **PROACT I、PROACT II和IMS 试验** 鉴于静脉注射 tPA的疗效有限，特别是对于患有大脑卒中综合征和LVO的患者，我们研究了动脉内（intra-arterial，IA）溶栓药物。1998年，尿激酶原急性脑血栓栓塞（the Prolyse in Acute Cerebral Thromboembolism，PROACT）试验比较了重组尿激酶原与安慰剂（静脉注射肝素）在MCA闭塞中的作用[40]。在接受尿激酶原治疗的患者中，再通和出血更为常见，只有再通才具有临床统计学意义。PROACT II试验旨在通过比较在90天前接受尿激酶原治疗与安慰剂治疗的患者的改良Rankin评分来证明临床疗效[41]。治疗组的再通率为66%，安慰剂组为18%。改良Rankin评分（Modified Rankin Score，mRS）≤2，即良好结果，在90天时治疗组改良Rankin评分有效率为40%，而安慰剂组为25%。治疗组的症状性颅内出血发生率（intracranial hemorrhage，ICH）为10%，而安慰剂组为2%。值得注意的是，PROACT I 或 II 的患者均未接受静脉注射 tPA。

卒中介入治疗（The Interventional Management of Stroke，IMS）试验是关于同时静脉注射tPA与动脉应用tPA的有安全性和可行性的单臂研究[42]。除静脉输注0.6mg/kg的tPA外，患者还接受了2mg tPA的动脉推注。在2小时内总共给予tPA 22mg。如果在2小时之前达到TIMI 3再通，则停止治疗。与接受过NINDS安慰剂治疗患者相比，经IA治疗的IMS患者在3个月时的转归明显更好。IMS II试验证实了这些发现[43]。

B. **MERCI 试验** 2005年，我们进行了MERCI试验，以评估不适合静脉注射 tPA 的患者采用Merci回收装置机械取栓的安全性和有效性[44]。Merci回收装置是一种由5个环组成的锥形、螺旋形的预成形装置。操作过程包括将9F球囊导管（BGC）放入颈动脉，将一根微导管穿过血栓，Merci装置"抓住"血栓。将BGC充气，进行抽吸，Merci装置旋转5次。然后同时撤出装置和微导管[45]。MERCI试验的结果令人鼓舞。单独使用Merci装置再通率为54%，而Merci联合静脉tPA的再通率则为69%[46, 47]。有症状ICH的并发症发生率为10%（比单独的静脉 tPA高4%），血管穿孔并发症发生率为10%[47, 48]

C. **SYNTHESIS、IMS-III 和MR RESCUE：2013年试验**

1. 2013年，《新英格兰医学杂志》上发表了3项试验，比较静脉注射tPA和

血管内治疗对急性缺血性卒中的疗效[49-51]。SYNTHESIS试验随机抽取患者进行阿替普酶静脉输注或血管内治疗。非增强CT是唯一用于筛查的成像方式。在卒中发作的6小时内进行干预。如果血管造影显示血管未闭塞，则在假定的血管区域使用阿替普酶。如果血管造影显示血管已闭塞，则介入者可以自行决定是否使用血管内机械取栓。干预组的109名患者中，只有56名接受了介入机械取栓。介入治疗组和静脉使用阿替普酶组在3个月时的mRS无差异。此外，介入治疗将治疗窗延长了一个小时[49]。

2. IMS-Ⅲ是2013年规模最大的试验，共有656名参与者[50]。入选标准是患者基线NIHSS评分为10或更高，即大卒中综合征。所有患者在卒中发作后3小时内接受静脉tPA治疗。随机分配到介入组的患者在症状发作后5小时内接受治疗。治疗必须在卒中发生7小时内完成。尽管在研究的后半部分使用了CTA，但大多数患者都是在没有证实LVO的情况下随机进行干预的。干预主要是基于微导管的动脉推注 tPA。介入组中有28.4%使用了Merci装置。在研究结束时即可使用Solitaire支架回收器，仅在1.5%的患者中使用[52]。介入治疗组和静脉应用 tPA组在独立预后方面无显著差异。IMS-Ⅲ研究的主要缺陷是在患者随机分组时未使用CTA。对已证实有大血管闭塞的IMS-Ⅲ受试者进行的亚组分析显示，24小时再通率存在统计学上的显著差异。功能独立评估也有改善的趋势[53]。

3. 机械取栓术和卒中血栓再通术（Mechanical Retrieval and Recanalization of Stroke Clots Using Embolectomy，MR RESCUE）：根据静脉tPA后的LVO和"有利半暗带模式"，随机将患者分为机械取栓术与药物治疗组[51]。将"有利半暗带模式"定义为梗死核心体积小于90ml，预计梗死面积占危险区域的70%或更少。发病后8小时内开始机械取栓术。各组间90天的mRS没有显著差异。两组之间在第7天用MRA或CTA测得的血管新生无差异。有趣的是，在发病后3小时内存在有利半暗带模式的患者，无论采用何种治疗方式，其预后都更好。这支持以下假设：侧支状态是卒中预后的重要预测指标。2013年的试验受到许多次优选条件的影响，患者的选择存在问题。的确，大多数研究在随机分配之前都没有确定LVO！尽管动脉溶栓剂是血管内治疗的主要形式，但此项研究却不恰当地得出了机械取栓术效果较好的结论。由于早期的取栓设备效率低下，导致再通率很差。

V. MR CLEAN和新治疗标准的出现

2015年发表了5项临床试验，研究了那个时期的机械取栓术，并改进了患者选择以及第二代机械血栓切除设备，即支架回收器[1-5]。

A. **MR CLEAN 试验** 在荷兰进行的急性缺血性卒中血管内治疗的多中心随机临床试验（The Multicenter Randomized Clinical Trial of Endovascular Treatment for Acute Ischemic Stroke in the Netherlands，MR CLEAN）是第一个被报道的此类试验。1500例CTA确诊的远端ICA或近端MCA LVO患者被随机分配至卒中后6小时内静脉注射tPA加机械取栓组或单独静脉注射tPA组。在97.4%的干预措施中，使用支架回收器进行了机械取栓术。在介入组中，33%的患者达到了令人满意的结果，即90天时的mRS 0～2，而单独使用静脉tPA组只有19%。ICH或90天死亡率无显著差异。

B. **ESCAPE 试验** 是针对小核心和前循环近端闭塞的血管内治疗（The Endovascular treatment for Small Core and Anterior circulation Proximal occlusion with Emphasis，ESCAPE），强调最大程度地减少CT至再通时间的研究，试验预计招募500例患者，但由于疗效较好，在招募了316名患者后试验便终止了[3]。患者的ASPECTS评分≥6。CTA确认前循环LVO。必须在卒中发作的12小时内开始干预。在介入组中，有53%的患者获得了良好的预后，在90天时mRS 0～2，而在药物组中预后良好者只有29%。86%的病例使用了支架回收器。ICH没有差异。介入组死亡率降低。

C. **EXTEND-IA 试验** 为评估急性神经系统功能障碍的溶栓时间-动脉内取栓（The Extending the Time for Thrombolysis in Emergency Neurological Deficits—Intra-Arterial，EXTEND-IA）试验将ICA或MCA阻塞患者随机分为静脉tPA联合机械取栓组［使用Solitaire血运重建装置（一种Medtronic神经血管支架）］和单独静脉tPA组[2]。所有受试者均使用RAPID软件进行灌注成像。CT灌注纳入标准包括不匹配率> 1.2，绝对不匹配体积> 10ml和梗死核心体积<70ml。有两个主要结果：24小时血管区域的再灌注（通过灌注病变体积的减少百分比计算）和第3天NIHSS（或NIHSS 0～1）有8分的改善。由于MR CLEAN试验的有利结果，在招募了70名患者之后试验提前终止了。24小时再灌注中位数为100%。80%的机械取栓组出现神经系统功能改善，而静脉注射tPA组仅为37%。

D. **SWIFT PRIME 和 REVASCAT 试验** 在症状出现6小时内存在LVO的患者中，以Solitaire支架取栓作为急性缺血性卒中主要血管内治疗的（The Solitaire with the Intention for Thrombectomy as Primary Endovascular Treatment for Acute Ischemic Stroke，SWIFT PRIME）试验比较了单纯静脉注射tPA与联合支架机械取栓的静脉注射tPA的疗效[5]。196例患者中有158例（介入组83例）采用灌注显像对患者进行筛查。由于试验的有效性，该试验被提前终止。在支架取栓组中，mRS评分为 0～2分的几率为60%，而仅采用静脉内tPA治疗组为35%。平均治疗次数为2.6次。在SWIFT PRIME试验结果发布的同时，由于MR CLEAN的试验结果较好，对在症状发作8小时内采用Solitaire支架取栓与药物溶栓前循环大血管闭塞引起的急性卒中患者进行血运重建的随机对照试验（Trial of Revascularization with Solitaire FR Device versus Best Medical Therapy in the Treatment of Acute Stroke Due to Anterior Circulation Large Vessel Occlusion Presenting within 8 hours of Symptom Onset，REVASCAT）提前结束，并报告了其随机对照试验结果[4]。同样，与单独接受静脉tPA的患者相比，介入治疗组的已知有LVO的患者在90天时更有可能康复。24小时内，介入治疗组的梗死体积（16.3ml）小于药物组（38.6ml）。

综上所述，2015年的支架回收试验确定了前循环LVOs继发急性缺血性卒中的新的治疗标准。即使在80岁以上的患者中，MR CLEAN和ESCAPE也显示出了机械取栓术的益处。通过NIHSS（SWIFT PRIME> 17，ESCAPE> 20，MR CLEAN> 20）评分评估大卒中综合征患者也显示出获益。

VI. 符合机械取栓条件的患者数量不断增加

A. **后循环卒中/急性基底动脉闭塞** 包括后循环卒中/急性基底动脉闭塞，近年来发病率有所增加。除少数IMS III和SYNTHESIS患者外，2015年机械取栓术试验研究只包括了前循环LVO患者。在某种程度上，反映了未经治疗的急性基底动脉栓塞的高发病率和高死亡率（80%～90%）。考虑到此病严峻的自然转归，大多数医生不愿采用激进的治疗方式。大多数文献报道都支持这一观点，不太可能进行随机临床试验来最终回答这个问题[54, 55]。

B. **扩大机械取栓术的治疗范围**

1. 前循环机械取栓术　机械取栓是目前卒中后6小时内出现前循环LVOs患者的标准治疗方法。尽管时间是一个重要因素，但侧支血管网对评估卒中风险中也很重要。最近的两项试验（DAWN和DEFUSE-3）已经将机械取栓的治疗时间从已知的6小时延长到了16~24小时，这两个试验的对象都是精心挑选的有良好侧支循环证据的患者[7,8]。

C. **查明脑血管远端的血栓**　尽管主要的机械取栓术试验主要用于Willis环的主要分支闭塞，但更多的脑血管远端血栓也可能导致异常严重的致残性卒中。越来越多的证据表明，在面对潜在的大面积或致残性卒中综合征（如失语症）时，明确是否有更多的远端血栓可能会带来实质性的好处[56]。

D. **Yale New Haven 医院（YNHH）的案例**

案例 1

一名具有多种心血管危险因素的65岁男子突发左侧偏瘫和构音障碍，与右侧MCA综合征相符（NIHSS评分17分）。他被迅速转送到YNHH，头颅CT显示没有脑出血的证据，早期脑缺血改变不明显。因为他在症状发作的4.5小时内，并且没有任何禁忌证，所以可进行静脉内tPA治疗。但由于CTA证实了右大脑中动脉近端闭塞，患者被紧急采取机械取栓。他是"MR看似正常"患者，与2015年临床试验中的患者相似（图2.1）。

手术是在清醒镇静状态下进行的。在患者右腹股沟处插入8F短鞘管，6F长鞘位管置于右颈总动脉近端。在图像引导下，将一根027微导管通过柔软的014微导丝引导穿过近端右侧MCA闭塞区。068再灌注导管置于血栓的表面。在闭塞处放置支架回收器，抽出微导管，将再灌注导管置于泵吸位置。几分钟后，将再灌注导管和支架回收器一起取出。在支架取出器上和再灌注导管内显示出血栓碎片。造影显示血流"一次通过"后完成血运重建。从腹股沟穿刺到血运重建需要16分钟。

在血管造影台上进行临床检查证实血供结果迅速改善。手术后一天，他的左侧肌力几乎恢复完全，仅伴有轻度持续性构音障碍。在3个月的随访中，他已接近临床康复。

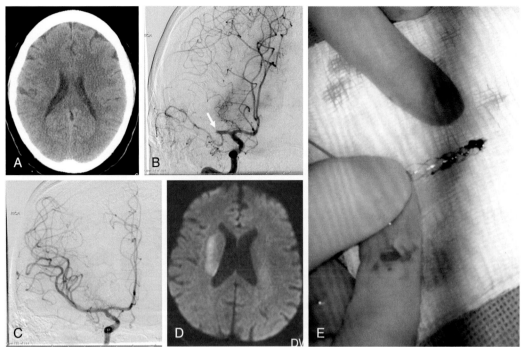

图2.1　A，正常的头部非增强CT。B，右颈内动脉注射的AP投照角度显示中M1段闭塞。C，取栓术后右颈内动脉注射的前方投照显示右MCA再通。D，MRI DWI序列显示最终的卒中区域。E，带血栓的支架回收器。

案例 2

一名75岁男性房颤（未接受抗凝治疗）患者被发现倒在汽车的方向盘上。他最后一次露面是在8小时前，当时他把孙女送到学校。他被紧急送往YNHH。临床检查诊断左侧偏瘫和全身性失语症为临床特征的严重左MCA卒中综合征（NIHSS 22）。头部CT未显示脑出血和早期脑缺血改变证据。由于他距症状发作已超过8个小时，因此不予静脉注射tPA。CTA确认近端左MCA闭塞。急诊MRI显示较小的梗死核心区和较大的危险区域。患者立即急诊行机械取栓术（图2.2）。

同样，该过程在清醒镇静下进行。支架回收器需要两个"通道"，才能与在血凝块表面以泵吸方式放置的大口径再灌注导管配合使用。血凝块碎片在支架回收器和再灌注导管内回收。造影显示几乎完全的血运重建。从腹股沟穿刺到血运重建的时间为34分钟。

在血管造影台上进行临床检查确认血供结果逐渐改善。第二天早晨，患者右侧肌力明显增强，可以正确回答一些简单的问题。在为期3个月的随访中，他几乎完全恢复了运动功能，仅存在轻微的用词困难。

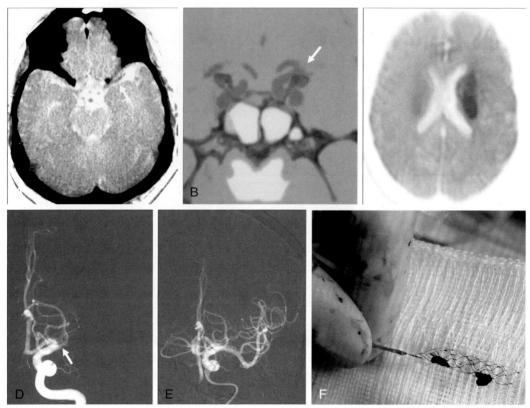

图2.2　A，头部无增强CT显示左MCA闭塞。B，冠状动脉CTA显示左M1段近端闭塞。C，急诊MRI显示较小的梗死核心。D，额叶角度血管造影证实近端M1闭塞。E，血栓取出术后的额叶造影显示血管再通。F，带血凝块的支架回收器。

案例3

一名43岁妇女，有卒中病史，以眩晕、恶心、呕吐和手臂刺痛等不明确为主诉到外院的急诊科就诊。几个小时后，她出现听力下降和复视。头部CT未显示急性改变。几个小时后，她突然出现伸肌反射消失（NIHSS 33）。她被紧急插管以维持呼吸。复查头颅CT仍显示无急性病灶，但CTA显示急性基底动脉闭塞。尽管在2015年（或之后）的临床试验中没有对急性基底动脉闭塞进行深入研究，但如果不进行积极干预，其预后将非常危险。症状发作后已超过16个小时，患者转到YNHH行机械取栓术（图2.3）。

　　单次通过仅使用支架回收器进行。用支架回收器回收血栓碎片。造影证明血运几乎完全重建。从腹股沟穿刺到血运重建的时间为18分钟。

　　3天后，她的临床症状得到了显著改善，意识水平正常，右侧肢体无力较左侧明显好转，仍有复视。在为期3个月的随访中，她能够独立走动并且生活自理。棱镜眼镜对她的复视有所帮助。

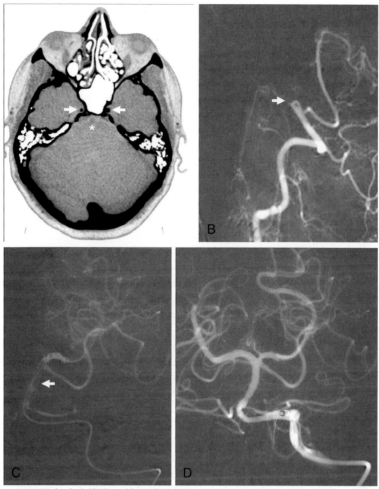

图2.3 A，CTA显示双侧颈内动脉模糊，基底动脉闭塞。B，侧向投照血管造影显示基底动脉顶端闭塞。C，通过放置在闭塞远端的微导管进行的血管造影显示位于远侧大脑后动脉血栓。D，血栓取出术后进行的正面投照血管造影显示血栓取出术后后循环再通。

临床精粹

- 初诊的临床医生有时无法确定出现急性缺血性卒中（例如急性发作性偏瘫）的患者是否具有半暗带（可逆）或核心（不可逆）神经功能缺损。

- 尽管灌注成像对每位急性脑卒中患者的分诊和评估不是必需的，但它为复杂的临床决策提供了宝贵的信息，在对脑卒中的诊断存在疑问或患者已处于治疗时间窗的晚期时，灌注成像有可能会带来实质性的好处。

- 2015年的支架回收试验明确了前循环LVOs继发急性缺血性卒中的新治疗标准。

延伸阅读

1. Campbell BCV, Donnan GA, Lees KR, et al. Endovascular stent thrombectomy: the new standard of care for large vessel ischaemic stroke. *Lancet Neurol.* 2015;14:846-854.
2. Goyal M, Menon BK, van Zwam WH, et al. Endovascular thrombectomy after large-vessel ischaemic stroke: a meta-analysis of individual patient data from five randomised trials. *Lancet.* 2016;387:1723-1731.

参考文献

1. Berkhemer OA, Fransen PS, Beumer D, et al. A randomized trial of intraarterial treatment for acute ischemic stroke. *N Engl J Med.* 2015;372:11-20.
2. Campbell BC, Mitchell PJ, Kleinig TJ, et al. Endovascular therapy for ischemic stroke with perfusion-imaging selection. *N Engl J Med.* 2015;372:1009-1018.
3. Goyal M, Demchuk AM, Menon BK, et al. Randomized assessment of rapid endovascular treatment of ischemic stroke. *N Engl J Med.* 2015;372:1019-1030.
4. Jovin TG, Chamorro A, Cobo E, et al. Thrombectomy within 8 hours after symptom onset in ischemic stroke. *N Engl J Med.* 2015;372:2296-2306.
5. Saver JL, Goyal M, Bonafe A, et al. Stent-retriever thrombectomy after intravenous t-PA vs. t-PA alone in stroke. *N Engl J Med.* 2015;372:2285-2295.
6. Goyal M, Menon BK, van Zwam WH, et al. Endovascular thrombectomy after large-vessel ischaemic stroke: a meta-analysis of individual patient data from five randomised trials. *Lancet.* 2016;387:1723-1731.
7. Nogueira RG, Jadhav AP, Haussen DC, et al. Thrombectomy 6 to 24 hours after stroke with a mismatch between deficit and infarct. *N Engl J Med.* 2018;378:11-21.
8. Albers GW, Marks MP, Kemp S, et al. Thrombectomy for stroke at 6 to 16 hours with selection by perfusion imaging. *N Engl J Med.* 2018;378:708-718.
9. Campbell BCV, Donnan GA, Lees KR, et al. Endovascular stent thrombectomy: the new standard of care for large vessel ischaemic stroke. *Lancet Neurol.* 2015;14:846-854.
10. Sacco RL, Kasner SE, Broderick JP, et al. An updated definition of stroke for the 21st century: a statement for healthcare professionals from the American Heart Association/American Stroke Association. *Stroke.* 2013;44:2064-2089.
11. Writing Group M, Mozaffarian D, Benjamin EJ, et al. Executive summary: heart disease and stroke statistics–2016 update: a report from the American Heart Association. *Circulation.* 2016;133:447-454.
12. Feng W, Hendry RM, Adams RJ. Risk of recurrent stroke, myocardial infarction, or death in hospitalized stroke patients. *Neurology.* 2010;74:588-593.
13. Benjamin EJ, Virani SS, Callaway CW, et al. Heart disease and stroke statistics-2018 update: a report from the American Heart Association. *Circulation.* 2018;137:e67-e492.
14. Smith WS, Lev MH, English JD, et al. Significance of large vessel intracranial occlusion causing acute ischemic stroke and TIA. *Stroke.* 2009;40:3834-3840.
15. Rai AT, Seldon AE, Boo S, et al. A population-based incidence of acute large vessel occlusions and thrombectomy eligible patients indicates significant potential for growth of endovascular stroke therapy in the USA. *J Neurointerv Surg.* 2017;9:722-726.
16. Astrup J, Siesjo BK, Symon L. Thresholds in cerebral ischemia – the ischemic penumbra. *Stroke.* 1981;12:723-725.
17. Krabbe-Hartkamp MJ, van der Grond J, de Leeuw FE, et al. Circle of Willis: morphologic variation on three-dimensional time-of-flight MR angiograms. *Radiology.* 1998;207:103-111.
18. Miteff F, Levi CR, Bateman GA, et al. The independent predictive utility of computed tomography angiographic collateral status in acute ischaemic stroke. *Brain.* 2009;132:2231-2238.
19. Silvestrini M, Altamura C, Cerqua R, et al. Early activation of intracranial collateral vessels influences the outcome of spontaneous internal carotid artery dissection. *Stroke.* 2011;42:139-143.

20. Barber PA, Demchuk AM, Zhang J, et al. Validity and reliability of a quantitative computed tomography score in predicting outcome of hyperacute stroke before thrombolytic therapy. ASPECTS Study Group. Alberta stroke programme early CT score. *Lancet*. 2000;355:1670-1674.

21. Menon BK, Smith EE, Modi J, et al. Regional leptomeningeal score on CT angiography predicts clinical and imaging outcomes in patients with acute anterior circulation occlusions. *AJNR Am J Neuroradiol*. 2011;32:1640-1645.

22. d'Esterre CD, Roversi G, Padroni M, et al. CT perfusion cerebral blood volume does not always predict infarct core in acute ischemic stroke. *Neurol Sci*. 2015;36:1777-1783.

23. Hatazawa J, Shimosegawa E, Toyoshima H, et al. Cerebral blood volume in acute brain infarction: a combined study with dynamic susceptibility contrast MRI and 99mTc-HMPAO-SPECT. *Stroke*. 1999;30:800-806.

24. Murphy BD, Fox AJ, Lee DH, et al. Identification of penumbra and infarct in acute ischemic stroke using computed tomography perfusion-derived blood flow and blood volume measurements. *Stroke*. 2006;37:1771-1777.

25. Heiss WD. Flow thresholds of functional and morphological damage of brain tissue. *Stroke*. 1983;14:329-331.

26. Lui YW, Tang ER, Allmendinger AM, et al. Evaluation of CT perfusion in the setting of cerebral ischemia: patterns and pitfalls. *AJNR Am J Neuroradiol*. 2010;31:1552-1563.

27. Campbell BC, Weir L, Desmond PM, et al. CT perfusion improves diagnostic accuracy and confidence in acute ischaemic stroke. *J Neurol Neurosurg Psychiatry*. 2013;84:613-618.

28. Birenbaum D, Bancroft LW, Felsberg GJ. Imaging in acute stroke. *West J Emerg Med*. 2011;12:67-76.

29. van Everdingen KJ, van der Grond J, Kappelle LJ, et al. Diffusion-weighted magnetic resonance imaging in acute stroke. *Stroke*. 1998;29:1783-1790.

30. Palaniswami M, Yan B. Mechanical thrombectomy is now the gold standard for acute ischemic stroke: implications for routine clinical practice. *Interv Neurol*. 2015;4:18-29.

31. National Institute of Neurological Disorders and Stroke rt PASSG. Tissue plasminogen activator for acute ischemic stroke. *N Engl J Med*. 1995;333:1581-1587.

32. Hacke W, Kaste M, Bluhmki E, et al. Thrombolysis with alteplase 3 to 4.5 hours after acute ischemic stroke. *N Engl J Med*. 2008;359:1317-1329.

33. Marler JR, Tilley BC, Lu M, et al. Early stroke treatment associated with better outcome: the NINDS rt-PA stroke study. *Neurology*. 2000;55:1649-1655.

34. Fink JN, Kumar S, Horkan C, et al. The stroke patient who woke up: clinical and radiological features, including diffusion and perfusion MRI. *Stroke*. 2002;33:988-993.

35. Kleindorfer D, Kissela B, Schneider A, et al. Eligibility for recombinant tissue plasminogen activator in acute ischemic stroke: a population-based study. *Stroke*. 2004;35:e27-e29.

36. Reeves MJ, Arora S, Broderick JP, et al. Acute stroke care in the US: results from 4 pilot prototypes of the Paul Coverdell national acute stroke registry. *Stroke*. 2005;36:1232-1240.

37. Schwamm LH, Ali SF, Reeves MJ, et al. Temporal trends in patient characteristics and treatment with intravenous thrombolysis among acute ischemic stroke patients at get with the guidelines-stroke hospitals. *Circ Cardiovasc Qual Outcomes*. 2013;6:543-549.

38. Smith WS, Tsao JW, Billings ME, et al. Prognostic significance of angiographically confirmed large vessel intracranial occlusion in patients presenting with acute brain ischemia. *Neurocrit Care*. 2006;4:14-17.

39. Bhatia R, Hill MD, Shobha N, et al. Low rates of acute recanalization with intravenous recombinant tissue plasminogen activator in ischemic stroke: real-world experience and a call for action. *Stroke*. 2010;41:2254-2258.

40. del Zoppo GJ, Higashida RT, Furlan AJ, et al. PROACT: a phase II randomized trial of recombinant pro-urokinase by direct arterial delivery in acute middle cerebral artery stroke. PROACT Investigators. Prolyse in acute cerebral thromboembolism. *Stroke*. 1998;29:4-11.

41. Furlan A, Higashida R, Wechsler L, et al. Intra-arterial prourokinase for acute ischemic stroke. The PROACT II study: a randomized controlled trial. Prolyse in acute cerebral thromboembolism. *JAMA*. 1999;282:2003-2011.

42. Gwak MS, Yang M, Hahm TS, et al. Effect of cryoanalgesia combined with intravenous continuous analgesia in thoracotomy patients. *J Korean Med Sci*. 2004;19:74-78.

43. Investigators IIT. The interventional management of stroke (IMS) II study. *Stroke*. 2007;38:2127-2135.

44. Smith WS, Sung G, Starkman S, et al. Safety and efficacy of mechanical embolectomy in acute ischemic stroke: results of the MERCI trial. *Stroke*. 2005;36:1432-1438.

45. Gobin YP, Starkman S, Duckwiler GR, et al. MERCI 1: a phase 1 study of mechanical embolus removal in cerebral ischemia. *Stroke*. 2004;35:2848-2854.

46. Smith WS. Safety of mechanical thrombectomy and intravenous tissue plasminogen activator in acute ischemic stroke. Results of the multi mechanical embolus removal in cerebral ischemia (MERCI) trial, part I. *AJNR Am J Neuroradiol*. 2006;27:1177-1182.

47. Smith WS, Sung G, Saver J, et al. Mechanical thrombectomy for acute ischemic stroke: final results of the multi MERCI trial. *Stroke*. 2008;39:1205-1212.

48. Nogueira RG, Lutsep HL, Gupta R, et al. Trevo versus Merci retrievers for thrombectomy revascularisation of large vessel occlusions in acute ischaemic stroke (TREVO 2): a randomised trial. *Lancet*. 2012;380:1231-1240.

49. Ciccone A, Valvassori L, Nichelatti M, et al. Endovascular treatment for acute ischemic stroke. *N Engl J Med*. 2013;368:904-913.

50. Broderick JP, Palesch YY, Demchuk AM, et al. Endovascular therapy after intravenous t-PA versus t-PA alone for stroke. *N Engl J Med*. 2013;368:893-903.

51. Kidwell CS, Jahan R, Gornbein J, et al. A trial of imaging selection and endovascular treatment for ischemic stroke. *N Engl J Med*. 2013;368:914-923.

52. Badhiwala JH, Nassiri F, Alhazzani W, et al. Endovascular thrombectomy for acute ischemic stroke: a meta-analysis. *JAMA*. 2015;314:1832-1843.

53. Demchuk AM, Goyal M, Yeatts SD, et al. Recanalization and clinical outcome of occlusion sites at baseline CT angiography in the interventional management of stroke III trial. *Radiology*. 2014;273:202-210.

54. Schonewille WJ, Wijman CA, Michel P, et al. Treatment and outcomes of acute basilar artery occlusion in the Basilar Artery International Cooperation Study (BASICS): a prospective registry study. *Lancet Neurol*. 2009;8:724-730.

55. Yeung JT, Matouk CC, Bulsara KR, et al. Endovascular revascularization for basilar artery occlusion. *Interv Neurol*. 2015;3:31-40.

56. Sarraj A, Sangha N, Hussain MS, et al. Endovascular therapy for acute ischemic stroke with occlusion of the middle cerebral artery M2 segment. *JAMA Neurol*. 2016;73:1291-1296.

颈动脉和椎动脉疾病

Reshma Narula, *MD*, *Samit M. Shah*,
MD, *PhD*, *Mamadou L. Sanogo*, *MD*,
and
Michele H. Johnson, *MD*, *FACR*,
FASER

第3章

本章要点

■ 回顾评估颈部血管的影像学选择。

■ 了解影响颈动脉和/或椎动脉的常见病理因素。

■ 回顾颈动脉支架置入术的适应证、风险和益处，以及神经功能保护的选择。

I. 简介

颅外颈动脉的影像学评估包括各种横截面和基于导管的技术，这些技术具有不同的优点、缺点、风险和益处。成本、碘化对比剂的需求、辐射剂量、与成像方式有关的局限性和禁忌证这些问题都必须考虑。熟悉每种成像方式的特征对于医师自信地为患者和疑似疾病选择最佳检测方法至关重要。

A. 超声

1. 颈动脉多普勒超声检查（Duplex ultrasound，DUS）是无创性评估颈动脉狭窄的主要手段（图3.1）[1]。

2. DUS价格低廉且易于获取，并能提供解剖和流速信息，这些均可反映狭窄处的血流动力学程度和动脉粥样硬化斑块的形态特征。

3. DUS对椎动脉的评估不太灵敏，因为椎动脉横穿过椎间孔。

   a. 柔软易碎的斑块、钙化斑块和溃疡性斑块在解剖学超声上均具有特征性外观。

   b. 血流速度和波形追踪有利于确定每位患者的狭窄程度和血流改变程度。

4. DUS检测也有局限性，当患者在颈动脉分叉处有明显钙化，以及脖子短粗或者患者的颈动脉分叉位置高——在下颌角上方，这些都使得颈动脉分叉难以分辨。

B. 计算机断层扫描血管成像

1. 计算机断层扫描血管成像（computed tomographic angiography，CTA）已成为检测颅外颈动脉和椎动脉可疑解剖病变的主要横断面成像方式，包括外伤、稳定型动脉粥样硬化和卒中等临床情况（图3.2）[2]。

2. 电离辐射和碘化对比都是必需的。

3. 现代CT扫描仪可在获取优质图像的同时最大程度地降低对比度和辐射剂量。

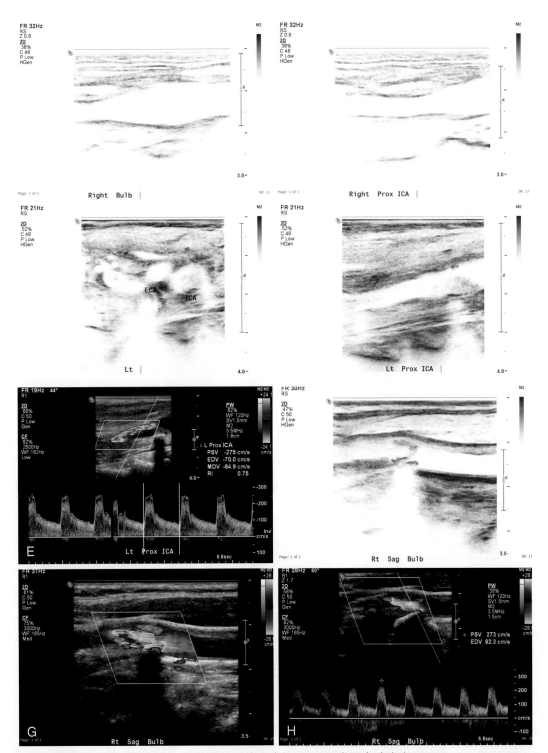

图3.1　颈动脉超声（DUS）。A，正常的颈动脉球部。B，正常颈内动脉（internal carotid artery，ICA）近段。C–E，左颈动脉狭窄。颈动脉分叉处的DUS横切面和矢状面图像均显示ICA内有软斑块。F–H，右侧颈动脉杂音。DUS显示ICA中颈动脉球部内有钙化阴影的动脉粥样硬化斑块。球部的最高收缩速度为273cm/s，提示狭窄程度> 70%。案例由Gowthaman Gunabushanam博士提供。

a. 常规CTA包括在动脉期采集的头部和颈部静态图像，并采用相同的对比剂团注。在具体操作中，重建方案各不相同，但通常包括具有或不具有3D体积渲染或血管跟踪成像的轴位、冠状位、矢状位和斜位图像。

b. 双能量技术应用在CTA采集中允许使用不同的能量谱进行评估，以自动去除骨骼和识别斑块特征[3]。

c. 较新的时间分辨或多相CTA技术，具有快速顺序成像功能，类似于数字减影血管造影，可对血管内的血流进行可视化描绘[4]。

4. CT灌注技术可以辅助评估颈动脉狭窄或颅内狭窄的严重程度[5]。

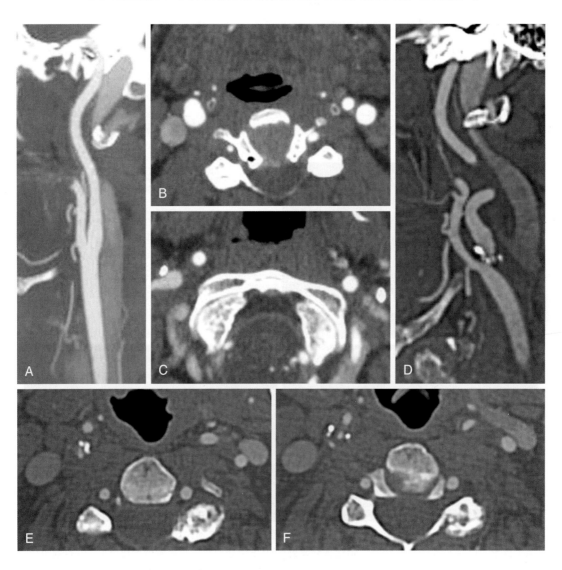

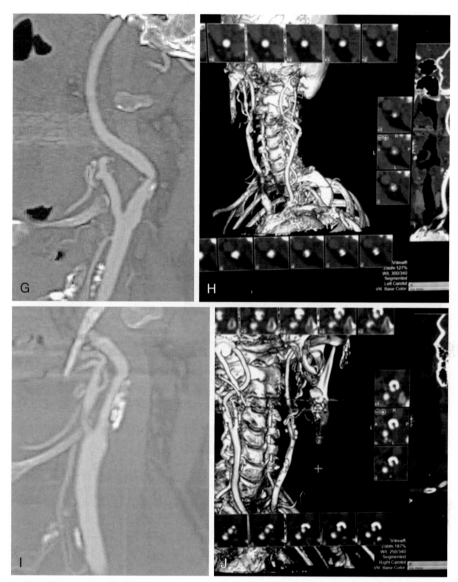

图 3.2 计算机断层扫描血管成像（CTA）。A，正常颈动脉分叉的矢状位CTA。B，轴位CTA显示右侧为颈动脉，左侧为颈内动脉和颈外动脉。C，轴位CTA穿过双侧颈动脉上段。D，矢状位CTA显示高度钙化狭窄。E和F，轴位CTA序列图像显示钙化和非钙化混合性斑块以及右侧颈内动脉狭窄。G和H，倒置的左颈动脉CTA显示黑色的钙化斑块和管腔轻度不规则，而无显著的血流动力学狭窄。血管跟踪和轴向分割的3D体积渲染图像有助于评估斑块的特征和狭窄程度。I和J，与右侧相反，在左侧有一长段但狭窄程度略小的斑块，该斑块由钙化和非钙化斑块组成，这使其可能更易碎，远端栓塞的风险更高。斑块的特征和目标病变的解剖特征将影响治疗决策。

C. 磁共振血管成像

1. 磁共振血管成像（magnetic resonance angiography，MRA）时间飞跃成像的优点是不需要接受电离辐射，也不需要静脉对比剂即可获得颈动脉成像（图3.3）[6]。

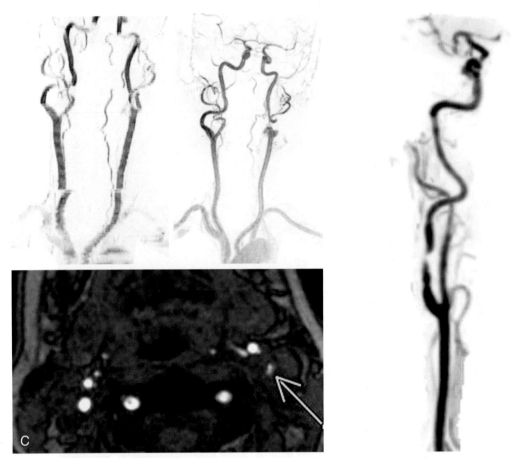

图 3.3　磁共振血管成像（MRA）。A，时间飞跃（time-of-flight，TOF）非对比MRA展示了脉管系统，这在对比增强后MRA序列（B）中有更清楚的显示。C和D，在对比增强后的轴位源图像和MIP（最大强度投影）重建图是显示颈动脉狭窄（箭头所指处）的最佳方式。

2. 有些患者无法进行MRI检查或需要特殊监护（例如起搏器或植入的心脏复律除颤器）。

　　a. 金属口腔植入物（包括夹子和牙科硬件）可能会在颈动脉水平上产生明显的伪影，从而无法进行充分的血管评估。

3. 非对比时间飞跃MRA是用于颈部或颅内血管疾病的出色筛查工具，但其显著缺点是除非采用对比MRA，否则可能将高度狭窄显示为闭塞。

4. MRA造影改善了微小残留血管腔的可视化，从而可以准确地区分高度狭窄与闭塞。

5. MRA主要是对血管腔成像。然而，特别是在应用薄层高分辨率成像算法时，可以对源图像进行评估来分析斑块特征。

　　a. 上述的薄层高分辨率成像算法被称为血管壁成像或黑血成像，也是目前研究的主题[7, 8]。

6. 时间分辨MRA技术也主要用于动静脉分流和瘘管病变的评估。这些在颈部血管疾病中较少使用。

D. 数字减影血管造影

1. 数字减影血管造影（digital subtraction angiography，DSA）利用传统的X射线，在动脉内注入对比剂的过程中对图像进行连续采集，然后进行数字化处理。

a. 这提供了高分辨率和高时间分辨力的血管影像，既可显示解剖学轮廓，又可从生理学上实时显示血流动力学变化（图3.4）。

2. DSA是一种侵入性技术，通常导管需要经股动脉、桡动脉或肱动脉入路，尽管在某些情况下可采用经颈动脉直接入路。

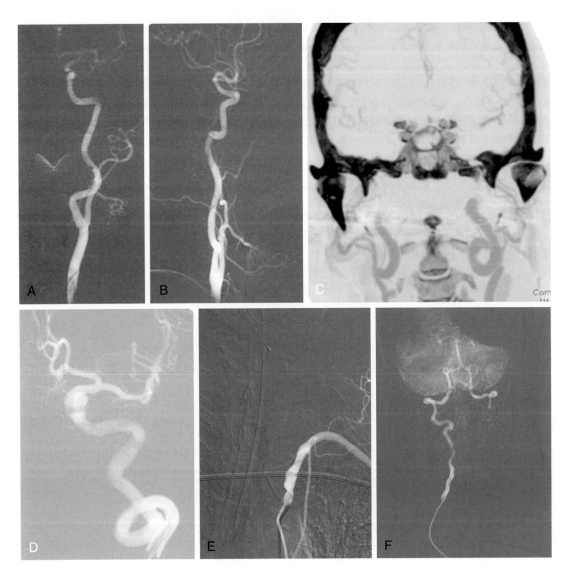

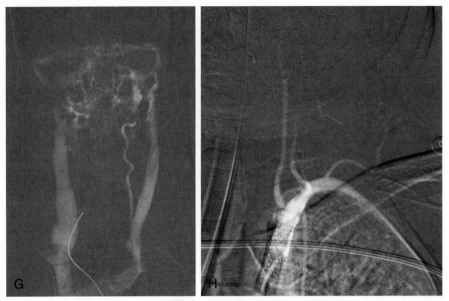

图 3.4　数字减影血管造影（DSA）。A和B，前后斜位和外侧位DSA显示该年轻成年患者颈总动脉的正常构型。C和D，CTA上很容易显示颈内动脉可能存在的发夹形或360°环形弯曲，但在考虑采用颈动脉支架置入术或颅内介入治疗时可能难以通过这些弯曲。E，该65岁患者表现为手部残疾和锁骨下动脉狭窄。F和G，经右椎动脉注射对比剂的DSA动脉期和静脉期图像显示左椎动脉血流反流，同时锁骨下动脉充盈不明显——锁骨下动脉窃血现象。H，经股动脉入路左锁骨下动脉支架置入术后，椎动脉得以保留并恢复顺行血流。

3. 旋转数字采集为3D体积渲染图像的构建提供了可能性，相较于DUS、CTA和MRI/MRA，DSA仍然是金标准[9]。

II.　颈动脉和椎动脉疾病

颅外颈部血管疾病的评估从主动脉弓的血管起源开始。无名动脉起源于主动脉弓，并分为右颈总动脉和右锁骨下动脉，右椎动脉由此发出。

左颈总动脉作为主动脉弓的下一个分支而出现，最后是左锁骨下动脉，左椎动脉由此发出。颈总动脉通常在颈中部，即C2和C6之间，分为颈内动脉和颈外动脉，两侧分叉的水平可能有所不同。

椎动脉向颅内延伸，穿过颈椎椎间孔，延伸至C2水平并围绕C1椎弓，在枕骨大孔进入硬脑膜，并汇聚形成上基底动脉[10]（图3.5；表3.1）。

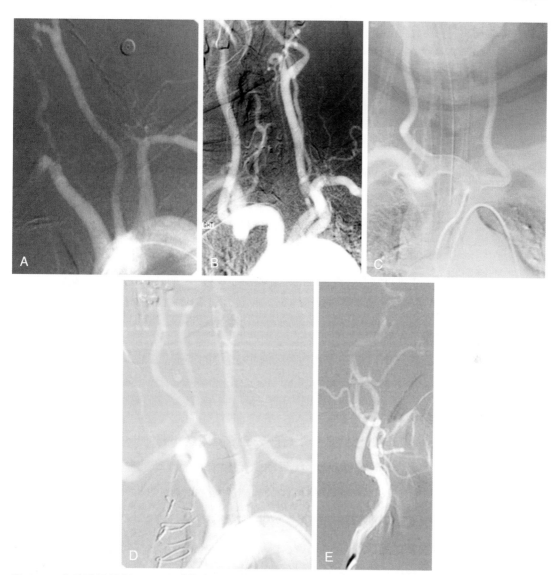

图 3.5　主动脉弓解剖。A，正常的主动脉弓构型。B，该老年患者的大血管更为迂曲，可能使介入更具挑战性。请注意，左椎动脉直接起自于主动脉弓。C，在这种情况下，无名动脉和左颈总动脉的共同起源处可能需要反曲导管进行置入。D和E，该患者计划使用右颈动脉支架置入；然而，不利的主动脉弓型和严重反向扭曲的颈内动脉狭窄使操作者放弃了这种方法，转而采用了颈动脉内膜切除术。

表3.1　主动脉弓分类	
类型 I	大血管起自于主动脉弓的顶端
类型 II	大血管起自于主动脉弓的上下缘之间
类型 III	大血管起自于主动脉弓内面或升主动脉内面的尾端

Ⅲ. 动脉粥样硬化疾病

A. 缺血性卒中的病因

1. 颅外颈动脉疾病是缺血性卒中的主要原因之一，约占所有缺血性卒中的10%。

2. 在颅外动脉粥样硬化疾病中，通过颈动脉内膜切除术（carotid endarterectomy，CEA）或颈动脉支架置入术（carotid artery stenting，CAS）进行的颈动脉血运重建术现已成为有症状和无症状颈动脉粥样硬化疾病特定患者的公认治疗方法[11]。

3. 由于并非每位颅外颈动脉粥样硬化疾病的患者都有相同的未来卒中风险，因此，我们必须考虑关键的危险因素，以确定哪些特定患者需要进行血运重建。

B. 危险因素

1. 主要危险因素包括狭窄程度和动脉内斑块的特征。

2. 其他特定的患者特征包括年龄、性别和并发症。

C. 血运重建的方式

1. 血运重建方式的选择是基于这些关键危险因素和解剖学的综合考虑。

2. 我们回顾了有症状和无症状颈动脉疾病中关于颈动脉血运重建的最新试验证据，以及支持每种重建方式的患者选择的数据。

3. 一些定义对于理解和比较试验数据非常重要。

D. 颈动脉狭窄的定义

1. 在北美有症状颈动脉内膜切除术试验（the North American Symptomatic Carotid Endarterectomy Trial，NASCET）中，定义了一种在血管造影术中测量颈动脉狭窄百分比的统一方法，比较颈动脉狭窄病变处的最小残留内腔与狭窄病变远端正常颈内动脉直径，在此处动脉壁开始变得平行（除了狭窄后扩张之外）。

2. 测量使用以下公式：狭窄程度=（1-A/B）×100%。

　　a. A是颈动脉最大狭窄处的直径，B是狭窄远端动脉段的直径，此处动脉壁开始变得平行[12]。

　　b. 这种测量方法已应用于CT血管造影。

　　c. 在当前和正在进行的试验中，通常使用上述标准来定义颈动脉狭窄。Bartlett等人在2006年提出以 mm为单位的最窄内腔测量值，指出在

NASCET标准中，绝对测量值为1.3mm对应70%狭窄，而2.2mm对应50%狭窄[13]（图 3.6）。

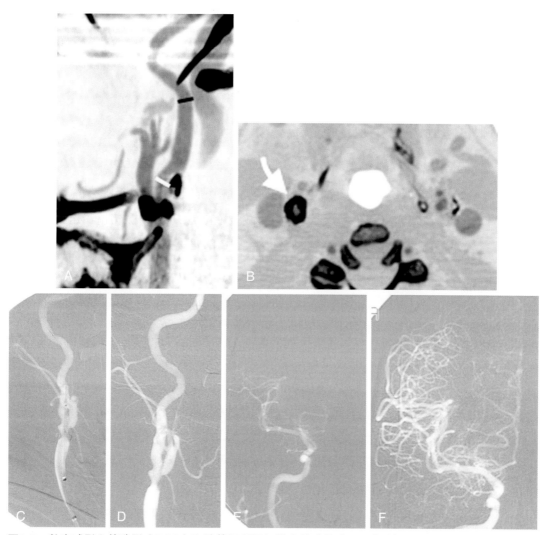

图3.6 数字减影血管造影（DSA）和计算机断层扫描血管成像（CTA） 按照NASCET法计算。A，在CTA中NASCET测量，最小管腔直径（黑线）与狭窄后扩张之外的颈内动脉笔直部分的直径（白线）相比较。B，如果钙化严重（黑色箭头），则选择绝对测量单位为mm。C和D，该患者有脑灌注减少引起的相关症状。颈动脉支架置入前、后图像显示由于严重的钙化斑块而残留狭窄。E和F，脑动脉支架置入前、后DSA图像显示右侧灌注明显改善，患者症状也得到改善。

E. 有症状与无症状的颅外颈动脉狭窄

1. 有症状的颅外颈动脉狭窄的定义是靠近血管区域的至少50%狭窄的动脉粥样硬化病变，并有相应的临床症状（卒中或短暂性脑缺血发作）和/或成像时显示梗死的解剖位置。

2. 颈动脉的动脉粥样硬化狭窄可能导致灌注不足或栓塞后的缺血症状。

3. 无症状的颅外颈动脉狭窄的定义是至少有50%狭窄的动脉粥样硬化病变，但没有临床或影像学证据。

4. 当前，建议在首次发现有症状和无症状的动脉粥样硬化性颈动脉疾病时，均应立即实施最优内科治疗[14, 15]。

   a. 最佳内科治疗涉及消除血管危险因素，包括积极控制高血压、高脂血症、糖尿病、戒烟和开始使用抗血小板药[16]。

Ⅳ. 颅外颈动脉狭窄的血运重建

A. 证据

1. 有大量证据支持对有症状的颅外颈动脉疾病进行血运重建。许多大型随机试验，包括欧洲颈动脉外科手术试验（the European Carotid Surgery Trial，ECST），NASCET和美国退伍军人事务部合作研究计划（the US Department of Veteran Affairs Cooperative Study Program，CSP）均显示，对于高级别的有症状颈动脉狭窄，颈动脉内膜切除术联合最优内科治疗优于单纯最优内科治疗[12, 17, 18]。

2. 在这些研究中，患者的血管造影均显示颈动脉狭窄＞70%，并且有同侧缺血性卒中、单眼失明或有短暂性脑缺血发作等症状。

3. 对这些试验的汇总分析显示，与内科治疗组相比，手术组30天卒中发生率更低。

4. NASCET研究明确表明，在高级别有症状的颈动脉狭窄患者中，需要进行颈动脉内膜切除术的病例数为6。

5. 研究还表明，对于颈动脉狭窄＜50%的患者，介入手术并不能显著降低未来卒中的风险。

6. 在NASCET研究中，对于狭窄率为50%～69%的外科手术组患者，其在降低卒中风险方面仅有中等获益，因为手术治疗组的同侧卒中发生率为15.7%，而内科治疗组为22.2%[12]。

B. 优点

颈动脉内膜切除术和颈动脉支架置入术均已被证明可明显改善动脉粥样硬化性疾病的颅外颈动脉狭窄。

C. 试验与研究

1. SAPHIRE 第一项试验　在动脉内膜切除术高风险患者中进行的带

有保护装置的支架置入和血管成形术（Stenting and Angioplasty with Protection in Patients with High Risk of Endarterectomy, SAPPHIRE）试验，结果显示与颈动脉内膜切除术相比，颈动脉支架置入术没有劣势[19]。

2. CREST　随后在颈动脉血运重建术与支架置入对比试验（Carotid Revascularization Endarterectomy versus Stenting Trial, CREST）中，将有症状或无症状颈动脉狭窄的患者随机分组进行颈动脉支架置入术或颈动脉内膜切除术[11]。

 a. 主要复合终点指标是卒中、心肌梗死、围手术期内任何原因导致的死亡或随机化手术后4年内任何同侧卒中。

 b. 该试验的结果表明，颈动脉支架置入组和颈动脉内膜切除术组的卒中风险没有显著性差异。

 c. 由于该试验的结果，颈动脉支架置入术已成为某些患者颈动脉粥样硬化疾病的主要治疗方法之一。

3. ACES　无症状颈动脉栓塞研究（The Asymptomatic Carotid Emboli Study, ACES）结果表明，经颅多普勒超声（transcranial Doppler, TCD）检查发现检测到栓塞指征的被检者的同侧卒中风险要比无栓塞指征者高，这表明无症状颈动脉疾病患者应接受TCD来评估微栓塞[20]。

4. 无症状颈动脉狭窄的内膜切除术研究　本研究中探讨了无症状性颈动脉疾病的血运重建[21, 22]。

 a. 这是一项大规模研究，共纳入1662名患者，将颈动脉内膜切除术联合最优内科治疗与仅最优内科治疗进行比较。根据NASCET颈动脉狭窄标准，CT血管成像用于识别颈外动脉狭窄超过60%的患者。

 b. 患者被随机分配到外科手术联合最优内科治疗组或仅内科治疗组中。

 c. 主要复合结果为围手术期或同侧脑梗死发生的卒中或死亡。

 d. 由于有证据表明颈动脉内膜切除术组患者有明显获益，这项研究被提前终止。

 e. 这些数据得到了无症状颈动脉外科手术试验（the Asymptomatic Carotid Surgery Trial, ACST）的进一步支持[23]。

5. 这些研究还不能被推广到现代临床实践中，因为与这些研究的时间（2004—2010年）相比，现今的最优药物治疗已有很大的改善[24, 25]。

6. 此外，这些试验对手术操作者也进行了仔细筛选，其主刀的手术术后并发症的发生率比一般其他非专科外科医生低。

7. 目前，对于无症状的颅外颈动脉狭窄尚无明确的血运重建指南。

　　a. 但是，基于这些研究和临床实践的数据，可以考虑对狭窄程度大于70%～80%的以下几种类型的无症状患者进行血运重建：

　　　　i. 尽管给予颈动脉狭窄患者最优药物治疗，但病情仍急剧恶化；

　　　　ii. 患者TCD检测出微栓塞迹象；

　　　　iii. 患者围手术期并发症可能性低。

　　b. 该课题得到了进一步研究，在无症状颈动脉狭窄的颈动脉血运重建和内科治疗（the Carotid Revascularization and Medical Management for Asymptomatic Carotid Stenosis，CREST-2）研究中，研究人员将仅最优内科治疗组与颈动脉内膜切除术或颈动脉支架置入术组进行了比较[26]。

V. 影响血运重建的患者因素

A. NASCET试验

1. NASCET试验表明，包括年龄、性别和合并症在内的患者特征，将明确影响颈动脉疾病患者应进行的血运重建的类型。

2. 值得注意的是，NASCET实验表明，有症状性颈动脉狭窄的妇女更有可能出现不良结果，包括颈动脉再狭窄、术中死亡和颈动脉支架置入术后的神经系统疾病[12]。

B. CREST试验

1. 约十年后，CREST试验提供了有关影响血运重建方法选择的特定患者因素的进一步证据。

2. CREST试验表明，颈动脉支架置入术会增加围手术期内卒中的风险，而颈动脉内膜切除术会增加围手术期内心肌梗死的风险。

　　a. 因此，合并有严重冠状动脉疾病或其他心血管疾病的患者的手术方式可能更适合选择CAS，而非CEA[11]。

3. 这项研究结果支持以前的数据，即应将患者年龄因素纳入手术选择条件中，因为年龄小于70岁的年轻患者行CAS后结局更好，而年龄较大的患者行CEA后的结局更好。

　　a. 由于已知的解剖学障碍，如血管扭曲、钙化和/或串联狭窄，在年龄很大的患者中，CAS术后卒中风险可能更高。

    b. 一般而言，CAS尤其适用于有严重合并症的患者以及解剖学特征会使手术难度增加的患者，包括既往有颈部手术或放射治疗史，颈动脉内膜切除术后再狭窄，对侧颈动脉闭塞或手术难以到达的病变[27]。

VI. 血运重建的时机

A. 临床试验与获益趋势

1. 缺血性卒中患者颈动脉血运重建的时机选择也非常重要。有两项大型随机临床试验——欧洲颈动脉外科手术试验（the European Carotid Surgery Trial，ECST）和NASCET的亚组回顾分析，研究了高级别的有症状颅外颈动脉疾病继发缺血性卒中患者的颈动脉内膜切除术的最佳时机。

2. 与延迟手术者相比，患者在症状出现后2周内接受CEA治疗有获益的趋势[12, 28]。

    a. 该治疗的获益程度似乎随着时间延长而减少，尤其是如果将CEA推迟到12周以上。

3. 许多因素将影响有症状患者的颈动脉血运重建的时机，这些因素都要被考虑，包括梗死面积（因为较大范围的缺血性卒中可能有更高的再灌注损伤和转化为出血性卒中的风险）、合并症和相关临床因素复杂化，如感染或血流动力学不稳定。

    a. 对于被认为是高级别的有症状的同侧颈动脉疾病继发的较小缺血性卒中或短暂性脑缺血发作后的病情稳定者，应在出现症状的2周内进行血运重建。

    b. 但是，对于有其他复杂因素的患者，合理的做法是在血运重建之前让患者的病情得到稳定，但手术延迟不超过12周。

B. 颈动脉内膜切除术或颈动脉支架置入术后再狭窄

1. CEA或CAS后再狭窄通常是无症状的，并且可以通过影像学检查监测到。

2. ACAS试验评估了复发性狭窄为60%或更高的颈动脉介入手术后再狭窄的风险。

    a. 再狭窄的风险最有可能在手术后的前18个月出现（7.9%），然后稳定下降（在42个月时为1.9%）[21]。CREST试验表明，约6%的患者在接受CEA或CAS后的前24个月内再狭窄的风险大于70%[29]。

b. 在CREST试验中，再狭窄的独立预测因子包括糖尿病、高血压和女性。吸烟在CEA组中是再狭窄的独立预测因素，而在CAS组则不然。

c. 由于血运重建后再狭窄的发生率较低，因此尚无关于这些患者重复随访的影像学标准指南[11]。

3. 合理的是，在血运重建后的前2年内，每年对患者进行DUS随访，尤其是合并吸烟、糖尿病、高血压或女性患者。

C. 颅内大动脉粥样硬化

1. 颈动脉和椎动脉等颅内大动脉粥样硬化是缺血性卒中的首要原因。

2. 关于颅内大动脉粥样硬化治疗的研究数据有限。

a. 支架置入和积极的药物治疗以预防颅内狭窄复发性脑卒中（Stenting and Aggressive Medical Management for Preventing Recurrent stroke in Intracranial Stenosis，SAMMPRIS）的研究招募了451例患者，并将最适药物治疗与经皮血管成形术和支架置入术相比较，以预防有症状的颅内大动脉、颅内颈动脉或颅内椎动脉动脉粥样硬化疾病患者的复发性脑卒中[30]。

i. 药物治疗包括双重抗血小板治疗（阿司匹林325mg/d和氯吡格雷75mg/d），积极的降压、降脂治疗，控制血压在140mmHg以下，LDL＜70mg/dl，以及生活方式改变的系统健康教育。

ii. 由于经皮血管成形术和支架置入术的卒中和死亡发生率较高，因此该研究提前30天终止了。

iii. 卒中或死亡的统计学差异显著，药物治疗组卒中或死亡的主要终点事件发生率为5.8%，而血管成形术/支架术组为14.7%。

iv. 这项研究最终表明，经皮支架置入术对于有过短暂性脑缺血发作或因颅内大动脉疾病而发生缺血性卒中的患者是不安全或无效的。

v. 基于这项研究中使用的药物疗法，如果患者是有症状的颅内大动脉严重狭窄（大于50%），除了通过控制收缩压低于140mmHg和高剂量他汀类药物疗法外，还可给予患者阿司匹林和氯吡格雷联合治疗90天。

b. 华法林-阿司匹林用于症状性颅内疾病的研究（the Warfarin-Aspirin Symptomatic Intracranial Disease Study，WASID）评估了569例患者，用华法林与阿司匹林分别治疗因颈内动脉、大脑中动脉、椎动脉或基底动脉颅内狭窄引起的短暂性脑缺血发作或缺血性卒中患者[31]。

i. 由于华法林组较高的死亡率和严重出血率，该研究被提前终止。

ii. 因此，根据这项研究，每天325mg的阿司匹林优于华法林，用以治疗有症状的颅内大动脉狭窄和作为缺血性卒中的二级预防。

iii. 长期随访确实表明，平均收缩压＜140mmHg且LDL＜100mg/dl的患者复发卒中的风险较低。

D. 颅外有症状性椎动脉疾病

1. 颅外有症状性椎动脉疾病是后循环缺血性梗死的已知原因。

2. 该疾病的治疗方案选择有限，目前的主要治疗方法是药物治疗。

3. 对此的最新研究之一是椎动脉支架置入试验（the Vertebral Artery Stenting Trial，VAST），该试验评估了近期短暂性脑缺血发作或伴有至少50%椎动脉狭窄的轻度卒中患者[32]。

a. 这项研究评估了颅内和颅外动脉疾病。

b. 患者被随机分配至支架置入联合最适药物治疗组或单用最适药物治疗组。由于法规要求，该试验最终被提前终止。

c. 通过对入组患者的分析，作者得出结论，对有症状性椎动脉狭窄进行支架置入会增加严重的围手术期血管并发症的风险，并且单用药物治疗组复发卒中的风险较低。

d. 但是，当前的指南建议，对于某些复发性缺血性卒中患者，除了有最佳的药物治疗方法，仍可考虑对其进行椎动脉支架置入术或开放性手术（例如椎动脉内膜切除术或置换术）[33, 34]。

VII. 颅外血管的其他疾病

A. 肌纤维发育不良

1. 肌纤维发育不良（fibromuscular dysplasia，FMD）是一种表现为正常血管管腔轮廓改变的血管中层发育不良。

2. 血管可能表现为细薄的向心性狭窄，管壁内光滑，呈"串珠"状改变或不规则狭窄，并且可能易导致夹层、闭塞或假性动脉瘤形成。

3. 这些都可能成为导致TIA或卒中的栓子的来源[35]。

4. FMD可见于颈动脉和颈部椎动脉，肾动脉最易受累。

5. FMD和颅内动脉瘤之间存在关联。有或没有支架置入的血管成形术已被用于治疗FMD相关的颈动脉狭窄（图3.7）。

B. 外伤性颈部血管损伤

1. 颈部血管损伤可分为钝性创伤和穿透性创伤。

2. CTA在面部/下颌骨骨折和颈椎骨折的治疗中一直是血管评估的主要手段，因为它可以有效地显示原发性和继发性病理改变。

3. 当主要以钝性脑血管损伤为主时，颈部血管（颈动脉和椎动脉）可能出现夹层，并伴有管腔压迫、血管阻塞（急性或亚急性）或假性动脉瘤形成（通常是延迟性夹层后遗症）[36]（图3.8）。

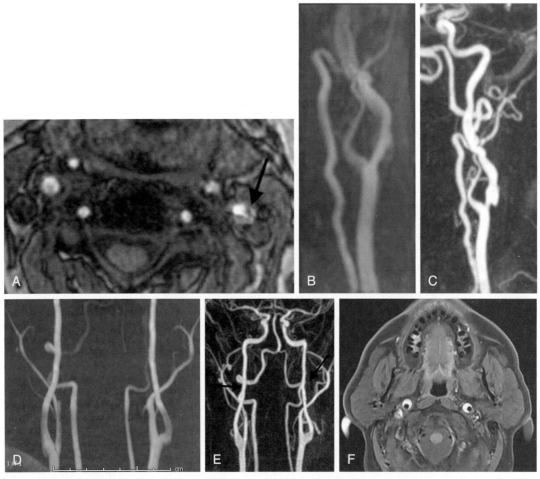

图 3.7　肌纤维发育不良（FMD）和自发性夹层。A，轴位对比增强后MRA图像显示颈内动脉（ICA）管腔周围存在混杂信号（箭头所指）。B，非对比TOF MRA显示ICA管腔不规则。C，对比增强后MIP（最大强度投影）MRA图像更好地显示了FMD的狭窄程度和其特征。D，TOF MIP非对比增强的MRA图像显示ICA的最小管腔不规则性，左侧>右侧。E，在对比增强后MRA MIP图像（箭头所指）上可以更好地看到。F，最好和最可靠的是轴位T1脂肪饱和图像，显示了在双侧ICA夹层情况下的壁内出血。

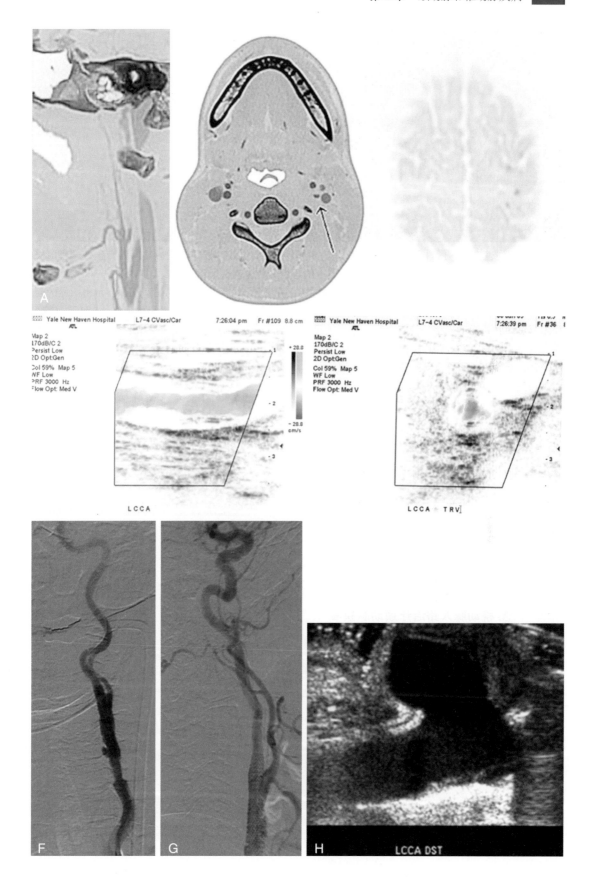

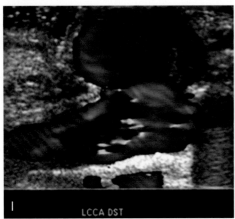
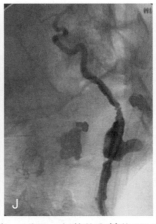
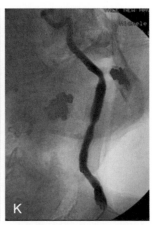

图 3.8 创伤性夹层，假性闭塞，假性动脉瘤。A和B，矢状位和轴位CTA图像显示该青年被一颗曲棍球击中颈部引起颈内动脉夹层。注意轴位视图上的管腔变形（箭头所指）。C，扩散加权MRI图像显示多个扩散受限的病灶与远端栓塞和卒中一致。D和E，颈总动脉的纵向和横向超声图像显示出明显的管壁增厚和管腔受损，这位患者经历了一场机动车事故，他的脖子上有安全带勒出的痕迹。F和G，DSA显示颈总动脉外观不规整，管腔变窄。患者被已成功置入覆膜支架。H和I，这名95岁患者的颈部有肿大的包块，经彩色多普勒超声检查为颈动脉假性动脉瘤（carotid pseudoaneurysm，PSA）。J和K，DSA图像显示PSA和覆膜支架放置后的外观。

4. 双耳皱褶处的颈动脉（Frank血管）破裂在钝性颈部损伤中不常见，而在合并颈部恶性肿瘤或感染中更常见（图3.9）。

Ⅷ. 颈动脉和椎动脉介入技术

股动脉入路是CAS最常见的入路。但是，在特定患者中可采用桡动脉、肱动脉和直接颈动脉入路，以利于安全入路或通过解剖学上具有挑战性的主动脉弓。在前面的章节里已经介绍过股动脉入路。接下来的部分将简要介绍桡动脉入路和直接颈动脉入路（经皮和通过切开术）。

A. 桡动脉入路治疗颈动脉狭窄

1. 经外周动脉入路技术最早是由Sven Ivar Seldinger 于1959介绍的[37]。

    a. 二十年以后，由于血管鞘的引入，减少了在经皮血管手术过程中重复进行血管穿刺的需求，使外周入路更具吸引力。

    b. 大多数经皮颈动脉介入术通常使用两个主要的动脉入路：股总动脉和桡动脉。

    c. 部分选定患者可以选择直接颈动脉入路。

2. Montreal心脏研究所的Lucien Campeau于1989年首次描述了经桡动脉入路用于诊断冠状动脉的血管造影术，作为肱动脉或腋动脉的安全替代方案[38]。

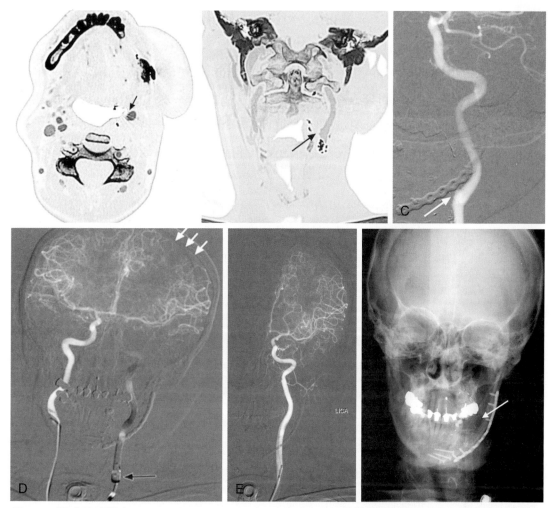

图 3.9　颈动脉破裂（Carotid blowout，CBO）。A和B，这位扁桃体癌复发的50岁女性患者表现为口腔大量出血，CTA图像显示颈动脉邻近咽的部位有不规则的显影（箭头所指），DSA证实了这一点。C–F，最初的计划是牺牲颈动脉，但是进行球囊闭塞耐受性测试（D图中的白色箭头所指）时显示左侧脑灌注减少（黑色箭头所指），最后选择放置覆膜支架（F中的箭头）以保存脑血流量。

　　a. 经桡动脉入路后来成功用于经皮穿刺介入治疗，包括1992年Kiemeneij进行的首例经桡动脉入路冠状动脉血管成形术和1993年进行的冠状动脉支架置入术[39]。

　　b. 近年来，经桡动脉入路技术的使用已大大扩展，占美国经皮冠状动脉介入治疗（percutaneous coronary interventions，PCI）的1/6[40]。

3. 尽管有大量文献是关于经桡动脉入路的冠状动脉造影，但有关经桡动脉入路进行脑血管造影和支架置入术治疗颈动脉狭窄的数据正在增加。

　　a. Ruzsa等人进行的一项多中心随机研究表明，经桡动脉置入颈动脉支架的方法是安全的，并且总的手术和透视时间没有差异[41]。

i. 与经股动脉入路相比，经桡动脉入路治疗的放射剂量更高，但病人的住院时间更短。

b. Ferrante等人进行的一项随机荟萃分析发现，经桡动脉PCI与较少的血管并发症和较低的大出血及死亡率相关[42]。

i. 此外，经桡动脉入路比经股动脉入路具有某些解剖学优势。

ii. 桡动脉位置浅表，易于触及，并且周围没有重要的结构，从而显著减少了潜在的术后并发症[39]。尽管有这些优点，良好的患者选择、熟练的操作技术和精心的术后护理对于最大限度地减少术后并发症仍然至关重要。小于2mm的桡动脉和透析瘘管是相对禁忌证[39]。

iii. 没有证据表明评估手掌弓通畅性的床旁测试可以预测缺血性并发症或桡动脉闭塞，并且不再建议在桡动脉入路之前进行Allen试验或Barbeau试验[43]。

4. 显微穿刺技术概述如下：

a. 将手腕置于过伸位，并用卷起的毛巾或桡骨板作支撑。

b. 在局部麻醉后，在超声引导下用21号针头刺入桡动脉。

c. 将一根0.018英寸的导丝穿过针头。然后将针头换成5F同轴扩张器，再通过0.035英寸Bentson导丝置入4～7F的血管鞘。

i. 另外，也可以使用专用的桡动脉鞘，可以通过0.018英寸的导丝置入鞘管。

d. 对于接受颈动脉狭窄评估的患者，将猪尾形导管通过Bentson导丝推进到升主动脉中，并进行主动脉造影。

i. 进一步的导管和导丝选择取决于颈动脉狭窄的一侧和大血管的解剖学起源。

IX. 颈动脉支架置入技术

A. 血管成形术和支架置入术

1. 早期使用纯金属支架进行血管成形术和支架置入术以治疗颈动脉狭窄，类似于在其他外周动脉中放置支架。

2. 由于卒中发生率比较高，促进了在血管成形术和支架置入术中使用抗栓塞保护装置的发展。一系列试验确定了在颈动脉血管成形术和支架置入术中常规使用抗栓塞保护装置（embolic protection devices，EPD）的重要性。

B. EVA-3S 试验

1. 2011年，在有症状的严重颈动脉狭窄（the endarterectomy versus angioplasty in patients with symptomatic severe carotid stenosis, EVA-3S）试验（CAS vs CEA—法国 2000—2005）中，对接受动脉内膜切除术和血管成形术的CAS患者分别进行了二次分析（因无效而停止）[44]。

   a. 在这项研究中，有262例患者符合纳入标准（其中1例最初分配到手术组，13名患者支架置入失败）。

   b. 25位患者（9.5%）在手术后的30天内发生卒中或死亡。

2. 分析显示，颈内动脉/颈总动脉角度≥60%的患者卒中风险较高，而使用脑血管栓塞保护装置的患者卒中风险较低。

3. 在对56项研究（34 398例患者）的系统回顾研究表明，其他危险因素包括：颈内动脉/颈总动脉的角度增加，左侧颈动脉血管成形术和支架置入术后，目标颈内动脉狭窄 > 10mm。

   a. Ⅲ型主动脉弓，主动脉弓钙化伴或不伴开口受累，钙化，溃疡或狭窄程度未显示与卒中或死亡的风险增加有关。

   b. 在该系统分析中，没有发现支架类型或栓塞保护装置类型之间有相关性。

4. EVA-3S试验还分析了手术期间卒中发生的时间。在第0天（手术当天）17例发生了卒中，其中有5例发生在颈总动脉插管之前导丝送入主动脉弓的期间，有3例发生在导丝送入狭窄处期间，有1例发生在栓塞保护装置放置期间，有8例发生在扩张和支架置入狭窄区后。

C. 法定质量保证数据库分析（2009年，2014年）

1. 一项对德国全国法定质量保证数据库的回顾分析，包括了颅外颈动脉的所有开放式外科手术和血管内手术，研究者发现，2009年至2014年期间共进行了10 386例无症状性颈动脉狭窄的支架置入术。

2. 栓塞保护装置的使用与降低卒中或死亡的医源性风险独立相关[45]。

X. 栓塞保护装置

A. 栓塞保护装置的目的

1. 从概念上讲，有两种主要类型的抗栓塞保护装置可用于预防颈动脉支架置入过程中发生脑栓塞：一种在目标狭窄区远端提供栓塞保护，另一种在目标狭窄区近端提供保护。

2. 理想的栓塞保护装置易于使用，可为整个手术流程提供全面的保护，并且应适用于所有类型的斑块。

3. 该设备应能捕获从斑块表面脱落的各种尺寸的碎片，并且应该有一个在撤除设备之前能有效抽吸碎片的方案。

B. 远端栓塞保护装置

1. 使用颈内动脉过滤器或远端球囊进行远端栓塞保护。

   a. 在介入过程中，在颈内动脉远端放置以提供栓塞保护的球囊（或过滤器）确保使大脑与碎屑隔离开来，但是在放置保护装置前要求先越过目标病变。

   b. 在预扩张、支架置入和后扩张这些步骤完成后，从颈内动脉近端吸除任何残留的碎屑，然后再取出器械。

   c. 使用远端球囊的前提是需要通过完整的Willis环进行侧支循环，并且在对侧颈内动脉闭塞的情况下不能使用。

   d. 由于新型过滤器的有效性以及近端保护装置替代方案的开发，现在已很少使用远端气囊法。

2. 远端栓塞保护通常是使用过滤器装置的，该过滤器装置呈伞状，远端带有直（可弯曲）的导丝。

   a. 在通过狭窄平面时，该设备处于关闭状态。展开栓塞保护装置，然后在单轨使用的金属线上进行预扩张、支架放置和后扩张，之后将端孔导管推到栓塞保护装置导丝上以进行微栓子吸除。

   b. 与球囊远端保护不同，过滤器栓塞保护装置可以在整个手术过程中保持脑血流灌注（图3.10）。

   c. 尽管最常用，但远端栓塞保护装置并不理想，因为穿过病灶时没有保护措施。

   d. 颈总动脉远端的锚定区必须是笔直的，以便保护装置能够顺利展开而不会引起夹层，并能准确放置在血管壁上。如果装置不能很好地放置在相应的位置，<150 μm的碎屑/颗粒将会透过保护装置。

   e. 过滤器也可能会被碎屑堵塞，关闭装置前需要先进行抽吸，然后再进行后续的操作。

   f. 在关闭之前需要导管抽吸，因为保护装置可能会充满碎屑（图3.11；表

3.2）。

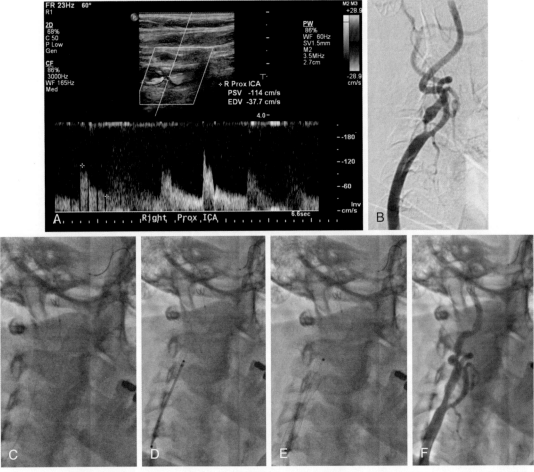

图 3.10　过滤器栓塞保护装置（EPD）。A，DUS显示颈内动脉狭窄伴流速增加。B，DSA证实狭窄和有利于远端保护的解剖结构。C，展开栓塞保护装置。D和E，送入支架，并在栓塞保护装置到位的情况下展开支架。F，支架放置后保护装置展开的DSA最后图像。

C. 近端栓塞保护装置

1. 近端栓塞保护装置，是在穿过目标病变区或进行介入手术之前先建立保护。

   a. 它可用于迂曲的颈内动脉，因为不需要远端锚定区。

2. 使用近端保护，将会阻断颈外动脉和颈总动脉使得血流逆转。

3. 使用这种类型的栓塞保护装置时，需要在目标颈内动脉狭窄一侧开放一条颈外动脉[46]。

   a. 主动脉弓和颈总动脉结构必须可容纳9F导引导管（6F操作通道）。

   b. 与远端颈内动脉球囊一样，该近端栓塞保护装置也需要通过完整的

Willis环行侧支血流，在对侧颈内动脉闭塞的情况下可能不可行。

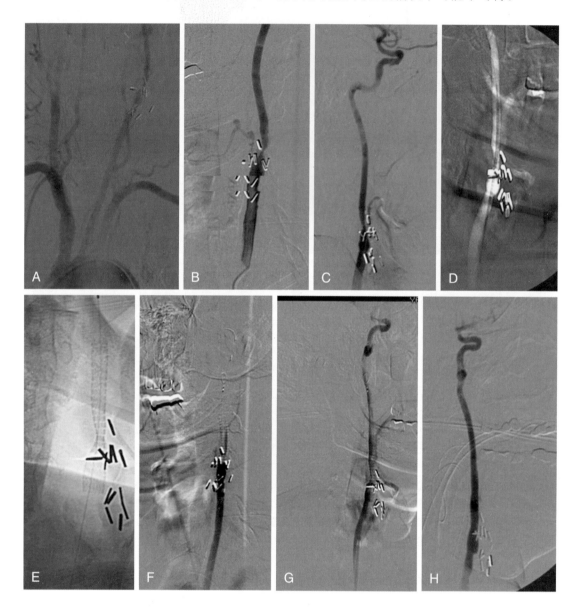

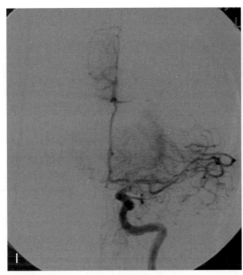
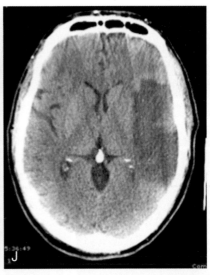

图 3.11　过滤器栓塞保护装置（EPD）被栓子充满和栓子去除后。A–C，主动脉弓和左颈总动脉的DSA显示一名扁桃体癌放疗和手术术后患者有严重颈内动脉狭窄，颈外动脉也几乎闭塞。D和E，带有远端保护装置的经股动脉入路的CAS手术很顺利，但支架置入后DSA显示无血流通过支架（F）。令人担心的是，过滤器中充满了碎屑。利用抽吸导管吸尽保护伞中的堵塞物后，血流得到改善。H，I，当回收栓塞保护装置时，栓塞保护装置中含有碎屑。H，I，不幸的是，虽然颈动脉血流看似恢复了，但是大脑血流仍有碎屑引起的远端血管栓塞。J，尽管接受了颅内TPA治疗，但患者有大范围的左脑半球卒中。

表 3.2　带远端栓塞保护装置的经皮股动脉入路颈动脉腔内成形术和支架置入术的步骤
通过股动脉进入血管
使用同轴诊断导管将80~90cm 6F鞘插入颈总动脉并换用导丝和导管
使用单轨系统（5mm球囊）进行目标病变的血管成形术
移除球囊后，根据路线图和骨性标志物将支架送入目标位置
支架展开后，病变后扩张
使用回收导管回收过滤器设备
支架展开后，病变由操作者自行决定是否进行扩张
术后血管造影应同时包括颈部血管和脑血管
使用或不使用机械闭合装置的手动压力以封堵穿刺点

c. 进行介入过程中，首先对颈总动脉球囊充气，然后用颈内动脉中的悬空出流组合对颈外动脉球囊充气。

d. 通过导管抽吸清除碎屑。

e. 抽吸后，首先对颈外动脉球囊放气，然后对颈总动脉球囊放气（图3.12；表3.3）。

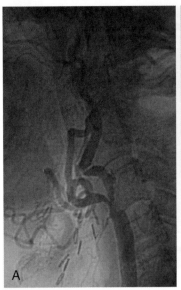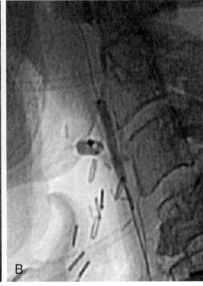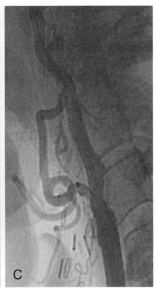

图 3.12　近端栓塞保护装置——Mo.Ma（Medtronic）。A，累及颈动脉球部、颈内动脉和颈外动脉的起始处的颈动脉狭窄，以及狭窄上方的颈内动脉小结都会对远端保护装置的放置提出挑战。B，将球囊放置在颈外动脉中，将支架和血管成形术用的球囊置于血流逆流的位置之下。C，最后支架置入 DSA，球囊放气。案例由 Carlos Mena 博士提供。

表 3.3　使用 Mo.Ma（Medtronic）装置经皮股动脉颈动脉腔内成形术和支架置入的步骤
通过股动脉进入血管
使用同轴诊断导管将 80～90cm 6F 鞘管插入颈总动脉并换用导丝和导管
近端栓塞保护装置使用：将远端球囊放置在颈外动脉中，将近端球囊放置在颈总动脉中
球囊膨胀，单轨导丝通过病变
使用单轨系统（5mm 球囊）进行目标病变的血管成形术
移除血管成形术的球囊后，根据路线图和骨性标志将支架送入目标位置
支架展开后，病变后扩张
球囊放气：首先是颈外动脉球囊，然后是颈总动脉的球囊
术后血管造影应同时包括颈部血管和脑血管
使用或不使用机械闭合装置的手动压力封堵穿刺点

D. 经颈动脉血运重建（transcarotiod artery revascularization, TCAR）

1. TCAR 是将颈动脉切开术与血流逆转相结合的技术，通过锁骨正上方切开进入颈总动脉。

2. 静脉回流鞘和扩张器也可经股静脉入路，该入路可在颈总动脉和股静脉之间形成通路。

3. 建立该通路是为了在颈动脉血管成形术和支架置入过程中可以采用血流逆

流的方式，而无需使用经皮远端或近端栓塞保护装置。

    i. 已使用 "丝绸之路颈动脉神经保护系统" 专用设备对此进行了研究[47]。

    ii. 在颈动脉支架置入术过程中用到的逆流装置的安全性和有效性研究（the Safety and Efficacy Study for Reverse Flow Used During Carotid Artery Stenting Procedure，ROADSTER）的多中心试验中发现，该装置是安全的，其总卒中风险或心肌梗死风险为3.5%，而技术成功率为99%（图3.13；表3.4）。

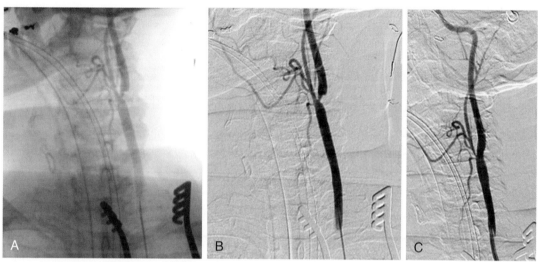

图3.13　经颈动脉血管重建术（TCAR）。A，未减影的DSA显示颈内动脉狭窄和紧靠左侧锁骨上方的血管通路。B和C，成功放置支架前后的减影DSA图像。

E. 注意事项

1. 可根据三种可用的脑保护装置的具体情况和临床试验数据选择脑保护装置，脑保护装置的使用是于医疗保险报销的强制要求，并且在所有CAS病例中有95%使用了脑保护装置[48, 49]。

2. Stabile等人比较了近端保护装置与远端保护装置，他们的研究发现在采用近端保护装置的情况下栓塞并发症更少[50]。

表3.4　经颈动脉成形术和支架置入术的颈动脉血运重建步骤
通过锁骨上方的颈动脉切开处进入血管
将6F短鞘置入颈总动脉
建立股静脉逆流通路以保护大脑
使用单轨系统（5mm球囊）进行目标病变血管成形术
移除血管成形术的球囊后，使用路线图和骨性标志物将支架送到目标位置
支架展开后，病变后扩张
顺行性血流重建
术后血管造影应同时包括颈部血管和脑血管
血管闭合

XI.　小结

涉及颅外颈动脉和椎动脉的病变通常与动脉粥样硬化疾病有关，但也可能是由于外伤、放射线照射、胶原血管疾病或外在压迫而发生。无论何种原因，涉及颈动脉和椎动脉的狭窄、闭塞和动脉粥样硬化斑块都是缺血性卒中的危险因素。在过去的三十年中，用于预防卒中的内科药物治疗取得了长足的进步。目前，CEA和CAS等介入措施是有症状和无症状患者的安全的血运重建方法。在制订血运重建最佳方案时，操作者必须考虑患者的病程、合并症和手术风险。

参考文献

1. Grant EG, Benson CB, Moneta GL, et al. Carotid artery stenosis: grayscale and Doppler ultrasound diagnosis–Society of Radiologists in Ultrasound consensus conference. *Ultrasound Q.* 2003;19(4):190-198.

2. Wintermark M, Arora S, Tong E, et al. Carotid plaque computed tomography imaging in stroke and non-stroke patients. *Ann Neurol.* 2008;64(2):149-157.

3. Silvennoinen HM, Ikonen S, Soinne L, Railo M, Valanne L. CT angiographic analysis of carotid artery stenosis: comparison of manual assessment, semiautomatic vessel analysis, and digital subtraction angiography. *AJNR Am J Neuroradiol.* 2007;28(1):97-103.

4. Menon BK, d'Esterre CD, Qazi EM, et al. Multiphase CT angiography: a new tool for the imaging triage of patients with acute ischemic stroke. *Radiology.* 2015;275(2):510-520.

5. Roberts HC, Dillon WP, Smith WS. Dynamic CT perfusion to assess the effect of carotid revascularization in chronic cerebral ischemia. *AJNR Am J Neuroradiol.* 2000;21(2):421-425.

6. Alvarez-Linera J, Benito-Leon J, Escribano J, Campollo J, Gesto R. Prospective evaluation of carotid artery stenosis: elliptic centric contrast-enhanced MR angiography and spiral CT angiography compared with digital subtraction angiography. *AJNR Am J Neuroradiol.* 2003;24(5):1012-1019.

7. Larose E, Kinlay S, Selwyn AP, et al. Improved characterization of atherosclerotic plaques by gadolinium contrast during intravascular magnetic resonance imaging of human arteries. *Atherosclerosis.* 2008;196(2):919-925.

8. Wasserman BA, Smith WI, Trout HH III, Cannon RO III, Balaban RS, Arai AE. Carotid artery atherosclerosis: in vivo morphologic characterization with gadolinium-enhanced double-oblique MR imaging initial results. *Radiology.* 2002;223(2):566-573.

9. Randoux B, Marro B, Koskas F, et al. Carotid artery stenosis: prospective comparison of CT, three-dimensional gadolinium-enhanced MR, and conventional angiography. *Radiology.* 2001;220(1):179-185.

10. Natsis KI, Tsitouridis IA, Didagelos MV, Fillipidis AA, Vlasis KG, Tsikaras PD. Anatomical variations in the branches of the human aortic arch in 633 angiographies: clinical significance and literature review. *Surg Radiol Anat.* 2009;31(5):319-323.

11. Brott TG, Hobson RW II, Howard G, et al. Stenting versus endarterectomy for treatment of carotid-artery stenosis. *N Engl J Med.* 2010;363(1):11-23.

12. Ferguson GG, Eliasziw M, Barr HW, et al. The North American Symptomatic Carotid Endarterectomy Trial: surgical results in 1415 patients. *Stroke.* 1999;30(9):1751-1758.

13. Bartlett ES, Walters TD, Symons SP, Fox AJ. Quantification of carotid stenosis on CT angiography. *AJNR Am J Neuroradiol.* 2006;27(1):13-19.

14. Spence JD, Song H, Cheng G. Appropriate management of asymptomatic carotid stenosis. *Stroke Vasc Neurol.* 2016;1(2):64-71.

15. Spence JD. Management of patients with an asymptomatic carotid stenosis–medical management, endovascular treatment, or carotid endarterectomy? *Curr Neurol Neurosci Rep.* 2016;16(1):3.

16. Wong KS, Chen C, Fu J, et al. Clopidogrel plus aspirin versus aspirin alone for reducing embolisation in patients with acute symptomatic cerebral or carotid artery stenosis (CLAIR study): a randomised, open-label, blinded-endpoint trial. *Lancet Neurol.* 2010;9(5):489-497.

17. Warlow CP. Symptomatic patients: the European Carotid Surgery Trial (ECST). *J Mal Vasc.* 1993;18(3):198-201.

18. Mayberg MR, Wilson SE, Yatsu F, et al. Carotid endarterectomy and prevention of cerebral ischemia in symptomatic carotid stenosis. Veterans Affairs Cooperative Studies Program 309 Trialist Group. *JAMA.* 1991;266(23):3289-3294.

19. Gurm HS, Yadav JS, Fayad P, et al. Long-term results of carotid stenting versus endarterectomy in high-risk patients. *N Engl J Med.* 2008;358(15):1572-1579.

20. Markus HS, King A, Shipley M, et al. Asymptomatic embolisation for prediction of stroke in the Asymptomatic Carotid Emboli Study (ACES): a prospective observational study. *Lancet Neurol.* 2010;9(7):663-671.

21. Rothwell PM. ACST: which subgroups will benefit most from carotid endarterectomy? *Lancet.* 2004;364(9440):1122-1123; author reply 1125-1126.

22. Rothwell PM, Goldstein LB. Carotid endarterectomy for asymptomatic carotid stenosis: asymptomatic carotid surgery trial. *Stroke.* 2004;35(10):2425-2427.

23. Halliday A, Harrison M, Hayter E, et al. 10-year stroke prevention after successful carotid endarterectomy for asymptomatic stenosis (ACST-1): a multicentre randomised trial. *Lancet.* 2010;376(9746):1074-1084.

24. Spence JD, Coates V, Li H, et al. Effects of intensive medical therapy on microemboli and cardiovascular risk in asymptomatic carotid stenosis. *Arch Neurol.* 2010;67(2):180-186.

25. Levy EI, Mocco J, Samuelson RM, Ecker RD, Jahromi BS, Hopkins LN. Optimal treatment of carotid artery disease. *J Am Coll Cardiol.* 2008;51(10):979-985.

26. Howard VJ, Meschia JF, Lal BK, et al. Carotid revascularization and medical management for asymptomatic carotid stenosis: protocol of the CREST-2 clinical trials. *Int J Stroke.* 2017;12(7):770-778.

27. Biller J, Feinberg WM, Castaldo JE, et al. Guidelines for carotid endarterectomy: a statement for healthcare professionals from a Special Writing Group of the Stroke Council, American Heart Association. *Circulation.* 1998;97(5):501-509.

28. Randomised trial of endarterectomy for recently symptomatic carotid stenosis: final results of the MRC European Carotid Surgery Trial (ECST). *Lancet.* 1998;351(9113):1379-1387.

29. Lal BK, Beach KW, Roubin GS, et al. Restenosis after carotid artery stenting and endarterectomy: a secondary analysis of CREST, a randomised controlled trial. *Lancet Neurol.* 2012;11(9):755-763.

30. Chimowitz MI, Lynn MJ, Turan TN, et al. Design of the stenting and aggressive medical management for preventing recurrent stroke in intracranial stenosis trial. *J Stroke Cerebrovasc Dis.* 2011;20(4):357-368.

31. Chimowitz MI, Lynn MJ, Howlett-Smith H, et al. Comparison of warfarin and aspirin for symptomatic intracranial arterial stenosis. *N Engl J Med*. 2005;352(13):1305-1316.

32. Compter A, van der Worp HB, Schonewille WJ, et al. Stenting versus medical treatment in patients with symptomatic vertebral artery stenosis: a randomised open-label phase 2 trial. *Lancet Neurol*. 2015;14(6):606-614.

33. Meschia JF, Bushnell C, Boden-Albala B, et al. Guidelines for the primary prevention of stroke: a statement for healthcare professionals from the American Heart Association/American Stroke Association. *Stroke*. 2014;45(12):3754-3832.

34. Kernan WN, Ovbiagele B, Black HR, et al. Guidelines for the prevention of stroke in patients with stroke and transient ischemic attack: a guideline for healthcare professionals from the American Heart Association/American Stroke Association. *Stroke*. 2014;45(7):2160-2236.

35. Mettinger KL, Ericson K. Fibromuscular dysplasia and the brain. I. Observations on angiographic, clinical and genetic characteristics. *Stroke*. 1982;13(1):46-52.

36. Engelter ST, Grond-Ginsbach C, Metso TM, et al. Cervical artery dissection: trauma and other potential mechanical trigger events. *Neurology*. 2013;80(21):1950-1957.

37. Seldinger SI. Catheter replacement of the needle in percutaneous arteriography. A new technique. *Acta Radiol Suppl (Stockholm)*. 2008;434:47-52.

38. Campeau L. Percutaneous radial artery approach for coronary angiography. *Cathet Cardiovasc Diagn*. 1989;16(1):3-7.

39. Fischman AM, Swinburne NC, Patel RS. A technical guide describing the use of transradial access technique for endovascular interventions. *Tech Vasc Interv Radiol*. 2015;18(2):58-65.

40. Feldman DN, Swaminathan RV, Kaltenbach LA, et al. Adoption of radial access and comparison of outcomes to femoral access in percutaneous coronary intervention: an updated report from the national cardiovascular data registry (2007-2012). *Circulation*. 2013;127(23):2295-2306.

41. Ruzsa Z, Nemes B, Pinter L, et al. A randomised comparison of transradial and transfemoral approach for carotid artery stenting: RADCAR (RADial access for CARotid artery stenting) study. *EuroIntervention*. 2014;10(3):381-391.

42. Ferrante G, Rao SV, Juni P, et al. Radial versus femoral access for coronary interventions across the entire spectrum of patients with coronary artery disease: a meta-analysis of randomized trials. *JACC Cardiovasc Interv*. 2016;9(14):1419-1434.

43. Mason PJ, Shah B, Tamis-Holland JE, et al. An update on radial artery access and best practices for transradial coronary angiography and intervention in acute coronary syndrome: a scientific statement from the American Heart Association. *Circ Cardiovasc Interv*. 2018;11(9):e000035.

44. Mas JL, Trinquart L, Leys D, et al. Endarterectomy versus angioplasty in patients with symptomatic severe carotid stenosis (EVA-3S) trial: results up to 4 years from a randomised, multicentre trial. *Lancet Neurol*. 2008;7(10):885-892.

45. Knappich C, Kuehnl A, Tsantilas P, et al. The Use of embolic protection devices is associated with a lower stroke and death rate after carotid stenting. *JACC Cardiovasc Interv*. 2017;10(12):1257-1265.

46. Kassavin DS, Clair DG. An update on the role of proximal occlusion devices in carotid artery stenting. *J Vasc Surg*. 2017;65(1):271-275.

47. Kwolek CJ, Jaff MR, Leal JI, et al. Results of the ROADSTER multicenter trial of transcarotid stenting with dynamic flow reversal. *J Vasc Surg*. 2015;62(5):1227-1234.

48. Giri J. Letter by Giri regarding article, "comparative effectiveness of carotid revascularization therapies: evidence from a national hospital discharge database". *Stroke*. 2015;46(2):e41.

49. Giri J, Parikh SA, Kennedy KF, et al. Proximal versus distal embolic protection for carotid artery stenting: a national cardiovascular data registry analysis. *JACC Cardiovasc Interv*. 2015;8(4):609-615.

50. Stabile E, Biamino G, Sorropago G, Rubino P. Proximal endovascular occlusion for carotid artery stenting. *J Cardiovasc Surg (Torino)*. 2013;54(1):41-45.

锁骨下动脉狭窄的治疗

Atul Singla, MD, Imaad Razzaque, MD, and Chiranjiv S. Virk, MD

第 **4** 章

本章要点

- 左锁骨下狭窄的发生率是右锁骨下狭窄的4倍。
- 锁骨下狭窄的症状包括上肢无力、椎基底动脉窃血，如果乳内动脉移植到冠状动脉，则有冠状动脉缺血和心肌病的症状。
- 血管内血运重建可通过股动脉、肱动脉或桡动脉通路进行。
- 对于近端病变，建议在血管内超声（intravascular ultrasound，IVUS）指导下使用球囊扩张支架。
- 在不同病例中，锁骨下支架置入的5年通畅率均大于80%。

Ⅰ. 简介

锁骨下动脉狭窄虽然不常见，但却有很高的发病率和死亡率[1, 2]。通常锁骨下动脉狭窄是局灶性的，在大多数病变中，左侧锁骨下动脉受影响的几率是右侧的4倍[3-5]。引起狭窄最常见的原因是动脉粥样硬化，但也可由肌纤维发育不良、Takayasu动脉炎、胸廓出口受压、辐射诱发或外伤引起。解剖上，左锁骨下动脉起源于主动脉弓最远端，而右锁骨下动脉则是头臂干的分支。锁骨下动脉分出椎动脉、乳内动脉和甲状腺颈干，最后终止为腋动脉（图4.1）。

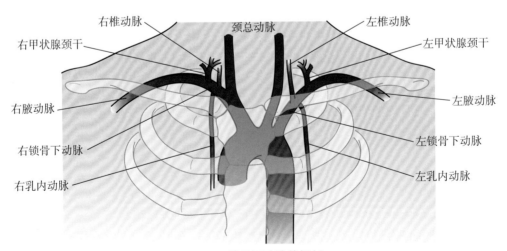

图 4.1　锁骨下动脉的解剖

II. 锁骨下动脉病变

A. **无症状的锁骨下动脉孤立病变** 因为存在丰富的侧支供应，这类患者通常无症状。

B. **有症状的锁骨下动脉病变**

1. 上肢缺血/无力和疲劳。

2. 锁骨下动脉窃血综合征：由于近端血管严重闭塞，血流沿着椎动脉逆流，以供应相应的手臂区域（椎-锁骨下动脉窃血），从而导致定向障碍，平衡障碍，头晕，复视，眼球震颤，耳鸣或听力下降等，与椎基底动脉供血不足症状相一致。

3. 冠状动脉窃血现象：严重的近端血管狭窄也会导致冠状动脉旁路移植通道（无论是左乳内动脉还是右乳内动脉）中的血流逆流，以供应手臂，如果窃血程度严重，则会导致心绞痛、心肌梗死和缺血性心肌病（图4.2）。

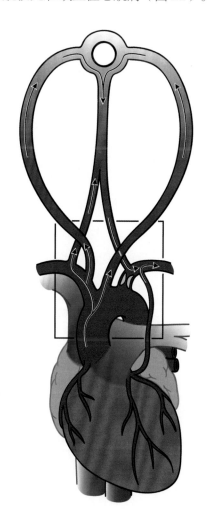

图 4.2 锁骨下动脉狭窄，左椎动脉血流逆流示意图，表现窃血原理。

III. 评估

A. 对可疑锁骨下动脉狭窄的临床评估应从测量双臂的血压开始。大于15mmHg的血压差异提示显著的血管狭窄[16, 71]。在存在双侧病变的情况下这样的血压差值可能不成立，幸运的是，双侧病变并不常见。

B. 脉搏振幅降低，患臂皮肤和/或指甲的萎缩性改变以及锁骨上窝听诊杂音提示锁骨下动脉狭窄。

C. 无创成像（例如彩色多普勒超声）可以提供对锁骨下狭窄病变的解剖和功能评估。诸如波形衰减、单相波形、逆向流动、颜色混叠提示湍流，或在疑似狭窄部位速度增加提示明显梗阻。

D. 其他非侵入性成像方式包括磁共振血管造影（magnetic resonance angiogram，MRA）和计算机断层血管造影（computer tomographic angiography，CTA），后者可为病变及其周围结构提供出色的分辨率，有助于血管内治疗方案的规划。

IV. 血管造影

A. **有创数字减影血管造影**　有创数字减影血管造影术仍然是评估锁骨下动脉狭窄的金标准。**技巧**：对于诊断性血管造影术，最常用的是股动脉通路。必要时可通过同侧肱骨或桡动脉造影（例如，髂主动脉闭塞）。可以使用4F～6F之间的导管。

B. **弓主动脉造影**　采用无角度的尾纤导管，位于升主动脉左侧前斜位（LAO）30°～45°投影（图4.3）。通常可以使用15～20ml/s的高压注射共计30～40ml对比剂，具体剂量取决于患者的肾功能。通常用50％的对比剂和50％的肝素化盐水稀释以减少总对比剂量。

C. **锁骨下或无名动脉造影**

1. 选择性锁骨下或无名动脉造影可选择使用以下几种导管［Judkins right（JR）4，angled glide，multipurpose，vertebral，Simmons，Vitek，IM等（图4.4）］。我们通常使用JR4导管。导管沿0.035英寸导丝前行，到达锁骨下动脉远端以获得选择性血管造影图像。

　　使用或操作导管时应注意避免动脉粥样斑块脱落，以最大限度降低卒中风险。如果怀疑胸廓出口综合征，则在手臂外展、内旋的情况下重复进行血管造影。

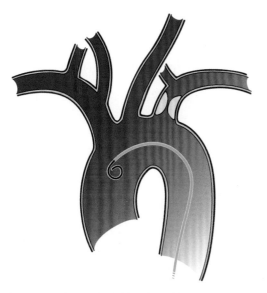

图 4.3 采用无角度的尾纤导管进行弓主动脉造影。

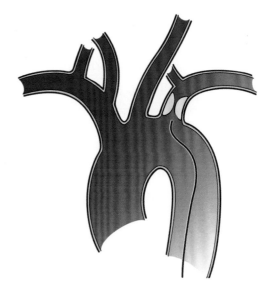

图4.4 选择性锁骨下血管造影。

2. 正后位（anteroposterior，AP）和同侧斜投影用于评估锁骨下动脉的起源及其与椎动脉和乳内动脉的位置关系。

3. 一旦在血管造影术中怀疑有明显狭窄，便用4F或5F导管测量血压差。理想情况下，通过使用两种不同的测压管同时记录狭窄近端和远端压力读数来测量血压差。20～30mmHg的血压差被认为提示存在显著狭窄。

V. 治疗

A. 无症状性狭窄的患者（偶然发现或通过影像学发现）患病/死亡的风险增加，但可受益于药物治疗，包括阿司匹林、β受体阻滞剂、血管紧张素转化酶抑制剂和他汀类药物[5]。

B. 血运重建的指征包括手臂缺血，椎-锁骨下动脉窃血综合征，冠状-锁骨下动脉窃血综合征和计划采用同侧乳内动脉的冠状动脉搭桥手术[8]。

C. 血运重建可以通过外科手术（腋-腋旁路移植术，颈-锁骨下旁路移植术和锁骨下动脉转位术）或经皮血管内介入治疗实现。在当今时代，血管内支架植入治疗已成为首选方案，再狭窄的发生率在可接受范围内。

VI. 介入

A. 剂量和流程

1. 所有患者均应在介入前24～48小时接受全剂量的阿司匹林和负荷剂量的

氯吡格雷。每公斤体重予普通肝素70~80U，附加肝素推注，以维持250~300秒的活化凝血时间。

其他抗血小板治疗方案的使用情况（比伐卢定和GPⅡb/Ⅲa抑制剂）可以从冠状动脉成形术文献中推断出来，但尚无数据证实其在锁骨下血管成形术中的作用。

2. 平均而言，锁骨下动脉的直径范围为7~10mm。头臂动脉平均直径为8~11mm。因此，合理使用7~8F的导管或6F的90cm导引鞘管（Cook Shuttle鞘，Bloomington IN）可以将球囊导管和支架导管输送到病变部位。对于非闭塞性狭窄疾病和单纯性狭窄，首选策略是股动脉入路（除非存在腹主动脉疾病妨碍介入导管等进入）。

首先，用较小尺寸的诊断导管（通常为5F JR4或多功能导管）穿过鞘管，用于接合左锁骨下动脉或头臂动脉的开口。使用导丝（0.014英寸或0.018英寸）穿过病灶（图4.5）。我们通常使用0.014英寸的软导丝，例如Asahi Prowater（Abbott Vascular）或Runthrough（Terumo）。接下来，将诊断导管穿过病变部位。之后，将0.014英寸或0.018英寸的金属导丝换成柔软的0.035英寸Wholey或Rosen钢丝，以便更好地支持球囊血管成形术和支架植入。取出诊断导管后进行球囊血管成形术，球囊直径通常小于血管（直径为5~6mm的球囊，长度为20~40mm）。务必注意不要损伤椎动脉或乳内动脉的开口。同样，在进行右锁骨下和/或头臂动脉介入治疗时，必须小心识别颈总动脉的起始处。在放置支架之前，我们常规进行IVUS，以调整支架尺寸并达到最佳的血管准备。

3. 球囊血管成形术后通常会进行支架置入术，因为如果单独进行血管成形术会导致血管回缩、血管突然闭合、支架脱落和管腔扩张不足[9, 10]。对于近端锁骨下病变，球囊扩张支架由于其径向支撑力和释放精确较为常用。对于中、远端血管，最好单独行血管成形术，因为支架植入术容易导致锁骨与第一肋骨间骨折，引起胸廓出口综合征。据报道，自膨式支架更易于发生支架塌缩，再狭窄率更高。

4. 必须将支架近端2~3mm置于主动脉弓内，以覆盖锁骨下或头臂动脉的开口。精确的支架放置需要良好的导丝支撑和多个正交视图成像（对于左锁骨下动脉，首选LAO投影；对于右锁骨下动脉，首选RAO投影）。

5. 为了避免在支架展开期间开口区域丢失，可以将导管往前多进一些或长鞘穿过病变。支架在导引导管内的导丝上前进，并跨越病变部位。撤回导引导管，使支架"脱鞘"在适当位置。由于存在脱落和潜在的灾难性胸腔内出血的风险，必须避免使用过大的支架。需复查血管造影以确保无并发症。支架放置后可选择 IVUS 复查。

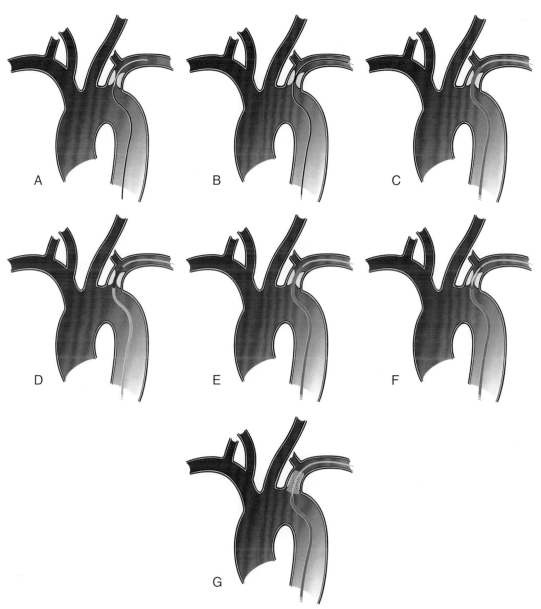

图4.5　A.用一根0.014英寸的导丝穿过病灶进入腋动脉。B，JR4导管或成角度的导管在穿过病灶的导丝上前进，并且通过该导管将导丝换成更硬的导丝，例如Rosen 或Stiff导丝。C，6F 90cm导引鞘管越过导管前进，超过病灶。D，在病变部位预扩张导管球囊，然后拔出病变下方的鞘管（导管脱鞘）。E，在进行球囊扩张之后，鞘管在放气的球囊上前进穿过病变。F，将支架定位在病变部位，将鞘管撤出，用1～2mm的支架置于主动脉弓上（支架脱鞘）。G，支架释放。

B. **随访**　支架置入后患者每1、6和12个月随访一次，此后每年随访一次。我们的随访方案是进行病史和体格检查，每次访视时都要测量双臂血压。如果怀疑再狭窄，则进行彩色多普勒超声检查。

VII.　锁骨下完全闭塞

A. **肱动脉入路**　对于闭塞的锁骨下动脉病变，肱动脉入路是首选方法。该方法不同于股动脉入路。由于肱骨锁骨下动脉交界处容易出现，应小心地将6F导引鞘插入肱动脉。在Amplatz导丝上输送鞘管可降低夹层的发生率。由诊断导管或滑脱导管支撑的0.035英寸导丝用于穿过病灶。此后，介入方法与股动脉入路方法相同。鞘管越过病灶后，精确放置支架具有挑战性，因为经手臂入路时很难看到血管入口，而且可能需要依靠骨性标志/钙化定位。

B. **联合顺行（桡动脉）和逆行（股动脉）入路方法**　另一种选择是使用顺行（桡动脉）和逆行（股动脉）联合入路。初始影像是通过使用6F 薄壁鞘Glidesheath用JR4导管进行桡动脉入路双通路注射获得的，并通过尾纤导管经股动脉入路进行主动脉造影。一旦成像，将0.035英寸的超滑导丝插入JR4导管或造影导管内的远端帽上。使用支撑导管来帮助穿过病变部位。一旦导丝位于升主动脉内，应进行重复成像以确认位置。将桡动脉入路的导丝从股动脉鞘管中抽出，建立从桡动脉到股动脉通路。之后，用止血钳夹紧导丝，在两端施加张力。然后使股动脉鞘管穿过锁骨下病灶，再如前所述通过股动脉入路完成手术。

VIII.　结果

A. 根据Wang的一系列病例，球囊血管成形术后在锁骨下动脉放置支架的5年通畅率为82%[11]。Huttl等人的另一项头臂动脉成形术研究结果显示，在10年内的一期和二期通畅率分别为98%和93%[12]。同样，Paukovits在77例无创血管成形术中，显示2年时的一期通畅率为98%，8年时的一期通畅率为70%。鉴于整体技术成功率高且手术并发症发生率非常低（2.6%远端栓塞，包括短暂性脑缺血发作），因此应考虑将头臂动脉支架植入作为一线治疗[13]。在支架置入术患者中约10%会发生再狭窄[14]。

B. 对于更复杂的血管病变可能需要手术干预。发表的各种技术，例如颈动脉 - 锁骨下旁路移植术，颈动脉转位术或腋 - 腋动脉旁路移植术等，在5年内均保持了70%的通畅率，其中颈动脉旁路移植术通畅率更高（80%），腋-腋动脉桥术的通畅率较低（46%）[15]。值得注意的是，症状性颈动脉狭窄的患者应先行颈动脉狭窄介入治疗，然后再行锁骨下狭窄治疗。

C. 对于手术风险高且解剖结构不利于经皮介入治疗的患者，应接受抗血小板治疗，并对其他心血管疾病进行一级预防。

参考文献

1. Hennerici M, Rautenberg W, Mohr S. Stroke risk from symptomless extracranial arterial disease. *Lancet*. 1982;2(8309):1180-1183.
2. Moran KT, Zide RS, Persson AV, Jewell ER. Natural history of subclavian steal syndrome. *Am Surg*. 1988;54(11):643-644.
3. Rodriguez-Lopez JA, Werner A, Martinez R, Torruella LJ, Ray LI, Diethrich EB. Stenting for atherosclerotic occlusive disease of the subclavian artery. *Ann Vasc Surg*. 1999;13(3):254-260.
4. Schillinger M, Haumer M, Schillinger S, Mlekusch W, Ahmadi R, Minar E. Outcome of conservative versus interventional treatment of subclavian artery stenosis. *J Endovasc Ther*. 2002;9(2):139-146.
5. Ochoa VM, Yeghiazarians Y. Subclavian artery stenosis: a review for the vascular medicine practitioner. *Vasc Med*. 2011;16(1):29-34.
6. Osborn LA, Vernon SM, Reynolds B, Timm TC, Allen K. Screening for subclavian artery stenosis in patients who are candidates for coronary bypass surgery. *Catheter Cardiovasc Interv*. 2002;56(2):162-165.
7. Lobato EB, Kern KB, Bauder-Heit J, Hughes L, Sulek CA. Incidence of coronary-subclavian steal syndrome in patients undergoing noncardiac surgery. *J Cardiothorac Vasc Anesth*. 2001;15(6):689-692.
8. Patel SN, White CJ, Collins TJ, et al. Catheter-based treatment of the subclavian and innominate arteries. *Catheter Cardiovasc Interv*. 2008;71(7):963-968.
9. Bachman DM, Kim RM. Transluminal dilatation for subclavian steal syndrome. *AJR Am J Roentgenol*. 1980;135(5):995-996.
10. Zeitler E, Richter EI, Roth FJ, Schoop W. Results of percutaneous transluminal angioplasty. *Radiology*. 1983;146(1):57-60.
11. Wang KQ, Wang ZG, Yang BZ, et al. Long-term results of endovascular therapy for proximal subclavian arterial obstructive lesions. *Chin Med J (Engl)*. 2010;123(1):45-50.
12. Huttl K, Nemes B, Simonffy A, Entz L, Berczi V. Angioplasty of the innominate artery in 89 patients: experience over 19 years. *Cardiovasc Intervent Radiol*. 2002;25(2):109-14.
13. Paukovits TM, Lukacs L, Berczi V, Hirschberg K, Nemes B, Huttl K. Percutaneous endovascular treatment of innominate artery lesions: a single-centre experience on 77 lesions. *Eur J Vasc Endovasc Surg*. 2010;40(1):35-43.
14. Filippo F, Francesco M, Francesco R, et al. Percutaneous angioplasty and stenting of left subclavian artery lesions for the treatment of patients with concomitant vertebral and coronary subclavian steal syndrome. *Cardiovasc Intervent Radiol*. 2006;29(3):348-353.
15. Salam TA, Lumsden AB, Smith RB. Subclavian artery revascularization: a decade of experience with extrathoracic bypass procedures. *J Surg Res*. 1994;56(5):387-392.

主动脉缩窄

第 5A 章

Chandni Patel, MD, Kurt Bjorkman, MD, and Jeremy D. Asnes, MD

本章要点

- 主动脉缩窄可能在青春期或成年后被首次发现，高血压通常是首发症状。
- 缩窄的介入治疗应谨慎而系统地进行。
- 对于先天性缩窄，当前的建议是采用多学科方法，将具有成年先天性心脏病专业知识的外科医生、心脏病专家和介入专家的意见综合起来，以确定手术还是基于导管的介入治疗。
- 对于复发性局限性缩窄，指南建议采用经皮导管介入治疗而非手术。
- 与球囊血管成形术和手术相比，支架血管成形术已被证明具有更好的疗效和更低的并发症发生率。
- 如果发生严重的主动脉壁损伤，介入治疗过程中应准备好覆膜支架。
- 考虑到使用导管介入治疗缩窄会造成主动脉壁损伤的风险，应常规行CT血管造影或MR血管造影随访。

Ⅰ. 简介

A. 主动脉缩窄是指主动脉解剖上的变异性狭窄，最常见的是发生在胸主动脉与动脉导管连接处近端的局限性病变[1]。然而，即使是局限性的，缩窄也被认为是全身性动脉病变的一部分[2]。这是一种较常见的先天性病变，占所有先天性心脏病的5%～10%。长期以来，人们一直怀疑遗传对缩窄有影响，有充分的证据表明缩窄以男性为主，发病率比为1.7∶1[3]。这种遗传联系在35%的Turner综合征患者（45x）中出现，进一步证明了这种遗传联系。NOTCH1和MCTP2最近被认为是可能的致病基因[4, 5]。

B. 主动脉缩窄不仅存在位置的差异，还存在长度、严重程度、并存疾病、出现时间和并发症等方面的差异[1]。罕见的情况下，主动脉缩窄会累及升主动脉或腹主动脉[6]。虽然最常在婴儿期或儿童期被确诊，但主动脉缩窄也可能在青春期或成年后被首次发现。此外，随着存活率的提高和患者寿命的延长，成年后会出现显著的残存缩窄率以及介入治疗后的复发[7-10]。

C. 这种疾病最明显的后果是主动脉及其靠近阻塞节段的分支的高血压。然而，与缩窄相关的高血压只是复杂的动脉疾病的一部分。此外，尽管人们想当然地认为缩窄治疗是一种旨在缓解主动脉狭窄和高血压的简单方法，但对主动脉缩窄患者的护理应是终生的，且往往是多学科的，其中应该包括成人先天性心脏病的专家。

II.　并存疾病

A. 并存病发生情况

1. 缩窄最常与其他先天性心脏病变一起发生，包括主动脉弓发育不全、室间隔缺损（VSDs）、动脉导管未闭、大动脉转位、房室管缺损以及左侧梗阻性疾病，包括二尖瓣和主动脉下区异常等[11]。

2. 超过50%的患者可见双瓣主动脉瓣[12]。在接受MRI评估的500例缩窄患者中，仅有14%为孤立性缩窄[13]。

B. 解剖变异

1. 缩窄还与心外血管异常有关，包括头臂动脉解剖的重要变异、强大的侧支动脉循环和颅内动脉瘤[1, 11, 14]。

2. 动脉侧支可能来自胸内和锁骨下动脉甲状颈干、椎动脉和脊髓前动脉，为降主动脉提供血液供应，代偿缩窄本身造成的梗阻[15]。主动脉壁本身不正常，容易出现夹层和破裂[16]。

III.　自然病史

A. 1970年，Campbell在回顾了465名患者自然生存状况的记录后，描述了未经纠正的主动脉缩窄的自然病史。平均死亡年龄为34岁，其中75%的患者在46岁前死亡，最常见的死亡原因包括充血性心力衰竭（26%），主动脉破裂（21%），心内膜炎（18%）和颅内出血（12%）[3]。

B. 接受介入治疗后，预期寿命显著提高，但仍显著低于未受影响的人群，中位年龄16岁接受手术的患者术后30年的存活率为72%，5岁前手术的患者术后50年存活率为81%[17, 18]。

C. 在接受了矫正介入治疗的患者中，最常见的晚期死亡原因是冠状动脉疾病、心源性猝死、心力衰竭、脑血管意外和主动脉瘤破裂[17]。因此，介入对于预防重大疾病发病率和死亡率至关重要。

IV. 临床表现和体检结果

A. 临床表现

1. 在主动脉缩窄患者中，最常见的临床症状是收缩期高血压，而最容易识别的可能是上肢和下肢的收缩压不同[19]。

   a. 出现缩窄相关高血压的患者可分为三类："自然"缩窄且事先未采取任何介入措施的患者；先前导管或手术介入治疗过的部位或其附近残留或复发梗阻的患者，即所谓的复发性狭窄；以及狭窄修复良好、无残留主动脉弓梗阻和持续性高血压的患者（图5A.1）。

   b. 无论属于哪一类，患者通常都是无症状的。很少会出现头痛、鼻出血、跛行、主动脉夹层或心力衰竭[16, 20]。在本章中，我们将讨论那些自发性、残留性和复发性梗阻患者的处理方法。

2. 本章中未讨论更罕见的主动脉瘤并发症患者的表现，这些并发症与先前的狭窄修复术有关。

B. 体检结果

1. 除高血压外，值得注意的体检结果可能包括与桡动脉搏动（pulsus parvus et tardus）相比，股动脉搏动减少和延迟，以及心脏杂音。

2. 在左胸骨上缘、心底和背部可以听到收缩时从缩窄处射出的杂音。此外，在侧支动脉循环强劲的患者的胸壁和背部可听到持续的杂音。

3. 相关的病变如主动脉瓣狭窄、室间隔缺损或二尖瓣狭窄也会产生各自不同的杂音[1]。

4. 缩窄手术可以从左、右侧开胸，也可以从胸骨正中切开（通常在合并心脏病或弓部发育不全的情况下）。手术疤痕将有助于了解患者未知病史。

V. 评估

A. 查体与影像学检查

1. 四肢血压评估。

2. 全面体检，包括辨认与先前手术有关的疤痕。

3. 超声心动图评估相关的先天性心脏病和/或手术修复和心肌功能。

4. 胸部CTA（CT血管造影）或MRA（MR血管造影），对整个胸主动脉及其分支进行详细评估。

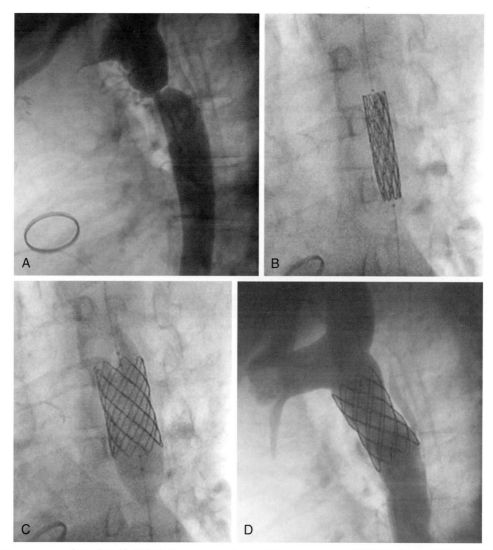

图 5A.1：A，一名40岁男性的原发性缩窄，该男性先前曾接受过升主动脉和主动脉瓣置换术（最窄直径4、5mm）。B，4.5cm长的Cheatham铂金覆膜支架预先安装在22mm的双球囊导管上；内球囊充气后展开。C，外部球囊在3个大气压下充气。D，覆膜支架血管成形术后的最终血管造影。

5. 建议进行颅内血管成像（CTA或MRA），以排除共存的动脉瘤，这种情况在多达10%的缩窄患者中可见[16, 21]。

6. 对于老年人或其他有周围血管疾病风险的人，应考虑评估股动脉和髂动脉（CTA或MRA）。

B. 解剖学因素

1. 值得注意的是，3%～4%的主动脉狭窄患者会有一条异常的右锁骨下动脉从梗阻远端的降主动脉发出，这会使血压差的评估复杂化。

2. 此外，在动脉侧支循环较好的患者中，血压差可能会减小，从而掩盖了主动脉阻塞的严重程度。

3. 缩窄的外科手术方法可能包括牺牲左锁骨下动脉作为修复的一部分（锁骨下皮瓣术）。

　　a. 在这些患者中，左臂的血压是不可信的。

　　b. 由于解剖变异和/或因手术修复的结果，目前还没有可靠的、非侵入性的方法来评估狭窄的主动脉段近端的收缩压。

VI. 治疗适应证

美国和欧洲成人先天性心脏病治疗指南包括关于治疗主动脉缩窄的具体建议[2, 16]。介入适应证总结见表5A.1。

表5A.1　主动脉缩窄患者的介入指征
• 峰-峰收缩压差≥20mmHg
• 峰-峰收缩压差<20mmHg，有明显缩窄的解剖影像证据，有明显侧支循环的影像学证据
• 运动引起的病理性血压反应
• 相对于主动脉腔，在膈膜水平处≥50%的管腔变窄（与血压差无关）

VII. 治疗目标

A. 任何对主动脉缩窄的介入疗法的主要目标都是使主动脉缩窄段的管腔直径正常化，从而消除整个缩窄的压力梯度。对于大多数（但不是所有）患者来说，这可以改善高血压和减少对降压药的需求。

B. 要确定缩窄患者的合适或"正常"目标直径，需要评估该患者从横弓到横膈膜水平的远端胸主动脉的尺寸。升主动脉常有瘤样扩张，特别是当存在二叶主动脉瓣时。也可能伴随横弓发育不良，即使在成功治疗局限性缩窄后，这种发育不全本身也会导致近端弓和升主动脉的高血压。通常情况下，主动脉缩窄的远端有动脉瘤样扩张，但在横膈膜水平的主动脉尺寸是正常的。因此，腹主动脉在横膈处的直径通常被定为治疗目标。

C. Garcier等人报道了66位健康成年人MRI测量的主动脉腔尺寸，平均年龄为44.5岁（范围19.3～82.4岁）[22]。从远端主动脉弓到胸主动脉的平均直径为25mm（范围16.4～35mm），远端弓至左心室水平为22.7mm（范围13.8～32mm）[22]。由于并存主动脉病变，这些尺寸可能不适用于主动脉狭窄的患者。但是，当考虑对具有生长潜力的年轻患者进行治疗时必须牢记这一点。

VIII. 治疗选择

A. 治疗目标

1. 主动脉缩窄的成功治疗必须由多学科领域专家进行评估。对于先天性或复发性狭窄的高血压患者，首要目标是降低收缩压。

   a. 然而，众所周知，即使没有持续性主动脉梗阻，静息和运动高血压在这一人群中也很常见。

   b. 此外，在一些主动脉梗阻患者中，可以通过药物治疗部分缓解高血压。

   c. 因此，衡量治疗成功的标准不仅包括血管造影时主动脉管腔大小的改善，还包括降低压差，降低休息和/或运动时的血压，减轻症状（如果存在），以及减少降压药物的使用量。

2. 衡量手术成功的标准不仅包括治疗的成功，还包括没有明显的手术相关的并发症发病率和死亡率，包括主动脉壁损伤和动脉瘤的形成。

B. 手术治疗

1. 可以通过几种不同的方法来完成主动脉缩窄的外科手术修复，包括进行主动脉缩窄切除后直接端端吻合术、延长的端端吻合术、介入植入术、旁路植入术以及锁骨下皮瓣或斑块的主动脉成形术。对于复发性缩窄的患者，了解初始手术方法对于了解复发性阻塞的原因以及如何对其进行最佳处理至关重要。

2. 当前的指南建议在主动脉弓发育不全的情况下对长段狭窄和再缩窄进行手术介入[16]。

   a. 此外，这些指南还建议手术应由具有先天性心脏病手术专业知识的外科医生进行。

   b. 对于局限性先天性缩窄，指南没有明确说明外科手术或经导管方法的偏好，而是建议采用多学科方法，将具有成人先天性心脏病专业知识的外科医生、心脏病专家和介入专家的意见综合起来。

   c. 对于复发性局限性缩窄，指南建议采用经皮导管介入而非外科手术。

C. 介入治疗
年龄较大的儿童和成人手术后复发，需要再次介入治疗的风险高达10%[23]，在一项跨越数十年的研究中，围手术期死亡率为4.5%[17]。因此，对于无复杂的先天性缩窄的成人，最近有一种转变是采用经皮方法

（球囊血管成形术或支架置入）作为主要介入手段[16, 23, 24]。对于再次缩窄的患者，普遍同意，不论年龄大小，都倾向于采用经导管入路，很少有例外。特别是，与球囊血管成形术和手术相比，支架血管成形术具有更好的结局和较低的并发症发生率，因此已成为成人先天性或复发性缩窄的首选介入措施[25]。我们在下面的章节中将介绍经皮穿刺治疗主动脉缩窄的可行方案。

IX. 经皮治疗的选择

A. 球囊血管成形术

1. 球囊血管成形术可以改善先天性和复发性狭窄的血流动力学和血管影像。动物研究表明，成功的主动脉缩窄球囊成形术有可能会导致主动脉起始部撕裂[26]。但一般如果要达到撕裂的程度，通常需要将狭窄病变扩大到初始直径的2~3倍。

2. 与支架血管成形术或手术相比，球囊血管成形术实现的压差缓解难以预测，主动脉壁损伤的风险更高。这可能与为了获得治疗效果所需的过度扩张有关。

3. 一些研究表明，血管成形术后主动脉瘤形成的风险高达35%[27, 28]。据报道，球囊血管成形术后再狭窄的发生率为8%~32%[27, 29, 30]。一项前瞻性、多机构、观察性研究中发现，球囊血管成形术在治疗自发性主动脉缩窄方面不如支架血管成形术。在这项研究中，单独使用球囊血管成形术的压差降低比使用支架血管成形术或外科手术要小。此外，与支架血管成形术相比，球囊血管成形术的主动脉壁损伤和动脉瘤形成发生率明显更高。与用于先天性缩窄的球囊血管成形术相比，球囊血管成形术在治疗复发性缩窄时可更好地降低压差，减少主动脉壁损伤。

4. 在我们的实践中，球囊血管成形术通常被保留用于治疗婴幼儿的复发性狭窄，因为这些婴幼儿的血管太小，不能放置能够达到预期成人主动脉尺寸的支架。有关设备，请参见表5A.2。

B. 球囊血管成形术的技巧和操作注意事项

1. **要点**　可在Charles Mullins博士的教科书《先天性心脏病的心脏导管插入术》中找到有关缩窄球囊血管成形术所需技术和材料的精彩详尽的讨论[31]，应考虑以下要点：

   a. 我们建议所有患者进行术前影像检查——CTA或MRA。

表 5A.2	球囊血管成形术设备：类型和应用
导管	• 软头无创端孔导管 　• 帮助穿过狭窄区域和运送导丝 • 多标记猪尾血管造影导管 　• 有助于校准和长度评估 • 多轨血管造影导管（NuMED, Inc., Hopkinton, NY） 　• 无需移除导丝即可进行血流动力学和血管造影评估
球囊	• 非顺应性短臂血管成形术球囊为首选 　• 安全的血管成形术需要精确的充气压力/球囊直径关系
导丝	• 具有增强刚性的交换长度导丝，如Rosen导丝或Amplatz超硬导丝
鞘管	• 当导丝和导管（如多道导管）穿过止血瓣膜时，鞘管必须能够容纳正在使用的血管成形术球囊，并在主动脉压力下提供良好的止血效果。 • 如有必要紧急放置覆膜支架，应有大直径（12~14 F）、长（75~90cm）鞘管可用
大直径覆膜支架	• 如果发生严重的主动脉壁损伤，如大夹层、急性动脉瘤形成或主动脉壁破裂，应立即准备好直径足够大的覆膜支架（球囊可膨胀或自膨式）以供在主动脉内使用，并且操作者能自如地使用。考虑到主动脉缩窄的范围，这就需要具备各种大小和长度的覆膜支架。 • 在我们的实践中，主要采用Mounted CP覆膜支架（NuMED, Inc., Hopkinton, NY）。其可以通过12或14F鞘管输送，大多数可以扩展到30mm。这些支架膨胀后会明显缩短，因此有必要仔细检查支架在预定植入直径时的长度。

    b. 我们建议采用全身麻醉，因为主动脉壁介入治疗是很痛苦的，患者的无意移动可能会导致严重的并发症。

    c. 手术过程中，手术室应备有血型和交叉配型血液。

    d. 介入前应进行仔细的血流动力学评估。在介入指征取决于有创血流动力学评估的情况下，可能需要在全身麻醉诱导前进行基线评估。如果确认存在严重阻塞，则可以在介入前对患者进行麻醉诱导。

    e. 在进行任何介入之前，应进行详细的多平面血管造影。

      i. 在我们的实践中，通常使用旋转血管造影术评估主动脉弓和缩窄情况，并确定介入的最佳机架角度。

      ii. 使用带有校准标尺的血管造影导管以进行准确的测量；导管的宽度不能提供足够准确的参考。

2. 球囊扩张

    a. 通常用单个扩张球囊以逆行方式进行。

    b. 选择一个比最窄缩窄直径大2.5~3倍，但不大于相邻最小的"正常"主动脉腔直径的球囊。球囊直径大于最小直径的3倍会增加血管撕裂的风险，而大于邻近正常血管的球囊则会增加对正常主动脉壁的损伤风险。

c. 球囊的长度应足够长，以完全覆盖缩窄区域，而不是在任一方向上延伸得太远，以免损伤正常的主动脉壁。

d. 金属丝的远端通常固定在右或左锁骨下动脉中。如果这些位置不合适，则可以将导丝固定在主动脉根中；但是，此位置稳定性较差。在任何情况下都不得将导丝放置在颈动脉或椎动脉内。球囊应在插入前精心准备，以使其没有空气，即"负压准备"。这样可以避免因球囊破裂而发生意外的空气栓塞。

e. 球囊应位于狭窄的中心，并应注意确保近端臂不会伸入小口径血管（即锁骨下动脉）。

f. 应使用压力计，并且充气压力不应超过球囊爆破压力或4～6atm（以较小者为准）。

g. 如果没有出现足够的空间或球囊移位，应停止球囊充气。

h. 将导丝留在原位，应重复扩张后血管造影，以评估缩窄的改善情况，并评估主动脉壁并发症，包括夹层、动脉瘤形成和破裂。

i. 为避免血管夹层或穿孔，膨胀段只能在先前放置的导丝上再次扩张。

3. 推进导管　仅在特殊情况下使用推进导管。

a. 桡动脉或肱动脉入路的推进导管可用于辅助球囊定位，监测扩张前、扩张中和扩张后的压力，以及用于血管造影术。

　i. 优点：在获得动脉通路之前，可以进行测量和血管造影。术后无需操作新扩张的狭窄处的导丝/导管即可进行血管造影术。

b. 推进导管也可以从静脉通路经膈入路使用。

C. 球囊血管成形术的并发症

1. 与主动脉缩窄的经导管球囊血管成形术相关的并发症可分为3类：（1）技术性并发症；（2）主动脉的并发症；（3）周围血管的并发症[24]。

a. 技术性并发症包括设备或操作技术问题，包括球囊破裂、球囊移位和导丝损伤。

b. 主动脉壁损伤很常见，包括内膜撕裂、主动脉夹层和动脉瘤形成。

　i. 在CCISC研究中，急性主动脉壁损伤的发生率为10%，短期随访（术后3～18个月）的发生率为21.4%[25]。

　ii. 在急性情况下，所有病例的主动脉壁损伤都与夹层有关，而在短期随访组中，大多数病例是由于动脉瘤形成。

iii. 在中期随访中（术后18~60个月），主动脉壁损伤的发生率增加至43.8%，其中大部分是由于动脉瘤的形成[25]。

iv. 这说明了介入前后血管造影和间隔随访的重要性。如前所述，储备适当型号的覆膜支架以备紧急情况下（例如急性动脉瘤形成或破裂）使用是至关重要的。

c. 周围血管并发症类似于在任何动脉入路的心脏导管插入术中所见的并发症，包括脑血管意外、外周血栓和通路血管损伤。

2. 由于这些手术通常需要使用大的动脉鞘管，因此手术部位的并发症需要特别关注。

a. 在穿入大直径鞘管之前，应评估股和髂血管的大小是否合适。

b. 根据我们的经验，在血管尺寸合适的患者中行动脉切开术的缝合技术，如Perclose ProGlide（Abbott Vascular，Santa Clara，CA）的"前缝合"技术有助于减少术后出血和血肿的形成。

D. 支架血管成形术

1. **研究与评估**　在过去的十年里，球囊扩张支架成形术已经广泛地用于治疗先天性和复发性主动脉缩窄。在一些研究中，支架成形术在治疗先天性主动脉缩窄方面优于球囊成形术和外科手术[25, 29]。

a. 此外，复发性狭窄的支架成形术后动脉瘤形成和其他主动脉壁并发症的发生率低于单纯球囊成形术。

b. 一项前瞻性多机构注册研究发现，302例因狭窄而接受支架血管成形术的患者（中位年龄15岁，范围2~63岁）（先天性占55%）无手术死亡率，手术相关不良事件发生率为5%，包括急性和中度主动脉壁并发症分别为1%和2%[32]。

2. **偏好**　在我们的实践中，我们倾向于对青少年和成人患者的先天性和复发性主动脉缩窄进行支架血管成形术。有多种支架可供选择，其可达到的直径足以用于治疗主动脉缩窄。然而，只有Cheatham Platinum（CP）支架和Covered CP支架（NuMED，Hopkinton，NY）有用于先天性和复发性主动脉缩窄的特定适应证。在我们的临床实践中，已使用过各种球囊扩张式支架，包括使用自膨式镍钛合金支架和支架植入治疗先天性和复发性缩窄。但是，有关其使用和结果的可用数据仅限于小病例系列研究[33]。因此，本章将重点介绍球囊扩张式支架。

3. **支架选择**　支架的选择取决于几个因素：避免残留阻塞所需的直径；维持支架和管腔完整性所需的径向强度；锚定区的解剖结构（直丝或曲丝）；是否需要穿过或缠绕头臂血管；以及是否需要覆膜支架。应该注意的是，只有CP支架和覆膜CP支架可以预装在输送球囊导管上。目前，所有其他支架都必须手工卷曲到大小合适的球囊上。

a. Palmaz XL 10系列支架（J&J）是由非常坚固的不锈钢管激光切割而成的闭孔支架，直径能够扩展到28mm。它们有30mm、40mm和50mm的长度，但用于主动脉的直径（16～28mm）有明显的缩短。

因此，重要的是要了解支架扩张后长度的缩短情况，以便选择合适的支架长度。这些支架具有较高的径向强度，但缺乏弹性和延展性，因此非常适合于主动脉直段的局限性缩窄。但它们不适合迂曲结构，在迂曲的血管中使用可能会导致严重的扭曲或血管损伤。最后，头臂血管在被有意或无意固定的情况下，闭环设计限制了开环能力超过几毫米。Palmaz Genesis系列支架有3种尺寸：中号、大号和XD号——"超大直径"。

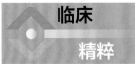

- 如果主动脉壁有损伤，应立即选用大直径的覆膜支架，例如Covered CP支架。
- 支架的选择是多因素的：锚定区的解剖、解除梗阻所需的直径、支架的径向强度、是否需要扩张头部和颈部血管以及是否需要覆膜支架都是重要的考虑因素。

这些支架的直径只能达到18mm，从而限制了其在主动脉总体尺寸较小的患者中的使用。Genesis XD的长度为19～59mm，像 Palmaz XL 支架一样，Genesis XD支架由不锈钢管激光切割而成，具有良好的径向强度（尽管比XL支架要小），并且具有闭环设计。该支架引入了"S"形的"sigma铰链"，使支架可以围绕曲面而弯曲，并减少了支架完全扩张时的缩短程度。因此，对于主动脉相对较小的患者，Genesis XD是用于迂曲管腔的最佳选择。Palmaz Genesis系列的闭环设计可能会限制在头臂血管分叉处开环的能力。然而，对于当前可用的超高压球囊，支架支柱通常在必要时会断裂，尽管这可能会对支架的完整性产生不利影响。如前所述，这些支架的径向强度低于Palmaz XL支架，并且根据我们的经验，随着时间的流逝，折断的风险会增加。

b. ev3 IntraStent LD Max于2002年获得批准使用。这些支架具有独特的特征，包括开环设计，可减少支架的短缩，并允许单元扩展至12mm。通过分阶段或顺序扩张，这些支架可被扩展到24～26mm，这时的缩短的幅度最少。但是，当通过单个球囊膨胀将其扩展到全直径时，它们会缩短。因此，只能使用球囊内（BIB）导管（NUMed，Hopkinton，NY）进行展开，有16mm、26mm和36mm的长度可供选择。开环设计提供了极大的灵活性，使得这种支架非常适合在迂曲结构中放置。其径向强度小于Genesis XD支架。此外，开环设计减少了金属覆膜，因此对主动脉壁的张力减小。我们保留使用该支架以缩小主动脉弓的弯曲范围，以及我们预计会在监测头臂血管情况下使用。

c. The NuMED CP 支架是唯一专门批准用于主动脉缩窄的支架。CP支架设计为圆形边缘，以减少对主动脉壁的损伤。支架的锯齿形结构增加了闭环结构的灵活性。2007年，启动了主动脉缩窄试验（COAST），以评估CP支架在成人和患有先天性或复发性缩窄的儿童中使用时的安全性和有效性[34]。在长期随访中，这些支架被普遍认为是安全有效的。支架断裂在随访中很常见，但临床意义不大。再次介入率为13%，通常是由于主动脉壁损伤或预期的支架扩张所致[34]。这种支架的环较大，具有较好的延展性，使其成为迂曲解剖结构的理想选择。它既可以预装（在BIB导管上），也可以不预装。它的长度为16～45mm，直径为12～30mm。与Palmaz XL支架一样，CP支架会随着扩张而明显缩短，因此参考缩短图来准确预测预期植入直径的最终支架长度是至关重要的。

d. Covered Cheatham Platinum支架（CCPS）是一种裸金属CP支架，几乎在整个长度上都覆盖有可膨胀的ePTFE套筒（膨胀的聚四氟乙烯；图5A.1）。支架周围的织物被认为比裸金属支架具有多个优势：（1）额外的结构支撑；（2）成为支架植入部位的保护性屏障；（3）降低剪切应力[27]。这种支架的局限性是需要更大尺寸的鞘管。此外，必须小心地放置支架，以免意外阻塞头臂血管。ePTFE不会一直延伸到支架的边缘。当尝试覆盖特定的解剖位置时必须考虑这一点。COAST II试验证明了CCPS具有治疗和/或预防与狭窄相关的主动脉壁损伤的作用[23]。长期随访仍在进行中。这些支架（大直径支架，覆膜支架，自膨式支架或内套膜支架）可以为潜在的灾难性主动脉壁损伤提供挽救生命的覆盖，因此在进行球囊或裸金属支架血管成形术时应保证将这些支架放在治疗床边备用。对于有顽固性血管病变的患者，无论是球囊还是金属支架血管成形术，在<5～6个大气压时，都无法解决缩窄问题，我们建议在高压扩张之前植入延伸至病变上方的CCPS。对于年龄较大的患者，尤其是那些在主动脉壁内可见钙化的患者，我们植入CCPS主要是因为在这一人群中存在主动脉壁损伤的已知风险[20, 35]。

4. **设备**　球囊血管成形术所需的许多设备也可用于支架血管成形术，包括软头端孔导管、硬质导丝、多轨血管造影术导管、校准猪尾导管、大直径长鞘和大直径覆膜支架。

5. **特殊球囊**　我们几乎只在青少年和成人患者中使用BIB导管（NUMed，Hopkinton，NY）进行支架植入。

　　a. 这种BIB导管是专门为放置支架而设计的，由两个"嵌套"可独立充气的球囊组成，它们位于单个导管轴上。外球囊直径为8～30mm，内球囊的直径是外球囊的1/2，并且比外球囊短10mm。

　　b. 手动安装支架时，支架居中并卷曲在外球囊上。预安装的CP支架和CCPS安装在这些球囊上。一旦到达目标病变处，内球囊就会膨胀，使支架的中心部分在近端和远端之前扩张。这可以防止"狗骨头"现象，球囊的肩部和支架的末端首先膨胀，从而降低支架在扩张过程中"挤奶"的风险。此外，当支架固定在预期直径的1/2时，可以在外部球囊充气之前进行血管造影和重新定位。能够进行分阶段扩张的功能使ev3 Mega LD支架能够以最小的节距植入。

　　c. 在难治性狭窄中放置覆膜支架后，有时需要植入后扩张。为此，我们需要准备的球囊包括，Z-Med II球囊（NuMED Inc.，Hopkinton，NY）和VIDA球囊（BARD，Tempe AZ）。VIDA球囊外形小巧，通常在初次植入后的扩张期后期使用，从而减少了对大鞘管的需求。

6. **导丝**

　　a. 大多数操作者使用带有柔软尖端的长而硬的导丝，例如Rosen导丝或Amplatz 超硬导丝。

　　b. 所有BIB导管都可为超过0.035英寸的导丝建立轨道。

7. **鞘管**

　　a. 所有手持式导管都需要通过长的鞘管进行输送。最受欢迎的是Cook

RB-Mullins直鞘管。

  b. 为了容纳增加的支架材料，应选择比血管成形术所需球囊的尺寸大2～3F的鞘管。

8. **大直径覆膜支架**

  a. 如果出现严重的主动脉壁损伤，如大夹层、急性动脉瘤形成或主动脉壁破裂，应立即准备好直径足够的球囊可膨胀或自膨式覆膜支架，以供在主动脉内使用，并且操作者应熟悉它们的使用方法。考虑到主动脉缩窄的范围，这就需要准备各种大小和长度的支架。

  b. 在我们的实践中，多使用Mounted CP覆膜支架（NuMED, Inc., Hopkinton, NY）。其可以通过12或14F鞘管输送，大多数可以扩展到30mm。这些支架扩张后会出现出明显的缩短，因此有必要仔细检查支架在预定植入直径时的长度。

E. **支架血管成形术的技巧和操作注意事项**

1. **要点**　Charles Mullins博士的教科书《先天性心脏病的心脏导管插入术》[36]和《主动脉缩窄：儿童和成人的支架置入术》，对主动脉缩窄的支架血管成形术所需的技术和材料进行了精彩详尽的讨论，Golden和Hellenbrand博士对此进行了出色的综述[24]。应考虑以下要点：

  a. 应使用全身麻醉，因为支架血管成形术很痛苦，如果患者移动，可能导致很多并发症。

  b. 应备好随时可用的交叉配型血液。

  c. 如前面球囊血管成形术所述，应在介入前仔细测量狭窄处的倾斜度，并进行详细的多平面血管造影术。

  d. 必须使用校准的血管造影导管。应详细测量缩窄的主动脉近端和远端的直径，病变的长度以及到头臂血管的距离。这将决定气囊和支架尺寸的选择。

  e. 与球囊血管成形术相似，应将一根硬导丝固定在锁骨下动脉深处：

   i. 对于横弓处的病变，将金属丝定位在锁骨下右动脉可以帮助保持球囊和支架笔直。

   ii. 对于降主动脉近端的病变，理想的方法是将导丝放置在左锁骨下动脉中。

  f. 在迂曲或高度狭窄的病变中，从桡动脉或肱动脉入路穿过病变，然后从降主动脉弯曲并外置一根导丝，以允许导管逆行通过。

g. 一些操作者选择在介入之前测试缩窄病变的顺应性：

   i. 使用直径至少比预期支架小2mm的球囊。

   ii. 将球囊充气至低压（即不超过2~3个大气压）。如果球囊上留有明显的腰部，则可以选择以较小直径的植入支架，将支架完全扩张，然后推迟到6个月或更长时间后进行第二次插管。这使支架和周围组织有时间适应，并可以降低主动脉壁并发症的风险。

   iii. 在放置支架之前，不应进行缩窄的预扩张以破坏内膜。已证明这会增加主动脉壁并发症的风险。

2. 支架选择（表5A.3）

a. 必须明确所选支架的最大直径。Genesis XD支架的直径只能达到18mm，因此只能用于主动脉口径相对较小的成年患者。

表5A.3　可用于主动脉缩窄（CoA）支架置入术的支架

支架名称	可用长度（mm）	最大直径（mm）	单元设计	缩窄应用
Palmaz XL	30，40，50	28	闭环/固定	主动脉直段的局限性CoA
Max LD	16，26，36	26	开环/12mm可膨式	横弓；有累及头部血管危险的病变；迂曲段
Mega LD	16，26，36	18	开环/12mm可膨式	横弓；有累及头部血管危险的病变；迂曲段
Genesis XD	19，25，29，39，59	18	闭环/可膨式	较小的主动脉；迂曲段
Cheatham Platinum[a]	16，22，28，34，39，45	24	闭环/可膨式	迂曲段
Covered Cheatham Platinuma	16，22，28，34，39，45	24	闭环/覆膜	伴有高主动脉壁损伤风险的病变

[a]可拆卸或预装在球囊内输送至导管。

b. 根据解剖结构（迂曲段与主动脉段相比）灵活选择支架。

c. 需要穿过或固定头臂分支可能需要使用开环支架，以便覆盖的单元可以扩张。

d. 一些操作者选择在大多数（如果不是全部）患者中植入覆膜支架。当然，对于老年人以及在狭窄处或附近有钙化的人，应首先使用覆膜支架，因为这些患者的主动脉壁破裂风险更高。

e. 对于非顺应性病变患者（即，那些需要> 4~5atm的压力才能扩张开的患者），应使用覆膜支架。对于使用裸金属支架进行分期扩张的患者而言，这是正确的。如果在第二次手术时病变仍有非顺应性，则应在使用更高压力扩大病变之前先将覆膜支架放置在原始裸金属支架内（延伸超出裸金属支架的两端以避免内泄漏）。

3. **球囊选择**

   a. 通常将主动脉横弓或横膈膜处的直径作为最终目标直径。紧靠缩窄远端的主动脉段通常是瘤样的，不应该试图与这个直径相匹配。

   b. 应使用等于或略短于所选支架长度的球囊。

   c. NuMED BIB球囊是狭窄支架植入的理想选择。外气囊长度应与所选支架长度匹配。

4. **手动卷曲** 需要将支架手动卷曲到球囊上。

   a. 可以使用以下技术来防止支架在穿过输送鞘的过程中从球囊上滑落：

      i. 手动卷曲支架后，可以将一段脐带胶布带绕在支架/球囊的中心，然后将其拉紧以帮助将支架向下拉紧。也可以在距支架两端几毫米处进行上述处理。应避免在支架的末端操作，因为可能会导致支架的尖端刺穿气囊。

      ii. 可以在引入输送鞘管之前或之后立即将球囊充气至0.5atm，对于NuMED BIB球囊，应将其外球囊充气。

   b. 手工卷曲的支架应始终通过长的鞘管输送到目标血管。鞘管尺寸应比所需球囊导管尺寸大1~2 F。

5. 至关重要的是，应将球囊的肩部放置在靠近锁骨下动脉起点的位置，不管其是否作为导丝锚点。否则，将导致充气过程中球囊从锁骨下动脉"挤"出来，并导致支架无法被放置在所需位置。

6. 在我们的实践中，如果狭窄在压力≤5atm时仍未缓解，我们将在6~12个月后将患者召回，对第二位置行进一步扩张。这为组织愈合和适应提供了时间，并且使得病变通常变得更加顺应。

7. **顺应性** 当治疗高度顺应性病变或仅轻度狭窄的病变时，可使用快速右心室起搏来降低心输出量和主动脉搏动压力，从而改善植入过程中球囊的稳定性。但通常在严重狭窄的情况下是没有必要的。

   a. 以180~200次/分的速度起搏，目标是将脉压降低10mmHg，并将收缩压降低至<100mmHg。

b. 输送球囊放气后应终止起搏，以免输出突然改变而迫使部分充气的球囊穿过支架并将其推开。

8. 当使用NuMED BIB球囊进行支架递送时，可以通过递送鞘管或通过顺行导管进行血管造影，以确认在完全扩张之前支架的位置。

9. 移除球囊导管后，可使用多轨导管或切割的猪尾导管在导丝上进行血管造影。

   a. 评估支架的位置、大小和任何血管并发症。

   b. 重复回撤以获得支架后压差。

10. 备有在紧急情况下使用的聚四氟乙烯（PFTE）覆膜大直径支架（参见上文中的支架讨论）。

11. 推进导管　仅在特殊情况下使用推进导管。

   a. 桡动脉或肱动脉入路的推进导管可用于辅助球囊定位，监测扩张前、扩张中和扩张后的压力，以及用于血管造影术。

      i. 优点：在获得动脉通路之前，可以进行这些测量和血管造影。术后，可进行血管造影，而无需对新近扩张的缩窄处进行任何导丝/导管的操作。

   b. 推进导管也可以从静脉通路经膈入路使用。

F. 支架血管成形术的并发症

1. 与球囊血管成形术相似，主动脉缩窄经导管支架置入术的并发症可分为三类：（1）技术性；（2）主动脉性；（3）周围血管性。

   a. 技术性并发症包括设备或操作技术问题，包括支架移位、支架断裂、球囊破裂和头臂血管发生重叠。由于球囊大小不合适或球囊破裂，支架可能会移位。

      i. 在CCISC研究中，有4.8％的病例涉及支架移位，其中64％是发生在使用过大球囊时[25]。支架破裂很少见，在同一研究的588例患者中仅有6例发生。在CCISC研究中，有2.2％的患者发生球囊破裂，主要是使用了较旧的Palmaz 8系的支架。球囊破裂可导致其他并发症，包括主动脉壁损伤、球囊碎片栓塞和支架移位。尽管可将头臂血管意外重叠或固定视为并发症，但有意固定此类血管（尤其是左锁骨下动脉）的情况并不罕见。当使用裸金属支架发生这种情况时，通常可以保留流入血管的血流量。如果选择的支架合适，可以通过扩张覆盖血管起始处的单元以减少金属覆盖范围。CCISC研究追踪了61例此类病例（裸金属支架），没有发现血流动力学问题或栓塞事件的证据。

ii. 然而在使用覆膜支架时，必须考虑以下几个因素：（1）血管初始血流是否正常；（2）是否有足够的侧支血流——无论是通过扩张的侧支还是通过Willis环——以避免脑血流量的减少；（3）是否有充足的侧支血流以避免锁骨下窃血综合征。建议咨询血管外科医生。在某些情况下，在支架植入前术行锁骨下动脉旁路手术是必要的[37]。

b. 主动脉壁损伤可能包括内膜撕裂、主动脉夹层和动脉瘤形成。一般认为，支架血管成形术比单独的球囊血管成形术可减少主动脉壁损伤。这可能是因为支架血管成形术不需要使组织过度膨胀超过预期直径，并且支架本身为主动脉壁提供了支撑。

i. CCISC报告了1.3%的血管内膜撕裂证据，其中2例需要再次介入，1例在手术时，另1例在10个月后[25]。

ii. 主动脉夹层是一种罕见的但可能致命的并发症。这说明了介入前和介入后血管造影的重要性，以及如果出现这种并发症，准备好覆膜支架的重要性。在 CCISC研究中约有1.5%的病例有主动脉夹层，其中3例需要紧急手术。

iii. 同样，主动脉瘤是一种罕见但潜在危险的并发症，在CCISC纵向随访的160例患者中有13例发生。它们可能出现较晚，因此我们建议在支架放置6个月后进行随访成像（MRI、CT或血管造影术）。

c. 周围血管并发症与任何经动脉通路的心脏导管插入术所见相似，包括脑血管意外、周围性栓子和通路血管损伤。根据我们的经验，采用PerClose ProGlide（Abbott Vascular, Santa Clara, CA）对进入部位进行"pre-closure"等动脉切开术缝合技术，可以帮助减少适当大小患者的术后出血和血肿形成。

X. 随访

球囊血管成形术和支架血管成形术治疗主动脉缩窄与主动脉壁损伤（包括夹层和动脉瘤形成）的远期风险较低。因此，常规的主动脉CTA或MRA成像是有必要的。我们建议在介入后3～6个月或更早（如果有特殊问题）进行影像检查。之后，一般建议每5年随访一次。

参考文献

1. Beekman III RH. *Coarctation of the aorta*. In: *Moss and Adams' Heart Disease in Infants, Children, and Adolescents*. 7th ed. Philadelphia, PA: Lippincott Williams & Wilkins; 2008.

2. Erbel R, Aboyans V, Boileau C, et al. 2014 ESC guidelines on the diagnosis and treatment of aortic diseases. *Eur Heart J*. 2014;35(41):2873-2926. doi:10.1093/eurheartj/ehu281.

3. Campbell M. Natural history of coarctation of the aorta. *Br Hear J*. 1970;32(5):633-640.

4. McBride KL, Riley MF, Zender GA, et al. NOTCH1 mutations in individuals with left ventricular outflow tract malformations reduce ligand-induced signaling. *Hum Mol Genet*. 2008;17(18):2886-2893. doi:10.1093/hmg/ddn187.

5. Lalani SR, Ware SM, Wang X, et al. MCTP2 is a dosage-sensitive gene required for cardiac outflow tract development. *Hum Mol Genet*. 2013;22(21):4339-4348. doi:10.1093/hmg/ddt283.

6. Parent JJ, Bendaly EA, Hurwitz RA. Abdominal coarctation and associated comorbidities in children. *Congenit Hear Dis*. 2014;9(1):69-74. doi:10.1111/chd.12082.

7. Avila P, Mercier LA, Dore A, et al. Adult congenital heart disease: a growing epidemic. *Can J Cardiol*. 2014;30(12 suppl):S410-S419. doi:10.1016/j.cjca.2014.07.749.

8. Kappetein AP, Zwinderman AH, Bogers AJ, Rohmer J, Huysmans HA. More than thirty-five years of coarctation repair. An unexpected high relapse rate. *J Thorac Cardiovasc Surg*. 1994;107(1):87-95.

9. Patel Y, Jilani MI, Cho K. Coarctation of the aorta presenting in a 79-year-old male. *Thorac Cardiovasc Surg*. 1998;46(3):158-160. doi:10.1055/s-2007-1010216.

10. Alegria JR, Burkhart HM, Connolly HM. Coarctation of the aorta presenting as systemic hypertension in a young adult. *Nat Clin Pr Cardiovasc Med*. 2008;5(8):484-488. doi:10.1038/ncpcardio1258.

11. Becker AE, Becker MJ, Edwards JE. Anomalies associated with coarctation of aorta: particular reference to infancy. *Circulation*. 1970;41(6):1067-1075.

12. Niwa K, Perloff JK, Bhuta SM, et al. Structural abnormalities of great arterial walls in congenital heart disease: light and electron microscopic analyses. *Circulation*. 2001;103(3):393-400. https://www.ncbi.nlm.nih.gov/pubmed/11157691.

13. Teo LLS, Cannell T, Babu-Narayan SV, Hughes M, Mohiaddin RH. Prevalence of associated cardiovascular abnormalities in 500 patients with aortic coarctation referred for cardiovascular magnetic resonance imaging to a tertiary center. *Pediatr Cardiol*. 2011;32(8):1120-1127. doi:10.1007/s00246-011-9981-0.

14. Schievink WI, Raissi SS, Maya MM, Velebir A. Screening for intracranial aneurysms in patients with bicuspid aortic valve. *Neurology*. 2010;74(18):1430-1433. doi:10.1212/WNL.0b013e3181dc1acf.

15. Leschka S, Alkadhi H, Wildermuth S. Images in cardiology. Collateral circulation in aortic coarctation shown by 64 channel multislice computed tomography angiography. *Heart*. 2005;91(11):1422. doi:10.1136/hrt.2004.054346.

16. Warnes CA, Williams RG, Bashore TM, et al. ACC/AHA 2008 guidelines for the management of adults with congenital heart disease: a report of the American College of Cardiology/American Heart Association task force on practice guidelines (writing committee to develop guidelines on the management of adults with congenital heart disease). *Circulation*. 2008;118(23):e714-e833. doi:10.1161/CIRCULATIONAHA.108.190690.

17. Cohen M, Fuster V, Steele PM, Driscoll D, McGoon DC. Coarctation of the aorta. Long-term follow-up and prediction of outcome after surgical correction. *Circulation*. 1989;80(4):840-845. https://www.ncbi.nlm.nih.gov/pubmed/2791247.

18. Toro-Salazar OH, Steinberger J, Thomas W, Rocchini AP, Carpenter B, Moller JH. Long-term follow-up of patients after coarctation of the aorta repair. *Am J Cardiol*. 2002;89(5):541-547.

19. Strafford MA, Griffiths SP, Gersony WM. Coarctation of the aorta: a study in delayed detection. *Pediatrics*. 1982;69(2):159-163.

20. Cardoso G, Abecasis M, Anjos R, et al. Aortic coarctation repair in the adult. *J Card Surg*. 2014;29(4):512-518. doi:10.1111/jocs.12367.

21. Perloff JK. The variant associations of aortic isthmic coarctation. *Am J Cardiol*. 2010;106(7):1038-1041. doi:10.1016/j.amjcard.2010.04.046.

22. Garcier JM, Petitcolin V, Filaire M, et al. Normal diameter of the thoracic aorta in adults: a magnetic resonance imaging study. *Surg Radiol Anat.* 2003;25(3-4):322-329. doi:10.1007/s00276-003-0140-z.

23. Taggart NW, Minahan M, Cabalka AK, Cetta F, Usmani K, Ringel RE. Immediate outcomes of covered stent placement for treatment or prevention of aortic wall injury associated with coarctation of the aorta (COAST II). *JACC Cardiovasc Interv.* 2016;9(5):484-493. doi:10.1016/j.jcin.2015.11.038.

24. Golden AB, Hellenbrand WE. Coarctation of the aorta: stenting in children and adults. *Catheter Cardiovasc Interv.* 2007;69(2):289-299. doi:10.1002/ccd.21009.

25. Forbes TJ, Kim DW, Du W, et al. Comparison of surgical, stent, and balloon angioplasty treatment of native coarctation of the aorta: an observational study by the CCISC (Congenital Cardiovascular Interventional Study Consortium). *J Am Coll Cardiol.* 2011;58(25):2664-2674. doi:10.1016/j.jacc.2011.08.053.

26. Lock JE, Bass JL, Amplatz K, Fuhrman BP, Castaneda-Zuniga W. Balloon dilation angioplasty of aortic coarctations in infants and children. *Circulation.* 1983;68(1):109-116. doi:10.1161/01.CIR.68.1.109.

27. Torok RD. Coarctation of the aorta: management from infancy to adulthood. *World J Cardiol.* 2015;7(11):765. doi:10.4330/wjc.v7.i11.765.

28. Cowley CG, Orsmond GS, Feola P, McQuillan L, Shaddy RE. Long-term, randomized comparison of balloon angioplasty and surgery for native coarctation of the aorta in childhood. *Circulation.* 2005;111(25):3453-3456. doi:10.1161/CIRCULATIONAHA.104.510198.

29. Harris KC, Du W, Cowley CG, Forbes TJ, Kim DW. A prospective observational multicenter study of balloon angioplasty for the treatment of native and recurrent coarctation of the aorta. *Catheter Cardiovasc Interv.* 2014;83(7):1116-1123. doi:10.1002/ccd.25284.

30. Fawzy ME, Fathala A, Osman A, et al. Twenty-two years of follow-up results of balloon angioplasty for discreet native coarctation of the aorta in adolescents and adults. *Am Heart J.* 2008;156(5):910-917. doi:10.1016/j.ahj.2008.06.037.

31. Mullins CE. *Dilation of coarctation of the aorta- native and re/residual coarctation.* In: *Cardiac Catheterization in Congenital Heart Disease.* 1st ed.: Blackwell Publishing; 2006:454-471.

32. Holzer R, Qureshi S, Ghasemi A, et al. Stenting of aortic coarctation: Acute, intermediate, and long-term results of a prospective multi-institutional registry-Congenital cardiovascular interventional study consortium (CCISC). *Catheter Cardiovasc Interv.* 2010;76(4):553-563. doi:10.1002/ccd.22587.

33. Kische S, D'Ancona G, Stoeckicht Y, Ortak J, Elsässer A, Ince H. Percutaneous treatment of adult isthmic aortic coarctation acute and long-term clinical and imaging outcome with a self-expandable uncovered nitinol stent. *Circ Cardiovasc Interv.* 2015;8(1):1-10. doi:10.1161/CIRCINTERVENTIONS.114.001799.

34. Meadows J, Minahan M, McElhinney DB, McEnaney K, Ringel R. Intermediate outcomes in the prospective, multicenter coarctation of the aorta stent trial (COAST). *Circulation.* 2015;131(19):1656-1664. doi:10.1161/CIRCULATIONAHA.114.013937.

35. Oliver JM, Gallego P, Gonzalez A, Aroca A, Bret M, Mesa JM. Risk factors for aortic complications in adults with coarctation of the aorta. *J Am Coll Cardiol.* 2004;44(8):1641-1647. doi:10.1016/j.jacc.2004.07.037.

36. Mullins CE. *Coarctation of the aorta and miscellaneous arterial stents.* In: *Cardiac Catheterization in Congenital Heart Disease.* Blackwell Publishing; 2006:642-660.

37. Shennib H, Rodriguez-Lopez J, Ramaiah V, et al. Endovascular management of adult coarctation and its complications: intermediate results in a cohort of 22 patients. *Eur J Cardio-thoracic Surg.* 2010;37(2):322-327. doi:10.1016/i.eicts.2009.04.071.

第 **5B** 章

升主动脉和主动脉弓腔内治疗

Camilo A. Velasquez, MD, Young Erben, MD, Mohammad A. Zafar, MD, Chandni Patel, MD, Ayman Saeyeldin, MD, Anton A. Gryaznov, MD, PhD, Bulat Ziganshin, MD, PhD, and John A. Elefteriades, MD, PhD (hon)

本章要点

- 胸主动脉瘤通常是无症状的，并且在发生急性且通常是灾难性的并发症之前不容易被发现。
- 胸主动脉瘤直径大于6cm会增加死亡的风险，并增加可能导致死亡的并发症。最近，有证据表明易破裂临界点位于5.25cm和5.75cm之间，主动脉瘤直径接近临界值的患者应该建议介入治疗。
- 用于诊断升主动脉病变的成像方式为计算机断层扫描、磁共振成像和超声心动图。
- A型急性主动脉夹层是外科急症，需要立即就诊和干预。
- 开放手术干预，用移植物替代升主动脉或主动脉弓是治疗胸主动脉病变的金标准。
- 不能接受开放式外科手术修复的高危患者，可以通过选择合适药物得到合理的治疗，并获得好的治疗效果。
- 对于禁忌开放手术的高危患者，主动脉病变的腔内治疗是一种替代选择。
- 尚无用于升主动脉和主动脉弓腔内治疗的专用许可设备。

I. 简介

A. 胸主动脉疾病是致命性的疾病，通常能够导致患者死亡[1, 2]。胸主动脉是一种"沉默器官"，只有在发生灾难性事件（例如死亡或可能导致死亡的重大并发症）时才出现症状[1]。根据疾病控制与预防中心的数据，从1999年到2015年，主动脉瘤是所有年龄段的第19位主要死亡原因，也是65岁以上患者的第16位死亡原因[3]。据报道，每年约有10 000例主动脉瘤死亡病例，发病率从1999年的15807人下降到2015年的9988人[1, 3]。

B. 主动脉本身被认为是一个具有机械特性以及内在和复杂生物学活性的活动器官。根据位置进行分类，主动脉疾病分为：主动脉根部、升主动脉、主动脉弓和降主动脉疾病。影响主动脉的疾病在动脉韧带的水平上分为两个不同的部位：在韧带上方（升主动脉和主动脉弓），本质上是非动脉硬化性疾病，而在韧带下方（降主动脉和腹主动脉）则大多是动脉硬化性病变[1]。

C. **胸主动脉腔内修复术（TEVAR）**　在随访过程中显示出降低围术期死亡率和发病率的持续益处。然而，最近对腹主动脉和胸主动脉动脉瘤的腔内治疗方法的研究表明，在5年内有出现严重内漏的趋势[4-6]。近年来，经胸主动脉腔内修复已成为降主动脉具有合适解剖结构的患者可接受的治疗方法[7, 8]。

　　a. 然而，腔内修复升主动脉和主动脉弓病变的方法比较繁琐。对于血管内介入装置的合理放置，解剖和生理是巨大的挑战，根本问题比比皆是。靠近主动脉瓣和冠状动脉口的近端移植物固定既困难又危险。远端锚定区可能撞击无名动脉。这些是在动脉韧带附近的"高风险"区域中应用血管内技术的复杂性的例子[1]。此外，升主动脉中承受的血流动力学压力可能成为移植物精确释放的障碍。

D. 目前尚无用于升主动脉瘤腔内治疗的公认指南。实际上，几份病例报告构成了当前文献的主体[9]。因此，本章旨在为读者提供有关升主动脉和主动脉弓腔内治疗的最新技术。本章将讨论适合介入的疾病，并介绍可用于升主动脉和主动脉弓的当前设备和技术。

Ⅱ. 升主动脉腔内治疗的主动脉病理学研究

A. 目前的管理和治疗

　　近年来，人们对使用腔内介入治疗主动脉疾病的兴趣已超出腹主动脉，进而更多地关注到胸主动脉近端部分。升主动脉和主动脉弓成为使用腔内技术的最前沿[8, 10]。此外，随着开放性主动脉手术安全性的提高[11, 12]，血管内介入治疗已被保留用于那些开放手术存在危险的患者，或在紧急情况下的最后手段，在这种情况下，不宜采用开放式手术，并且单独的药物治疗可能导致生存率下降[10]。升主动脉和主动脉弓的腔内治疗可用于具有以下情况的高危患者：A型主动脉夹层、主动脉假性动脉瘤、穿透性主动脉溃疡（PAU）、壁内血肿（IMH）、升主动脉动脉瘤和升主动脉破裂[8, 10]。

B. 胸主动脉夹层

1. 与壁压力增加（高血压，举重，缩窄，可卡因使用）或主动脉中膜异常（马凡综合征，Loeys-Dietz综合征，Ehlers-Danlos综合征，二叶主动脉瓣，家族性主动脉瘤，类固醇治疗）相关的合并症可导致发生主动脉夹层（表5B.1）[13]。

2. 根据夹层的严重程度，会影响多个器官系统，包括心血管、肺、肾、神经、胃肠道和周围血管（表5B.2）[14]。

表 5B.1　与主动脉夹层发展相关的危险因素[13]
与主动脉壁应力增加相关的疾病
• 不受控制的高血压
• 嗜铬细胞瘤
• 可卡因和其他兴奋剂
• 举重和 Valsalva动作
• 创伤
• 减速或扭转损伤
• 主动脉缩窄
与主动脉中膜异常相关的疾病
遗传性
• 马凡综合征
• Ehlers-Danlos综合征，血管型（IV型）
• 二叶主动脉瓣
• Turner 综合征
• Loeys-Dietz 综合征
• 家族性胸主动脉瘤和夹层综合征
炎症性血管炎
• 大动脉炎
• 巨细胞性大动脉炎
• 贝切特大动脉炎
其他
• 怀孕
• 多囊肾
• 慢性糖皮质激素和免疫抑制剂的应用
• 累及主动脉壁的感染

3. 总体而言，A型夹层应采用急诊手术修复。这与B型夹层的患者不同，后者最初接受抗搏动保守治疗即可，外科手术只针对有并发症的患者[15, 16]。外科手术、腔内治疗和药物治疗的适应证见表5B.3。

   a. 急性A型主动脉夹层会导致主动脉破裂、主动脉瓣反流伴心力衰竭、卒中、心脏压塞和内脏缺血的重大风险。

   b. 在IRAD登记中，接受药物治疗的A型主动脉夹层患者的死亡率为58%，而接受手术的患者死亡率为26%[17]。

表 5B.2　主动脉夹层患者器官系统并发症[14]
心血管系统
心脏骤停
晕厥
主动脉瓣反流
充血性心力衰竭
冠状动脉缺血
心肌梗死
心包填塞
心包炎
肺部
胸腔积液
血胸
咯血（主气管或支气管瘘）
肾脏
急性肾功能衰竭
肾血管性高血压
肾缺血或梗死
神经系统
卒中
短暂性脑缺血发作
瘫痪或截瘫
脑病昏迷
脊髓综合征
缺血性神经病
胃肠
肠系膜缺血或梗死
胰腺炎
出血（主动脉肠瘘）
周围血管
上肢或下肢缺血
全身
发热

c. 修复的目标是切除/消除近端入口撕裂，防止心包破裂，预防或治疗冠状动脉开口夹层，纠正主动脉瓣反流，恢复真腔血流，纠正灌注不良，并在可能的情况下消除远端假通道[14]。

表 5B.3 　　主动脉夹层患者治疗方法及适应证[2, 13]
外科手术治疗
• 急性A型夹层
• 升主动脉逆行夹层
腔内和/或外科治疗
• 禁忌手术的急性A型夹层患者的血管内治疗
• 急性B型夹层合并
• 内脏缺血
• 肢体缺血
• 破裂或即将破裂
• 动脉瘤扩张
• 顽固性疼痛
药物治疗
• 单纯B型主动脉夹层
• 单纯孤立性弓部夹层

4. 如果主动脉瓣无法修复，通常需要进行主动脉瓣置换术。因此，A型夹层的紧急治疗包括升主动脉置换，通常还包括主动脉瓣和夹层主动脉弓的置换[1]。对于不能进行开放手术修复的患者，可以采用腔内技术[2]，包括在升主动脉和主动脉弓内植入腔内移植物。然而，这类申请本质上是研究性质的，通常是在同情的基础上进行的。

C. **胸主动脉瘤**

1. 胸主动脉瘤（TAA）是指主动脉增大到其正常大小的1.5倍以上[1]。我们经常使用直径 > 4cm作为TAA的定义。真正的动脉瘤包括三层未失去连续性的主动脉壁。然而，主动脉壁固有的弱点会导致其直径扩大和破裂[13, 14, 18]。另一方面，当主动脉壁本身失去连续性，出血混有外膜或被周围血管组织包裹时，就会发生假性动脉瘤。与真性动脉瘤相比，假性动脉瘤通常具有更高的破裂风险[14]。

2. 主动脉扩张的病理生理学一般归因于腹主动脉壁中膜囊性变性和炎性改变。囊性中膜变性中，弹性纤维断裂和丢失，中层蛋白多糖沉积增多。在炎性改变过程中，细胞外基质过度降解，超过其合成，从而对血管平滑肌细胞和主动脉中层细胞外蛋白之间正常存在的微妙的稳态产生不利影响[1, 19, 20]。蛋白水解酶的活性，如基质金属蛋白酶（MMPs），在主动脉瘤的形成中起着重要的病理生理作用。基质金属蛋白酶，尤其是基质金属蛋白酶-2和基质金属蛋白酶-9亚型，可降解主动脉壁中层的弹性蛋白、纤维蛋白和胶原。通常情况下，MMPs受金属蛋白酶组织抑制因子（TIMPs）的调节，但在动脉瘤患者中，MMPs和TIMPs之间的平衡向蛋白分解增加转移，这与观察到的主动脉壁降解和变薄相关[1, 21]。此外，炎性改变，如大动脉炎、类风湿性关节炎和巨细胞动脉炎等，可导致TAA的发展，进一步证明了炎症在动脉瘤中的作用[1]。

3. 升主动脉瘤的解剖学分类：根据主动脉根部受累的类型，TAA可以分为三大类（图5B.1）[1]

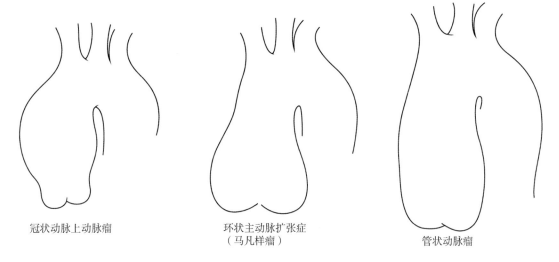

冠状动脉上动脉瘤　　　　环状主动脉扩张症　　　　　管状动脉瘤
　　　　　　　　　　　　（马凡样瘤）

图 5B.1　升主动脉瘤病有三种常见类型：冠状动脉上型、环状-主动脉扩张型和管状型（见讨论文本）。经Elefteriades JA许可转载。Thoracic aortic aneurysm：reading the enemy's playbook. Curr Probl Cardiol. 2008;33（5）:203–277.

a. 冠状动脉上动脉瘤：主动脉瓣环和主动脉瓣环与冠状动脉口之间的短节段大小正常，升主动脉瓣膜上扩张。

b. 马凡样瘤：也被称为环状主动脉扩张症，这种类型的动脉瘤涉及到主动脉环和主动脉近端的扩张。

c. 管状动脉瘤：在这一类别中，主动脉瓣环和近侧主动脉略有扩张，但没有明显扩张，整个升主动脉的口径均匀，呈"管状"外观。

   i. 在极少数情况下，可能还会看到囊状动脉瘤，该囊状动脉瘤像袋子一样从主动脉腔突出，仅占主动脉壁长度和周长的一小部分。

   ii. 这些解剖学扩张模式很重要，因为外科治疗是以精确的扩张模式为基础的。

4. 胸主动脉瘤的长期并发症

    a. TAA的生长使患者易出现主动脉夹层或破裂。

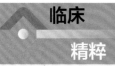

临床
精粹

在升主动脉中，如果没有主动脉夹层，很少会发生破裂。

    i. 通过升主动脉瘤的自然病史，可了解其直径"易破裂临界点"，如果超过了易破裂临界点，破裂和夹层的风险急剧增加[1]。

    ii. 传统上，升主动脉瘤的易破裂临界点是6cm，当动脉瘤达到这一点时，31%的患者已经发生了夹层或破裂（图5B.2）[1,22-24]。

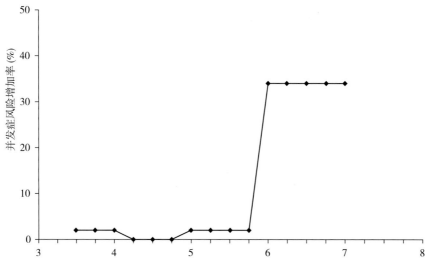

图5B.2　注意直径6cm的易破裂临界点，超过此值后，升主动脉动脉瘤的自然风险会急剧增加。经 Elefteriades JA许可转载。Natural history of thoracic aortic aneurysms：indications for surgery，and surgical versus nonsurgical risks. Ann Thorac Surg. 2002;74（5）：S1877–S1880; discussion S1892–S1898.

    iii. 随着研究患者人数的增加，目前的数据更加细致，其易破裂临界点位于5.75cm，再次位于5.25cm，这表明应将介入标准定于5.25cm[25]。

    b. 急性主动脉事件（破裂或夹层）的临床特征取决于病变部位。一般来说，升主动脉夹层会产生撕裂样、剧烈的胸骨下疼痛，降主动脉瘤会产生严重的肩胛间疼痛，通常会向骶尾部放射和发展。

5. 手术干预标准

    a. 慢性升主动脉瘤患者接受介入的公认标准是升主动脉瘤直径大于5.5cm。对于经验丰富的机构，为降低介入的风险，可接受的标准是5.0cm。但是，需要强调的一点是，尺寸标准仅适用于无症状的动脉瘤。

b. 有症状的动脉瘤无论大小都需要手术，因为动脉瘤的患者出现疼痛预示着破裂。据描述，胸主动脉瘤以每年0.5cm或更快的速度快速生长，所以手术是必需的。但实际上，这种快速增长在胸主动脉瘤中极为罕见。

c. 假定的这种增长速度通常是由于测量误差（斜测量或在不对应的主动脉段上进行比较）引起的。此外，结缔组织疾病和家族性TAA可能更加需要进行手术，因为很小尺寸的夹层就有可能发生破裂。

d. 对于马凡综合征、Loeys-Dietz综合征、Ehler-Danlos综合征和其他遗传性大动脉病变的患者，我们通常在5cm之前就进行手术（图5B.3）[26]。在特纳综合征中，很小尺寸的夹层就可能突然发生破裂，当升主动脉瘤直径达3.5cm或更大时，可以考虑手术。

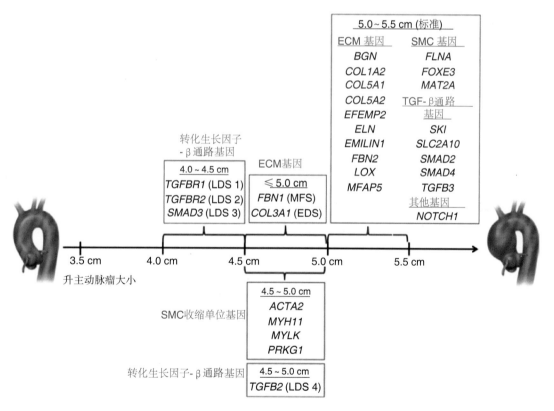

图5B.3　预防性外科手术的升主动脉瘤尺寸的简化示意图，按基因类别划分为：ECM基因，SMC收缩单位和代谢基因以及TGF-β信号通路基因。ECM，单元外基质；LDS，Loeys-Dietz综合征；MFS，马凡综合征；SMC，平滑肌细胞；EDS，Ehlers-Danlos综合征。经Brownstein AJ，Ziganshin BA，Kuivaniemi H，Body SC，Bale AE和Elefteriades JA许可转载。Genes associated with thoracic aortic aneurysm and dissection：an update and clinical implications. Aorta（Stamford）. 2017;5（1）:11–20.

6. 外科手术

a. 升主动脉瘤的外科治疗通常包括切除和移植+/−主动脉瓣替换。一般来说，升主动脉手术需要在主动脉重建过程中使心脏停止跳动，并通过体外循环建立人工血液循环。外科手术治疗升主动脉瘤的最大挑战之一是对主动脉弓的干预。当主动脉弓被介入时，流向头部血管的血流通常必须中断［需要脑保护方法，如深低温停循环脑保护（DHCA）］或人工替代。目前，脑保护的方法主要有三种：深低温脑保护（DHCA）、顺行脑灌注（ACP）、逆行性脑灌注（RCP）。此外，根据解剖学适应证，一般采用三种方法进行主动脉弓置换[14]。

表 5B.4　根据升主动脉直径的手术适应证	
	建议手术的升主动脉直径
TAA（无其他共存疾病）	5.5cm
BAV，马凡综合征，家族性TAA	5cm
Loeys–Dietz综合征	4.4～4.6cm（CT或MRI）；4.2cm（TEE）
Turner 综合征	>3.5cm

i. 近端半弓切除：在此过程中，仅更换主动脉弓的下表面，可使主动脉弓血管完好无损。对于许多升主动脉瘤来说，这就足够了，当它们达到弓区时，会逐渐变小。

ii. 完全弓部切除：在这些手术中，将替换整个主动脉弓。通过重新吻合附带大血管（卡雷尔贴片）的主动脉"瘤壁岛"或通过移植到头部血管本身来重建脑血流。

iii. 象鼻手术：如果动脉瘤延伸至降主动脉，则需要行两期手术。在第一期完成将"象鼻"缝合在主动脉弓末端，移植物的远端游离在降主动脉中。在二期，大约4周后，切除降主动脉瘤，并将象鼻的远端连接到下面的正常主动脉上。

b. 目前，已证实行升主动脉和主动脉弓的开放手术非常安全，30天时的死亡率为2.1%；其中择期手术的死亡率为1.5%，急诊病例的死亡率为6.3%[12]。因此，开放手术修复是目前治疗升主动脉病变的标准。此外，其他几种病变，如主动脉假性动脉瘤、PAU、IMH和升主动脉破裂，可以通过开放的外科修复有效地处理，从而消除了发生灾难性事件的固有风险。在文献报道中，这几种病变的腔内修复比主动脉夹层少。实际上，如果这些病变在主动脉中的分布比较局限，也可以考虑采用内移植物移植[8, 10]。

7. 主动脉假性动脉瘤：如前所述，真动脉瘤的主动脉壁三层膜完整，只是动脉的异常扩张，而假性动脉瘤是指包含主动脉外膜或周围瘢痕组织的血液蓄积而导致的血流连续性丧失。这可以在手术吻合部位看到，例如近端和远端移植物吻合和冠状动脉再植入部位。假性动脉瘤也发生在复杂的主动脉瓣根部扩大手术后或在心内膜炎和组织破坏的情况下。由于加压流入囊腔，假性动脉瘤破裂进入纵隔和胸膜腔的风险增加，这往往是致命的[27]。

8. 穿透性主动脉溃疡（PAU）：PAU的特征是主动脉区域具有动脉粥样硬化改变和溃疡样突起外观（图5B.4）。内膜被侵犯，病变通过主动脉壁发展；而且，它可能与覆盖的血栓相关或不相关。PAU可能是夹层发展的切入点，并且可能与导致夹层甚至破裂的中膜内血肿的发展有关[28, 29]。

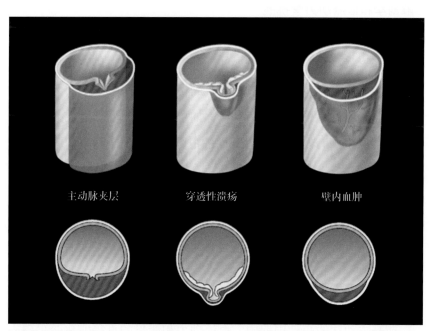

图 5B.4　**主动脉夹层的多种形式：典型的主动脉夹层，穿透性主动脉溃疡和壁内血肿（IMH）。注意IMH的同心性血肿。经Elefteriades JA许可转载。**Thoracic aortic aneurysm：reading the enemy's playbook. Curr Probl Cardiol. 2008;33（5）:203–277.

9. 壁内血肿（IMH）：IMH是主动脉夹层的一种变体（图5B.4）。在没有内膜撕裂的情况下，主动脉壁的中层受累；然而，它可能与微撕裂的存在和血肿的发展有关。有人假设IMH发生在PAU引起的血管自发性破裂或中膜破裂之后。与主动脉夹层患者相比，IMH的外中膜较薄，增加了破裂的风险[28, 30]。

Ⅲ. 升主动脉和主动脉弓的血管内治疗

A. 技术的实施

腹主动脉血管内技术的成功实施使得开放式手术成为腹部主动脉疾病患者的二线治疗方法。相反，血管内修复已成为处理急性和择期性腹主动脉疾病的金标准。

因此，人们对胸主动脉段疾病诸如动脉瘤、夹层和动脉导管未闭等的研究热情增加，目的是减少与开放手术修复相关的并发症，如早期死亡、截瘫、肾功能不全和心脏疾病[8]。近端主动脉节段是血管内技术的最终难题。血管内治疗越靠近主动脉瓣，就变得越复杂和危险。解剖和生理上的复杂性使血管内介入装置的充分释放和应用变得复杂。此外，也缺乏适合主动脉解剖和血液动力学的升主动脉专用设备[8]。

B. 解剖学和血流动力学挑战

1. 升主动脉和主动脉弓的解剖对血管内技术的实施来说富有挑战性。主动脉瓣和冠状动脉口在窦管交界处下邻近，在如此近的位置放置支架可能导致主动脉瓣关闭不全或心肌梗死。同样，由于头颅血管（无名动脉、左颈总动脉和左锁骨下动脉）的存在，如果支架在无名动脉的起点以外展开或发生移位，则有发生脑血管意外的危险[8]。因此，升主动脉的有效介入区域限于从窦管交界到无名动脉起点的区域，通常长度为5~7cm[31]。影响血管内技术正确使用的另一个参数是升主动脉的直径较大，平均比降主动脉大1cm。这限制了在TEVAR中可以使用的支架的范围[8, 10, 32]。此外，由于升主动脉的短段，要达到通常推荐的20mm锚定区可能是有挑战性的；因此，一些报告建议将锚定区减少到最低的10mm，以避免在近端阻塞冠状动脉口或主动脉瓣，在远端阻塞无名动脉[8, 33]。

2. 在升主动脉的心动周期中，血流动力和明显的直径变化会阻碍支架的精确展开。与降主动脉相比，较高的收缩期血流量可能会导致支架在释放时移位，这种现象被称为"风暴效应"[34]。因此，可能需要采取特殊的技术手段，包括快速将心室起搏至180次/分，注射腺苷诱导短暂心脏骤停、腔静脉闭塞，或硝酸盐等药物——所有这些都用于降低覆膜支架植入期间的后负荷、血压和心输出量[8, 10, 33]。在心动周期中，最大直径变化仅在冠状动脉的远端达到5mm，相当于平均变化为17%，而在靠近无名动脉的位置也出现了5mm的变化，相当于14%。为了进行最佳计划，ECG门控计算机断层血管造影（CTA）可以专门评估升主动脉的搏动性，以更好地确定尺寸[7]。

C. 适应证和患者选择

1. 高龄或有多种合并症的患者以及其他不适合接受手术治疗的患者，如果出现晚期升主动脉病变，仅进行药物治疗往往会导致不良的预后。例如，经过药物治疗的A型主动脉夹层患者的院内死亡率接近60%[33]。实际上，总体上有28%的主动脉病变患者被认为不适合进行开放式手术[33]。如果患者被认为无法手术，则应采用血管内治疗。在病例系列报道和病例报告中，血管内支架植入术的良好结果支持对位于窦管交界处以上但无名动脉起点以下的局部病变使用这种方法[8, 10]。微创腔内治疗已用于急性和慢性A型主动脉夹层（48%）、主动脉假性动脉瘤（27.7%）、升主动脉瘤（5.1%）、PAU（4.2%）、IMH（2.5%）和升主动脉破裂（2.5%）[8, 10]。尽管几乎在高危患者中只使用了血管内技术，但据报道，其成功率极高（96%），而且中转开胸手术率低（0.7%）[35]。

2. A型主动脉夹层患者采用升主动脉腔内介入治疗的解剖学可能性基于几个特殊的解剖学变量：没有主动脉瓣膜病变（主动脉瓣反流），足够的主动脉长度用于封闭区，冠状动脉开口的位置合适（避免阻塞）。更具体地说，建议以下列前提条件来选择最有可能从血管内介入治疗中受益的部分患者：

   a. 存在长度大于10mm的近端和远端锚定区

   b. 近端锚定区和远端锚定区之间的直径没有差异（<10%）

   c. 真主动脉腔直径≤38mm

   d. 总主动脉直径> 16mm和<46mm

   e. 缺乏源自升主动脉的冠状动脉旁路

   f. 升主动脉区或邻近主动脉区无钙化或血栓形成

   g. 窦管交界处上方>10mm的内膜撕裂

   h. 在无名动脉下方的内膜撕裂> 5mm

   i. 没有3级或4级主动脉瓣反流

   j. 髂总动脉和髂外动脉直径>7mm[7, 34]

3. 如果A型主动脉夹层涉及主动脉根部本身，以及（在大多数权威人士看来）患有结缔组织病（马凡综合征、Loeys-Dietz综合征、Ehler-Danlos综合征）的患者，存在严重的主动脉瓣反流，则禁忌行升主动脉腔内修复。然而，对于有结缔组织病变的患者，血管内治疗可以作为过渡治疗手段，直到可以明确行开放性手术，从而将急性病程转为亚急性和可控制的情况[7]。

D. 升主动脉设备

1. 支架：没有特定的主动脉支架削弱了升主动脉血管内治疗的吸引力。用于升主动脉的腔内移植物的设计通常旨在与治疗降主动脉（TEVAR）和腹主动脉病变相符合[31]。然而也有一些专门针对升主动脉而设计的装置，包括Zenith Ascend（Cook Medical，Bjaeverskov，Denmark）和Valiant PS-IDE设备（Medtronic，Minneapolis，MN）。

   a. Zenith Ascend支架（Cook Medical，Bjaeverskov，Denmark）：Zenith Ascend支架是为升主动脉量身定制的研究用设备，用于治疗A型主动脉夹层和动脉瘤。Ascend装置首先在欧洲使用，在美国有一些通过一项研究性器械豁免的协议而广泛使用的案例[34]。Ascend是一种小巧的聚酯纤维和镍钛合金支架，尖头更短、更柔韧，以减少心室和瓣膜创伤。近端和远端的裸金属固定支架可提供额外的支撑和织物附着处，从而降低损害冠状动脉或无名动脉的风险[32, 34]。建议将Ascend用于符合以下解剖学标准的患者：冠状动脉起点远端和无名动脉起点近端的最小锚定区为10mm，主动脉直径≤40mm且≥24mm[34, 36]。

   b. Valiant PS-IDE（Medtronic，Minneapolis，MN）：Valiant PS-IDE腔内移植物是对于TEVAR中使用的Valiant胸腔支架的改良。对其进行了修改以用于治疗升主动脉的病变，调整原始配置以适用于升主动脉较短的节段和较宽直径。它在一项前瞻性研究中被确定有成功植入的可行性。有两种结构可供选择：有远端闭网的近端FreeFlo锥形和近端带有裸露弹簧的闭网设计。输送系统与Valiant Captiva相同，不同之处在于，其无尖头捕获装置用于近端封闭网设计，而尖头捕获系统则用于FreeFlo配置。它被用于患者的病变区域的近端和远端具有至少10mm锚定区，升主动脉直径28～44mm以及美国麻醉学会（ASA）评分为4分的高危手术候选人[32]。

2. 表5B.5列出了已应用于升主动脉血管内治疗的不同腔内移植物（包括升主动脉特有的和用于TEVAR的支架）[8, 10]。

表 5B.5　不同类型的支架在升主动脉腔内治疗中的应用[a][8, 10]
设备/支架物
Zenith TX2 Pro-Form endograft（Cook Medical，Bloomington，IN）
Thoracic TAG（Gore Medical，Flagstaff，AZ）
Talent thoracic stent graft（Medtronic，Minneapolis，MN）
Valiant stent graft（Medtronic，Minneapolis，MN）[a]
Zenith ascending dissection device（Cook Medical，Bjaeverskov，Denmark）[a]
Seal thoracic stent graft（S&G Biotech）
Najuta thoracic stent graft system（Kawasumi）
Custom-made grafts
Excluder abdominal cuff（Gore Medical，Flagstaff，AZ）
Endurant aortic cuff（Medtronic，Minneapolis，MN）
Relay NBS thoracic stent graft（Bolton Medical，Sunrise，FL）
Zenith aortic cuff extender（Cook Medical，Bloomington，IN）

[a]专为升主动脉设计的支架

E. 腔内移植物的放置

1. 当患者被认为属于开放手术的高危患者并考虑血管内入路时，不仅解剖学和血流动力学特征可能会对腔内移植物的置入构成挑战，而且影响血管进入升主动脉的解剖学变量也会带来挑战。通常，根据在经导管主动脉瓣置换术（TAVR）中获得的经验，选择经股动脉入路，前提是髂股血管有足够的直径容纳鞘管的输送[7]。

　　然而，与腹部和胸部装置所需的相对较短的长度相比，距窦管交界处的距离较长，这带来了技术挑战。而且，长而坚硬的鼻锥的存在使心室穿孔和主动脉瓣小叶受损的风险。因此，采用了其他途径，允许更直接的途径到达升主动脉。通过左右颈动脉、左右腋动脉、左右锁骨下动脉和髂动脉完成输送。经膈和经心尖方法也已在文献中被描述过了[32]。

2. 经心尖方法进入血管内治疗，消除了对长而硬的鼻锥的需求，从而将相关并发症的风险降至最低。随着从左心室尖端到升主动脉的距离变短，操作员在释放过程中的控制力得到了改善。当结合瞬间减少心输出量的策略时，心尖入路可使装置更精确地锚定。此外，通过更可控的移植物展开技术，可以实现更好的同轴放置，以减少I型内漏的发生。这项技术的优点之一是，在A型夹层患者中，通过一个未被解剖的平面（通过左心室）进入升主动脉，可以确定在真腔内展开[32]。

F. **围术期影像学检查**

1. 为了在升主动脉中成功释放腔内支架，需要十分周密的术前计划。首先，术前使用门控对比增强计算机断层扫描（CT）或非增强时间飞跃磁共振成像（MRI）了解主动脉瘤的基本信息，包括主动脉大小以及动脉粥样硬化斑块和PAU的存在。其次，精确的成像可以评估近端和远端锚定区、进入血管的大小和角度，以及重要侧支的存在和位置。此外，对于覆盖主动脉分支的介入措施，融合术前CTA或MRA与术中透视的融合图像可为外科医生提供精确的术中路线图[7]。

2. 经食道超声心动图（TEE）也起着重要作用。在术前阶段，TEE可以更好地显示主动脉瓣功能。术中，TEE引导可理想选择经心尖入路的部位，并确定导丝在真腔中的位置。此外，TEE有助于检测支架释放后的任何并发症，例如医源性主动脉瓣反流和由于冠状动脉口梗阻而引起的局部室壁运动异常[7]。

3. 术中，可以使用神经功能监测来确认通过主动脉弓上血管血流的完整性和足够的脑灌注量。例如，经皮近红外光谱和经颅脑血氧测定可以提供有关脑灌注和氧合的实时信息。另外，颅内血管的经颅多普勒检查可以检测血流和微栓塞的变化，显示主动脉弓血管的部分或全部闭塞，影响脑血流或远端的栓塞情况[7]。

4. 血管内超声（IVUS）是有价值的成像方法，可以全方位显示腔内表面的情况，可以测量腔直径并精确确定分支血管的位置。此外，IVUS可以明确斑块或血栓的定位，并增强锚定区的选择并准确显像。在A型主动脉夹层中，IVUS可以可靠地用于识别真腔（与假腔不同）。IVUS还可以确认适当的支架释放并排除任何内漏[7]。

G. **并发症**

升主动脉血管内治疗出现的大多数并发症对专家来说都不太熟悉。然而，大多数并发症是预料之中的，因为这段主动脉具有其解剖特点。文献中报道的最常见并发症如下。当使用必须通过主动脉瓣的刚性输送系统时，有可能导致左心室穿孔和/或左心室室壁瘤形成。在同样的情况下，主动脉瓣的损伤也是可能的。当支架放置在靠近窦管交界处时，由于施加强大的径向力以加强升主动脉近端的固定，可能会发生主动脉根部损伤和夹层，冠状动脉闭塞并继发心肌梗死[32, 37]。主动脉弓支血管闭塞后可能发生缺血性卒中等神经系统并发症。此外，如果主动脉弓存在动脉粥样硬化，过度的导丝和导管操作后，可能会引起颗粒和/或空气栓塞。其他并发症还包括：支架放置失败、内漏发展、支架移位、需要再次介入以及转为开放手术。

IV. 主动脉弓腔内治疗

A. 挑战性

主动脉弓和升主动脉是血管内治疗最具挑战性的领域。主动脉弓的弯曲、该区域的高血流量以及为上半身（包括大脑）供血的重要分支的存在，使该部分的任何治疗方法都有可能造成损伤性并发症[38]。

B. 技术方法和并发症

1. 通常情况下，常规的开放式外科手术治疗包括：胸骨劈开、心肺旁路手术以及伴有或不伴有ACP或RCP的深低温停循环。尽管一直存在误解，但外科手术的进展使择期主动脉弓手术变得非常安全。据报道，术后死亡率和永久性神经功能缺损分别为2.9%和2.2%[12]。

2. 随着血管内材料和技术的进展，血管内和联合腔内/开放（杂交）的方法来治疗主动脉弓已得到越来越广泛的应用，目的是减少开放和分期手术的并发症[38]。

3. 尽管主动脉弓的腔内治疗取得了进步，但截瘫、内漏、卒中和逆行A型夹层的风险仍然存在。据报道，在杂交弓修复后，高达15%的患者会发生脑循环栓塞，尤其是存在明显主动脉弓动脉粥样硬化的患者，这是卒中的主要原因。脊髓低灌注性截瘫的发生率约为6%。截瘫的风险随着主动脉病变范围的增大而增加；以前做过肾下主动脉手术也会使这种风险增加[39]。逆行夹层是B型主动脉夹层治疗患者遇到的一种极其严重的并发症。当支架尺寸超过10%时，逆行夹层似乎更常见。已经有报道主动脉弓杂交修复后逆行夹层发生率为2%～6.5%。Ⅰa型内漏出现在6%的主动脉弓介入治疗中，1年后再介率为18%，2年后为21%，5年后为36%[39]。

C. 主动脉弓锚定区

1. 为了将腔内支架放置在主动脉弓中，支架在近端和远端至少需要15mm的锚定区。但是，当主动脉弓高度倾斜时，所需的锚定区会增加到20mm。

2. 此外，理想的主动脉弓锚定区的参数包括：主动脉直径<40mm，无病变的主动脉长度>20mm，角度<60°[39]。Ishimaru及其同事[40]建立了5个

主动脉弓区域，作为支架血管内释放的锚定标志。

　　a. 0区是无名动脉的近端区域，包含其起始处和升主动脉。

　　b. 1区包含颈总动脉的起始处。

　　c. 2区包含锁骨下动脉的起始处。

　　d. 3区位于左锁骨下动脉与其远端2cm之间的区域。

　　e. 4区包括距左锁骨下动脉2cm以上的胸主动脉的其余部分（图5B.5）[39, 41]。

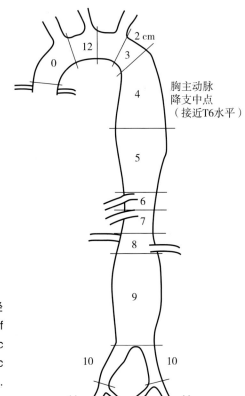

图5B.5　正确释放腔内支架的主动脉区示意图。经Fillinger MF，Greenberg RK，McKinsey JF，Chaikof EL许可转载；Society for Vascular Surgery Ad Hoc Committee on TRS. Reporting standards for thoracic endovascular aortic repair (TEVAR). J Vasc Surg. 2010;52:1022–1033, 1033.e1015.

Ⅴ.　全主动脉弓腔内技术

当处理主动脉弓时，可以使用多种技术，包括杂交手术及完全腔内方法。全腔内方法包括平行支架术、腔内分支移植物的使用和原位开窗[38]。

A. 平行支架技术

1. 平行支架技术也被称为通气管或烟囱技术，用于维持血管内支架封闭区内重要分支的血流，而不需要开窗或分支移植物。在这项技术中，覆膜支架被放置在与主动脉移植物平行的重要弓支中。

2. 主动脉支架的长度超过了主动脉分支的起始处，平行的移植物作为支架移植物的一个功能臂工作。烟囱技术的主要困难是Ⅰa型内漏的发展，这是由于支架主体与主动脉壁的对接不充分所致。平行移植物周围的"沟槽"会促进内渗漏。

3. 据报道，平行移植技术手术成功率为99%，围术期死亡率为4.5%，卒中的发生率高是由于处理主动脉分支形成的栓子所致[39, 42, 43]。

4. 然而，对于非手术候选患者的急症或紧急病例，或者作为非计划覆盖范围的主动脉分支的救治程序，通气管或烟囱技术可以作为一种选择[39]。

B. 分支内支架

1. 当左锁骨下动脉远端（3区和4区）近端封闭面积不足时，可选择分支内支架；因此，分支内支架需要覆盖重要的主动脉弓分支（0区至3区）。分支内支架保留了腔内技术的优点，同时避免了对主动脉分支的不良灌流[44]。多年来，分支内支架已在美国以外的地区，在个别制造商赞助的定制计划下销售多年。但是，在美国，根据FDA的研究器械豁免协议，在一些选定的地点使用了分支内支架，其中大部分是作为研究使用[44]。

2. 目前正在研究的几种分支内支架（表5B.6）。

表 5B.6　当前的腔内主动脉弓支架移植物[39]				
制造商	槽	开窗	分支	近端锚定区
Bolton Medical	是	是	是，单支或双支	0
Cook Zenith	是	是	是，单支或双支	0
Gore TAG	否	否	是，单支	0
Medtronic	否	否	是，单支	2
Kawasumi	否	否	否	0

a. Cook Arch Branch支架（Cook Medical，Bloomington，IN）：这是一个专为释放在0区而设计的双分支覆膜支架。它是由薄型聚酯纤维材料以及镍钛合金和不锈钢制成，具有两个完整的分支，分别对应于无名动脉和左颈总动脉[44]。

b. Bolton Arch Branch支架（Bolton Medical，Sunrise，FL）：该支架是为美国境外的"定制"订单提供的。它基于Relay NBS平台，由聚酯纤维和镍钛合金支架制成，没有近端的弹簧段。为内分支支架，被称为隧道：这些分支是定向的，这样前一支可以最佳地连接到左侧颈动脉，后一支可以连接到无名动脉[44]。

  c. Medtronic Arch Branch device（Medtronic，Santa Rosa，CA）：该支架称为Mona-LSA，是用于2区释放的单分支支架。它基于Valiant腔腔内覆膜支架平台，由聚酯纤维和镍钛合金材料制成。原则上，只需要对必不可少的覆盖血管进行血管重建，该支架可用于更近端的弓区。其几何形状是一种改制的开窗结构，外观像倒置的漏斗，允许外段与锁骨下动脉或任何备用弓血管的起始处接合，支架与加宽的窗口桥接[44]。

  d. W.L. Gore Arch Branch device（W.L. Gore Medical，Flagstaff，AZ）：该支架称为GORE TAG胸支假体，是基于cTAG平台的单分支弓装置，由覆盖聚四氟乙烯（ePTFE）的膨胀式镍钛合金框架制成。它专为在0区和2区中释放而设计；然而，更近端的弓区需要手术重建必不可少的主动脉弓区分支的血运[44]。

C. 原位开窗

1. McWilliams及其同事于2004年首次描述了该技术[45]。该技术仅用于1区和2区，由于只暂时覆盖了主动脉上分支，因此不需要体外灌流来维持脑循环[38]。

2. 其基本原理是在胸腔覆膜支架展开后，通过开窗使血液流向重要的弓分支[45]。

3. 最初的技术包括硬导丝、穿刺针和切割球囊血管成形术。后来发现，这项技术会导致扩张的ePTFE支架移植物撕裂。因此，在TEVAR手术中，采用了激光或射频穿刺来进行逆行原位开窗，随后进行球囊血管成形术和覆膜支架的展开[38]。

4. 除开窗技术外，还描述了以下由Kawasumi研究所Najuta开发的开窗支架：

  a. Najuta endograft system（Kawasumi Laboratories Najuta，Tokyo，Japan）：这是一种无分支的开窗支架，是用ePTFE覆盖的纵向连接的Z支架构建的[39]。

D. 医师自制支架

1. 定制的分支和开窗腔内支架在特定情况下可能有用，但在紧急情况下无法使用，因为其制造时间很长。因此，医生们有时会选择通过增加分支和开窗来修改肾下和胸部的支架。

2. 支架通常是用由自膨胀支架移植物的部分构造而成的加固窗口或分支来制作的。这种创造性的发明使这些自制的支架成为需要紧急手术患者的选择。但是，由于长期预后尚不清楚，这让医生承担了巨大的责任，特别是如果紧急病例不是在美国境内的正式试验设备豁免（IDE）研究协议下进行的[46]。

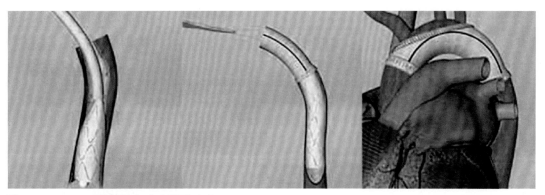

图5B.6　E–VITA释放加主动脉弓重建术。© JOTEC GmbH，a full owned subsidiary of CryoLife Inc.

VI.　主动脉弓杂交手术方法

为了降低开放手术的相关风险，同时又避免腔内方法的局限性，杂志技术应运而生。杂交介入有两种类型：第一，使用支架移植物或冷冻象鼻手术进行远侧主动脉弓开放修补，第二，涉及主动脉上分支的解剖外旁路结合胸廓支架置入以延长近端锚定或去分支手术（图5B.6）。

A.　冷冻象鼻技术

1. 象鼻手术最早是在1983年由Borst和他的同事[47]描述的，用来治疗整个胸主动脉广泛的动脉瘤性疾病。在这一过程中，在降主动脉中留下一个游离的"象鼻"移植物，供日后在二期替换降主动脉时使用。Kato和他的同事[48]报道了对二期象鼻手术进行改进的第一次体验。它包括开放的主动脉弓手术联合使用腔内支架治疗降主动脉疾病。现今，最初的技术已经被改进，从游离的远端吻合到冷冻象鼻的手工缝合近端，以避免移位。这项技术可以通过开放修复主动脉弓和顺行展开腔内支架来治疗广泛的主动脉瘤性疾病。此外，它还可用于A型主动脉夹层的治疗，以减少降主动脉的瘤样变性[38]。

2. 在美国以外有两种预制的支架可供选择。

   a. The E–Vita Open and the E–Vita Plus（JOTEC，Hechingen，Germany）:这些设备的注册时间最远可追溯到2005年。已证实，其主动脉夹层的院内死亡率为16%，非夹层的院内死亡率为13%；术后卒中和脊髓损伤的发生率分别为8%和4%。使用这些设备，低于T10的锚定区已被确定为截瘫的危险因素（图5B.7）[38]。

   b. Thoraflex™ Hybrid Plexus and Thoraflex™ Hybrid Ante-Flo. Terumo Aortic（Inchinnan，United Kingdom）：该支架具有四分支

（Plexus）和直型（Ante-Flo）两种，分别用于主动脉弓植入或作为机体贴片植入。据报道，围术期死亡率为7%，脊柱损伤为7%。美国正在进行Thoraflex™ Hybrid支架用于主动脉夹层、动脉瘤和破裂的研究（图5B.8）[38, 49]。

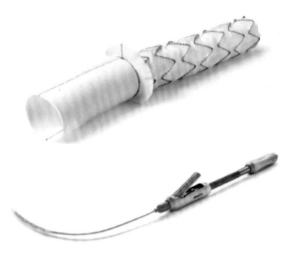

图5B.7　E-VITA开放支架及其输送系统 © JOTEC GmbH，a full owned subsidiary of CryoLife Inc.

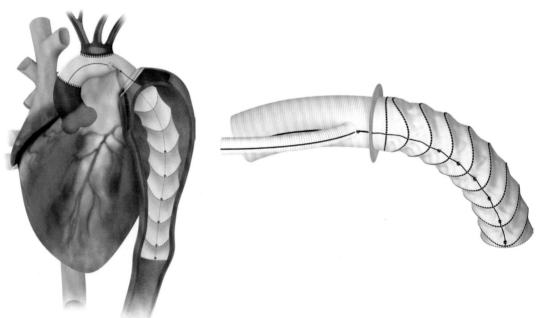

图5B.8　Thoraflex™hybrid支架及其输送系统。©2019 Terumo Aortic.

B. 外科去分支技术

1. 20世纪90年代末，首次报道了使用正中胸骨劈开从升主动脉到主动脉上分支的外科搭桥手术。2000年，报道了第一例通过TEVAR从左颈总动脉到左锁骨下动脉的外科搭桥术用于治疗急性B型主动脉夹层。去分支手术可采用或不采用胸骨劈开。根据病变沿主动脉弓区的分布位置不同，选择也会有所不同[38]。

2. 这些去分支手术可以分期进行，也可以与TEVAR同时进行[39]。对于病变累及0区的患者，必须谨慎考虑[38]。

　　a. 0区外科去分支术：当主动脉病变累及升主动脉和近端主动脉弓时，使用0区展开腔内支架。从升主动脉搭桥可以绕过覆盖有胸腔支架的主动脉弓分支的起点。如果无名动脉的起始处受损，可以选择行从升主动脉到无名动脉的解剖外搭桥术。在左颈总动脉需要血运重建的情况下，利用无名动脉的旁路作为流入道，为左颈总动脉建立外科搭桥。在左锁骨下动脉受累的情况下，可以将搭桥术与左侧颈总动脉支架结合使用。如果左锁骨下动脉很难进入，可随后通过锁骨下转位术或左锁骨下到颈动脉旁路术对其进行血运重建。据报道术后死亡率为0%～8%，卒中率为0%～17%。

　　b. 1区外科去分支术：对于有远端主动脉弓病变且距无名动脉＞2cm的近端锚定区的患者，建议进行1区外科去分支术。首先，使用8mm Dacron支架进行胸外左颈动脉至右颈动脉旁路术，这可以通过前胸膜下平面或后食管通路进行，由于支架在颈部位置较深，后者可提供最短和最安全的途径。另外，一些外科医生更喜欢采用转位技术，这样可以避免使用假体材料。然而，该手术必须使用胸骨切开或半切开。在这种情况下，在搭桥时，应结扎左颈动脉近端以防止Ⅱ型内漏，并根据需要结扎左锁骨下动脉近端。最后，进行TEVAR。据报道，术后死亡率为0%～11%，卒中发生率为11%[38]。

　　c. 2区外科去分支术：2区TEVAR要求术前对左锁骨下动脉进行手术血运重建，以避免缺血性并发症。锁骨下血运重建在特定情况下尤其重要。下列为非血运重建的潜在并发症：左乳内动脉移植物未闭合（立即心肌梗死）、功能性左上肢动静脉瘘（瘘管闭合）、长节段覆盖降主动脉（＞20cm）（截瘫）、右椎动脉缺如或闭锁（后颅窝卒中）、既往肾下动脉手术（截瘫）、胃下动脉闭塞（多种并发症）以及存在即将累及主动脉弓的动脉瘤（截瘫）。

　　　　通常，B型主动脉夹层和近端降主动脉瘤通常采用2区去分支术治疗。据报道，术后死亡率为0%～3.4%，卒中率为3%～8.7%[38]。

VII. 小结

腹主动脉病变的腔内治疗已近乎成为治疗腹主动脉的金标准。这些腹部介入的良好结果激发了人们对该技术扩展到近端主动脉段的热情。升主动脉和主动脉弓的腔内治疗已经成功实施，也许对降主动脉实施腔内治疗是最终需要解决的难题。

尽管人们对血管内处理更近端的节段很感兴趣，但实施过程中也存在许多困难。升主动脉是一个高风险区域，因为近端存在升主动脉瓣膜和冠状窦口以及远端的头部血管。胸部支架的任何错位都可能导致灾难性的后果，如心肌梗死或卒中。最后，流经这些节段的血流压力增加了支架充分展开的难度，需要降低血压和心输出量的技术。

此外，主动脉弓需要十分精细的手术计划，以更好地选择降低由于头部血管内固定而发生卒中风险的方法。

由于缺乏升主动脉的特定支架和主动脉弓支架尚处于研究阶段，使这些节段的腔内治疗成为一个新的和发展中的领域；腔内治疗主要用于高危患者，因为对于这些患者来说，传统的开放手术是不可行或不安全的。因此，血管内技术提供了一种替代单纯的药物治疗（在非手术患者中）的方法，因为单纯的药物治疗预计会导致很高的死亡率和发病率。

必须牢记的是，开放式手术技术已达到了前所未有的有效性和安全性水平。在激动人心但复杂的腔内治疗方法尚未经大规模、长期结果证实之前，如果计划采用腔内治疗，应先咨询有经验的外科医生的意见。

临床精粹

- 主动脉瘤是一种"沉默疾病"，需要密切监测，因为最初的临床表现可能就是危及生命的并发症。
- 对于突然出现胸痛或背痛的患者，需要高度怀疑主动脉夹层。
- 开胸式外科手术方法处理升主动脉和主动脉弓是治疗胸主动脉病变的金标准，与早期相比，其安全性得到了显著提高。
- 升主动脉和主动脉弓的腔内治疗主要用于禁忌使用常规手术方法的高危患者。

延伸阅读

1. Hiratzka LF, Bakris GL, Beckman JA, et al. ACCF/AHA/AATS/ACR/ASA/SCA/SCAI/SIR/STS/SVM guidelines for the diagnosis and management of patients with thoracic aortic disease: executive summary. *Circulation.* 2010;121:1544-1579.

2. Braverman AC. Diseases of the aorta. In: Braunwald E, Mann DL, Zipes DP, Libby P, Bonow R, eds. *Braunwald's Heart Disease a Textbook of Cardiovascular Medicine.* Saunders Elsevier; 2014.

3. Elefteriades JA, Farkas EA. Thoracic aortic aneurysm clinically pertinent controversies and uncertainties. *J Am Coll Cardiol.* 2010;55(9):841-857. doi:10.1016/j.jacc.2009.08.08.

4. Elefteriades JA. Thoracic aortic aneurysm: reading the enemy's playbook. *Curr Probl Cardiol.* 2008;33:203-277.

5. Muetterties CE, Menon R, Wheatley GH III. A systematic review of primary endovascular repair of the ascending aorta. *J Vasc Surg.* 2018;67(1):332-342.

6. Tanaka A, Estrera A. Endovascular treatment options for the aortic arch. *Cardiol Clin.* 2017;35(3):357-366.

参考文献

1. Ziganshin BA, Elefteriades JA. Thoracic aortic disease. In: Stergiopoulos K, Brown DL, eds. *Evidence-Based Cardiology Consult.* London: Springer London; 2014:331-353.

2. Erbel R, Aboyans V, Boileau C, et al. 2014 ESC guidelines on the diagnosis and treatment of aortic diseases: document covering acute and chronic aortic diseases of the thoracic and abdominal aorta of the adult. The task force for the diagnosis and treatment of aortic diseases of the European Society of Cardiology (ESC). *Eur Heart J.* 2014;35(41):2873-2926.

3. Prevention CfDaC. *WISQARS Leading Causes of Death Reports, 1999-2015.* [cited 2017 November]; Available at: http://webappa.cdc.gov/sasweb/ncipc/leadcaus10.html.

4. Patel R, Powell JT, Sweeting MJ, Epstein DM, Barrett JK, Greenhalgh RM. The UK EndoVascular Aneurysm Repair (EVAR) randomised controlled trials: long-term follow-up and cost-effectiveness analysis. *Health Technol Assess.* 2018;22(5):1-132.

5. Le TB, Park KM, Jeon YS, Hong KC, Cho SG. Evaluation of delayed endoleak compared with early endoleak after endovascular aneurysm repair. *J Vasc Interv Radiol.* 2018;29(2):203-209.

6. Lal BK, Zhou W, Li Z, et al. Predictors and outcomes of endoleaks in the veterans affairs Open Versus Endovascular Repair (OVER) trial of abdominal aortic aneurysms. *J Vasc Surg.* 2015;62(6):1394-1404.

7. Shah A, Khoynezhad A. Thoracic endovascular repair for acute type A aortic dissection: operative technique. *Ann Cardiothorac Surg.* 2016;5(4):389-396.

8. Muetterties CE, Menon R, Wheatley GH III. A systematic review of primary endovascular repair of the ascending aorta. *J Vasc Surg.* 2018;67(1):332-342.

9. Gandet T, Alric P, Bommart S, Canaud L. Endovascular aortic repair of a chronic ascending and arch aortic aneurysm. *J Thorac Cardiovasc Surg.* 2017.

10. Baikoussis NG, Antonopoulos CN, Papakonstantinou NA, Argiriou M, Geroulakos G. Endovascular stent grafting for ascending aorta diseases. *J Vasc Surg.* 2017;66(5):1587-1601.

11. Achneck HE, Rizzo JA, Tranquilli M, Elefteriades JA. Safety of thoracic aortic surgery in the present era. *Ann Thorac Surg.* 2007;84(4):1180-1185; discussion 1185.

12. Bin Mahmood SU, Velasquez CA, Zafar MA, et al. Current safety of ascending aortic surgery. Abstracts of the American Association of Thoracic Surgery Aortic Symposium, New York. 2018.

13. Hiratzka LF, Bakris GL, Beckman JA, et al. 2010 ACCF/AHA/AATS/ACR/ASA/SCA/SCAI/SIR/STS/SVM guidelines for the diagnosis and management of patients with thoracic aortic disease: a report of the American College of Cardiology Foundation/American Heart Association Task Force on Practice Guidelines, American Association for Thoracic Surgery, American College of Radiology, American Stroke Association, Society of Cardiovascular Anesthesiologists, Society for Cardiovascular Angiography and Interventions, Society of Interventional Radiology, Society of Thoracic Surgeons, and Society for Vascular Medicine. *Circulation.* 2010;121(13):e266-e369.

14. Braverman AC. Diseases of the aorta. In: Braunwald E, Mann DL, Zipes DP, Libby P, Bonow R, eds. *Braunwald's Heart Disease a Textbook of Cardiovascular Medicine*. Saunders Elsevier; 2014.

15. Peterson MD, Diethrich EB, Rudakewich G. *Acute Aortic Dissection. Aortic Diseases: Clinical Diagnostic Imaging Atlas*. Philadeplphia: PA: Saunders Elsevier; 2009. 55-112.

16. Nienaber CA, Eagle KA. Aortic dissection: new frontiers in diagnosis and management: Part I: from etiology to diagnostic strategies. *Circulation*. 2003;108(5):628-635.

17. Hagan PG, Nienaber CA, Isselbacher EM, et al. The International Registry of Acute Aortic Dissection (IRAD): new insights into an old disease. *JAMA*. 2000;283(7):897-903.

18. Botta D, Elefteriades JA, Koullias G, et al. *Acute Aortic Disease*. CRC Press; 2007.

19. Sinha I, Bethi S, Cronin P, et al. A biologic basis for asymmetric growth in descending thoracic aortic aneurysms: a role for matrix metalloproteinase 9 and 2. *J Vasc Surg*. 2006;43(2):342-348.

20. Koullias GJ, Ravichandran P, Korkolis DP, Rimm DL, Elefteriades JA. Increased tissue microarray matrix metalloproteinase expression favors proteolysis in thoracic aortic aneurysms and dissections. *Ann Thorac Surg*. 2004;78(6):2106-2110; discussion 2110-2111.

21. Elefteriades JA. Thoracic aortic aneurysm: reading the enemy's playbook. *Yale J Biol Med*. 2008;81(4):175-186.

22. Elefteriades JA. Natural history of thoracic aortic aneurysms: indications for surgery, and surgical versus nonsurgical risks. *Ann Thorac Surg*. 2002;74(5):S1877-S1880; discussion S1892-S1898.

23. Coady MA, Rizzo JA, Goldstein LJ, Elefteriades JA. Natural history, pathogenesis, and etiology of thoracic aortic aneurysms and dissections. *Cardiol Clin*. 1999;17(4):615-635; vii.

24. Coady MA, Rizzo JA, Hammond GL, et al. What is the appropriate size criterion for resection of thoracic aortic aneurysms? *J Thorac Cardiovasc Surg*. 1997;113(3):476-491; discussion 489-491.

25. Zafar MA, Li Y, Rizzo JA, et al. Height alone (rather than body surface area) suffices for risk estimation in ascending aortic aneurysm. *J Thorac Cardiovasc Surg*. 2017. In Press.

26. Brownstein AJ, Ziganshin BA, Kuivaniemi H, Body SC, Bale AE, Elefteriades JA. Genes associated with thoracic aortic aneurysm and dissection: an update and clinical implications. *Aorta (Stamford)*. 2017;5(1):11-20.

27. Otto CM. Diseases of the great arteries. In: Otto CM, ed. *Textbook of Clinical Echocardiography*. 6th ed. Philadelphia, PA: Elsevier; 2018. 446-472.

28. *Overview of Acute Aortic Dissection and Other Acute Aortic Syndromes [database on the Internet]*. 2018.

29. Elefteriades JA. Thoracic aortic aneurysm: reading the enemy's playbook. *Curr Probl Cardiol*. 2008;33(5):203-277.

30. Velasquez CA, Bin Mahmood SU, Zafar MA, et al. Precipitous resolution of type-A intramural hematoma with medical management in a patient with metastatic stage 4 renal cell carcinoma. *Int J Angiol*. 2017;26(4):267-270.

31. Shults CC, Chen EP, Thourani VH, Leshnower BG. Transapical thoracic endovascular aortic repair as a bridge to open repair of an infected ascending aortic pseudoaneurysm. *Ann Thorac Surg*. 2015;100(5):1883-1886.

32. Khoynezhad A, Donayre CE, Walot I, Koopmann MC, Kopchok GE, White RA. Feasibility of endovascular repair of ascending aortic pathologies as part of an FDA-approved physician-sponsored investigational device exemption. *J Vasc Surg*. 2016;63(6):1483-1495.

33. Kumpati GS, Gray R, Patel A, Bull DA. Endovascular repair of acute ascending aortic disruption via the right axillary artery. *Ann Thorac Surg*. 2014;97(2):700-703.

34. Oderich GS, Pochettino A, Mendes BC, Roeder B, Pulido J, Gloviczki P. Endovascular repair of saccular ascending aortic aneurysm after orthotopic heart transplantation using an investigational zenith ascend stent-graft. *J Endovasc Ther*. 2015;22(4):650-654.

35. Horton JD, Kolbel T, Haulon S, et al. Endovascular repair of type A aortic dissection: current experience and technical considerations. *Semin Thorac Cardiovasc Surg*. 2016;28(2):312-317.

36. Tsilimparis N, Debus ES, Oderich GS, et al. International experience with endovascular therapy of the ascending aorta with a dedicated endograft. *J Vasc Surg*. 2016;63(6):1476-1482.

37. Yang ZH, Xia LM, Wei L, Wang CS. Complications after endovascular repair of Stanford type A (ascending) aortic dissection. *Eur J Cardiothorac Surg*. 2012;42(5):894-896.

38. Tanaka A, Estrera A. Endovascular treatment options for the aortic arch. *Cardiol Clin.* 2017;35(3):357-366.

39. Rudarakanchana N, Jenkins MP. Hybrid and total endovascular repair of the aortic arch. *Br J Surg.* 2018;105(4):315-327.

40. Mitchell RS, Ishimaru S, Ehrlich MP, et al. First International Summit on Thoracic Aortic Endografting: roundtable on thoracic aortic dissection as an indication for endografting. *J Endovasc Ther.* 2002;9(suppl 2):II98-II105.

41. Fillinger MF, Greenberg RK, McKinsey JF, Chaikof EL, Society for Vascular Surgery Ad Hoc Committee on TRS. Reporting standards for thoracic endovascular aortic repair (TEVAR). *J Vasc Surg.* 2010;52(4):1022-1033, 1033 e15.

42. Moulakakis KG, Mylonas SN, Dalainas I, et al. The chimney-graft technique for preserving supra-aortic branches: a review. *Ann Cardiothorac Surg.* 2013;2(3):339-346.

43. Lachat M, Frauenfelder T, Mayer D, et al. Complete endovascular renal and visceral artery revascularization and exclusion of a ruptured type IV thoracoabdominal aortic aneurysm. *J Endovasc Ther.* 2010;17(2):216-220.

44. Anthony Lee W. Status of branched grafts for thoracic aortic arch endovascular repair. *Semin Vasc Surg.* 2016;29(1-2):84-89.

45. Glorion M, Coscas R, McWilliams RG, Javerliat I, Goeau-Brissonniere O, Coggia M. A Comprehensive review of in situ fenestration of aortic endografts. *Eur J Vasc Endovasc Surg.* 2016;52(6):787-800.

46. Mastracci TM, Greenberg RK. Thoracic and thoracoabdominal aneurysms: branched and fenestrated endograft treatment. In: Cronenwett JL, Johnston W, eds. Rutherford's Vascular Surgery. 8th ed. Elsevier; 2014:2149-2168.

47. Borst HG, Walterbusch G, Schaps D. Extensive aortic replacement using "elephant trunk" prosthesis. *Thorac Cardiovasc Surg.* 1983;31(1):37-40.

48. Kato M, Ohnishi K, Kaneko M, et al. New graft-implanting method for thoracic aortic aneurysm or dissection with a stented graft. *Circulation.* 1996;94(9 suppl):II188-II193.

49. Ma WG, Zheng J, Sun LZ, Elefteriades JA. Open stented grafts for frozen elephant trunk technique: technical aspects and current outcomes. *Aorta (Stamford).* 2015;3(4):122-135.

第6章

降主动脉腔内修复技术

Ayman Saeyeldin, MD, Young Erben, MD, Mohammad A. Zafar, MD, Afsha Aurshina, MBBS, Camilo A. Velasquez, MD, Wei-Guo Ma, MD, Chandni Patel, MD, Jeremy D. Asnes, MD, Bulat Ziganshin, MD, PhD, John A. Elefteriades, MD, PhD (hon), and Bauer E. Sumpio, MD, PhD

> **本章要点**
>
> - 主动脉夹层腔内修复术（TEVAR）是一种安全有效的方法，可治疗累及降主动脉的各种病理类型。
> - FDA目前已批准各种支架用于TEVAR，越来越多的证据支持它们的安全性和有效性。
> - 为了选择正确的支架类型并最大程度地减少并发症，详细的术前计划是必不可少的。
> - 应根据个体情况考虑血运重建和去分支手术（杂交手术方法）。
> - 与开放修补术相比，腔内治疗的围术期发病率和死亡率更低。但是，关于这些支架的耐用性和可靠性的长期结果却很少。

Ⅰ. 简介

自1994年发表关于主动脉夹层腔内修复术（TEVAR）的初步报告以来，在支架材料、尺寸、一致性、支架的吻合度、释放技术以及这种挽救生命的方法的应用方面取得了重大进展。TEVAR已成功地改变了降主动脉瘤（DTA）的当前治疗指南，因为TEVAR可通过微创切口将支架植入物引入降主动脉或胸腹主动脉。尽管TEVAR最初是在非手术候选者中用于治疗退行性动脉瘤的主动脉疾病，但如今TEVAR被认为是治疗其他多种主动脉病变的有效选择，其优点是发病率低，避免了开胸切口并省略了所需部分或全部循环系统支持。本章讨论降主动脉病变的腔内修复。

Ⅱ. 解剖结构

降主动脉是胸主动脉的最长段，起于左锁骨下动脉起点与动脉韧带间的峡部，行于脊柱前方，发出成对的胸动脉（T1～T12），然后穿过横膈的主动脉裂孔进入腹腔，延伸为腹主动脉。腹主动脉沿腹膜后下降至第4腰椎水平处分支为左、右髂总动脉。

A. **锚定区**　为了描述腔内覆盖的范围，将胸主动脉段作为锚定区[2]，其可用于确定支架的位置并确定了需要同时进行的去分支手术（图6.1）。

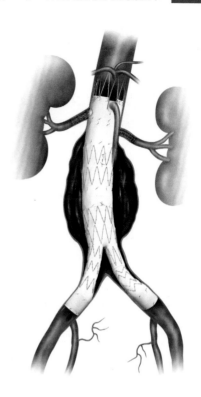

图 6.1　锚定区域。经Fillinger MF，Greenberg RK，McKinsey JF，Chaikof EL许可转载。Society for Vascular Surgery Ad Hoc Committee on TRS. Reporting standards for thoracic endovascular aortic repair (TEVAR). J Vasc Surg. 2010 52:1022–1033，1033. e1015.

- 0区：无名动脉近端的起始处
- 1区：无名动脉远端，但在左颈总动脉起点源的近端
- 2区：左颈总动脉起点远端，但靠近左锁骨下动脉
- 3区：距离左锁骨下动脉≤2cm，但未覆盖其区域
- 4区：距离左锁骨下动脉> 2cm，但在降主动脉近侧中点内（T6）区
- 5区：始于降主动脉远端中点，但位于腹腔动脉的近端
- 6区：腹腔起点至肠系膜上动脉的顶部区域
- 7区：肠系膜上动脉起点，肾上主动脉区域
- 8区：覆盖至少一条肾动脉
- 9区：肾下区
- 10区：髂总动脉区
- 11区：髂外动脉区

B. **脊柱灌注**　脊髓由椎动脉分支供应：一条脊髓前动脉（供应脊髓的前2/3）和两条脊髓后动脉（供应脊髓的后1/3），它们在脊髓圆锥远端汇合。胸主动脉依赖于脊髓前根动脉供血，包括Adamkiewicz动脉（见于75%个体的T9～T12）以及其他节段性（肋间）动脉[3]。

Ⅲ. TEVAR适应证

TEVAR最初用于治疗不能耐受开放手术的胸主动脉瘤。Keystone试验在2005年获得了美国食品和药物管理局（FDA）的批准[4]。从那时起，TEVAR成为其他主动脉病变的治疗方式，例如主动脉夹层、钝性创伤性主动脉损伤和穿透性主动脉溃疡[5, 6]。TEVAR还扩大了其适用范围，从最初的不能耐受手术的患者扩展到也适用于开放手术的患者。

A. 胸主动脉瘤

1. 巨大降主动脉瘤患者有发生严重并发症的风险，如破裂或夹层。随着降主动脉直径的增大，并发症的风险增加，其"易破裂临界点"为7cm[7, 8]。然而，当主动脉瘤达到7cm时，43%的患者会发生致命性的并发症[9]。在达到这些临界直径之前，通过对主动脉瘤进行预防性开放手术修复，可以提高生存率[10, 11]。尽管目前尚无足够的数据将腔内修复与药物治疗进行比较，但貌似可以假定，对于有开放手术干预指征的患者来说，腔内修复（而不是单纯的药物治疗）的结果会更好。

2. 目前对胸主动脉退行性动脉瘤患者TEVAR的建议包括主动脉瘤尺寸超过5.5cm，囊状动脉瘤或术后假性动脉瘤（Ⅰb级）[10]。TEVAR旨在通过植入覆膜支架将主动脉瘤排除在循环之外，以防止其进一步扩大和主动脉最终破裂。在降主动脉瘤中，建议支架植入物在锚定区超出参考主动脉直径至少10%～15%（以产生"密封"效应）。

B. 胸主动脉夹层

1. 降主动脉夹层（DescAD）（Stanford分类为B型，DeBakey分类为Ⅲ型）修复术适用于出现并发症的患者，这些并发症通常发生在诊断的前两周内，并发症发生率约为25%[10-13]。适合行TEVAR的并发症包括以下几种：

   a. 末端器官灌注不良

   b. 尽管进行了优化药物治疗（OMT），但仍有顽固性疼痛

   c. 假腔迅速扩张（出现急性症状后的前几个月可能会出现）

   d. 即将或直接破裂

   e. 符合修复标准的慢性DescAD动脉瘤扩张

2. TEVAR旨在通过诱导良好的主动脉重塑来稳定主动脉解剖，以防止晚

期并发症。植入支架可消除内膜撕裂风险，有助于将血流重新导向真腔（TL），从而改善远端灌注[14]。必须覆盖至少1或2cm的主动脉夹层以提供支架固定效果。支架植入也会促进假腔（FL）的血栓形成，从而诱导主动脉重塑的有益过程。

3. 对于不复杂的急性主动脉夹层，国际急性主动脉夹层注册处（IRAD）的报告显示TEVAR并不优于药物治疗[15]。对于复杂的急性DescDesc，TEVAR是首选治疗方法[16]。

4. 一项对B型主动脉夹层患者支架移植物的研究（INSTEAD试验）[17]，将TEVAR + OMT与单纯OMT进行比较，比较简单的B型夹层患者的2年全因死亡率无显著差异。TEVAR+OMT组2年生存率为88.0%，而OMT组为95.6%。通过特殊的（有争议的）统计分析方法（Landmark分析）进行了5年的随访（INSTEAD-XL试验）[18]。分析表明，TEVAR + OMT组与单纯OMT组的全因死亡率为11.1%比19.3%（$P=0.13$），主动脉死亡为6.9%比19.3%（$P=0.04$），病理进展分别为27%和46.1%（$P=0.04$）。

5. INSTEAD-XL试验旨在评估慢性夹层患者（支架植入组为56天，而药物治疗组为75天）。引起争议的是，Landmark分析法在分析中不包括围术期早期死亡率。批评者指出，选择Landmark分析可能会产生比标准分析方法更好的表观结果。

C. **其他病理类型**　TEVAR也可用于因高速减速而导致胸主动脉钝性损伤的患者，与开放修补术相比，围术期的发病率和死亡率显著降低[19]。主动脉夹层范围内的其他病变（例如壁内血肿/穿透性主动脉溃疡）也可以使用腔内介入进行治疗，以排除主动脉病变或覆盖任何共存夹层中内膜撕裂。在主动脉食管瘘的情况下，还可采用腔内技术作为临时措施，以防止失血并实施液体复苏[20]。

Ⅳ. 腔内支架结构

腔内支架通常选择经股动脉入路。展开后，腔内支架会自发膨胀，将原发病灶从循环中隔离，并以紧密密封的方式与主动脉壁近端和远端贴合（图6.2）。支架设计存在着显著差异。然而，所有支架均由输送系统、主装置和延伸装置组成[21]。

A. **输送系统**　输送鞘管的大小取决于腔内移植物的直径，腔内支架需要被展开以提供适当的支撑。通常可通过直接手术切开股动脉途径完成输送。如果股动脉或髂动脉的直径太小而无法容纳输送系统，则可通过腹膜后切口直接穿刺髂动脉或股动脉，或通过在髂动脉上缝合合成导管来获得通路。

B. **主装置**　腔内支架可以是直的或锥形的，纵向支撑可有可无。支架会自发膨胀，但随后用球囊也是一种选择。固定系统可能包括倒钩或未覆膜近端支架。

C. **延伸封闭装置**　如果在释放过程中无法获得足够的腔内支架空间，或者如果释放后的主动脉造影显示有内漏，则需使用这些工具。近端或远端延伸装置可提供完全封闭。

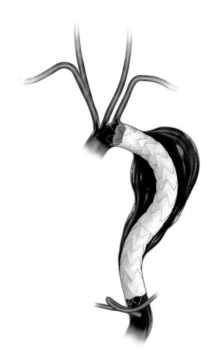

图 6.2　Zenith Alpha胸腔支架移植物。胸腔内血管支架需要距离近端和远端的封闭区至少2cm。Cook Medical，Bloomington，2ndiana授予使用许可。

V. TEVAR可用的腔内移植物

美国食品和药物管理局（FDA）目前已批准了来自不同制造商的多种设备用于胸腔内血管修复的装置（表6.1）。这些设备包括Gore TAG和CTAG（WL Gore&Associates，Newark，DE），Zenith TX2和Zenith Alpha（Cook Medical，Bloomington，IN），Valiant（Medtronic Vascular，Santa Rosa，CA）和Relay（Bolton Medical），FL）。

表 6.1　胸腔血管修复装置特征总结

装置	TAG	CTAG	Zenith TX2	Zenith Alpha	Valiant	Relay
制造商	W.L. Gore & Associates	W.L. Gore & Associates	Cook Medical	Cook Medical	Medtronic Vascular	Bolton Medical
设备结构	内衬ePTFE/FEP并由镍钛合金外骨架支撑的管状支架移植物	与TAG类似的设计，但更贴合	缝合到不锈钢支架上的涤纶移植物	类似于TX2	带有镍钛合金支架的自膨胀管缝在移植材料的外部。缺少纵向支撑杆，更柔顺	自膨胀镍钛合金支架，缝合到聚酯织物移植物上。通过镍钛金属导丝获得纵向支撑
近端和远端	喇叭形裸支架顶端	类似于TAG设备	近端和远端的外部倒钩。延伸裸金属支架（BMS）可用	类似于TX2	近端是裸支架，具有八个较短的裸支架。远端具有封闭网状结构	两种款式，带有近端裸支架的Relay和没有裸支架的Relay-NBS。提供一种远端配置
直径（mm）	26～45	21～45	28～42	18～34	24～46	22～46
长度（cm）	10～20	10～20	12～21.6	10.5～16	Up to 22.7	10～25
输送系统	20～24F鞘	无鞘输送系统	20～22F输送鞘	16～20F鞘	Xcelerant输送系统	20～26F输送鞘

ePTFE，聚四氟乙烯；FEP，氟化乙烯丙烯。

A. TAG和CTAG

1. TAG支架系统（WL Gore&Associates）是一种柔性管状支架，内衬聚四氟乙烯（ePTFE），即"特氟隆"，并覆盖了一层附加的特氟隆和氟化乙烯丙烯（FEP），以进一步减少摩擦和内漏的发生（图6.3）。其全长由镍钛合金外骨架支撑。支架的近端是裸露的支架顶端，而远端与支架材料一致。每个末端都有不透射线标记，以便在荧光透视下放置。这些喇叭口形末端旨在提高支架与主动脉壁的封闭和贴合[22]。

2. 作为下一代设备，Conformable TAG（CTAG）具有相似的设计，但更具顺应性，以贴合在主动脉弓中经常出现的锐角。这是通过改进材料和外骨架与支架的顺应性实现的。

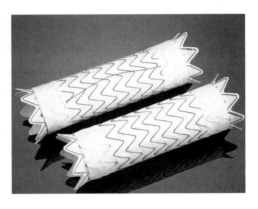

图6.3 原始（顶部）和重新设计（底部）的GORE TAG设备。经Makaroun MS，Dillavou ED，Kee ST 等人的许可转载。Endovascular treatment of thoracic aortic aneurysms: results of the phase II multicenter trial of the GORE TAG thoracic endoprosthesis. J Vasc Surg. 2005;41:1–9.

3. TAG支架的直径为26～45mm，长度分别为10、15和20cm。输送鞘管的直径范围为20～24F，具体取决于支架尺寸。CTAG的无鞘输送系统提供了更大的直径范围（21～45mm）[23]。内置支架被限制在展开套管内，并安装在输送导管的前端。拉动连接到展开线圈系统的展开旋钮，松开套管并让自膨式内置支架展开。这可使CTAG能够适应更小和呈锥形的主动脉段，并为非动脉瘤性主动脉病变（例如钝性主动脉损伤）提供支撑[22]。

4. TAG腔内支架的安全性和有效性已经得到证实。尽管使用TAG装置的初步结果令人失望，并且由于并发症而终止了试验，但事实证明，对该支架系统进行进一步的修改是有效的[24]。在一项多中心研究中，比较了使用TAG装置对腔内DTA修复和开放式修复的结果，腔内组在5年时的主动脉特异性存活率显著提高（96% *vs* 88%，P=0.24），主要不良事件在30天时（21% *vs* 71%，P <0.001）和1年时降低（42% *vs* 77%，P<0.001）[4, 25]。

5. 主动脉夹层支架–系统或最佳药物治疗（ADSORB）试验比较了单纯性最佳药物治疗（BMT）夹层患者的OMT与OMT和Gore TAG装置的结局，证明了该装置的安全性[26]。在OMT + TAG组中，假腔（FL）尺寸减小（P <0.001），而OMT组中，假腔尺寸增加。在OMT + TAG组中，真腔（TL）增加（P <0.001），而OMT组保持不变。在OMT组，开始时和1年后的总横径是相同的（42.1mm），但在OMT + TAG组中，总横径减小（38.8mm；P=0.062）。支架移植物可导致左前降支血栓形成和直径减小的重塑；然而，仍然需要长期的结果来证实。

6. 对ADSORB研究的争论涉及到假腔血栓形成的定义，这在OMT加TEVAR和仅OMT组中并不相同。对于接受OMT加TEVAR治疗的患者，只要在平行于内支架的假腔内没有血流出现（不包括远端2cm），就认为假腔形成了血栓，而在OMT组中，只有在胸主动脉的任何部分都没有血流时，才认为是假腔血栓形成，这种差异似乎会明显有利于TEVAR组[27]。

7. 在一项非随机研究中，评估了CTAG装置的安全性和有效性，该研究对51名钝性主动脉损伤患者进行了研究[28]，这些患者均未出现手术死亡和与支架相关的重大事件。与支架系统无关的30天死亡率为7.8%。

B. Zenith TX2和Zenith Alpha

1. Zenith TX2内支架系统（Cook Medical）和Zenith Alpha（新一代Z型支架）[29]是由近端和远端组成的两段式支架。由机织聚酯纤维织物（即涤纶）覆盖在自膨式特殊不锈钢支架上，并用编织聚酯和单丝聚丙烯缝合。

   本体支架和远端密封支架由超弹性电解镍钛合金导丝制成（图6.2）。通过每个组件的外部倒钩实现在近端和远端的主动固定。延伸裸金属支架可用于将移植物远端固定在内脏动脉的起点上。对TX2装置（Pro-form）的改进旨在提高近端降主动脉展开过程中主动脉弓中的顺应性和附着性，从而最大程度地减少支架折叠和塌陷的风险[31]。

2. 近端和远端的Zenith TX2支架系统直径范围为28～42mm，长度范围为12～21.6cm。输送鞘为20或22F[29]。Zenith Alpha的直径范围为18～34mm，组件长度为10.5～16cm[29]。根据设备的直径，使用16～20F输送鞘。两种支架系统都是自膨式的。但是，在需要时，可以选择后置球囊。

3. 在一项多中心研究中，对230例接受TEVAR（$n=160$）或开放修复（$n=7$）治疗的降主动脉瘤患者进行了Zenith TX2内支架系统的安全性和有效性评估[30]。腔内修复的围术期发病率明显较低（综合指数1.3 *vs* 2.9，$P<0.01$）。腔内修复也与较少的心血管和肺部不良事件相关；然而，神经系统并发症发生率没有显著差异。12个月时，7.1%的腔内修复患者出现动脉瘤生长，3.9%的患者出现内漏，2.8%的患者出现移位（>10mm）。

4. Zenith TX2夹层支架系统采用了类似的设计，并且在STABLE试验中评估了其疗效，对40例复杂DescAD的患者进行了评估，这些患者的选择标准为：分支血管灌注不足，即将破裂，主动脉直径≥40mm，主动脉快速扩张以及持续性疼痛或高血压，尽管他们已经进行了最佳的药物治疗[32]。该系统使用了7个支架和夹层支架的组合，所有支架均可成功展开，已获得专利。1年生存率为90%。30天内的并发症包括卒中（7.5%），短暂性脑缺血发作（2.5%），截瘫（2.5%），逆行夹层（5%）和肾衰竭（12.5%）。在随访过程中观察到良好的主动脉重塑，表现为真腔增加，并且假腔随着主动脉夹层的减小而减小，在12个月时观察到31%的患者假腔完全栓塞。

C. Valiant胸主动脉覆膜支架系统

1. Valiant支架（Medtronic Vascular）是较早的Talent支架系统（已被制造商撤回）的改良版。它由自膨管组成。覆膜支架的镍钛合金骨架由一系列蛇形五峰弹簧堆叠成管状结构组成。

　　该装置中的骨架被缝在移植材料的外部（而不是Talent装置那样缝在内部）（图6.4）。Valiant设备缺少早期设备的纵向支撑杆，因此具有更大的柔顺性。该装置具有改进的近端裸支架，近端有八个较短的裸支架。远端支架组件在近端具有封闭的网状结构（无裸弹簧），在远端支架具有封闭的网状结构或八峰裸弹簧结构[33]。

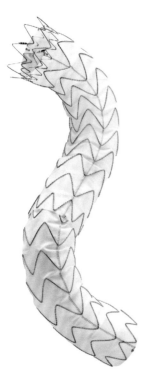

图 6.4　Valiant胸支架移植物。引自：Fairman RM，Tuchek JM，Lee WAWA, et al. Pivotal results for the medtronic valiant thoracic stent graft system in the VALOR II trial. J Vasc Surg. 2012;56:1222–1231.e1221.

2. 移植物分为直形或锥形两种，直径范围为24～46mm，长度最大为

22.7cm。它被压缩并预装到Xcelerant输送系统（Medtronic Vascular）中，该系统由一个带集成手柄的一次性使用导管组成[33]。

3. 在一项回顾性研究中对180例[34]有不同的主动脉病变的患者（66例胸主动脉瘤，22例胸腹主动脉瘤，19例急性主动脉综合征，52例慢性夹层动脉瘤变性和21例主动脉横断伤）评估了Viliant腔内移植物的疗效。30天总死亡率为7.2%，卒中率为3.8%，截瘫率为3.3%。死亡率因适应证而异，胸腹动脉瘤最高（27.3%），急性外伤性破裂最低（0%）。

4. VALOR Ⅱ试验（Valiant胸腔支架植入系统腔内修复治疗退行性病因的降主动脉瘤的临床疗效评估）推动了Captivia输送系统（Medtronic vascular）在美国获批。对160名退行性DTAs和胸腹动脉瘤的患者进行了为期5年的随访。技术成功率为96.3%，30天死亡率为3.1%。38.1%的患者在30天时发生≥1次重大不良事件，而48.7%的患者在12个月时发生≥1次重大不良事件。

5. 5年生存率为64%，与动脉瘤相关的死亡率为5%。6.8%的患者接受了二次干预。

D. Relay支架系统

1. Relay胸支架系统（Bolton Medical）由自膨式镍钛合金支架组成，该支架覆有聚酯纤维移植物，并带有弯曲的镍钛合金纵丝，以提供纵向强度（图6.5）。有两种不同的近端标准配置，即近端裸支架和无裸支架（RELAY-NBS）。远端配置则有一种[36]。

2. 它有直型和锥形两种配置，直径范围22～46mm，长度10～25cm。输送鞘管的范围为20～26F，取决于支架的直径。

3. 在RESTORE注册研究展示了欧洲在Relay系统使用方面的经验，成功率为97.3%[37]。预期纳入了150名患者，其中胸主动脉瘤占64.7%，DescAD占19.3%。截瘫率为3.3%，截瘫者为3.3%，卒中仅为0.6%。8.7%的病例中需要进行再次介入。30天死亡率为10%。两年随访期间的再次介入率为8.9%，2例由于支架移植物移位，3例近端Ⅰ型内漏，4例Ⅲ型内漏和5例远端Ⅰ型内漏。在随访期间没有需要转为开放手术者。

4. 在另一项RESTORE注册研究[38]中评估了Relay系统在DescAD的使用，其中大多数患者患有B型AD（84%）。技术成功率为95%。30天死亡率为8%，Ⅰ型内漏率为7%。总的2年生存率为82%，B型AD患者为84%。

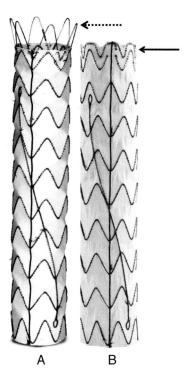

图6.5　在Relay覆膜支架中，弯曲的镍钛合金丝始于第二排近端覆膜支架下方，并在靠近远端支架的位置结束，从而具有足够的支撑强度，同时提供了顺应性和扭矩应力。A，Relay具有一个对准区域（虚线箭头），以提供与主动脉解剖结构的最佳对准，并允许近端捕获支架，以进行精确放置。B，在Relay-NBS中，其近端覆盖有聚酯血管移植物（实心箭头）以优化支架近端与管腔壁的贴附，同时最大程度地减少对内膜的损伤和织物折叠的风险。经Zipfel B，Czerny M，Funovics M等人的许可转载。Endovascular treatment of patients with types A and B thoracic aortic dissection using Relay thoracic stent-grafts: results from the RESTORE Patient Registry. J Endovasc Ther. 2011;18:131-143.

5. Bolton Medical的下一代器械（Relay Pro）目前正在开发中，其支架和NBS构型的直径可小至19 F。本章总结了有关胸腔支架的关键试验（表6.2和6.3）。

VI. 尚处于实验研究中的支架系统

这些支架系统目前正在研究中，但尚未在美国获得批准。其中包括LeMaitre TAArget装置，JOTEC E-Vita支架植入系统和Streamliner Flow Modulator。

A. TAArget

1. TAArget胸腔支架系统（以前标记为EndoFit，LeMaitre Vascular）由Z形支架的镍钛合金骨架组成，被包裹在两片膨胀的ePTFE薄片之间。Z形支架旨在在没有支撑杆的情况下提供纵向支撑。该支架系统可以是直形或锥形的，其近端可用裸金属支架固定或不使用外部固定，从而允许使用不同的设备输送[39]。

2. 支架系统的直径为30~42mm，长度为7~22cm。支架通过22F或24F鞘展开，具体取决于支架的直径[40]。

3. 在一项使用TAArget支架系统进行治疗的41例有不同程度主动脉疾病患者的研究中，该支架系统已成功置入所有41例患者中。院内死亡率为7.3%，3名患者发生内漏，只有1例出现需要干预。1例患者出现脊髓缺血。2年死亡率为17%，其中与动脉瘤相关的死亡率为11%[39]。

表 6.2　主动脉夹层中各种胸腔器械的证据汇总

研究项目	年份	所用设备	研究目的	病例数	夹层类型	成功率	结果	死亡率	并发症	评价
INSTEAD 试验[17]	2009	Talent 支架系统	在简单的 B 型 AD 中将 TEVAR＋OMR 与仅 OMR 进行比较	140	简单慢性 B 型 AD	70/72 例病例中随机分入 TEVAR＋OMT 组（97.2%）	TEVAR 组主动脉重构发生率为 91.3%，OMT 组为 19.4%（P<0.01）	2 年全因死亡率无差异	截瘫：TEVAR 3 例，OMT 组 1 例	
INSTEAD－XL 试验[18]	2013	Talent 支架系统	INSTEAD 试验的长期随访	140	简单慢性 B 型 AD	97.2% 的病例获得了成功	Landmark 分析表明 TEVAR 对 2~5 年内的所有终点（死亡率和进展情况）都有益处	• TEVAR 组全因死亡率较低，为 11.1% vs 19.3%（P=0.13）。 • 5 年主动脉特异性死亡率在 TEVAR 组较低（6.9% vs 19.3%；P=0.04）		Landmark 方法不包括围手术期的早期死亡率
ADSORB 试验[26]	2014	Gore TAG	在简单的 B 型 AD 中 OMT＋TAG 支架系统与仅 OMT 进行比较	61	简单慢性 B 型 AD	100% 的病例获得了成功	• 不完全 FL 血栓形成：TAG 组为 43%，OMT 组为 97% • TAG 组 FL 下降，TL 增加，OMT 组 TL 增加。（P<0.01）	• 30 天内未出现死亡 • 随访中 TAG＋OMT 组 1 例因心脏骤停死亡，但未进行尸检		

研究项目	年份	所用设备	研究目的	夹层类型	病例数	成功率	结果	死亡率	并发症	评价
STABLE trial[32]	2012	近端Zenith TX2和远端BMS	评估复合TX2支架系统在复杂B型AD的情况	复杂急性B型AD	40	手术成功率:100%	1年完全FL血栓形成31%	1年生存率:90%	30天发病率: •卒中:7.5% •短暂性脑缺血发作:2.5% •瘫痪:2.5% •肾衰竭:12.5%	•并发症定义为:尽管进行了最佳药物治疗,仍出现分支血管灌注不良,即将破裂,主动脉直径≥40mm,主动脉迅速扩张,持续疼痛或高血压
RESTORE trial[37]	2008	Relay	评估移植物在DTA和DescAD中的疗效	急性简单B型AD	150	手术成功率:97.3%	动脉瘤是最常见的治疗类型(64.7%),其次是夹层(19.3%)	30天的死亡率为10%	•截瘫:3.3% •恢复性瘫痪:3.3% •卒中:0.6% 第2年再次干预8.9%	
Zipfel et al[38]	2011	Relay	评价Relay支架在急性或慢性主动脉夹层患者中的安全性和性能。	急、慢性非复杂A型和B型AD	91	手术成功率:95%(急性夹层97%,慢性B型夹层95%,B型夹层93%)	Relay支架系统植入治疗胸主动脉夹层中显示出良好的效果	•3 0天死亡率为8%(急性夹层13%,慢性夹层5%);所有死亡发生于B型夹层患者; •2年生存率: •总生存率:82%; •B型AD:84%	•截瘫4例,瘫痪1例,卒中2例;急性B型夹层患者发生截瘫2例 •I型内漏:7%(急性夹层7%,慢性夹层8%);全部发生在B型夹层患者中	

AD,主动脉夹层;ADSORB,急性夹层支架移植或最佳内科治疗;BMS,裸金属支架;DTA,胸主动脉瘤;FL,假腔;INSTED,主动脉夹层支架系统研究;OMT,优化内科治疗;RESTORE,在胸部疾病Relay腔内注册的欧洲经验;STABLE,使用腔内修复的胸主动脉B型夹层研究;TEVAR,胸主动脉腔内修复术;TL,真腔

表6.3　几种降主动脉瘤腔内装置证据总结					
研究项目	年份	所用设备	研究目的	病例数	结果
Cho et al[25]	2006	Gore TAG	使用TAG支架系统进行腔内修复与开放修复DTAs的比较	142	• 手术成功率：98%（139/142） • 手术死亡率：TAG组2.1% vs 手术组11.7% • 1年的MAE：42% vs 77% • 5年的动脉瘤相关生存率：98% vs 88%
Farber et al[135]	2012	CTAG	评估用于BAT的CTAG装置	51	• 手术成功率：100% • 30天死亡率：7.8% • MAE：35.3%
Matsumura et al[30]	2008	Zenith TX2	比较TX2支架系统与开放修复	230	• TX2支架系统的围术期发病率较低（综合指数为1.3 vs 2.9） • 神经系统并发症无显著差异 • TX2组在12个月时动脉瘤生长率为7.1%
Thompson et al[34]	2007	Valiant支架系统	评价Valiant支架系统在多种降主动脉病变中的疗效	180	• 30天死亡率：7.2% • 卒中：3.8% • 截瘫：3.3% • 死亡率因疾病而异： 　• 胸腹主动脉瘤：27.3% 　• BAT：0%
VALOR II trial[33]	2012	Valiant支架系统	评价Valiant支架系统在退行性DTAs中的疗效	160	• 手术成功率：96.3% • 30天死亡率：3.1% • MAE：38.1%： 　• 截瘫：0.6% 　• 瘫痪：1.9% 　• 卒中：2.5% • 1年动脉瘤相关死亡率：4% • 移植物移位：2.0% • 内漏：13%
VALOR II long-term trial[35]	2017	Valiant支架系统	VALOR II试验的长期结果	160	• 5年生存率：64% • 5年动脉瘤相关死亡率：5% • 再次介入率：6.8% • 平均主动脉直径减少48%

　　BAT，钝性主动脉创伤；　DTA，降主动脉瘤；　MAE，主要不良事件；　VALOR，在腔内修复的受试者中，评估Valiant胸腔支架系统在退行性病因的降主动脉瘤治疗中的临床疗效

4. 在另一项研究中，46例动脉瘤患者和41例降主动脉夹层（Desc AD）患者使用了TAArget支架系统[40]，显示释放成功率为100%。院内死亡率为9.2%，神经系统并发症发生率为9.3%，包括5例卒中（2例死亡）和3例截瘫。5名患者随即发生了近端I型内漏。在5.2个月的随访期内，死亡率为

11.4%，但与动脉瘤或支架植入无关。

5. 已建立的DEDICATED注册研究，旨在评估TAArget支架系统在治疗急性和慢性B型主动脉夹层中的用途和疗效[41]。

B. E-Vita

1. 自2004年5月以来，E-Vita支架系统已在欧洲市场上市。它由一种低孔隙率的编织聚酯移植物组成，带有镍钛合金弹簧支撑结构，以端对端的方式缝合在移植物的内侧。该设备没有纵向支撑，因此非常柔韧。它的直径为24～44mm，长度为12、15、17和23cm[42]。该支架系统有多种支架构型。

2. 对126例多种降主动脉病变患者的回顾研究评估了E-Vita支架系统的安全性和有效性。77%的患者植入成功。30天内的总围术期死亡率为12.3%。2.8%的病例发生卒中，2例出现短暂的脊髓功能障碍[42]。

C. 多层密网支架

1. 多层密网支架（streamliner multilayer flow modulator，SMFM；Cardiatis）是一种自膨式支架，由5层互连的钴合金丝组成[43]。其设计目的是使血液流过支架，以保持分支血管通畅。其可能是杂交技术的一种替代技术，尤其是在主动脉弓上使用时（图6.6）。SMFM于2010年在欧洲获得批准。

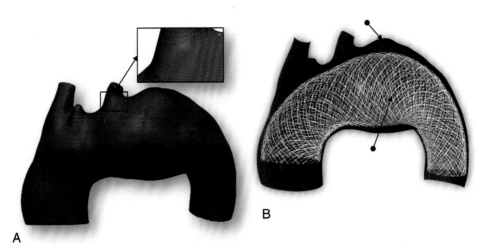

图6.6　从医学数据到血流模拟设置的计算流体动力学工作流程。A，由包含在三角曲面中的体积表示主动脉弓三维几何形状。B，SMFM（Cardiatis，Isnes，布鲁塞尔，比利时）支架系统；适合病变主动脉弓的空间示意图。经Stefanov F，Morris L，Elhelali A等的许可转载。Insights from complex aortic surgery with a Streamliner device for aortic arch repair (STAR). J Thorac Cardiovasc Surg. 2016;152:1309–1318. e1305..

2. 关于SMFM的证据有限[44-46]。在一项非随机试验（STRATO）中，使用

SMFM支架系统治疗了23例Crawford Ⅱ型或Ⅲ型胸腹动脉瘤的高危外科手术患者[47]。20例中有15例患者在1年时达到了稳定的动脉瘤血栓形成。1年时的分支通畅率为96%，2年时为100%，3年时为97%。9例患者发生内漏，需要进行共计11次干预。

VII. 术前准备

A. 影像学检查

1. 在计划进行腔内修复之前，整个主动脉及其分支的精确成像至关重要。胸部、腹部和骨盆三维重建计算机断层血管造影（CTA）是首选方法。评估主动脉的外径和内径对于适当选择内移植物的直径和长度以及锚定区的位置至关重要。此外，需要评估主动脉钙化、成角和扭曲的负荷，以规划完美的放置技术[48, 49]并评估内漏的可能性[50]。CTA还有助于识别髂动脉的重要侧支和直径，以更好地选择输送设备。通常，髂外动脉外径长为8mm（约为24F），应容纳22F的鞘管[51]。

2. 也可以使用磁共振血管造影（MRA）。然而，它不显示对血管通路有影响的血管壁钙化情况。

B. 锚定区

1. 需要将支架物与主动脉壁紧密贴合，以排除胸主动脉瘤囊的血流。腔内支架必须在近端（在动脉瘤颈）和远端（被称为"锚定区"）提供足够的密封区。建议胸主动脉中至少留出2cm的封闭区，以防止移位和内漏。

2. 在近端，动脉瘤颈部上方的锚定可能涉及主动脉弓。当支架释放涉及主动脉弓时，支架的近端必须紧贴主动脉弓的内弯，以避免移位或支架塌陷[52, 53]。此外，在主动脉弓中的支架释放会干扰流向分支血管的血液，即左锁骨下动脉、左颈总动脉和头臂干。较早一代的支架面临着无法适应弓部解剖结构的问题，导致"鸟喙"征（图6.7），并增加了植入支架失败的风险。当前支架的特征在于提高柔韧性改进近端的设计，以更好地适应主动脉弓。细致的计划对于评估"去分支手术"的必要性至关重要，该过程涉及将分支血管"移动"到更近的位置，以在支架直入后保持血液流动（杂交技术）[54]。

3. 远端密封区的长度也必须至少为2cm，在某些情况下可能需要覆盖腹腔干。可能需要进行内脏动脉旁路手术，以保证流向肠道的血流[55]。

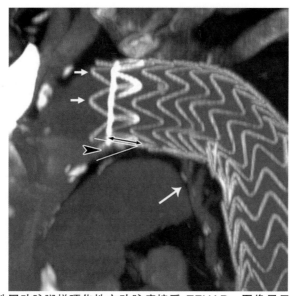

图 6.7　一名84岁女性因动脉粥样硬化性主动脉瘤接受 TEVAR，图像显示，鸟嘴状结构导致Ia型内漏。薄层最大密度投影显示了鸟嘴状结构（无尾箭）——支架近端处附着不良，主动脉弓弯曲较小——导致支架下表面与主动脉壁之间出现楔形间隙。用三维工作站功能测量鸟喙的长度（双头箭）和角度。该支架近端的扇形扩张（小箭头）被排除在鸟喙长度的测量范围之外。观察到对比剂从鸟喙持续流入动脉瘤囊，表明为Ia型内漏（大箭头）。经Ueda T，Fleischmann D，Dake MD，Rubin GD，Sze DY的许可转载。 Incomplete endograft apposition to the aortic arch: bird-beak configuration increases risk of endoleak formation after thoracic endovascular aortic repair. Radiology. 2010;255:645-652.

C. **选择正确的支架**　如前所述，为了选择正确的支架大小和长度，在计划腔内修复之前，应该使用CTA来评估主动脉的直径。较大的自体胸主动脉需要较大直径的支架。非动脉瘤性胸主动脉病变（例如主动脉钝性损伤）需要较小的支架。商用支架的直径为21~45mm，可适应各种类型的主动脉病变。对于胸主动脉内支架，建议增大15%~20%的尺寸；但是，过度扩张可能会导致可怕的逆行性主动脉夹层[56]。值得注意的是，创伤性主动脉损伤且由于低血压导致血流动力学不稳定的患者，其主动脉直径会显著减小。这种主动脉直径减小可能导致主动脉测量结果不准确以及内置支架尺寸不足[57]。

D. **去分支手术**　重要的分支血管是否需要进行去分支手术，应在术前通过研究近端和远端锚定区来确定[55]。

1. *弓血管旁路*

a. 当近端锚定区涉及任何主动脉弓血管时，需要考虑弓血管旁路。通常，一个或多个弓分支可能需要被覆盖以获得足够的封闭。对1161例患者进行的meta分析显示，左锁骨下动脉血运重建并未显著降低卒中、脊髓损伤或死亡的风险[58]。在另一篇综述中，仅4%的患者发生了上肢缺血的症状，需要进行随后的血运重建[59]。

　　b. 对于左椎动脉优势、右椎动脉发育不良或Willis环不完整的患者，应先进行血运重建，因为血液循环中断会增加卒中和截瘫的风险[60, 61]。对于左乳下动脉-冠状动脉搭桥术或左上肢透析功能正常的动静脉通路的患者，也可考虑进行计划内血管重建[62]。颈动脉-锁骨下动脉旁路术或锁骨下动脉-颈动脉转位术可以恢复左锁骨下血流。最佳的手术方案应基于椎动脉和颈动脉的双重超声检查。然而，这两种手术都未在神经系统结局和死亡率方面显示出益处[63]。

　　c. 如果预计近端锚定区将涉及左颈总动脉或头臂干，则可从升主动脉进行开放式顺行旁路或颈动脉转位。或者，可以进行解剖外旁路（例如，颈动脉-颈动脉旁路）以避免胸骨切开术[64, 65]。

　　d. 去分支手术可以同期进行，或在腔内手术前几天进行。

　2. *内脏旁路*

　　a. 为了获得足够的远端封闭，以避免Ⅰb型内漏，经常需要明确腹腔动脉的覆盖范围，腹腔动脉覆盖可能会引起肠系膜缺血的风险。但是，据报道，胰十二指肠系统患者成功地覆盖了腹腔动脉，肠系膜缺血的发生率较低[66, 67]。在最近的文献综述中报道，覆盖腹腔动脉后，并未伴有明显的腹腔动脉栓塞，在72例患者仅发生了3例Ⅱ型内漏，需要通过线圈栓塞治疗[68]。

　　b. 在肠系膜上动脉或肾血管远端锚定需要采取特殊措施，包括开放性手术旁路，使用特殊的带孔支架[69]，使用分支支架[70]或使用通气管或烟囱支架进行血运重建[71, 72]（图6.8）。去分支手术还可以通过替代血管提供血流，以覆盖主动脉的内脏段[73]。去分支手术可以同期进行，也可以在修复手术前几天进行。

E.　**其他方法**　对于近肾动脉主动脉瘤，由于开窗腔内动脉瘤修补术（FEVAR）的不断发展，患者可以不再选择去分支手术[74, 75]。Zenith开窗腔内植入物（Cook Medical）是主要研究的设备。还描述了使用辅助支架，例如烟囱/通气管技术[76, 77]或使用针头或激光对移植物进行原位开窗术，特别是紧急手术中，以免进行去分支手术[78]。另外，正在研究用于胸或胸腹动脉瘤的分支支架[79]，但修复相关的死亡率可能高于常规的支架。

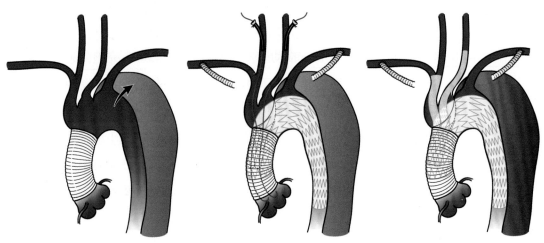

图 6.8　双分支TEVAR支架用于A型升主动脉夹层支架置入后残余主动脉夹层。TEVAR，胸腔内主动脉修复术。经Kuratani T许可转载。Best surgical option for arch extension of type B dissection: the endovascular approach. Ann Cardiothorac Surg. 2014;3:292–299.

VIII.　术前准备

A. 抗生素

操作指南建议在皮肤切开30分钟内预防性使用抗生素头孢唑林[80]（万古霉素或克林霉素可用于青霉素过敏的情况）。鉴于在此之后缺乏已证实的益处，应在24小时内停用抗生素。

B. 肾损伤

1. TEVAR术后有10%～15%的患者出现急性肾损伤（AKI），其中大多数是B型DescAD患者，通常仅在出现器官灌注不足后才进行治疗[81]。肾损伤的危险因素包括术前肾脏功能不良、肾动脉瘤及需要输血[82]。

2. 腔内修复前适当的水合作用，以及充分的锚定区术前计划，在不使用大量对比剂的情况下实现紧密封闭，可以避免CTA期间使用对比剂引起的对比剂肾病。

C. 脑脊液引流

1. 脊髓灌注压等于平均动脉压减去脑脊髓液压。脊髓引流的目的是降低脊髓周围蛛网膜下腔的压力，从而增加脊髓灌注压，并降低在胸主动脉血管内支架置入术中或术后脊髓缺血的发生率。这可以通过在蛛网膜下腔中的L3～L4椎间盘水平插入引流管实现[83]。

2. 欧洲合作组关于支架/移植技术用于主动脉瘤修复（EUROSTAR）注册处数据强调了腔内修复过程中脊髓灌注侧支循环的重要性[84]。当需要支架广泛覆盖胸主动脉时，当有多个髂内动脉闭塞时，或者有开放或腔内介入治疗史时，需要进行脑脊液引流[85-87]。在一项针对72例患者的研究中，有腹主动脉瘤修复史的患者发生脊髓缺血的风险为12.5%，而没有修复史的患者为1.7%[85]。另一项有关Crawford Ⅱ型胸腹动脉瘤血管内修复的回顾性队列研究表明，与单期修复相比，分期修复与脊髓缺血风险较低相关（11.1% *vs* 37.5%）[88]。已研发出一种有前途的脊髓冷却导管，该导管可排出脑脊液（CSF）并产生局部脊髓低压。预计该导管的临床应用将很快实现[89]。

IX. 置入技术

胸主动脉的腔内修复在全身麻醉下进行，可以进行呼吸控制和更精确的成像。在EUROSTAR注册中心，87%的动脉瘤患者和89%的DescAD患者获得成功支架置入[90]。

A. 穿刺血管

1. 大口径鞘管需要通过股动脉插入，通常行股动脉切开术。与腹主动脉修复不同，由于装置较大，通常难以经皮穿入。然而，使用"预封闭技术"进行TEVAR的试验已经成功[91]。将来，经皮介入治疗也可能用于胸主动脉瘤[92]。

2. 在3.8%～9.4%的患者中，不宜进行股动脉切开，需要从其他部位进入[93]。迂曲、钙化或狭窄的髂动脉可能不适合通过这种大口径器械，因此可通过髂导管获得通路，在手术前直接暴露髂总动脉，通过腹主动脉直接输送或通过髂动脉的球囊血管成形术来进入。在有困难的情况下，升主动脉的顺行通道也可被用于置入胸降主动脉腔内支架[94]。

B. 支架置入

1. 导丝进入升主动脉，再换成硬质导丝以便追踪该装置。支架的定位通常是在荧光透视下完成的，也可在其他技术，例如经食道超声心动图（TTE）和血管内超声辅助下完成[95]。获得血管通路后，只需要在植入时短暂降低血压。通过药物或快速起搏将血压降低至60mmHg，以防止支架因为压力而向远端移动（即风暴效应）。

2. 当支架近端锚定区涉及主动脉弓时，可使用30°～60°左前斜（LAO）投影精确地显示主动脉弓。对于腹腔干附近的远端锚定区，使用侧向投影。一旦将支架放置到位，支架系统就可以膨胀，并且可以在近端和远端锚定区膨胀，以固定在适当的位置。

C. **评估内漏**　通常在支架展开后进行主动脉造影，以确保位置放置正确，分支血管通畅，动脉瘤囊闭塞，并要检查是否存在内漏，内漏是指修复后动脉瘤囊内的持续血流。然后撤除鞘管，闭合动脉切口。

D. **术后成像**　建议在手术后1个月、6个月进行一次CTA检查，然后每年一次，以评估支架的完整性和位置、动脉瘤囊的持久性以及晚期并发症和内漏[96]。

X. 并发症

A. 围术期死亡率和发病率

1. 随着TEVAR设备和技术的发展，在某些研究中围术期的死亡率低于开放式修复。在一项针对低危患者降主动脉瘤的多中心研究中，血管内修复的围术期死亡率为2.1%，而进行开放性修复的围术期死亡率为11.7%（P <0.001）[97]。根据美国国家外科质量改善计划（NSQIP）数据库，不符合TEVAR手术指征预示着患者预后不良。但是，出现紧急情况（例如破裂或主动脉夹层）的患者，其30天死亡率较高（22.6%比6.2%）[98]，晚期死亡率也较高[99]。

2. 在NSQIP数据库中，发现与TEVAR相关的围术期发病率为9%，在第30天时累积的主要发病率评分显著低于开放组（分别为1.3±3.0和2.9±3.6，P <0.01）。男性和女性的存活率没有显著差异[100-103]。

B. 内漏

1. 内漏是指腔内支架置入后持续有血流进入动脉瘤囊，这会带来动脉瘤扩张和破裂的风险。内漏通常是在内移植物放置后的主动脉造影时或在CT扫描后发现的。然而，内漏也可能在修复后5年出现[104]。对接受腹主动脉瘤腔内修复术患者进行的长期随访显示，内漏的发生率很高，可达30%，平均随访时间为6年[105]。这表明，如果有许多晚期病例可供分析，TEVAR的内漏发生率可能会更高。

2. 内漏的分类基于泄漏的来源[106]（表6.4），这有助于确定适当的管理计划。Ⅱ型内漏是最常见的类型，归因于主动脉分支，尤其是肋间动脉和腰椎动脉未闭[107]。在任何影像学检查中没有明显内漏的动脉瘤囊持续扩张被称为不明原因的内漏，也称为Ⅴ型内漏或内张力[108]。

表 6.4　内漏的分类	
内漏类型	**描述**
Ⅰ型	
Ⅰa	近端密封不足
Ⅰb	远端密封不足
Ⅰc	髂动脉封堵器密封不充分
Ⅱ型	通过主动脉分支血管充盈囊
Ⅱa	单支血管
Ⅱb	两支或以上血管
Ⅲ型	由于支架的缺陷而导致的渗漏
Ⅲa	组件的连接分离
Ⅲb	涉及支架的孔道
Ⅳ型	支架的多孔渗漏
Ⅴ型	持续的动脉瘤囊扩张，但任何影像学检查均未见明显内漏

3. 在另一项综述中，TEVAR的内漏发生率在3.9%[30]～15.6%[109]。

4. 值得注意的是，复杂的开窗、分支和烟囱形的内支架在组件分离和由于产生的壁内漏都有可能导致内漏发生率增加。治疗与这些装置相关的内漏仍然具有挑战性[110]。

C. **脊髓缺血**

1. TEVAR确实有的脊髓缺血和截瘫风险，与开放手术修复后报告的风险相当。在目前的手术中，开放式腹主动脉修复术后脊髓损伤和截瘫的发生率为3%～12%[111-118]，腔内和杂交手术为5%～10%[90, 115, 119-122]。在724例患者的回顾性研究队列中，接受TEVAR（n=352）或开放修复（372）治疗的胸或胸腹动脉瘤的患者脊髓损伤的发生率无显著差异（腔内组为4.3%，开放组为7.5%）。

2. 支架在主动脉区覆盖的范围是脊髓缺血的主要危险因素[111]。

3. 既往进行腔内修复的患者，以及术前肾功能不全的患者，也往往具有更高的风险[123]。欧洲血管内主动脉修复并发症登记处（EuREC）发现，同时封闭至少两个供应脊髓的血管区域会增加脊髓损伤的风险，同时还会导致长期的围术期低血压[124]。

D. **卒中**　在动脉瘤囊延伸至主动脉弓的情况下，支架的近端锚定区有可能会靠近颈动脉和椎动脉，从而导致栓塞性卒中和脑血管并发症。先前的卒中以及主动脉弓内严重的动脉粥样硬化负荷，是此类事件发展的重要风险因素[125]。后循环卒中可能是由于栓子从椎动脉和锁骨下动脉（锁骨下动脉盗血综合征）到达Willis环而引起的[126]。

在一项对1002名患者的研究中，接受TEVAR的患者中有4.8%发生了卒中，其中，锁骨下动脉血管重建术似乎可以预防后循环卒中[127]。另一项研究发现，卒中的风险为6.25%，因紧急情况而行支架置入的患者并发症发生率较高[128]。

E. **缺血**

1. *肢端缺血*　尽管不常见，但在需要支架近端锚定的患者中，如果支架覆盖了左锁骨下动脉会导致缺血性并发症。高危患者应考虑在TEVAR前计划锁骨下动脉的血运重建。尽管可以增加术中并发症发生率，但可以减少缺血并发症[60]。

2. *内脏缺血*　腹腔干或肠系膜上动脉的覆盖可导致胸腹动脉瘤患者发生内脏缺血。在TEVAR前，应仔细计划去分支手术或使用其他术中技术。

肾脏缺血和急性肾损伤（AKI）也可能发生，其危险因素为术前GFR降低、胸腹联合修复和术后输血[82]。

F. **穿刺并发症**　由于支架系统较大，穿刺部位的血管并发症并不罕见。钙化的血管及小而迂曲的血管风险更高。当发生髂动脉破裂时，可采用球囊栓塞进行暂时的血管控制，直至修复动脉为止。

G. **置入后综合征**　腔内支架对内皮细胞的激活可导致全身性炎症反应，其特征为发热，白细胞增多和炎症标志物升高，这种反应在急性主动脉病变中更为明显[129, 130]。

XI. 晚期并发症

A. 生存与预后

1. 从2005年到2010年的Medicare数据库信息显示，1100多例接受TEVAR的患者，中位生存期为57.6个月[131]。不同的主动脉疾病的早期和晚期死亡发生率有显著差异。主动脉破裂、急性主动脉夹层和主动脉创伤的早期死亡率最高，而急性主动脉夹层、主动脉创伤和孤立性胸主动脉瘤患者的晚期生存率最高（尤其是那些不需要锁骨下动脉覆盖的患者）。

2. EUROSTAR和英国胸科腔内支架登记处的综合经验表明，接受主动脉瘤和主动脉夹层治疗患者的1年死亡率分别为20%和10%。值得注意的是，这些患者中大多数都患有多种合并症，并不适合行外科手术。

3. 关于这些腔内支架的耐用性和完整性的问题尚待远期随访证实，注册持续使用应提供长期随访的数据。

B. **腔内支架的移位** 腔内支架的尾部可能会发生移位，特别是在主动脉过度扩张、扭曲以及无法在锚定区获得适当的密封时。在一项研究中，移位率（>10mm）为2.8%[30]。腔内支架也可能发生折叠或塌陷，导致闭塞表现[132]。

C. **再次介入治疗**

1. 内漏、腔内支架移位或器官缺血后，通常需要进行再次介入治疗，并有许多份有关这些严重并发症发生的报道。在一项对2000—2012年接受TEVAR治疗的680名患者的研究中，73例患者（11.7%）需要再次介入，平均间隔为210天。腔内支架置入失败包括内漏45例，近端主动脉事件（逆行A型或动脉瘤样变性）11例，远端主动脉事件（夹层或动脉瘤样变性）15例，腔内支架感染3例，其他6例[133]。

2. 在另一项对585名患者的回顾性研究中，再次介入的需求率为12%，中位随访时间为5.6个月[134]。

XII. 小结

降主动脉的腔内修复在技术、支架设计以及对各种主动脉病变的适用性方面都取得了重大进展。为了正确处理病因和避免并发症，手术前细致的计划是必不可少的。手术计划取决于支架类型和所针对的病理情况。TEVAR的优点是无需开胸切口和主动脉交叉夹闭。尽管如此，TEVAR仍有出现并发症和死亡的确切风险。关于这些支架的可靠性和耐用性的长期证据尚未阐明，因为注册管理机构需要对所治疗的患者进行长期随访。无论是采用TEVAR还是采用开放式修复，在患者管理中需要采取多学科会诊的方法，以选择最佳的治疗方法。开放式修复在经验丰富的胸科中心进行是相当安全的，并且经过治疗后的主动脉节段的"永久性"几乎"无懈可击"。

参考文献

1. Dake MD, Miller DC, Semba CP, Mitchell RS, Walker PJ, Liddell RP. Transluminal placement of endovascular stent-grafts for the treatment of descending thoracic aortic aneurysms. *N Engl J Med.* 1994;331:1729-1734.

2. Fillinger MF, Greenberg RK, McKinsey JF, Chaikof EL; Society for Vascular Surgery Ad Hoc Committee on TRS. Reporting standards for thoracic endovascular aortic repair (TEVAR). *J Vasc Surg.* 2010;52:1022-1033, 1033. e1015.

3. Biglioli P, Roberto M, Cannata A, et al. Upper and lower spinal cord blood supply: the continuity of the anterior spinal artery and the relevance of the lumbar arteries. *J Thorac Cardiovasc Surg.* 2004;127:1188-1192.

4. Makaroun MS, Dillavou ED, Kee ST, et al. Endovascular treatment of thoracic aortic aneurysms: results of the phase II multicenter trial of the GORE TAG thoracic endoprosthesis. *J Vasc Surg.* 2005;41:1-9.

5. Grabenwoger M, Alfonso F, Bachet J, et al. Thoracic Endovascular Aortic Repair (TEVAR) for the treatment of aortic diseases: a position statement from the European Association for Cardio-Thoracic Surgery (EACTS) and the European Society of Cardiology (ESC), in collaboration with the European Association of Percutaneous Cardiovascular Interventions (EAPCI). *Eur J Cardiothorac Surg.* 2012;42:17-24.

6. Coady MA, Ikonomidis JS, Cheung AT, et al. Surgical management of descending thoracic aortic disease: open and endovascular approaches: a scientific statement from the American Heart Association. *Circulation.* 2010;121:2780-2804.

7. Coady MA, Rizzo JA, Hammond GL, et al. What is the appropriate size criterion for resection of thoracic aortic aneurysms? *J Thoracic Cardiovasc Surg.* 1997;113:476-491; discussion 489–491.

8. Davies RR, Goldstein LJ, Coady MA, et al. Yearly rupture or dissection rates for thoracic aortic aneurysms: simple prediction based on size. *Ann Thorac Surg.* 2002;73:17-28.

9. Elefteriades JA. Natural history of thoracic aortic aneurysms: indications for surgery, and surgical versus nonsurgical risks. *Ann Thorac Surg.* 2002;74:S1877-S1880; discussion S1892–1878.

10. Hiratzka LF, Bakris GL, Beckman JA, et al. 2010 ACCF/AHA/AATS/ACR/ASA/SCA/SCAI/SIR/ STS/SVM Guidelines for the Diagnosis and Management of Patients With Thoracic Aortic Disease. A Report of the American College of Cardiology Foundation/American Heart Association Task Force on Practice Guidelines, American Association for Thoracic Surgery, American College of Radiology, American Stroke Association, Society of Cardiovascular Anesthesiologists, Society for Cardiovascular Angiography and Interventions, Society of Interventional Radiology, Society of Thoracic Surgeons, and Society for Vascular Medicine. *Circulation.* 2010;121:e266-e369.

11. Erbel R, Aboyans V, Boileau C, et al. 2014 ESC Guidelines on the diagnosis and treatment of aortic diseases: document covering acute and chronic aortic diseases of the thoracic and abdominal aorta of the adult. The Task Force for the Diagnosis and Treatment of Aortic Diseases of the European Society of Cardiology (ESC). *Eur Heart J.* 2014;35:2873-2926.

12. Patterson B, De Bruin JL, Brownrigg JR, et al. Current endovascular management of acute type B aortic dissection—whom should we treat and when? *J Cardiovasc Surg.* 2014;55:491-496.

13. Fattori R, Tsai TT, Myrmel T, et al. Complicated acute type B dissection: is surgery still the best option?: a report from the International Registry of Acute Aortic Dissection. *JACC Cardiovasc Interv.* 2008;1:395-402.

14. Duebener LF, Lorenzen P, Richardt G, et al. Emergency endovascular stent-grafting for life-threatening acute type B aortic dissections. *Ann Thorac Surg.* 2004;78:1261-1266; discussion 1266–1267.

15. Fattori R, Montgomery D, Lovato L, et al. Survival after endovascular therapy in patients with type B aortic dissection: a report from the International Registry of Acute Aortic Dissection (IRAD). *JACC Cardiovasc Interv.* 2013;6:876-882.

16. Grabenwöger M, Alfonso F, Bachet J, et al. Thoracic Endovascular Aortic Repair (TEVAR) for the treatment of aortic diseases: a position statement from the European Association for Cardio-Thoracic Surgery (EACTS) and the European Society of Cardiology (ESC), in collaboration with the European Association of Percutaneous Cardiovascular Interventions (EAPCI). *Eur Heart J.* 2012;33:1558-1563.

17. Nienaber CA, Rousseau H, Eggebrecht H, et al. Randomized comparison of strategies for type B aortic dissection: the INvestigation of STEnt Grafts in Aortic Dissection (INSTEAD) trial. *Circulation.* 2009;120:2519-2528.

18. Nienaber CA, Kische S, Rousseau H, et al. Endovascular repair of type B aortic dissection: long-term results of the randomized investigation of stent grafts in aortic dissection trial. *Circ Cardiovasc Interv.* 2013;6:407-416.

19. Demetriades D, Velmahos GC, Scalea TM, et al. Operative repair or endovascular stent graft in blunt traumatic thoracic aortic injuries: results of an American Association for the Surgery of Trauma Multicenter Study. *J Trauma.* 2008;64:561-570; discussion 570–561.

20. Canaud L, Ozdemir BA, Bee WW, Bahia S, Holt P, Thompson M. Thoracic endovascular aortic repair in management of aortoesophageal fistulas. *J Vasc Surg.* 2014;59:248-254.

21. Kiguchi M, Chaer RA. Endovascular repair of thoracic aortic pathology. *Expert Rev Med Devices.* 2011;8:515-525.

22. Jordan WD Jr, Rovin J, Moainie S, et al. Results of a prospective multicenter trial of CTAG thoracic endograft. *J Vasc Surg.* 2015;61:589-595.

23. https://www.goremedical.com/products/ctag---specifications. Vol. 2018.

24. Melissano G, Tshomba Y, Civilini E, Chiesa R. Disappointing results with a new commercially available thoracic endograft. *J Vasc Surg.* 2004;39:124-130.

25. Cho JS, Haider SE, Makaroun MS. Endovascular therapy of thoracic aneurysms: Gore TAG trial results. *Semin Vasc Surg.* 2006;19:18-24.

26. Brunkwall J, Kasprzak P, Verhoeven E, et al. Endovascular repair of acute uncomplicated aortic type B dissection promotes aortic remodelling: 1 year results of the ADSORB trial. *Eur J Vasc Endovasc Surg.* 2014;48:285-291.

27. 27Voute MT, Bastos Goncalves F, Verhagen HJ. Commentary on 'ADSORB: a study on the efficacy of endovascular grafting in uncomplicated acute dissection of the descending aorta'. *Eur J Vasc Endovasc Surg.* 2012;44:37.

28. Farber MA, Giglia J, Starnes B, et al. TEVAR using the redesigned TAG Device (CTAG) for traumatic aortic transection: a nonrandomized multicenter trial. *J Vasc Surg.* 2012;55:622.

29. Melissano G, Tshomba Y, Rinaldi E, Chiesa R. Initial clinical experience with a new low-profile thoracic endograft. *J Vasc Surg.* 2015;62:336-342.

30. Matsumura JS, Cambria RP, Dake MD, et al. International controlled clinical trial of thoracic endovascular aneurysm repair with the Zenith TX2 endovascular graft: 1-year results. *J Vasc Surg.* 2008;47:247-257; discussion 257.

31. Lee WA, Martin TD, Hess PJ Jr, Beaver TM, Klodell CT. First United States experience of the TX2 Pro-Form thoracic delivery system. *J Vasc Surg.* 2010;52:1459-1463.

32. Lombardi JV, Cambria RP, Nienaber CA, et al. Prospective multicenter clinical trial (STABLE) on the endovascular treatment of complicated type B aortic dissection using a composite device design. *J Vasc Surg.* 2012;55:629-640. e622.

33. Fairman RM, Tuchek JM, Lee WA, et al. Pivotal results for the Medtronic Valiant Thoracic Stent Graft System in the VALOR II trial. *J Vasc Surg.* 2012;56:1222-1231. e1221.

34. Thompson M, Ivaz S, Cheshire N, et al. Early results of endovascular treatment of the thoracic aorta using the Valiant endograft. *Cardiovasc Intervent Radiol.* 2007;30:1130-1138.

35. Conrad MF, Tuchek J, Freezor R, Bavaria J, White R, Fairman R. Results of the VALOR II trial of the Medtronic Valiant Thoracic Stent Graft. *J Vasc Surg.* 2017;66:335-342.

36. Riambau V, Zipfel B, Coppi G, et al. Final operative and midterm results of the European experience in the RELAY Endovascular Registry for Thoracic Disease (RESTORE) study. *J Vasc Surg.* 2011;53:565-573.

37. Riambau V; RESTORE collaborators. European experience with relay: a new stent graft and delivery system for thoracic and arch lesions. *J Cardiovasc Surg.* 2008;49:407-415.

38. Zipfel B, Czerny M, Funovics M, et al. Endovascular treatment of patients with types A and B thoracic aortic dissection using Relay thoracic stent-grafts: results from the RESTORE Patient Registry. *J Endovasc Ther.* 2011;18:131-143.

39. Inglese L, Mollichelli N, Medda M, et al. Endovascular repair of thoracic aortic disease with the EndoFit stent-graft: short and midterm results from a single center. *J Endovasc Ther.* 2008;15:54-61.

40. Qu L, Raithel D. Two-year single-center experience with thoracic endovascular aortic repair using the EndoFit thoracic stent-graft. *J Endovasc Ther.* 2008;15:530-538.

41. Bergeron P, Inglese L, Gay J; Dedicated Registry Collaborators. Setting up of a multicentric European registry dealing with type B dissections in chronic and acute phases with thoracic EndoFit devices. *J Cardiovasc Surg.* 2007;48:689-695.

42. Zipfel B, Buz S, Hammerschmidt R, Krabatsch T, Duesterhoeft V, Hetzer R. Early clinical experience with the E-vita thoracic stent-graft system: a single center study. *J Cardiovasc Surg.* 2008;49:417-428.

43. Stefanov F, Morris L, Elhelali A, et al. Insights from complex aortic surgery with a Streamliner device for aortic arch repair (STAR). *J Thorac Cardiovasc Surg.* 2016;152:1309-1318. e1305.

44. Sultan S, Hynes N, Sultan M; Collaborators MFM. When not to implant the multilayer flow modulator: lessons learned from application outside the indications for use in patients with thoracoabdominal pathologies. *J Endovasc Ther.* 2014;21:96-112.

45. Vaislic CD, Fabiani JN, Chocron S, et al. One-year outcomes following repair of thoracoabdominal aneurysms with the multilayer flow modulator: report from the STRATO trial. *J Endovasc Ther.* 2014;21:85-95.

46. Hynes N, Sultan S, Elhelali A, et al. Systematic review and patient-level meta-analysis of the streamliner multilayer flow modulator in the management of complex thoracoabdominal aortic pathology. *J Endovasc Ther.* 2016;23:501-512.

47. Vaislic CD, Fabiani JN, Chocron S, et al. Three-year outcomes with the multilayer flow modulator for repair of thoracoabdominal aneurysms: a follow-up report from the STRATO trial. *J Endovasc Ther.* 2016;23:762-772.

48. Kaladji A, Spear R, Hertault A, Sobocinski J, Maurel B, Haulon S. Centerline is not as accurate as outer curvature length to estimate thoracic endograft length. *Eur J Vasc Endovasc Surg.* 2013;46:82-86.

49. Muller-Eschner M, Rengier F, Partovi S, et al. Accuracy and variability of semiautomatic centerline analysis versus manual aortic measurement techniques for TEVAR. *Eur J Vasc Endovasc Surg.* 2013;45:241-247.

50. Nakatamari H, Ueda T, Ishioka F, et al. Discriminant analysis of native thoracic aortic curvature: risk prediction for endoleak formation after thoracic endovascular aortic repair. *J Vasc Interv Radiol.* 2011;22:974-979. e972.

51. Gasper WJ, Reilly LM, Rapp JH, et al. Assessing the anatomic applicability of the multibranched endovascular repair of thoracoabdominal aortic aneurysm technique. *J Vasc Surg.* 2013;57:1553-1558; discussion 1558.

52. Kasirajan K, Dake MD, Lumsden A, Bavaria J, Makaroun MS. Incidence and outcomes after infolding or collapse of thoracic stent grafts. *J Vasc Surg.* 2012;55:652-658; discussion 658.

53. Jonker FH, Schlosser FJ, Geirsson A, Sumpio BE, Moll FL, Muhs BE. Endograft collapse after thoracic endovascular aortic repair. *J Endovasc Ther.* 2010;17:725-734.

54. Smith TA, Gatens S, Andres M, Modrall JG, Clagett GP, Arko FR. Hybrid repair of thoracoabdominal aortic aneurysms involving the visceral vessels: comparative analysis between number of vessels reconstructed, conduit, and gender. *Ann Vasc Surg.* 2011;25:64-70.

55. Greenberg RK, Lytle B. Endovascular repair of thoracoabdominal aneurysms. *Circulation.* 2008;117:2288-2296.

56. Canaud L, Ozdemir BA, Patterson BO, Holt PJ, Loftus IM, Thompson MM. Retrograde aortic dissection after thoracic endovascular aortic repair. *Ann Surg.* 2014;260:389-395.

57. Jonker FH, Verhagen HJ, Mojibian H, Davis KA, Moll FL, Muhs BE. Aortic endograft sizing in trauma patients with hemodynamic instability. *J Vasc Surg.* 2010;52:39-44.

58. Hajibandeh S, Hajibandeh S, Antoniou SA, Torella F, Antoniou GA. Meta-analysis of left subclavian artery coverage with and without revascularization in thoracic endovascular aortic repair. *J Endovasc Ther.* 2016;23:634-641.

59. Dunning J, Martin JE, Shennib H, Cheng DC. Is it safe to cover the left subclavian artery when placing an endovascular stent in the descending thoracic aorta? *Interact Cardiovasc Thorac Surg.* 2008;7:690-697.

60. Rehman SM, Vecht JA, Perera R, et al. How to manage the left subclavian artery during endovascular stenting of the thoracic aorta. *Eur J Cardiothorac Surg.* 2011;39:507-518.

61. Waterford SD, Chou D, Bombien R, Uzun I, Shah A, Khoynezhad A. Left subclavian arterial coverage and stroke during thoracic aortic endografting: a systematic review. *Ann Thorac Surg.* 2016;101:381-389.

62. Dexter D, Maldonado TS. Left subclavian artery coverage during TEVAR: is revascularization necessary? *J Cardiovasc Surg.* 2012;53:135-141.

63. Madenci AL, Ozaki CK, Belkin M, McPhee JT. Carotid-subclavian bypass and subclavian-carotid transposition in the thoracic endovascular aortic repair era. *J Vasc Surg.* 2013;57:1275-1282. e1272.

64. Szeto WY, Bavaria JE, Bowen FW, Woo EY, Fairman RM, Pochettino A. The hybrid total arch repair: brachiocephalic bypass and concomitant endovascular aortic arch stent graft placement. *J Card Surg.* 2007;22:97-102; discussion 103–104.

65. Bergeron P, Mangialardi N, Costa P, et al. Great vessel management for endovascular exclusion of aortic arch aneurysms and dissections. *Eur J Vasc Endovasc Surg.* 2006;32:38-45.

66. Vaddineni SK, Taylor SM, Patterson MA, Jordan WD Jr. Outcome after celiac artery coverage during endovascular thoracic aortic aneurysm repair: preliminary results. *J Vasc Surg.* 2007;45:467-471.

67. Leon LR Jr, Mills JL Sr, Jordan W, et al. The risks of celiac artery coverage during endoluminal repair of thoracic and thoracoabdominal aortic aneurysms. *Vasc Endovascular Surg.* 2009;43:51-60.

68. Jim J, Caputo FJ, Sanchez LA. Intentional coverage of the celiac artery during thoracic endovascular aortic repair. *J Vasc Surg.* 2013;58:270-275.

69. Yuri K, Yokoi Y, Yamaguchi A, Hori D, Adachi K, Adachi H. Usefulness of fenestrated stent grafts for thoracic aortic aneurysms. *Eur J Cardiothorac Surg.* 2013;44:760-767.

70. Shahverdyan R, Gawenda M, Brunkwall J. Triple-barrel graft as a novel strategy to preserve supra-aortic branches in arch-TEVAR procedures: clinical study and systematic review. *Eur J Vasc Endovasc Surg.* 2013;45:28-35.

71. Riesenman PJ, Reeves JG, Kasirajan K. Endovascular management of a ruptured thoracoabdominal aneurysm-damage control with superior mesenteric artery snorkel and thoracic stent-graft exclusion. *Ann Vasc Surg.* 2011;25:555. e555–559.

72. Pecoraro F, Pfammatter T, Mayer D, et al. Multiple periscope and chimney grafts to treat ruptured thoracoabdominal and pararenal aortic aneurysms. *J Endovasc Ther.* 2011;18:642-649.

73. Bockler D, Kotelis D, Geisbusch P, et al. Hybrid procedures for thoracoabdominal aortic aneurysms and chronic aortic dissections—a single center experience in 28 patients. *J Vasc Surg.* 2008;47:724-732.

74. Greenberg RK, Sternbergh WC III, Makaroun M, et al. Intermediate results of a United States multicenter trial of fenestrated endograft repair for juxtarenal abdominal aortic aneurysms. *J Vasc Surg.* 2009;50:730–737. e731.

75. Tambyraja AL, Fishwick NG, Bown MJ, Nasim A, McCarthy MJ, Sayers RD. Fenestrated aortic endografts for juxtarenal aortic aneurysm: medium term outcomes. *Eur J Vasc Endovasc Surg.* 2011;42:54-58.

76. Xue Y, Sun L, Zheng J, et al. The chimney technique for preserving the left subclavian artery in thoracic endovascular aortic repair. *Eur J Cardiothorac Surg.* 2015;47:623-629.

77. Zhu Y, Guo W, Liu X, Jia X, Xiong J, Wang L. The single-centre experience of the supra-arch chimney technique in endovascular repair of type B aortic dissections. *Eur J Vasc Endovasc Surg.* 2013;45:633-638.

78. Redlinger RE Jr, Ahanchi SS, Panneton JM. In situ laser fenestration during emergent thoracic endovascular aortic repair is an effective method for left subclavian artery revascularization. *J Vasc Surg.* 2013;58:1171-1177.

79. Wang ZG, Li C. Single-branch endograft for treating stanford type B aortic dissections with entry tears in proximity to the left subclavian artery. *J Endovasc Ther.* 2005;12:588-593.

80. Bratzler DW, Dellinger EP, Olsen KM, et al. Clinical practice guidelines for antimicrobial prophylaxis in surgery. *Am J Health Syst Pharm.* 2013;70:195-283.

81. Pisimisis GT, Khoynezhad A, Bashir K, Kruse MJ, Donayre CE, White RA. Incidence and risk factors of renal dysfunction after thoracic endovascular aortic repair. *J Thorac Cardiovasc Surg.* 2010;140:S161-S167.

82. Piffaretti G, Mariscalco G, Bonardelli S, et al. Predictors and outcomes of acute kidney injury after thoracic aortic endograft repair. *J Vasc Surg.* 2012;56:1527-1534.

83. Cheung AT, Weiss SJ, McGarvey ML, et al. Interventions for reversing delayed-onset postoperative paraplegia after thoracic aortic reconstruction. *Ann Thorac Surg.* 2002;74:413-419; discussion 420–411.

84. Buth J, Harris PL, Hobo R, et al. Neurologic complications associated with endovascular repair of thoracic aortic pathology: Incidence and risk factors. a study from the European Collaborators on Stent/Graft Techniques for Aortic Aneurysm Repair (EUROSTAR) registry. *J Vasc Surg.* 2007;46:1103-1110; discussion 1110–1101.

85. Schlosser FJ, Verhagen HJ, Lin PH, et al. TEVAR following prior abdominal aortic aneurysm surgery: increased risk of neurological deficit. *J Vasc Surg.* 2009;49:308-314; discussion 314.

86. Ullery BW, Quatromoni J, Jackson BM, et al. Impact of intercostal artery occlusion on spinal cord ischemia following thoracic endovascular aortic repair. *Vasc Endovascular Surg.* 2011;45:519-523.

87. Amabile P, Grisoli D, Giorgi R, Bartoli JM, Piquet P. Incidence and determinants of spinal cord ischaemia in stent-graft repair of the thoracic aorta. *Eur J Vasc Endovasc Surg.* 2008;35:455-461.

88. O'Callaghan A, Mastracci TM, Eagleton MJ. Staged endovascular repair of thoracoabdominal aortic aneurysms limits incidence and severity of spinal cord ischemia. *J Vasc Surg.* 2015;61:347-354. e341.

89. Moomiaie RM, Ransden J, Stein J, et al. Cooling catheter for spinal cord preservation in thoracic aortic surgery. *J Cardiovasc Surg.* 2007;48:103-108.

90. Leurs LJ, Bell R, Degrieck Y, et al. Endovascular treatment of thoracic aortic diseases: combined experience from the EUROSTAR and United Kingdom Thoracic Endograft registries. *J Vasc Surg.* 2004;40:670-679; discussion 679–680.

91. Lee WA, Brown MP, Nelson PR, Huber TS. Total percutaneous access for endovascular aortic aneurysm repair ("Preclose" technique). *J Vasc Surg.* 2007;45:1095-1101.

92. Skagius E, Bosnjak M, Bjorck M, Steuer J, Nyman R, Wanhainen A. Percutaneous closure of large femoral artery access with Prostar XL in thoracic endovascular aortic repair. *Eur J Vasc Endovasc Surg.* 2013;46:558-563.

93. Stone DH, Brewster DC, Kwolek CJ, et al. Stent-graft versus open-surgical repair of the thoracic aorta: mid-term results. *J Vasc Surg.* 2006;44:1188-1197.

94. Bhutia SG, Wales L, Jackson R, Kindawi A, Wyatt MG, Clarke MJ. Descending thoracic endovascular aneurysm repair: antegrade approach via ascending aortic conduit. *Eur J Vasc Endovasc Surg.* 2011;41:38-40.

95. Qu L, Raithel D. Techniques for precise thoracic endograft placement. *J Vasc Surg.* 2009;49:1069-1072; discussion 1072.

96. Rylski B, Blanke P, Siepe M, et al. Results of high-risk endovascular procedures in patients with non-dissected thoracic aortic pathology: intermediate outcomes. *Eur J Cardiothorac Surg.* 2013;44:156-162.

97. Bavaria JE, Appoo JJ, Makaroun MS, et al. Endovascular stent grafting versus open surgical repair of descending thoracic aortic aneurysms in low-risk patients: a multicenter comparative trial. *J Thorac Cardiovasc Surg.* 2007;133:369-377.

98. Ehlert BA, Durham CA, Parker FM, Bogey WM, Powell CS, Stoner MC. Impact of operative indication and surgical complexity on outcomes after thoracic endovascular aortic repair at National Surgical Quality Improvement Program Centers. *J Vasc Surg.* 2011;54:1629-1636.

99. Chung J, Corriere MA, Veeraswamy RK, et al. Risk factors for late mortality after endovascular repair of the thoracic aorta. *J Vasc Surg.* 2010;52:549-554; discussion 555.

100. Etezadi V, Schiro B, Pena CS, Kovacs M, Benenati JF, Katzen BT. Endovascular treatment of descending thoracic aortic disease: single-center, 15-year experience. *J Vasc Interv Radiol.* 2012;23:468-475.

101. Arnaoutakis GJ, Schneider EB, Arnaoutakis DJ, et al. Influence of gender on outcomes after thoracic endovascular aneurysm repair. *J Vasc Surg.* 2014;59:45-51.

102. Jackson BM, Woo EY, Bavaria JE, Fairman RM. Gender analysis of the pivotal results of the Medtronic Talent Thoracic Stent Graft System (VALOR) trial. *J Vasc Surg.* 2011;54:358-363, 363.e351.

103. Czerny M, Hoebartner M, Sodeck G, et al. The influence of gender on mortality in patients after thoracic endovascular aortic repair. *Eur J Cardiothorac Surg.* 2011;40:e1-e5.

104. Makaroun MS, Dillavou ED, Wheatley GH, Cambria RP, Gore TAG Investigators. Five-year results of endovascular treatment with the Gore TAG device compared with open repair of thoracic aortic aneurysms. *J Vasc Surg.* 2008;47:912-918.

105. Lal BK, Zhou W, Li Z, et al. Predictors and outcomes of endoleaks in the veterans affairs Open Versus Endovascular Repair (OVER) trial of abdominal aortic aneurysms. *J Vasc Surg.* 2015;62:1394-1404.

106. Chaikof EL, Blankensteijn JD, Harris PL, et al. Reporting standards for endovascular aortic aneurysm repair. *J Vasc Surg.* 2002;35:1048-1060.

107. Abularrage CJ, Crawford RS, Conrad MF, et al. Preoperative variables predict persistent type 2 endoleak after endovascular aneurysm repair. *J Vasc Surg.* 2010;52:19-24.

108. Veith FJ, Baum RA, Ohki T, et al. Nature and significance of endoleaks and endotension: summary of opinions expressed at an international conference. *J Vasc Surg.* 2002;35:1029-1035.

109. Preventza O, Wheatley GH III, Ramaiah VG, et al. Management of endoleaks associated with endovascular treatment of descending thoracic aortic diseases. *J Vasc Surg.* 2008;48:69-73.

110. Mastracci TM, Greenberg RK, Eagleton MJ, Hernandez AV. Durability of branches in branched and fenestrated endografts. *J Vasc Surg.* 2013;57:926-933; discussion 933.

111. Zoli S, Roder F, Etz CD, et al. Predicting the risk of paraplegia after thoracic and thoracoabdominal aneurysm repair. *Ann Thorac Surg.* 2010;90:1237-1244; discussion 1245.

112. Coselli JS, LeMaire SA, Preventza O, et al. Outcomes of 3309 thoracoabdominal aortic aneurysm repairs. *J Thorac Cardiovasc Surg.* 2016;151:1323-1337.

113. Estrera AL, Sandhu HK, Charlton-Ouw KM, et al. A quarter century of organ protection in open thoracoabdominal repair. *Ann Surg.* 2015;262:660-668.

114. Fehrenbacher JW, Siderys H, Terry C, Kuhn J, Corvera JS. Early and late results of descending thoracic and thoracoabdominal aortic aneurysm open repair with deep hypothermia and circulatory arrest. *J Thorac Cardiovasc Surg.* 2010;140:S154-S160; discussion S185–S190.

115. Conrad MF, Ye JY, Chung TK, Davison JK, Cambria RP. Spinal cord complications after thoracic aortic surgery: long-term survival and functional status varies with deficit severity. *J Vasc Surg.* 2008;48:47-53.

116. Greenberg RK, Lu Q, Roselli EE, et al. Contemporary analysis of descending thoracic and thoracoabdominal aneurysm repair: a comparison of endovascular and open techniques. *Circulation.* 2008;118:808-817.

117. Kulik A, Castner CF, Kouchoukos NT. Outcomes after thoracoabdominal aortic aneurysm repair with hypothermic circulatory arrest. *J Thorac Cardiovasc Surg.* 2011;141:953-960.

118. Lima B, Nowicki ER, Blackstone EH, et al. Spinal cord protective strategies during descending and thoracoabdominal aortic aneurysm repair in the modern era: the role of intrathecal papaverine. *J Thorac Cardiovasc Surg.* 2012;143:945-952. e941.

119. Drinkwater SL, Goebells A, Haydar A, et al. The incidence of spinal cord ischaemia following thoracic and thoracoabdominal aortic endovascular intervention. *Eur J Vasc Endovasc Surg.* 2010;40:729-735.

120. Guillou M, Bianchini A, Sobocinski J, et al. Endovascular treatment of thoracoabdominal aortic aneurysms. *J Vasc Surg.* 2012;56:65-73.

121. Martin DJ, Martin TD, Hess PJ, Daniels MJ, Feezor RJ, Lee WA. Spinal cord ischemia after TEVAR in patients with abdominal aortic aneurysms. *J Vasc Surg.* 2009;49:302-306; discussion 306–307.

122. Ferrer C, Cao P, De Rango P, et al. A propensity-matched comparison for endovascular and open repair of thoracoabdominal aortic aneurysms. *J Vasc Surg.* 2016;63:1201-1207.

123. Ullery BW, Cheung AT, Fairman RM, et al. Risk factors, outcomes, and clinical manifestations of spinal cord ischemia following thoracic endovascular aortic repair. *J Vasc Surg.* 2011;54:677-684.

124. Czerny M, Eggebrecht H, Sodeck G, et al. Mechanisms of symptomatic spinal cord ischemia after TEVAR: insights from the European Registry of Endovascular Aortic Repair Complications (EuREC). *J Endovasc Ther.* 2012;19:37-43.

125. Gutsche JT, Cheung AT, McGarvey ML, et al. Risk factors for perioperative stroke after thoracic endovascular aortic repair. *Ann Thorac Surg.* 2007;84:1195-1200; discussion 1200.

126. Patel R, Muthu C, Goh KH. Subclavian stump syndrome causing a posterior circulation stroke after thoracic endovascular aneurysm repair (TEVAR) with adjunctive carotid to subclavian bypass and endovascular embolization of the left subclavian artery. *Ann Vasc Surg.* 2014;28:1318. e1313–1316.

127. Patterson BO, Holt PJ, Nienaber C, Fairman RM, Heijmen RH, Thompson MM. Management of the left subclavian artery and neurologic complications after thoracic endovascular aortic repair. *J Vasc Surg.* 2014;60:1491-1497. e1491.

128. Knowles M, Murphy EH, Dimaio JM, et al. The effects of operative indication and urgency of intervention on patient outcomes after thoracic aortic endografting. *J Vasc Surg.* 2011;53:926-934.

129. Gabriel EA, Locali RF, Romano CC, Duarte AJ, Palma JH, Buffolo E. Analysis of the inflammatory response in endovascular treatment of aortic aneurysms. *Eur J Cardiothorac Surg.* 2007;31:406-412.

130. Eggebrecht H, Mehta RH, Metozounve H, et al. Clinical implications of systemic inflammatory response syndrome following thoracic aortic stent-graft placement. *J Endovasc Ther.* 2008;15:135-143.

131. Schaffer JM, Lingala B, Miller DC, Woo YJ, Mitchell RS, Dake MD. Midterm survival after thoracic endovascular aortic repair in more than 10,000 medicare patients. *J Thorac Cardiovasc Surg.* 2015;149:808-820; discussion 820–803.

132. Shukla AJ, Jeyabalan G, Cho JS. Late collapse of a thoracic endoprosthesis. *J Vasc Surg.* 2011;53:798-801.

133. Szeto WY, Desai ND, Moeller P, et al. Reintervention for endograft failures after thoracic endovascular aortic repair. *J Thorac Cardiovasc Surg.* 2013;145:S165-S170.

134. Scali ST, Beck AW, Butler K, et al. Pathology-specific secondary aortic interventions after thoracic endovascular aortic repair. *J Vasc Surg.* 2014;59:599-607.

135. Farber MA, Giglia JS, Starnes BW, et al. Evaluation of the redesigned conformable GORE TAG thoracic endoprosthesis for traumatic aortic transection. *J Vasc Surg.* 2013;58:651-658.

肺动脉狭窄

第 **7** 章

M. Abigail Simmons, MD and Jeremy D.
Asnes, MD

本章要点

- 肺动脉狭窄可能是由于先天性或继发性疾病引起的。
- 对于任何接受肺动脉高压评估的成年人，肺动脉狭窄应被视为鉴别诊断的一部分。
- 干预肺动脉狭窄的适应证包括：①右室收缩压大于2/3体循环压力；②在右心功能不全的情况下出现肺动脉明显狭窄；③肺动脉狭窄并伴有明显的灌注不均或不足；④未受影响肺段的局部肺动脉高压；⑤腔静脉-肺动脉吻合术后患者的肺动脉狭窄/变形。
- 解决肺动脉狭窄的介入技术包括单纯的球囊血管成形术、切割球囊血管成形术和支架血管成形术。

Ⅰ. 简介

A. 许多的内在和外在因素会导致肺动脉树阻塞或狭窄。

B. 肺动脉狭窄可累及肺动脉主干、左-右肺动脉分支，以及更远端的叶、段和亚段分支。阻塞可以孤立发生在单个血管上，也可以在多个部位和多个水平上发生[1]。肺动脉狭窄的治疗策略包括球囊血管成形术、切割球囊血管成形术和支架血管成形术。具体策略取决于患者的病因、病变特征和个体状况。

Ⅱ. 肺动脉狭窄的病因

A. 肺动脉狭窄可大致分为先天性或继发性（表7.1）。在Franch的一项研究中发现，60%的先天性狭窄伴有先天性心脏病，而40%是孤立性的。孤立性先天性狭窄通常与遗传综合征有关，包括 Williams、Alagille和 Noonan综合征（图7.1）。在这些情况下，狭窄往往是弥漫性的，涉及多个水平肺动脉树的多个节段。

B. 先天性心脏病手术也可能导致肺动脉狭窄，尤其是当手术涉及对肺动脉本身操作时。补片材料、缝合线以及由于肺血管扭结或拉伸引起的变形都可能导致术后肺动脉狭窄（图7.2A～C和图7.3A）。

表 7.1　肺动脉狭窄的病因
先天性肺动脉系统畸形
• 先天性心脏病相关
• 法洛四联症，肺动脉闭锁，肺动脉瓣狭窄
• 主干、支或叶动脉狭窄
• 孤立性肺动脉狭窄
• 主干或分支肺动脉狭窄
遗传综合征
• Williams 综合征
• 弥漫性累及：分支、叶、段肺动脉
• Alagille综合征：周围性肺动脉狭窄
手术后
• 肺动脉补片的位置或吻合口的远端
• 上次的Blalock-Taussig分流术的部位
• 动脉导管未闭结扎或支架植入的部位
• 肺动脉束带摘除后
• 动脉转换术后
特发性肺动脉狭窄
• Takayasu动脉炎：主、支和叶肺动脉狭窄
• 纤维化纵隔炎：主干和分支肺动脉狭窄
外部压迫
• 来自肿瘤（即支气管癌）或淋巴结肿大的压迫
• 浸润性或纤维化性肺部疾病（即结节病）引起的压迫

C. 在成人中出现新发的肺动脉狭窄是一种罕见但严重的症状，通常是一种继发性病变[2, 3]，病因包括肿瘤或淋巴结病的外部压迫、纤维化纵隔炎、系统性血管炎（如高新动脉炎或白塞病）、血栓栓塞性疾病和结节病（表7.1）。由于慢性静脉血栓栓塞，上述疾病常被误诊为特发性肺动脉高压或肺动脉高压。在晚期才确诊的病例中，患者因经常接受不适当或不完整的治疗方案，临床获益甚微。

Ⅲ.　病理生理学

肺动脉狭窄会导致不同程度的通气/灌注不匹配，肺动脉高压，未受影响部分的血管损伤，右心压力升高，右心室功能障碍和心输出量受限。在存在心内分流的情况下（例如卵圆孔未闭、房间隔缺损或室间隔缺损），由于肺血流阻力增加，肺血流阻塞会导致未结合氧血液分流至全身循环，从而导致紫绀。如果不进行治疗，肺动脉狭窄会导致运动受限、生活质量下降，如果是先天性病变和先前心脏手术造成的狭窄，则会限制肺血管生长和增加术后死亡率[4, 5]。

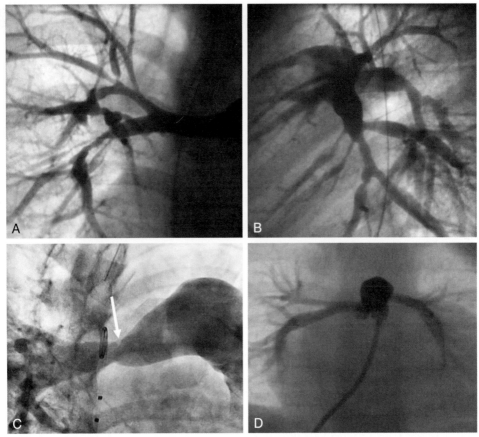

图7.1　A和B，Williams综合征患者的前后位血管造影和外侧血管造影。Williams综合征是一种弥漫性疾病，中央肺动脉发育不全，几乎所有叶和段分支动脉均出现严重狭窄。C，大动脉炎患者的严重弥漫性右肺动脉狭窄（白色箭头）。D，患有Alagille综合征患者严重的近端肺动脉狭窄/发育不全。

Ⅳ.　干预策略

A. **第一次球囊血管成形术和进展**　Lock等人是最早进行肺动脉球囊血管成形术的人。他们使用实验性羊模型进行的开创性工作很快被应用到先天性心脏导管检查研究中[6, 7]。

导管、球囊、支架和导丝技术的快速发展，以及血管成形术技术的完善，拓宽了可以通过经导管疗法安全治疗的病变范围。目前，单纯球囊血管成形术、切割球囊血管成形术和支架血管成形术已成为治疗肺动脉狭窄的主要措施。

B. **干预指征**　已达成共识的干预指征是[8, 9]：

1. 右心室收缩压显著升高（≥2/3体循环压力）

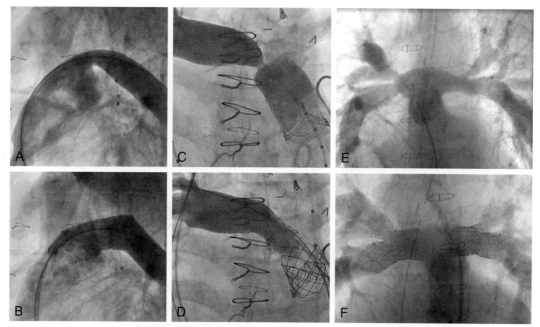

图 7.2　A、B：由于在放置支架之前（A）和之后（B）在外科补片部位的近端左肺动脉折叠而引起的狭窄。C、D：支架置入和经导管肺动脉瓣植入术前（C）、术后（D）与外科补片材料有关的重度右肺动脉狭窄。D.1 例大动脉转位患者动脉转位术后的肺动脉造影。肺叶分支狭窄与外科手术操作肺血管有关（E），支架血管成形术成功地治疗了这些狭窄（F）。

　　2. 右室功能不全时的严重狭窄

　　3. 肺动脉狭窄伴有明显的灌注不均或不足

　　4. 未受影响肺段的局部肺动脉高压（平均远端压力 > 25mmHg）

　　5. 腔静脉−肺动脉吻合术患者的肺动脉狭窄/变形

V.　治疗的目标和成功率的评价

　　治疗的目标包括降低右心室压力，改善肺血流的分布，保护和改善远端肺血管的状况，降低通畅的肺段压力并改善收缩能力。通过血管造影和/或临床/生理学的改善来衡量治疗的成功与否[10]。核素灌注成像有助于评估局部肺灌注以及干预的必要性和成功性。

VI.　标准球囊血管成形术

　　成功的球囊血管成形术可撕裂肺动脉壁的内膜和中膜[11, 12]。

A. 球囊扩张

　　1. 一般来说，球囊要么均匀膨胀，在阻力最大的部位有不连续的"腰凹"，要么不均匀地膨胀，没有不连续的"腰凹"。

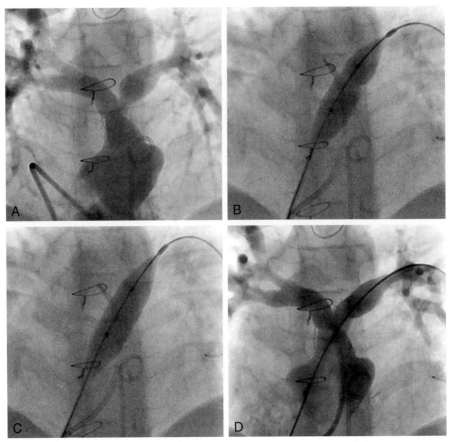

图7.3　与外科补片相关的左肺动脉近端狭窄的球囊血管成形术，1例法洛四联症患者成功进行球囊血管成形术前（A）和术后（D）。注意血管成形术球囊（B）中不连续的"腰凹"，因高压膨胀（C）而消失。

2. 后者通常与血管的外部压迫、扭结或拉伸引起的狭窄相关。

3. 这些血管通常会表现出明显的回弹，降低气囊血管成形术的治疗效果。

4. 当球囊存在腰凹时，成功的血管成形术取决于球囊腰凹的消失[13]。

5. 成功的球囊血管成形术后的血管造影通常显示非阻塞性的腔内充盈缺损，表明适当的内膜和内膜撕裂。

B. **球囊血管成形术导管的类型**　可用于肺动脉球囊血管成形术的球囊血管成形术导管种类繁多。球囊的选择取决于患者和靶血管的特性，导丝尺寸、轴的柔韧性、球囊的顺应性、球囊和球囊的大小以及标称/最大扩张压力会影响血管成形术导管的选择。

1. 低压球囊血管成形术。使用比目标最小管腔直径大2～4倍的球囊进行低压球囊血管成形术（4～10atm）已成功治愈多达60%的病变[13, 14]。

2. 高压球囊血管成形术。高压球囊血管成形术（10～22atm）的成功率大于低压球囊。此外，成功的高压血管成形术通常采用较短的球囊：最小的管腔比低于低压血管成形术所需的管腔比[15]。因此，对于高压血管成形术，一种更保守的方法是从2～3∶1的管腔比开始，在没有成功的情况下逐渐增加管腔比可能更可取。

3. 在最近的研究中，多达1/3的肺动脉狭窄高压球囊血管成形术后疗效不佳保持抵抗[9]。在远端肺动脉狭窄中，对血管成形术的抵抗更为普遍，而近端血管表现出较高的回弹。这可能与这些部位狭窄的不同机制有关。据报道，单纯球囊血管成形术后再狭窄率为10％～35％[9, 16]。

VII. 切割球囊血管成形术

切割球囊血管成形术治疗肺动脉狭窄的报道最早是在1999[17]，此后有多个系列的报告，并进行了一项随机试验，比较切割球囊血管成形术和高压球囊血管成形术[18]。切割球囊可以提高肺动脉成形术的总体成功率，特别是对于标准高压球囊扩张疗效不佳的病变。切割球囊的显微外科手术刀片沿着目标病变的长度形成精确的纵向"切口"。形成切口的压力低于使用标准血管成形术球囊产生内膜/内侧撕裂所需的压力，因此切割球囊可降低血管破裂的风险。在标准血管成形术中，表现出不连续腰凹的肺动脉狭窄的效果最佳。对于长段狭窄、弥漫性增生性肺动脉狭窄和表现出明显回弹的肺动脉的成功率有限[19]。

小直径，6、10和15mm长的切割球囊的直径范围为2.0～4.0mm，增量为0.25mm（Flextome，Boston Scientific）。这些球囊既可以通过整体交换（over-the-wire）方式也可以通过单轨方式使用。更重要的是，这些球囊仅能用0.014英寸导丝导引；因此，当从标准血管成形术球囊切换到小直径切割球囊时，经常需要更换导丝。大直径切割球囊的长度限制为2cm，直径从5到8mm不等，增量为1mm。这些球囊需要0.018英寸的导丝。

与标准球囊血管成形术一样，切割球囊的大小选择取决于靶病变的最小管腔直径和相邻正常血管的直径。成功的扩张通常要求球囊直径为最小管腔直径的2～4倍。但是，球囊不应比相邻的正常血管大＞1～2mm。一些操作人员建议根据标准血管成形术球囊在8～15atm时的腰凹直径选择切割球囊直径，选择比腰凹大0.5～1.0mm的球囊[10]。切割球囊扩张之后，再使用稍大一点的标准球囊进行血管成形术，从而降低对邻近正常血管系统的损伤风险。

A. 并发症

尽管球囊血管成形术是一种相对安全的方法，但仍有几种并发症应引起介入专家的注意并着手解决。已报道的球囊血管成形术并发症包括：死亡，肺水肿，气胸，咯血，心律不齐，低血压，卒中，入路部位损伤，心脏骤停，靶血管动脉瘤形成，内膜瓣闭塞，包裹性和非包裹性透壁性的肺动脉撕裂[10]。死亡原因最常见的是非包裹性肺动脉撕裂。在早期系列病例中报告的死亡率为1%～9%。但是，随着技术的改进和进步，死亡风险降低了。

有几种因素会增加血管撕裂的风险：球囊超过近端或"正常"血管直径的两倍会导致明显的过度扩张，并增加血管破裂和动脉瘤形成的风险，尤其是在较小的远端血管中。球囊在充气过程中的近端运动可能表明尺寸过大，持续的强制扩张可能会导致血管破裂。在严重肺动脉高压情况下，风险也会增加。

在血管破裂的情况下，线圈栓塞和覆膜支架植入或许能挽救生命[20]。解决内膜瓣闭塞的技术包括：覆膜支架或裸金属支架植入物。

由于血管成形术成功后，流量和压力会突然增加，因而有可能引起再灌注损伤，导致扩张的血管所在节段出现局部肺水肿。这可能需要长时间的机械通气和利尿剂治疗，但通常会在72小时内消失[10, 21]。在严重的通气/灌注不匹配的情况下，由于水肿引起的气体交换受损可能很严重，甚至致命。远端平均压力增加至> 20mmHg或压力变化> 150%与水肿的发展有关[21]。

B. 治疗过程中应考虑的因素

1. 在肺水肿或出血的情况下全身麻醉，应控制/清除气道异物，并应在长时间的手术中改善患者的舒适度和体位。

2. 交叉匹配的血液应随时可用。

3. 导丝应放置在最大的远端分支中，以最大程度地减少血管成形术球囊对远端血管的扩张。

4. 通过位于血管成形术部位近端的长鞘管放置球囊可实现：扩张之间的快速血管造影；快速评估压力；必要时快速展开线圈、闭塞装置和支架；在通过心脏时屏蔽切割球囊显微切片机；并在充气过程中增强球囊稳定性。

5. 限制肺最大段血流的狭窄应该首先解决。如果存在更多的远端狭窄，则应首先解决这些狭窄问题，可以通过先前扩张的节段解决狭窄，并及时识别再灌注水肿。

VIII. 支架血管成形术

虽然球囊血管成形术仍然是治疗肺动脉狭窄的一种重要方法，但长期效果并不令人满意[14]。尤其是在与肺动脉外压、扭曲或拉伸相关的狭窄方面。动物和临床研究表明，血管内支架可以维持肺动脉通畅，促进远端血管生长[22-26]（图7.2B、D和E）。新内膜增生导致的再狭窄确实发生在肺动脉支架中，并且与过度扩张、相邻支架之间重叠不足和分叉狭窄支架置入有关[25]（图7.4）。早期的报告显示再狭窄率为2%～3%[24, 27]，最近Hallbergson等人的报告显示，24%的患者出现再狭窄。

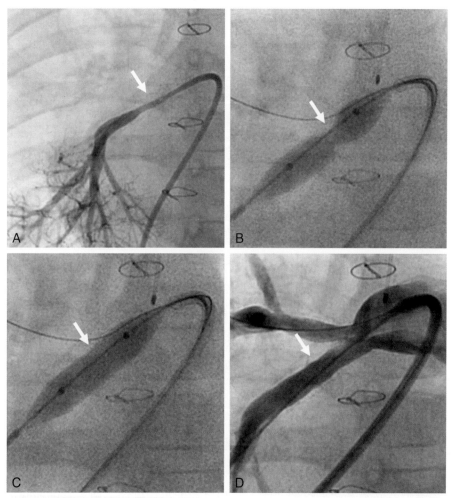

图7.4 Williams综合征患者的球囊肺血管成形术。A，肺血管造影显示严重的支架内再狭窄（箭头）。B，球囊血管成形术，显示球囊扩张时不连续的腰凹（箭头）。C，高压球囊血管成形术可完全解决腰凹的问题（箭头）。D，血管成形术后血管造影，未显示残余狭窄（箭头）。

法洛四联症和主-肺动脉侧支循环的患者似乎有特别高的再狭窄风险，应在支架置入后进行密切随访[28]。再狭窄通常可以通过再次血管成形术来解决[24, 25, 27]。

A. **支架血管成形术的考虑事项和情形**[4, 8, 29]

    1. 中央分支肺动脉狭窄

    2. 因拉伸或扭结引起的狭窄

    3. 球囊血管成形术后出现回弹的狭窄

    4. 外部压迫引起的狭窄

    5. 术后早期狭窄

    6. 球囊血管成形术后因闭塞性内膜瓣引起的狭窄

    7. 长段狭窄

B. **其他考虑事项**　对狭窄的肺动脉，通常尝试采用标准或切割球囊血管成形术作为一线治疗，支架置入是为了解决那些因严重回弹、闭塞性夹层或血管成形术后晚期再狭窄问题。一期支架血管成形术可以考虑用于长段狭窄、由于外压或"扭结"造成的狭窄以及分叉狭窄，因为这些病变通常对单纯球囊血管成形术无反应。如果狭窄得不到缓解，对球囊扩张抵抗的病变在支架血管成形术后，可能会由于内膜生长而加剧闭塞，植入支架治疗远端血管狭窄处可能会表现出更严重的晚期支架狭窄[30]。

先天性心脏手术后的早期术后肺动脉狭窄可显著增加发病率和死亡率。对于这种狭窄，支架血管成形术已被证明比球囊血管成形术更为有效和安全[4]。一期支架血管成形术在缓解因纤维性纵隔炎和累及肺动脉的全身性动脉炎引起的肺动脉闭塞方面也很有效。由于反复闭塞，经常需要再次介入治疗；但是，症状和生存率可能会得到显著改善[31-33]。

IX. 支架选择

目前还没有专门设计或批准用于肺动脉的支架。因此，操作者必须根据现有的全身血管和胆道支架就地取材（表7.2）。支架的选择必须考虑患者的年龄和生长潜力；必须考虑最终的"成人"肺血管大小。例如，植入右肺动脉近端的支架最终直径必须至少达到16～18mm。最近的研究显示，用超高压球囊有望能解决肺动脉支架断裂的问题。该技术可用于解决支架最大扩张后仍无法解决的闭塞问题[34, 35]。

表 7.2　肺动脉支架植入术可用的支架				
未装配支架（需要手工压握）				
支架	可用长度（mm）	最大直径（mm）	单元设计	肺动脉应用
Palmaz XL	30，40，50	28	闭环/固定	中央肺动脉分支
Max LD	16，26，36	26	开环/可扩张12mm	中央肺动脉分支；叶支
Mega LD	16，26，36	18	开环/可扩张12mm	中央肺动脉分支；叶支
Genesis XD	19，25，29，59	18	闭环/可扩张	中央肺动脉分支；叶支
预装支架				
球囊	可用直径（mm）	最大直径（mm）	可用长度	导丝　闭环设计
大型Genesis				
OptaPro	5～10	10	19，29，39，59，79	0.035　闭环/可扩张
中型Genesis				
OptaPro	4～8	8	12，15，18，24	0.035　闭环/可扩张
Slalom	3～8	8	15，18，24，39	0.018　闭环/可扩张
Palmaz Blue				
Aviator	4～7	7	15，17，20，25	0.014　闭环/可扩张

尽管自膨式支架的灵活性和Low-profile输送系统比较具有吸引力，但应避免在肺动脉中使用自膨式支架。这些支架置入后容易引起旺盛的新内膜增生，扩张性能差，并还会发生植入后移位的现象[36]。

A. **常用支架**　肺动脉狭窄最常用的支架是Palmaz Genesis系列、Palmaz XL系列和IntraStent Max LD胆道支架（表7.2）。

1. Genesis支架有3种尺寸范围可供选择——中型、大型和XD"超大径"。虽然中型和大型Genesis支架非常具有吸引力，因为它们可以预装在血管成形术球囊上，但只有未预装的Genesis XD支架才能达到> 12mm的直径。中型Genesis支架的直径只能达到8～9mm，因此，其使用应仅限于段和亚段肺动脉分支。大型Genesis支架的直径也只能达到10～12mm，因此，尽管它们对叶、支或较小的肺动脉分支有用，但不应常规用于近端分支肺动脉。Genesis XD支架的直径可达到18mm，因此可用于中央分支肺动脉。但是，Genesis XD支架只能在未预装的情况下使用，并且必须用手压握在血管成形术球囊上才能输送。

　　Palmaz Genesis系列的闭环设计可能会限制在侧支交叉的情况下开

环的能力。然而，对于当前可用的超高压球囊，支架支柱通常在必要时会折断；这可能会对支架的完整性产生负面影响。

2. Palmaz XL系列支架的直径能够扩展至28～30mm。然而，这些支架展开后会有明显的缩短。这些支架具有较高的径向强度，但不易弯曲，因此输送至分支肺动脉具有挑战性。在目前的实践中，它们最常用作经导管肺动脉瓣植入之前在主肺动脉和右心室流出道中的植入支架。与Genesis XD系列一样，Palmaz XL支架只能在未装配的情况下使用，并且必须手工压握在血管成形术球囊上。它们是闭环的，支柱不容易断裂。因此，如果在中央肺动脉中有必要进行边支"堵塞"，则应考虑使用IntraStent Max LD支架（请参阅下文）。

3. IntraStent Max LD支架最大直径可达26mm。这些支架比Palmaz XL支架具有更大的柔韧性，但径向强度较低，更容易发生后期折断。它们具有开环设计，允许将环扩展到至少12mm。它们的柔韧性和开环设计使它们可以放置在迂曲形血管内，变形程度比闭环支架小。叶、段和亚段肺动脉狭窄可以通过预装支架来控制。但是，近端分支肺动脉和主肺动脉需要放置能够达到至少16～18mm直径的支架。目前尚无法预装能够达到这些直径的支架。相反，必须选择合适尺寸的球囊导管并将支架手动压握在球囊上。在我们的实践中，通常会选择用BIB球囊（B Braun）进行输送。这种球囊导管由单个导管轴上的两个"嵌套的"独立可充气球囊组成。外球囊直径为8～30mm。内部球囊的直径是外部球囊的1/2，且比外部球囊短10mm。支架居中并压握在外球囊上。一旦到达目标病变处，内部球囊就会膨胀，从而在近端和远端之前扩张支架的中心。这样可以防止"狗骨头"现象，即球囊的肩部和支架的端部首先扩张。因此减少了支架移位的风险。此外，在支架固定为其预期直径的1/2的情况下，可以在外球囊膨胀之前进行血管造影和重新定位。

4. 对于直径＜8mm的未装配支架的植入，我们使用OptaPro PTA扩张导管（Cordis）。尽管可以使用其他较小尺寸的球囊，但我们发现很难将支架牢固地手工压握在这些非常小尺寸的球囊上。

B. 技术要点

Charles Mullins博士的教科书《先天性心脏病的心脏导管插入术》中对肺动脉支架血管成形术所需的技术和材料进行了详尽的讨论（第22和23

章）[37]。应考虑以下要点：

1. 支架手术应在配备双平面血管造影的手术室中进行。

2. 对于这些复杂的手术，应使用全身麻醉。

3. 交叉匹配的血液应随时可用。

4. 建议通过动脉通路进行血压监测。

5. 由于预装的中型和大型Genesis支架牢固地黏附在其输送球囊上，因此可以通过导丝安全地输送到肺动脉，而无需使用较长的输送鞘[38]。虽然在婴儿或术后狭窄中植入支架时，这样做是有利的，在大多数情况下不建议这样做。

6. 手压式支架应始终通过长的鞘管输送到目标血管。人工压握支架可能会在Chiari网状束、三尖瓣瓣叶和瓣索、流出道腱索、钙化斑块等处卡住和移位。

7. 为了容纳增加的支架材料，应选择比血管成形术球囊所需尺寸大2~3F的鞘管。

8. 坚硬的金属丝、鞘管和导管会扭曲目标血管的解剖结构。血管造影术检查应在球囊充气前通过长鞘的侧臂或通过一个单独的入路部位放置的额外导管进行。确认位置后，应控制充气速度。快速充气会影响操作者对球囊位置变化做出反应的能力，并可能导致支架植入位置错误。

9. 新植入的支架如果没有附着在血管壁上，就有移位的风险；尤其是当支架没有解决硬性狭窄（即由于外部压迫或血管拉伸造成的狭窄）时，在这种情况下，应考虑避免移位的操作技术[39]。

C. **并发症** 与支架血管成形术相关的并发症包括支架错位、支架迁移/移位，侧支闭塞/挤压，血管破裂，夹层，邻近结构（包括支气管和冠状动脉）受压，肺水肿和血栓形成[25, 40, 41]。

X. 治疗方案

肺动脉狭窄的治疗方案很复杂，需要考虑病因、位置、患者年龄和生长潜力、潜在的心肺生理学以及未来有可能采取的再次手术。Bergersen和Lock[10]对基于导管的肺动脉狭窄疗法进行了很好的综述。图7.5所示为肺动脉狭窄的治疗选择框架图。

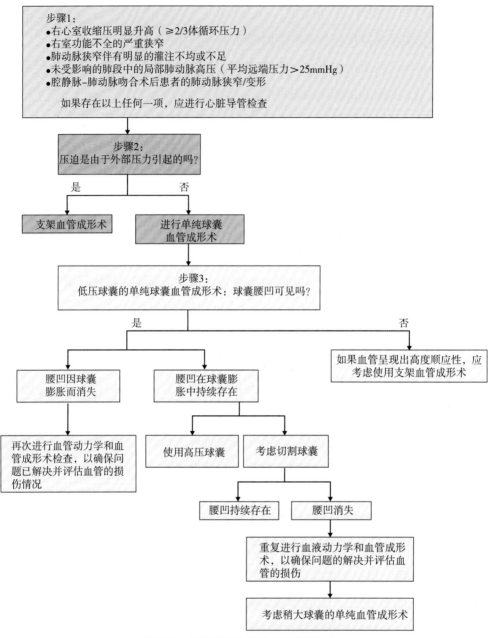

图 7.5　肺动脉狭窄的治疗选择框架图

参考文献

1. Franch R, Gay BB. Congenital stenosis of the pulmonary artery branches: a classification, with postmortem findings in two cases. *Am J Med*. 1963;35:512-529.

2. Kreutzer J, Landzberg MJ, Preminger TJ, et al. Isolated peripheral pulmonary artery stenoses in the adult. *Circulation*. 1996;93(7):1417-1423.

3. Tonelli AR, Ahmed M, Hamed F, Prieto LR. Peripheral pulmonary artery stenosis as a cause of pulmonary hypertension in adults. *Pulm Circ*. 2015;5(1):204-210.

4. Rosales AM, Lock JE, Perry SB, Geggel RL. Interventional catheterization management of perioperative peripheral pulmonary stenosis: balloon angioplasty or endovascular stenting. *Catheter Cardiovasc Interv.* 2002;56(2):272-277.

5. Sutton NJ, Peng L, Lock JE, et al. Effect of pulmonary artery angioplasty on exercise function after repair of tetralogy of Fallot. *Am Heart J.* 2008;155(1):182-186.

6. Lock JE, Niemi T, Einzig S, Amplatz K, Burke B, Bass JL. Transvenous angioplasty of experimental branch pulmonary artery stenosis in newborn lambs. *Circulation.* 1981;64(5):886-893.

7. Rocchini AP, Kveselis D, Dick M, Crowley D, Snider AR, Rosenthal A. Use of balloon angioplasty to treat peripheral pulmonary stenosis. *Am J Cardiol.* 1984;54(8):1069-1073.

8. Bacha EA, Kreutzer J. Comprehensive management of branch pulmonary artery stenosis. *J Interv Cardiol.* 2001;14(3):367-376.

9. Bergersen L, Gauvreau K, Lock JE, Jenkins KJ. Recent results of pulmonary arterial angioplasty: the differences between proximal and distal lesions. *Cardiol Young.* 2005;15(06):597-604.

10. Bergersen L, Lock JE. What is the current option of first choice for treatment of pulmonary arterial stenosis?. *Cardiol Young.* 2006;16(4):329-338.

11. Edwards BS, Lucas R, Lock JE, Edwards JE. Morphologic changes in the pulmonary arteries after percutaneous balloon angioplasty for pulmonary arterial stenosis. *Circulation.* 1985;71(2):195-201.

12. Stock JH, Reller MD, Sharma S, Pavcnik D, Shiota T, Sahn DJ. Transballoon intravascular ultrasound imaging during balloon angioplasty in animal models with coarctation and branch pulmonary stenosis. *Circulation.* 1997;95(10):2354-2357.

13. Gentles TL, Lock JE, Perry SB. High pressure balloon angioplasty for branch pulmonary artery stenosis: early experience. *J Am Coll Cardiol.* 1993;22(3):867-872.

14. Rothman A, Perry SB, Keane JF, Lock JE. Early results and follow-up of balloon angioplasty for branch pulmonary artery stenoses. *J Am Coll Cardiol.* 1990;15(5):1109-1117.

15. Ettinger LM, Hijazi ZM, Geggel RL, Supran SE, Cao Q-L, Schmid CH. Peripheral pulmonary artery stenosis: acute and mid-term results of high pressure balloon angioplasty. *J Interv Cardiol.* 1998;11(4):337-344.

16. Bush DM, Hoffman TM, Del Rosario J, Eiriksson H, Rome JJ. Frequency of restenosis after balloon pulmonary arterioplasty and its causes. *Am J Cardiol.* 2000;86(11):1205-1209.

17. Schneider M, Zartner P, Magee A. Cutting balloon for treatment of severe peripheral pulmonary stenoses in a child. *Heart.* 1999;82(1):108.

18. Bergersen L, Gauvreau K, Justino H, et al. Randomized trial of cutting balloon compared with high-pressure angioplasty for the treatment of resistant pulmonary artery stenosis. *Circulation.* 2011;124(22):2388-2396.

19. Sugiyama H, Veldtman GR, Norgard G, Lee KJ, Chaturvedi R, Benson LN. Bladed balloon angioplasty for peripheral pulmonary artery stenosis. *Catheter Cardiovasc Interv.* 2004;62(1):71-77.

20. Baker CM, McGowan FX, Keane JF, Lock JE. Pulmonary artery trauma due to balloon dilation: recognition, avoidance and management. *J Am Coll Cardiol.* 2000;36(5):1684-1690.

21. Arnold LW, Keane JF, Kan JS, Fellows KE, Lock JE. Transient unilateral pulmonary edema after successful balloon dilation of peripheral pulmonary artery stenosis. *Am J Cardiol.* 1988;62(4):327-330.

22. Mullins CE, O'laughlin MP, Vick GW, et al. Implantation of balloon-expandable intravascular grafts by catheterization in pulmonary arteries and systemic veins. *Circulation.* 1988;77(1):188-199.

23. O'laughlin MP, Perry SB, Lock JE, Mullins CE. Use of endovascular stents in congenital heart disease. *Circulation.* 1991;83(6):1923-1939.

24. Ing FF, Grifka RG, Nihill MR, Mullins CE. Repeat dilation of intravascular stents in congenital heart defects. *Circulation.* 1995;92(4):893-897.

25. Krisnanda C, Menahem S, Lane GK. Intravascular stent implantation for the management of pulmonary artery stenosis. *Heart Lung Circ.* 2013;22(1):56-70.

26. Takao CM, El Said H, Connolly D, Hamzeh RK, Ing FF. Impact of stent implantation on pulmonary artery growth. *Catheter Cardiovasc Interv.* 2013;82(3):445-452.

27. McMahon CJ, El-Said HG, Grifka RG, Fraley JK, Nihill MR, Mullins CE. Redilation of endovascular stents in congenital heart disease: factors implicated in the development of restenosis and neointimal proliferation. *J Am Coll Cardiol.* 2001;38(2):521-526.

28. Hallbergson A, Lock JE, Marshall AC. Frequency and risk of in-stent stenosis following pulmonary artery stenting. *Am J Cardiol*. 2014;113(3):541-545.

29. Peters B, Ewert P, Berger F. The role of stents in the treatment of congenital heart disease: current status and future perspectives. *Ann Pediatr Cardiol*. 2009;2(1):3.

30. Vranicar M, Teitel DF, Moore P. Use of small stents for rehabilitation of hypoplastic pulmonary arteries in pulmonary atresia with ventricular septal defect. *Catheter Cardiovasc Interv*. 2002;55(1):78-82.

31. Furtado AD, Shivanna DN, Rao SPK, Bhat S, Suresh S, Peer SM. Pulmonary artery bypass for in-stent stenosis following angioplasty for isolated pulmonary takayasu arteritis. *J Card Surg*. 2012;27(3):365-367.

32. Albers EL, Pugh ME, Hill KD, Wang L, Loyd JE, Doyle TP. Percutaneous vascular stent implantation as treatment for central vascular obstruction due to fibrosing mediastinitis. *Circulation*. 2011;123(13):1391-1399.

33. Ferguson ME, Cabalka AK, Cetta F, Hagler DJ. Results of intravascular stent placement for fibrosing mediastinitis. *Congenit Heart Dis*. 2010;5(2):124-133.

34. Morray BH, McElhinney DB, Marshall AC, Porras D. Intentional fracture of maximally dilated balloon-expandable pulmonary artery stents using ultra-high-pressure balloon angioplasty: a preliminary analysis. *Catheter Cardiovasc Interv*. 2016;9(4).

35. Maglione J, Bergersen L, Lock JE, McElhinney DB. Ultra-high-pressure balloon angioplasty for treatment of resistant stenoses within or adjacent to previously implanted pulmonary arterial stents. *Circ Cardiovasc Interv*. 2009;2(1):52-58.

36. Cheung Y-f, Sanatani S, Leung MP, Human DG, Chau AK, Culham JG. Early and intermediate-term complications of self-expanding stents limit its potential application in children with congenital heart disease. *J Am Coll Cardiol*. 2000;35(4):1007-1015.

37. Mullins CE. *Cardiac Catheterization in Congenital Heart Disease: Pediatric and Adult*: John Wiley & Sons; 2008.

38. Pass RH, Hsu DT, Garabedian CP, Schiller MS, Jayakumar KA, Hellenbrand WE. Endovascular stent implantation in the pulmonary arteries of infants and children without the use of a long vascular sheath. *Catheter Cardiovasc Interv*. 2002;55(4):505-509.

39. Recto MR, Frank F, Grifka RG, Nihill MR, Mullins CE. A technique to prevent newly implanted stent displacement during subsequent catheter and sheath manipulation. *Catheter Cardiovasc Interv*. 2000;49(3):297-300.

40. Hamzeh RK, El-Said HG, Moore JW. Left main coronary artery compression from right pulmonary artery stenting. *Catheter Cardiov Interv*. 2009;73(2):197-202.

41. O'Byrne ML, Rome N, Santamaria RWL, et al. Intra-procedural bronchoscopy to prevent bronchial compression during pulmonary artery stent angioplasty. *Pediatr Cardiol*. 2016;37(3):433-441.

肾血管疾病

John F. Setaro, *MD*, *FACC*, *FSCAI*

本章要点

- 在90%的病例中，动脉粥样硬化性疾病是肾动脉狭窄的基础。

- 指南建议将血运重建作为因血流动力学改变引起的肾血管疾病的一级适应证，该疾病多伴有不明原因的复发性心力衰竭或急性肺水肿。

- 侵入性检查评估包括血管造影，测量狭窄百分比，以及更多生理指标，例如远端动脉与主动脉压力的静息比（Pd/Pa）<0.90，充血分数流量储备（Pd/Pa）<0.80，充血平均压差 > 20mmHg，充血收缩压差 > 20mmHg或血管内超声（IVUS）测量的MLA <8.6mm^2。

- 经股动脉入路自膨式支架植入术是治疗肾动脉狭窄的最常用技术。

I . 简介

本章介绍肾血管疾病，重点在于动脉疾病（内科、介入、外科）的诊断和治疗，以及回顾用于治疗多药耐药高血压和其他循环疾病的介入新技术（例如肾交感神经去除术）。

肾血管疾病通常称为肾动脉狭窄，多是由于动脉粥样硬化引起的，特别是在老年人群，他们可能也同时存在其他血管的动脉粥样硬化疾病。然而，大量的血管造影显示，大多数结构性肾血管性疾病并不会引起高血压（肾血管性高血压）或肾缺血，最近的主要试验证据表明，在大多数情况下，最适药物治疗比机械手术更适合。然而，对于有顽固性高血压[1]、进展性肾功能不全（特别是双侧疾病）[2]，或突发肺水肿的患者，应该通过血运重建加以治疗。

Ⅱ. 解剖学因素

在大多数情况下，双侧各有一条肾动脉（直径通常为5~7mm），其起源位于主动脉的L1~L2水平，每条都分为段、叶、叶间、弓状和小叶间的分支[4]。在少数情况下，解剖变异可能包括双肾动脉、副肾动脉或早期节段性分支肾动脉[5]。当主肾动脉闭塞时，潜在的侧支循环（肋间、腰、髂内和肾上腺动脉）可能提供暂时的血供，但不能长期维持正常的肾功能[4, 6]。

Ⅲ. 病理生理因素和病史

A. **肾血管疾病引起的系统性高血压** 1934年首次通过Goldblatt的实验性肾动脉阻断模型[7]阐明了肾血管疾病引起的系统性高血压的机制，其基础是肾灌注压力降低导致肾素-血管紧张素系统激活，从而释放血清肾素和血管紧张素Ⅱ。肾素的释放是对肾传入神经小动脉球旁器官灌注压力降低的反应，也是对向Henle袢升支致密斑输送的钠和氯离子减少的反应[8]。相反的是，全身血管收缩、交感神经激活和醛固酮介导的钠排泄抑制，随之导致灌注增加。

B. **肺充血**

1. 这些病理学改变可导致骤然的肺部充血（急性肺水肿），并可能加重虚弱患者的心肌缺血。在肾脏局部，作为一种代偿反应，由于血管紧张素Ⅱ释放，使出球小动脉收缩，以利于持续肾灌注，这解释了为什么在发生严重的双侧疾病（或单肾个体的单侧疾病）的情况下，当使用抗高血压药物肾素-血管紧张素抑制剂时，血清肌酐将升高。另一方面，当存在单侧疾病时，肾素-血管紧张素系统抑制剂在控制高血压（由肾血管性高血压中的肾素-血管紧张素系统激活所致）方面非常有用，而不会导致血清肌酐升高，前提是对侧肾脏健康且肾功能得以保留[9]。

2. 真正的肾血管性高血压的异常血管收缩以及体积扩张的病理生理状态凸显了血管扩张剂和利尿剂联合药物治疗的重要性[8]。

C. **晚期肾缺血和功能障碍** 有趣的是，考虑到肾脏对氧气的需求相对较低，晚期肾脏缺血和功能障碍可能是由于单纯的动脉血流减少以外的多种因素引起的[10, 11]。这些局部缺血性因素可能包括缺血和未缺血肾脏的直接高血压性损伤、远端动脉粥样硬化现象以及血管紧张素II促纤维化介质［转化生长因子-β（TGF-β）、核因子-κB和血小板源性生长因子（PDGF）］的产生[4, 12, 13]。仅通过缓解狭窄来恢复肾动脉血流可能不足以逆转众多的晚期改变[14]。

D. **动脉粥样硬化性肾血管疾病**

1. 动脉粥样硬化性肾血管疾病的进展性通过几个系列的检查数据，如血管造影或双功超声检查，显示了狭窄进展和闭塞：在4年时44%的患者狭窄，16%的患者闭塞[15]，11%的患者在2.6年时加重[16]，35%的患者在3年时进展，52%的患者在5年时进展（如果基线狭窄＞60%，则在3年时49%）[17]。

2. 未经治疗的肾血流量减少的严重疾病，可能导致缺血性肾功能丧失，且与狭窄程度更明显和血压更高有关[18]。在另一项系列检查中，13%的单侧疾病受试者和43%的双侧疾病受试者的肾脏大小至少减小了1.0cm[19]。

3. 总而言之，肾血管疾病是长期预后不良的标志[20]，在最近调查的社区充血性心力衰竭病例中[20]，与那些没有肾血管疾病的受试者相比，5年生存率相距甚大[21]。

IV. 临床表现

A. **文献报告**　医学文献表明肾血管疾病（通常定义为狭窄直径＞50%结构性病变）与经典的Framingham动脉粥样硬化危险因素（吸烟、糖尿病、高脂血症、年龄）以及主动脉、周围血管疾病（38%）和冠状动脉疾病（6.3%～23%）之间存在显著关联。在老年人群中，肾血管疾病的患病率为7%[3, 4, 22, 23]。肾血管疾病与2～3支的冠状动脉疾病之间存在关联性[24]。纵向研究支持如上所述的肾血管疾病的进展与冠状动脉疾病有关，特别是当最初发现病变很严重时，但明确指出，这些回顾性研究和前瞻性研究中的大多数早于开始理想的药物疗法（阿司匹林、氯吡格雷和其他新型抗血小板化合物，他汀类药物，现代降糖药，肾素-血管紧张素-醛固酮抑制剂）和生活方式干预（饮食和体重控制，运动，钠盐限制和戒烟）[4]。该观察还阐明了为什么在最近的随机前瞻性试验中，最优化的药物治疗被证明与血运重建一样有效[25]。肾血管疾病的存在和严重程度也与全因长期死亡率相关，这可能反映了全身性动脉粥样化性血管疾病的不利影响[26]。

B. **发病人群**　在一般人群中，肾血管性高血压的真实患病率不到1％，但在难治性高血压状态[27-29]或存在下列其他提示性临床特征的情况下，可能更高（在837名患者中7.3％有一条或两条肾动脉狭窄至少达到70％[30, 31]。具有重要生理意义的肾血管疾病的临床指标包括：（1）多药耐药性高血压[1, 32]或恶性高血压［Ⅲ或Ⅳ级Keith-Wagener视网膜改变（出血和渗出，乳头状水肿）与其相关］，或先前控制良好的高血压加速升高[33]；（2）肾脏大小有差异或存在（缺血性）肾脏萎缩；（3）服用肾素-血管紧张素系统抑制剂后血清肌酐升高（提示双侧疾病或单侧单肾疾病）；或（4）突发性原因不明的肺水肿或难治性心绞痛性胸膜炎。在非常年幼或年老时出现高血压也可能为诊断严重的肾血管疾病提供线索（表8.1）。发现收缩期和舒张期的腹部杂音可作为一种间接诊断证据，但仅作为一种体征，其对诊断生理上的肾血管疾病缺乏高敏感性或特异性。

表 8.1　有助于寻找肾血管性高血压的临床指标
非常年幼或年老时出现的严重高血压
先前控制良好的高血压快速升高
多重耐药性高血压
吸烟
多血管分布的动脉粥样硬化性疾病
原因不明的肾损害
原因不明的急性肺水肿
难治性心绞痛
恶性高血压，包括视网膜出血、渗出和视神经乳头水肿
双肾大小不一
肾素-血管紧张素系统抑制剂治疗开始后出现血清肌酐升高

Ⅴ. 动脉粥样硬化性肾血管疾病

A. 据估计，在90％的病例中，动脉粥样硬化性疾病是肾动脉狭窄的基础[27]。下面将回顾非动脉粥样硬化的原因，其中最常见的是肌纤维发育不良。在大多数情况下，结构性动脉粥样硬化性肾血管疾病的发生不是高血压（肾血管性高血压）或肾脏缺血的原因，而且过往大多数基于导管的血运重建术尚没有很好地证明能给确诊前的肾血管性高血压带来益处[34]。与上述观察结果相对的是，下面提供的最新试验证据表明，高血压控制良好且肾功能正常的患者应保守治疗。然而，在难治性高血压、急性肺水肿或进行性肾功能不全伴有肾缺血（特别是在双侧疾病的情况下），可能需要血管重建，从而改善临床症状并减少对肾脏替代疗法的需求[35, 36]。

B. 因为在（1）原发性高血压，（2）肾血管性高血压，（3）解剖性肾动脉狭窄，（4）糖尿病性肾病，和（5）慢性肾损害的状态中有相当多的临床症状会合并发生，评估解剖性肾动脉疾病的功能重要性的方法将变得重要，如下所述[37, 38]。或者，尽管蛋白尿是包括缺血在内的多种形式的肾脏疾病的特征，但与狭窄无关的肾脏疾病临床表现可能反映为活性尿沉积物（在肾脏缺血的情况下通常是无细胞的）[4, 39]。此外，单侧狭窄性疾病的前提下出现的肌酐升高表明一定存在其他非狭窄性病因，因为如果对侧肾脏健康且灌注良好，可维持正常的肌酐值[27]。然而，血清肌酐的快速升高可能预示了血管重建后更好的结果，这表明了存在可逆性[4, 33]。值得注意的是，一组研究人员报告称，在考虑透析的终末期肾病患者中，严重动脉粥样硬化性肾血管疾病的患病率为24%[40]。

VI. 非动脉粥样硬化性肾血管疾病

A. 肌纤维发育不良

1. 非动脉粥样硬化性肾血管疾病最常见的原因是肌纤维发育不良，通常见于年轻女性，这些女性患有高血压，但没有典型的动脉粥样硬化危险因素。1/3的肾动脉肌纤维发育不良是双侧的，并且存在家族性因素，与肾素-血管紧张素系统多态性的遗传相关，特别是血管紧张素转换酶（ACE）I等位基因的出现频率更高[41]。目前发现，由于该等位基因与血管紧张素转换酶循环水平较低和血管紧张素II（其调节血管平滑肌生长和合成活性）组织水平较低相关，等位基因I的存在可能诱发动脉介质的异常重塑，从而促进纤维肌发育不良[41]。

2. 经典动脉粥样硬化病变通常累及主动脉、主动脉口和近端肾动脉，与之不同的是肌纤维发育不良异常狭窄往往表现为串珠状外观（表现为限制血液流动的组织网或内弹力板破裂），位于主肾动脉或其主要分支的远端2/3处[42]（图8.1）。

3. 与动脉粥样硬化性肾血管疾病不同，肌纤维发育不良很少进展为完全闭塞或缺血性肾病。除了年轻女性好发外，纤维肌性发育不良性肾血管疾病还与吸烟、α-1抗胰蛋白酶缺乏、使用麦角胺或甲基麦角胺、嗜铬细胞瘤、Ⅳ型Ehlers-Danlos综合征、囊性中层坏死、Alport综合征、神经纤维瘤病和主动脉缩窄有关[43]。单纯球囊血管成形对这种肾血管疾病有很好的疗效，并表现出持久的效果，而无需放置动脉内支架[44]（图 8.1-8.3）。

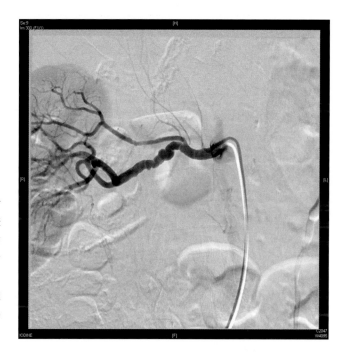

图 8.1　肾血管疾病：肌纤维发育不良。
诊断性血管造影术：一位67岁的女性患者的右肾动脉，使用5F乳内动脉导管注入进行造影。该患者表现为对三种高血压药物耐药。手术通过右股总动脉进行。右肾动脉的起点略有下弯。
请注意：血管中段的串珠状外观与肌纤维发育不良一致。图片由Jeptha P.Curtis MD提供。

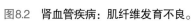

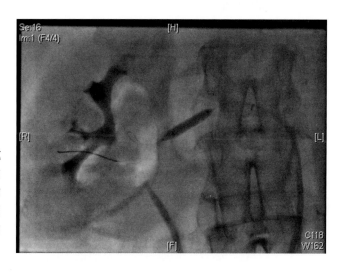

图8.2　肾血管疾病：肌纤维发育不良。
在给予7000 U普通肝素后，使用伸缩式技术，用7F肾双曲鞘管推进越过5F乳内动脉导管。在发现狭窄区有15mmHg的平均压差后，先使用4.0mm球囊，然后用5.00mm的球囊进行血管成形术，最大压力为6atm。

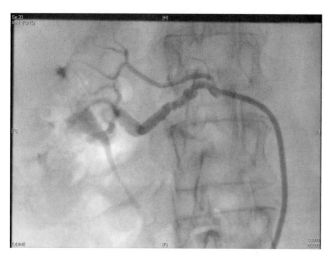

图 8.3　**肾血管病：肌纤维发育不良。**
球囊扩张后显示血管造影结果良好，残余狭窄＜20%。
值得注意的是，随后的临床治疗是降压方案的最小化和维持良好的肾功能。

B. **其他罕见的非动脉粥样硬化型肾血管疾病**　其他罕见的非动脉粥样硬化型肾血管疾病包括血管炎，神经纤维综合征（如神经纤维瘤病），多发性大动脉炎，动脉瘤，先天性或创伤后动静脉瘘，先天性带状病变，放疗后病变，自发性夹层，血栓栓塞（通常起源于心脏，由心房纤维性颤动引起），动脉粥样硬化，腹腔干闭塞时的盗血综合征，或较大的肾囊肿，嗜铬细胞瘤，腹膜后纤维化或创伤后外部瘢痕（Page肾脏）[37, 45]。关于肾动脉血栓栓塞，文献中仅有很少的描述导管介入技术用于肾再灌注和局部溶栓的经验报道。即使进行肾移植，肾血管病变通常也会在移植后1年内出现，表现为肾功能不全、高血压和体循环充血，最好通过血管成形术和支架置入术治疗[46]。

VII.　诊断检查

当临床表现明显提示有功能意义上的肾血管疾病时，应进行无创评估，每种方法各有优缺点。

A. **肾脏双功超声**　当较瘦的患者具有良好的声学窗口时，肾脏双功超声非常有用。如果扫查方式得当并且扫描部位选择的合理，这种方法可以确定肾脏大小，绘制肾脏质量损失的进程，估计肾皮质的回声程度并说明远端微血管的状况。生理上显著的狭窄可通过峰值收缩速度＞200cm/s和肾动脉/主动脉峰值收缩速度比为3.5来反映[47]。肾阻力指数（峰值收缩速度－舒张末期速度/峰值收缩速度）可以显示微血管阻力的程度，并可以预测血运重建的益处。尽管0.80通常是正常值的上限，但是，已发表的文献中尚未完全确定阈值[42]。

较高的数值提示远端微血管疾病，并与主动脉血运重建后临床改善失败有关[48]。

B. **卡托普利肾动脉核素显像** 肾动脉核素显像是在卡托普利刺激前后进行评估，以确定在血管紧张素 II 的影响下，动脉血流是否依赖于出球小动脉血管收缩，从而证实是否存在显著的功能性肾血管性高血压[49]。比较两个肾脏时，如果单侧功能异常可以识别出显著的肾血管疾病，并预测血运重建后的改善效果[50]。然而，虽然特异性很高，但敏感性可能不足，特别是在双侧疾病（或单个肾脏中的单侧疾病）或肾小球滤过率低下的情况下。过往的方法（如静脉肾盂造影或血浆肾素活性的测定）几乎没有作用。早期研究表明，脑钠肽（BNP或B型利钠肽）测定在预测血运重建后的血压反应方面具有明显的作用[51]。

C. **血管造影术**

1. **CT血管造影** 可能会提供有用的图像，但过量的辐射和肾毒性放射性对比剂暴露令人担忧。此外，这种技术可能无法区分血管内狭窄与血管外钙化[42]。狭窄> 75%（或狭窄后扩张50%）时CT有比较好的诊断价值。

2. **MR血管造影术** 可能是当代最有用的技术，尽管存在假阳性率，但没有辐射。狭窄> 80%时MR血管造影有比较好的诊断价值。但是，如果存在肾脏疾病，考虑到发生肾源性系统性硬化症的危险，必须格外小心使用钆对比剂。另外，这种技术还涉及钆有可能在骨骼和脑组织中长期沉积的问题。

3. **有创肾静脉造影活检** 用于肾素测量的敏感性和特异性欠佳，尽管肾素测量值有利于预测治疗反应。

4. **经皮肾血管造影术** 具有任何基于导管的侵入性手术的风险（出血，感染，栓塞，血管或肾脏损伤，辐射暴露，放射造影剂损伤），但可提供出色的图像，对血管狭窄的显像高度敏感且特异，可以立即进行生理评估，并允许在同期进行球囊或支架的血运重建。同时，血管造影术的风险相对较低，是肾动脉显像的金标准。

   股动脉通路是最常用的，但是如果肾动脉起源呈下角状或存在肾下主动脉病变，则可以采用上肢（桡动脉或肱动脉）通路。在T12~L1水平进行非选择性腹主动脉造影术时，可使用猪尾导管并用稀释的造影对比剂造影或数字减影血管造影术[47]。非选择性腹主动脉造影可显示肾动脉的分布情况和数量，以及重要的主动脉疾病，例如突出的动脉粥样硬化斑块，可能会干扰随后的选择性肾血管造影术[42, 47]。如果患者有晚期肾功能不全，可以选择二氧化碳对比剂。

5. 从血管造影的角度来看，鉴于右肾动脉的起源较靠前，略高于左肾动脉的开口，选择性肾动脉造影可能需要轻微的左前斜角度[4]。如果通过股动脉入路，导管选择可能包括乳内导管（图8.1），JR4，眼镜蛇，肾双曲，曲棍球棒，多用途或SOS Omni[42, 47]。如果通过上肢入路，90cm长的6F或7F血管鞘可能更有用，通过该鞘管可以将5F或6F乳内动脉导管、多用途或JR4导管推进到肾动脉腔。

D. 狭窄的发现

1. 对于已发现的狭窄，则生理或功能意义的测定可能是更有用的，因为血管造影显示的严重程度和功能意义之间的相关性有限，尤其是在肌纤维发育不良的病例[38]。简单测量跨病变压力梯度可能比较有价值（图8.4），但尚不能提供充分的信息，因为它没有考虑其他变量，例如主动脉压、导管口径、下游肾脏血管系统的潜在血管收缩状况以及周围肾脏静脉压力（在许多情况下，包括充血性心力衰竭时肾静脉压可能会升高）[4]（图8.2）。与在狭窄处近端放置6F或7F导管相比，将4F导管放置在狭窄处的远端来进行病变测量可能更精确。由于4F导管尺寸较小，因此人为增加测量梯度的可能性比较小，0.014的压力导丝在这里可能是首选的[33]。

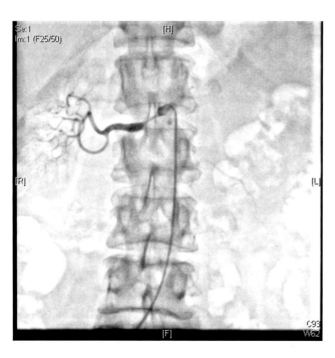

图 8.4 肾血管疾病，动脉粥样硬化性肾动脉狭窄。

一名65岁的女性患者，通过可伸缩的5F乳内动脉/7F肾双曲鞘导管进行了诊断性血管造影，该患者患有难以调节的心绞痛和不稳定性高血压，超声显示进行性右肾血流缺失。手术通过右侧股动脉进行，发现右肾动脉狭窄90%，左肾动脉狭窄50%，有<10mmHg的收缩压差，因此选择最佳药物治疗。图片由医学博士Michael S.Remetz提供。

已有建议，将平均病变收缩压跨压差10mmHg或峰–峰收缩压差20mmHg作为介入干预的重要指标[33]。

2. 刺激引起的充血压差和部分肾血流储备（使用压力导丝）可以通过药理作用消除远端血管收缩，并且类似于冠状动脉病变功能评估的方式，可以提供更准确的病变严重程度的图像，并可以预测对治疗的反应。在大多数情况下，肾血流储备分数等于狭窄远端处的充血压力除以压力导丝测得的平均主动脉压力[52]。为了刺激充血反应，推荐使用罂粟碱（30～40mg动脉内）（必须与无肝素的盐水一起使用，以免产生不必要的沉淀），并且不应该使用腺苷，因为它可能导致肾脏小动脉血管的收缩[42]。血管扩张剂，例如多巴胺（50 μg/kg动脉内）和非诺多泮可用于血管扩张，然后测量平均压力梯度。可以考虑使用腔内超声测量（IVUS）来测量最小管腔面积（MLA）。该技术有助于确定可疑病变的严重程度，并在不确定的情况下定位真正的病变部位[33, 53]。

3. 如果存在以下一项，目前倾向于诊断为功能性显著的肾血管疾病（值得进行血运重建）：（1）远端动脉与主动脉压的静息比（Pd/Pa）<0.90，（2）充血分数流量储备值（Pd/Pa）<0.80，（3）充血平均压差> 20mmHg，（4）充血收缩压差> 20mmHg，或（5）IVUS测得的MLA <8.6mm^2[42]。

4. 在生理学测量中可能值得考虑的一些局限性：由于肾血流储备分数取决于药物刺激引起的充血程度，因此，较高的充血流量会产生较高的压力梯度，从而降低血流储备分数（反之亦然）[38]。由于肾动脉血管床的血管舒张储备较少（与冠状动脉循环相反），基线和刺激充血压差之间的差异小于冠状动脉循环中的差异。由此得出结论，在肾动脉中，正常和异常血流储备分数之间的差异较小，静息压差的预测值几乎等于药物诱发压差的预测值[38]。因此，在确定功能性肾血管疾病的最佳生理分析方面，仍然存在研究的挑战。

5. 除了考虑导致肾功能不全或高血压的其他原因，在尝试血运重建之前，应评估肾脏的活力，有用的参数包括肾脏大小，肾功能进行性下降，肾脏灌注造影和肾脏阻力指数测量[4]。

VIII. 肾血运重建术：早期手术经验

治疗肾血管性高血压的早期手术方法，包括加压肾切除术和使用静脉导管进行主动脉–肾动脉搭桥术，以及在特定的临床情况下进行可行肝肾（右）或脾肾

（左）搭桥术。最近，由于认识到与介入手段对比，外科手术具有更高的发病率和死亡率，因此导管介入已成为首选。

Ⅸ. 肾血管重建术：球囊血管成形术

此术式最早由Gruntzig于1978年报道，经皮球囊血管成形术已显示出相当持久的效果，并成为外科肾动脉旁路手术的一种广泛使用的微创替代方法[54]。虽然近年来已被腔内支架替代，但单纯球囊血管成形术在治疗肌纤维发育不良所引起的肾血管疾病中，仍起着重要作用（图8.1～8.3）。

Ⅹ. 肾血运重建术：腔内支架置入术

一项前瞻性随机试验研究显示，与单纯球囊血管成形术相比，腔内支架置入术治疗肾血管疾病展现出更好的技术优势和长期疗效[42, 55]。观察性研究证实，肾动脉支架置入术的技术成功率很高：总死亡率低（0.8%），主要并发症（卒中，心肌梗死，大量出血，肾动脉穿孔或紧急手术）的风险低于8%，而最终需要肾脏替代治疗（透析或移植）的风险低于5%[4]。采用血运重建术，即使在肾功能不全的情况下，肾动脉支架的再狭窄率也低于15%[23]，并且可以安全、成功地完成手术[56]。肾脏双重超声是一种置入支架后的合理的临床无创监测方法。

在手术前，建议患者服用阿司匹林并进行充分的水化以减少对比剂引起的肾病。大多数手术可通过股动脉入路进行，可容纳较大的（7F）导管，然而上肢入路（桡动脉、肱动脉）出血可能会较少，并且考虑到肾动脉有许多下倾角，上肢入路可能更有利于导管放置[42]。通常，将6～7F血管内鞘管用于肾动脉支架置入术。支架置入术后，除口服阿司匹林外，还应口服氯吡格雷300～600mg［在支架置入术后每天口服75mg，持续4周（有些作者建议6周）］，术中抗凝可采用低分子量肝素、普通肝素（活化凝血时间的目标为250秒）、比伐卢定或阿加曲班。

单纯球囊血管成形术可通过5F导管进行，但支架放置通常需要6F引导导管或5F引导鞘。虽然引导导管具有更好的可弯曲性（股动脉入路需要），但较小的引导鞘管可用于上肢入路，由于肾动脉起源的角度较低，因此可弯曲性不太重要[4]。

为了以安全和共轴的方式从股总动脉途径进入肾动脉，有两种途径[4]（No-

Touch技术和直接法）可以采用。

A. **No–Touch技术**　也称为无接触技术，即使用引导导管或引导鞘，将第一根导丝在主动脉上方（头端）向前推进至肾动脉之外，从而有效地将引导系统保持在离动脉起点较小但安全的距离处[47]。然后，将第二根导丝穿过肾动脉穿过狭窄。这根导丝将停留在肾动脉的远端分支中。

　　然后抽出第一根导丝，使引导系统安全且同轴地固定在动脉原点，从而最大程度地减少损伤开口的可能性[33]。如果难以正确固定引导鞘，则可以通过引导鞘套入较小口径的诊断导管（图8.1），随后导丝穿过狭窄部位，然后引导鞘套在组合的导丝和诊断导管系统上前进。

B. **直接法**　直接法使用小口径（4～5F）诊断导管，该导管通过引导系统进行伸缩，连接肾动脉起点，然后通过一根导丝穿过狭窄区域。导丝尺寸通常为0.014。随后，引导系统通过小口径导管向前推进，以安全地进入动脉（图8.2）。非接触和直接接触技术都可以避免引导导管伤及动脉起源处，通常是动脉粥样硬化病变中的斑块部位[4]。

C. **手术步骤和手术选择**

1. 该过程的第一步是使用与动脉大小匹配的装置进行球囊血管成形术，球囊的近端位于主动脉中，以确保在球囊扩张的过程中，如果存在开口处病变，球囊血管成形术能够将病变完全覆盖。因为球囊扩张式支架表现出更好的径向强度，所以它们比自膨式支架更受青睐。支架的大小通常为5～7mm，支架的近端也应至少最小限度地延伸进入主动脉，以确保覆盖主动脉开口。此时，将引导系统撤回到主动脉内，以避免支架在引导系统内展开。随后展开支架，当支架球囊在展开后放气时，应推进引导系统，使引导系统的远侧尖端同轴相连于支架内，从而使支架支柱突出到主动脉，扩张后的球囊能够平稳地进入新放置的支架，同时也有利于支架植入后后续血管造影通道的建立[4]（图8.4～8.6）。

　　目前批准用于肾动脉的支架包括Express SD（波士顿科学公司），Formula（库克公司）和RX Herculink Elite（雅培血管）[33]（图8.5～8.6）。

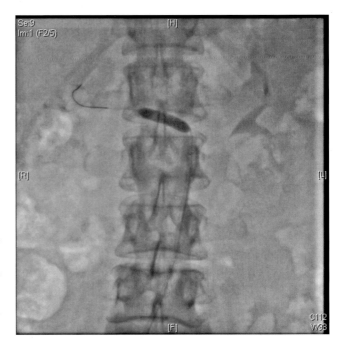

图 8.5   肾血管疾病。动脉粥样硬化性肾动脉狭窄。

狭窄通过使用高压扭矩雅培血管Spartacore导丝，然后进行5.0mm球囊血管扩张术，并放置6mm×18mm雅培血管Herculink Elite支架

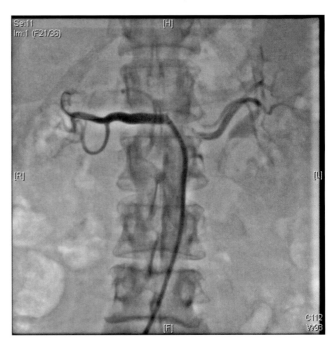

图8.6   肾血管疾病。动脉粥样硬化性肾动脉狭窄。

支架置入后的最终血管造影图在拔除导丝之前显示出良好的血流，没有残留的右肾动脉狭窄。支架置入后显著降低了心绞痛的频率、改善了高血压，超声显示肾脏大小稳定。

2. 另一种手术选择是远端栓塞保护，可以使用放置在远端的网状过滤器或球囊闭塞系统收集动脉粥样硬化斑块，以防止栓子迁移到较小的动脉分支，从而从理论上减轻肾损伤[23]。一般的做法是将这种装置成功用于经导管颈

动脉或冠状静脉移植手术。然而，要证明其常规使用对肾动脉的益处比较困难，部分原因是由于缺乏一种生物标记物，如肌钙蛋白，用于测量终末器官损伤及其可能性[23]。在评估慢性肾病患者的一系列研究中，虽然血压和肾小球滤过率总体上得到改善，但接受远端栓塞保护支架治疗的患者与仅接受支架治疗的患者在这些指标上没有差异[56]。在大多数的远端栓塞保护的研究中，据报道，不论使用了何种器械，均始终如一地使用保护手段[57, 58]。但也存在技术上的挑战，包括早期动脉分支的存在，以及要求支架远端与过滤装置的固定位置之间的距离至少为2cm[4]。目前，肾动脉支架植入术并不常规应用远端栓塞保护。

XI. 药物和介入治疗比较：临床试验证据

在过去的十年中，一些前瞻性随机试验研究了肾动脉血运重建术与最佳药物治疗之间的价值。这些试验都存在潜在的方法学缺陷。例如，EMMA和ASTRAL研究排除了许多可能从支架血运重建中获益的受试者[59, 60]。然而，对所有肾血运重建与药物治疗试验的荟萃分析显示，血运重建对死亡率、进展至终末期肾功能不全、严重的心血管事件或高血压控制并没有总体获益[61]。然而，尽管这些试验有其局限性，但大多数试验都显示血运重建组血压有适度改善的趋势[42]。以下是重要试验的细节。

A. **EMMA（Essai Multicentrique Medicaments vs Angioplastie）研究组** EMMA（多中心药物与血管成形术比较）研究组发现，药物治疗组与球囊血管成形术组之间的动态血压没有显著差异。然而药物治疗组需再次置入支架的患者比例较球囊血管成形术组高。该研究主要纳入了中度而非重度狭窄疾病患者，并且不包括病情最重的患者（晚期肾功能不全，急性肺水肿，恶性高血压）[59]。

B. **Scottish and Newcastle Renal Artery Stenosis Collaborative Group** Scottish 和 Newcastle肾动脉狭窄合作小组表明，与药物治疗相比，球囊血管重建术可改善双侧肾血管疾病组的血压（尽管无统计学意义），但不能改善单侧肾血管疾病组的血压[62]。

C. **Dutch Renal Artery Stenosis Intervention Cooperative Study Trial（DRASTIC）** 荷兰肾动脉狭窄干预合作研究试验（DRASTIC）将球囊血管成形术与药物治疗进行了比较，在血压控制方面无统计学差异。但是，将近一半的内科患者转入了血管成形术组，而将心绞痛和心力衰竭患者被排除在外。尽管统计结果为阴性，但球囊血管成形术队列中，大多数人的血压控制仍得到了改善[63]。

D. **STAR试验（Stent Placement in Patients With Atherosclerotic Renal Artery Stenosis and Impaired Renal Function）** STAR试验（动脉粥样硬化性肾动脉狭窄和肾功能受损患者的支架植入）将肾功能不全的肾血管疾病患者中进行支架植入组与药物治疗组进行了比较。总的来说，虽然受试者多为中度而非重度疾病，并发症发生率很低，但其结果没有统计学意义。支架组中3例术后死亡，但这种并发症并不常见[4, 34]。

E. **ASTRAL试验（Angioplasty and Stenting for Renal Artery Lesions）** ASTRAL试验（血管成形术和支架治疗肾动脉病变）入组的为有肾功能不全和肾血管疾病的受试者，分别采用支架植入术与药物治疗，血清肌酐变化的终点结果为阴性。然而，没有明显的趋势支持支架植入术，讨论的焦点集中在：许多受试者中仅存在中度病变，还包括一些肾脏尺寸变小的疾病[4, 64]。此外，出乎意料的是，在359例接受血管重建术的患者中有31例（9%）发生术中并发症[38]（包括肺水肿，心肌梗死，肾动脉栓死，肾动脉闭塞，肾动脉穿孔，股动脉瘤和胆固醇栓塞导致的外周坏疽和截肢）[64]。

F. **CORAL试验（Cardiovascular Outcomes in Renal Atherosclerotic Lesions）**

1. CORAL是规模最大的支架与最佳药物治疗比较试验。CORAL招募的受试者患有：（1）单侧或双侧肾血管疾病（血管造影狭窄＞60%）；或峰值多普勒速度＞300cm/s或磁共振血管造影/CT血管造影狭窄＞80%；或如果存在肾缺血的其他证据，则狭窄＞70%）。或（2）高血压，用了两种或多种药物；或有肾血管高血压基础病，其肾小球滤过率＜60ml/min/1.73mm^2。两组都接受了优化的药物治疗（抗血小板治疗，以及降血脂、血糖和高血压治疗，包括血管紧张素受体阻滞剂氯沙坦）。据报道，经过中位数3.6年的随访，各组之间在心血管或肾脏死亡率、卒中、心肌梗死、心力衰竭住院、肾小球滤过率下降30%或终末期肾功能损害的主要复合终点方面没有差异[25]。血压反应几乎相同，血管重建手术并发症很少。

2. CORAL试验饱受争议，是因为该试验包括了具有适度临床指征（对两种抗高血压药物耐药）的受试者，并且对狭窄的生理学意义进行功能评估并未囊括于该试验中。此外，与较早的血运重建和药物治疗试验一样，最有可能从血运重建中受益的患者并未被纳入该试验，例如严重高血压持续时间短的患者，真正的多药耐药性高血压患者（CORAL中平均为2.1种药物）或复发性急性肺水肿的患者。

3. 相比之下，尽管没有随机分组，但在高危患者中的一些前瞻性观察研究显示，支架植入术是有益的。例如，当467例肾血管疾病患者（其中一些患者有肺水肿，进行性肾功能不全，难治性高血压或同时患有难治性高血压和进行性肾功能不全）根据患者和医生的偏好选择接受药物治疗和血运重建时，有高风险因素的患者4年死亡率和预后明显改善。有趣的是，当没有高风险因素时，两个治疗组之间没有差异[65]。

XII.　肾静脉血栓形成

肾静脉血栓形成的病因包括恶性肿瘤、下腔静脉（或腔静脉滤器）血栓形成、肾病综合征、结缔组织疾病和高凝状态，已有一些通过导管溶栓或血栓切除成功的报道[4, 66, 67]。在手术中，可采用多用途或肾双曲引导导管，通过该导管，滑丝和成角导管穿过栓塞处，然后进行溶栓手术和导管灌注溶栓药物治疗（如果需要）[66, 67]。然而，在慢性肾静脉闭塞的情况下，侧支静脉通路在使用抗凝药物的保守治疗下可提供足够的引流以保证肾的长期活力[68]。

XIII.　肾交感神经切断术治疗顽固性高血压：理论与早期经验

A. 真正的难治性高血压的患病率难以量化，部分原因是总体被检查人群这个分母存在差异。难治性高血压通常被定义为尽管坚持使用至少三种药物（包括利尿剂在内）在足够的时间间隔内足剂量治疗，但血压仍> 140/90mmHg。这种情况可能存在于3%～18%的高血压患者中，具体数据来源于初级保健中心与三级诊所[1, 69]。在高血压治疗的大型临床试验中，采用药物治疗以将血压调整到预定的目标，但经积极治疗后舒张压<90mmHg者占90%，而收缩压<140mmHg者仅占60%[1, 70, 71]。在一家专业的大学高血压诊所，患者尽管进行了积极治疗，但只有59%的患者达到了<140/90mmHg的目标值[72]。最新公布的美国大规模人口数据显示，高血压的总体患病率为31%（6800万），其中8.9%符合难治性高血压的标

准[32, 73]。

B. 对于无法控制的高血压，使用腰椎交感神经切除术的早期外科手术经验为导管引导下的肾脏去神经支配提供了理论基础。最初的一系列的外科手术研究表明，与药物治疗相比，手术后患者的血压和存活率有所改善，利尿和利钠作用增强，肾素释放减少，肾血流量不变，肾小球滤过率稳定[74]。然而，体位性低血压、皮肤病、肺、胃肠道和泌尿生殖道等方面的不良反应令人烦恼。由于噻嗪类利尿剂和其他有效且耐受良好的口服药物的出现，此手术方法现已不再采用。

C. 然而，导管引导下的去神经支配可能对顽固性高血压有好处，而且还没有类似外科手术的副作用，并且是建立在肾动脉周围的外膜区域中同时存在传出神经和传入交感神经的基础上的。传出神经由下丘脑发出的神经节后纤维构成，并通过L2经椎前和椎旁交感神经节T10到达肾动脉。传入神经起源于肾盂壁（化学感受器和机械感受器），并通过背根神经节L4穿过T6到达中枢神经系统的多个区域以及对侧肾脏。血管压力的升高、肾脏缺血或肾动脉狭窄可能导致传入信号的增加。反过来，来自中枢神经系统的传出交感神经调节可以促进肾血管的直接收缩和肾素释放的增加[75]。随之而来的肾素-血管紧张素系统的激活将表现出以下几种作用：（1）全身血管收缩；（2）血容量增加；（3）血管平滑肌肥大；（4）心肌肥大；（5）肾脏中的钠和水潴留；（6）全身交感神经活动总体增强。进一步的肾脏反应可能包括肾脏血流量减少，尿蛋白增加以及对B型利钠肽的利尿作用产生抵抗。较远范围的影响可能包括胰岛素抵抗增加，糖代谢受损，心力衰竭，全身性动脉粥样硬化，心肌缺血，心肌应力和应时性反应增加以及房性和室性心律失常[75]。

D. 生理学研究表明，肾脏去交感神经支配可降低血压，改善肾血流阻力指数，在不改变肾小球滤过率的情况下减少蛋白尿。然而，对肾去神经支配的反对理论也是值得考虑的：肾交感神经切除术的长期影响尚不清楚，而且有人担心，接受治疗的患者可能会因为丧失必要的交感神经反应而出现其他相关疾病，如弥漫性血管舒张性休克、过敏性休克反应或危及生命的出血。例如，在绵羊模型（血压正常的绵羊以及患有慢性高血压性肾病的绵羊）中，进行了肾交感神经切除术和假手术。肾交感神经切除术组绵羊的高血压和肾功能得到了改善。然后在所有受试绵羊中诱发实验性出血，肾交感神经切除术组绵羊的血压下降更明显，肾交感神经切除术与假手术组绵羊的心率和肾素释放反应均减弱。这些反应在术后2个月和5个月时表现相似，表明交感神经反应不会随着时间的推移而恢复。这些发现在人类中的潜在意义尚不清楚。

XIV. 肾交感神经切除术治疗顽固性高血压：随机前瞻性试验

A. **SymplicityHTN-1试验** 是最早的导管引导下的肾交感神经切除术试验，使用的是美敦力6F螺旋射频消融系统，消融需要2分钟，使用的最大能量为8W，温度为70～90℃[78]。需导管插入动脉的直径至少为4.0mm，长度>20mm。如果受试者血管存在钙化、纤维肌发育不良或阻塞性动脉粥样硬化疾病（需要足够的血液流动来散热，以避免对肾动脉的热损伤），则需排除在外。SymplicityHTN-1研究共入组50例顽固性高血压患者，随访12个月，结果显示肾交感神经切除术可整体改善血压调节过程（1个月时，收缩压/舒张压分别下降了14/10mmHg，12个月时分别下降了27/17mmHg）[79]。目前尚无生物标志物可以证明肾去交感神经支配成功降低血压的机制[78]。

B. **SymplicyHTN-2试验**

1. SymplicityHTN-2试验入组190例顽固性高血压受试者，其中106例被随机分配到肾交感神经切除术，其余84例为对照组，总随访时间为12个月。在6个月时，对照组患者被允许交叉进行肾交感神经切除术（交叉组）。在6个月时，肾交感神经切除术组显示血压变化为-32/-12mmHg，而对照组为-1/0mmHg。12个月时，原肾交感神经切除术组的血压变化为-28/-10mmHg，交叉组为-24/-8mmHg。

2. 然而，SymplicyHTN-2试验的结果受到了质疑，因为只是在接受血压计测压评估的受试者中观察到了最显著的血压改善，而使用24小时动态血压监测仪检测的受试者的降压效果并没有那么显著。而使用24小时动态血压监测仪检测的检查结果更为可靠：（1）可以提供更多的数据；（2）包括了生理（或病理）日间变化值；（3）消除了短暂的一过性高血压的影响；（4）避免了测量中的人为主观性因素；（5）被认为是当代最佳的血压监测技术。

3. 除了血压动态监测的问题，其他的缺陷还包括未设假手术对照组，在随访期间未能追踪抗高血压药物使用的变化情况，以及醛固酮拮抗剂的使用剂量太低的问题，因为研究显示，如果使用足量醛固酮拮抗剂治疗顽固性高血压几乎与肾交感神经切除术有相同的降压作用，而且降压的时间间隔类似（螺内酯组，6周时为-21/-10mmHg，6个月-25/-12mmHg）[81]。

C. SymplicityHTN-3 试验

1. SymplicityHTN-3试验为了解决上述未进行持续血压动态监测和未设假手术组的问题，在试验设计时强调了肾交感神经切除术组和对照组均采用足剂量三种抗高血压药物治疗，并在术后的前6个月禁止改变用药方案。尽管如此，该试验还是未得到想要的结论，使用血压计（-14 *vs* -12mmHg）和24小时动态血压监测仪（-7 *vs* -5mmHg）测量的血压结果均显示，肾交感神经切除术组和假手术组之间的收缩压下降差异并不显著。

2. 对于这一结果，可能应从不同的角度和影响因素进行分析：（1）在随机分组时是否考虑到了顽固性高血压患者存在明显的不良生活方式因素？（2）是否可以将其他最佳药物治疗与介入技术相结合治疗此病？（3）根据24小时动态血压监测，这些患者中是否都是真正的顽固性高血压患者？（4）操作者的个人因素是否影响了试验结果？（5）初始试验结果是否强调了安慰剂效应，而不是客观的生理改善？（6）是否存在患者解剖因素的差异（例如需要在肾动脉树的远端进行消融）？（7）两组之间是否存在术后用药依从性的差异？（8）通过设计新的介入治疗方法是否可改善术后效果？关于（8）这一问题，目前已有许多新的介入设备正在研发之中，可通过多种方法，包括超声、酒精消融和中心球囊，改善环切治疗血管暴露的对称性[78,83]。

D. SPYRAL HTN-OFF MED试验

1. 最近，SPYRAL HTN-OFF MED试验结果已在网上发布[84]。此研究回答了上面列出的一些问题[85]。肾交感神经切除术组和假手术组均不给予抗高血压药物治疗，结果显示肾交感神经切除术组较假手术组有轻度且有统计学差异的降压效果（肾交感神经切除术组比假手术组24小时动态监测收缩压/舒张压分别降低了5/4 mmHg，血压计测量分别降低了 8/5mmHg，差异有统计学意义）[84]。尽管这一结果是来自科学试验，但人们认为，未经治疗的患者通过最简单的药物（甚至生活方式调整）治疗也很容易能获得这种降压效果。此外，目前尚不清楚哪些高血压临床亚群应采用肾交感神经切除术[29]。

2. 本研究的主要技术意义在于，引入了新一代介入治疗设备，Symplicity

Spyral导管,这是一种迭代多电极系统，只要血管直径为3.0～8.0mm以内，它就能够在肾主动脉以及动脉分支和副动脉中同时进行全方位介入治疗。分支消融的价值也得到了更新的数据支持，这些数据表明肾交感神经在这些更远端的血管位置更靠近血管腔，选择在更远端的血管位置进行消融可能会有更好的获益[86-88]。

XV. 肾交感神经切断术治疗肾外循环障碍

公认的观察结果表明，交感神经过度活动是许多心血管和代谢性疾病的基础，抗肾上腺素药物疗法（β-肾上腺素能阻滞剂和其他药物）已被证明具有治疗作用，一些目前正在进行的（或已完成的）肾去交感神经支配的研究见表8.2。这些疾病（和试验）包括顽固性高血压（SymplicityHTN-1，2，3；Spyral HTN-OFF MED），房颤（Symplicity-AF），睡眠呼吸暂停[89,90]，左心室肥大，伴有胰岛素抵抗的代谢综合征（DREAMS-代谢综合征中肾动脉的去神经支配）和充血性心力衰竭（Symplicity-HF）。最近的一份报告描述了实验模型，肾交感神经去神经支配通过抑制肾内的脑啡肽酶的活性，改善心力衰竭[911]。尽管有明显可行的理论机制提示肾脏交感神经切除术有益于这些疾病，从最近的经验可以看出，科学界必须等待设计完善的临床试验的结果，以确定肾交感神经去支配在目前现有治疗之外的增量价值。

表8.2　建议采用肾去神经支配治疗的临床疾病

难治性高血压（SymplicityHTN-1，2，3）

充血性心力衰竭（Symplicity-HF）

心房颤动（Symplicity-AF）

睡眠呼吸暂停

左心室肥大

代谢综合征和胰岛素抵抗（DREAMS）

XVI. 肾血管疾病的管理和未来方向

A. **介入治疗**　在过去的几十年中，从技术和设备的角度来看，用于闭塞性肾血管疾病以及高血压（以及其他心血管疾病和代谢疾病）的介入疗法已经成熟。但是，更关键的是，临床诊断领域有了改进:新兴的研究和实践经验正在告知血管界专家，在考虑肾动脉支架术或去神经术等不断发展的技术时，应该明确哪些患者适合（或不适合）这种治疗方法。

　　然而，有几点是清楚的。对于患有动脉粥样硬化性肾血管疾病的患者，所有人都应接受最佳药物治疗和生活方式干预（表8.3）。未来的研究可能会将生理试验与血管造影结果相结合，以测试血管重建策略与最佳药物治疗。

表 8.3　建议最佳的药物治疗和生活方式疗法来治疗肾血管疾病
阿司匹林
氯吡格雷（或其他新型抗血小板药物）
他汀类
降糖药
血管紧张素转化酶抑制剂（ACEI）或血管紧张素受体阻滞剂（若不耐受，则用二氢吡啶类钙阻滞剂）
醛固酮抑制剂（使用时要监测血清钾）
理想的饮食
摄入钠的限制
控制体重
有氧运动
戒烟

B. 治疗指南和适应证

1. 现有的2005年（2011年，2014年更新）指南继续建议将血运重建作为伴有不明原因的复发性心力衰竭或急性肺水肿的有明显血流动力学改变的肾血管疾病作为Ⅰ类适应证[3, 60, 92]。

2. Ⅱa类适应证包括伴有加速性、抵抗性或恶性高血压的肾血管疾病，或伴有单侧小肾脏高血压或药物耐受不良性高血压。其他Ⅱa类适应证包括双肾肾血管疾病或孤立肾肾血管疾病的肾功能不全，以及肾动脉疾病和不稳定型心绞痛[3, 60]。

3. Ⅱb类适应证包括无症状的双侧肾血管疾病或有血流动力学改变的肾血管疾病的单肾脏患者，无症状的单侧肾血管疾病，以及双肾肾血管疾病和单侧肾功能不全[3, 60]。

XVII. 小结

在肾血管疾病的情况下，如果无法成功控制血压，或者肾功能逐渐在丧失，或者如果循环充血明显，则适合进行肾血管重建[20]。否则，应选择更适合的药物治疗和生活方式治疗（表8.3）。新的基于导管的技术，如导管引导下的肾交感神经切除术（用于高血压或许多其他肾上腺素源性心血管疾病）是否能提供真正的益处，必须等待未来的前瞻性随机试验结果和预期的技术进步。

参考文献

1. Moser M, Setaro JF. Resistant or difficult-to-control hypertension. *N Engl J Med.* 2006;355:385-392.
2. Singer GM, Remetz MS, Curtis JP, Setaro JF. Impact of baseline renal function on outcomes of renal artery stenting in hypertensive patients. *J Clin Hypertens.* 2009;11:615-620.
3. Hirsch AT, Haskal ZJ, Hertzer NR, et al. Executive summary. *J Am Coll Cardiol.* 2006;47:1239-1312.
4. Rogers RK, Garasic JM. Percutaneous management of renovascular diseases. In: Thompson CA, ed. *Textbook of Cardiovascular Intervention.* London: Springer-Verlag; 2014.
5. Safian RD, Madder RD. Redefining the approach to renal artery revascularization. *JACC Cardiovasc Interv.* 2009;2:161-174.
6. Lohse JR, Shore RM, Belzer FO. Acute renal artery occlusion. The role of collateral circulation. *Arch Surg.* 1982;117:801-804.
7. Goldblatt H, Lynch J, Hanzal RF, et al. Studies on experimental hypertension. I. The production of persistent elevation of systolic blood pressure by means of renal ischemia. *J Exp Med.* 1934;59:347-378.
8. Navar LG, Ploth DW. Pathophysiology of renovascular hypertension. In: Izzo JL, Sica DA, Black HR, eds. *Hypertension Primer.* 4th ed. Philadelphia: Lippincott Williams & Wilkins; 2008.
9. Nally JV. Treatment of renovascular hypertension. In: Izzo JL, Sica DA, Black HR, eds. *Hypertension Primer.* 4th ed. Philadelphia: Lippincott Williams & Wilkins; 2008.
10. Cooper CJ, Murphy TP. Is renal artery stenting the correct treatment of renal artery stenosis? The case for renal artery stenting for treatment of renal artery stenosis. *Circulation.* 2007;115:263-269.
11. Gloviczki ML, Glockner JF, Lerman LO, et al. Preserved oxygenation despite reduced blood flow in post-stenotic kidneys in human atherosclerotic renal artery stenosis. *Hypertension.* 2010;55:961-966.
12. Brewster UC, Setaro JF, Perazella MA. The renin-angiotensin-aldosterone system. Cardiorenal effects and implications for renal and cardiovascular disease states. *Am J Med Sci.* 2003;326:15-24.
13. Gloviczki ML, Keddis MT, Garovic VD, et al. TGF expression and macrophage accumulation in atherosclerotic renal artery stenosis. *Clin J Am Soc Nephrol.* 2013;8:546-553.
14. Textor SC, Lerman LO. Paradigm shifts in atherosclerotic renovascular disease. Where are we now? *J Am Soc Nephrol.* 2015;26:2074-2080.
15. Pohl MA, Novick AC. Natural history of atherosclerotic and fibrous renal artery disease. Clinical implications. *Am J Kidney Dis.* 1985;5. A120-A130.
16. Crowley JJ, Santos RM, Peter RH, et al. Progression of renal artery stenosis in patients undergoing cardiac catheterization. *Am Heart J.* 1998;136:913-918.
17. Caps MT, Perissinotto C, Zierler RE, et al. Prospective study of atherosclerotic disease progression in the renal artery. *Circulation.* 1998;98:2866-2872.
18. Caps MT, Zierler RE, Polissar NL, et al. Risk of atrophy in kidneys with atherosclerotic renal artery stenosis. *Kidney Int.* 1998;53:735-742.
19. Strandness DE. Natural history of renal artery stenosis. *Am J Kidney Dis.* 1994;24:630-635.
20. Textor SC. Renovascular hypertension. Is there still a role for stent revascularization? *Curr Opin Nephrol Hypertens.* 2013;22:525-530.
21. Bourantas CV, Loh HP, Lukaschuk EI, et al. Renal artery stenosis. An innocent bystander or an independent predictor of worse outcome in patients with chronic heart failure? A magnetic resonance imaging study. *Eur J Heart Fail.* 2012;14:764-772.
22. Olin JW, Melia M, Young JR. Prevalence of atherosclerotic renal artery stenosis in patients with atherosclerosis elsewhere. *Am J Med.* 1990;88(1N):46N-51N.

23. White CW. Catheter-based therapy for atherosclerotic renal artery stenosis. *Circulation*. 2006;113:1464-1473.

24. El-Mawardy RH, Ghareeb MA, Mahdy MM, et al. Prevalence and predictors of renal artery stenosis in hypertensive patients undergoing elective coronary procedures. *J Clin Hypertens*. 2008;10:844-849.

25. Cooper CJ, Murphy TP, Cutlip DE, et al. Stenting and medical therapy for atherosclerotic renal-artery stenosis. *N Engl J Med*. 2014;370:13-22.

26. Conlon PJ, Little MA, Pieper K, et al. Severity of renal vascular disease predicts mortality in patients undergoing coronary angiography. *Kidney Int*. 2001;60:1490-1497.

27. Safian RD, Textor SC. Renal-artery stenosis. *N Engl J Med*. 2001;344:431-442.

28. Carey RM. Resistant hypertension. *Hypertension*. 2013;61:746-750.

29. Vongpatanasin W. Resistant hypertension. A review of diagnosis and management. *JAMA*. 2014;311:2216-2224.

30. Buller CE, Norareda JG, Ramanathan K, et al. The profile of cardiac patients with renal artery stenosis. *J Am Coll Cardiol*. 2004;43:1606-1613.

31. Benjamin MM, Fazel P, Filardo G, et al. Prevalence of and risk factors of renal artery stenosis in patients with resistant hypertension. *Am J Cardiol*. 2014;113:687-690.

32. Gonzalez-Santos L, Elliott WJ, Setaro JF, Black HR. Resistant hypertension. In: Hypertension A, ed. *Companion to Braunwald's Heart Disease*. 2nd ed. Philadelphia: Elsevier Saunders; 2013.

33. Shishehbor MH, Kapadia SR. Peripheral intervention. In: Moscucci M, ed. *Grossman & Baim's Cardiac Catheterization, Angiography, and Intervention*. 8th ed. Philadelphia: Lippincott Williams & Wilkins; 2014.

34. Bax L, Woittiez AJ, Kouwenberg HJ, et al. Stent placement in patients with atherosclerotic renal artery stenosis and impaired renal function (STAR). A randomized trial. *Ann Intern Med*. 2009;150:840-848.

35. Guo H, Karla PA, Gilbertson DT, et al. Atherosclerotic renovascular disease in older US patients starting dialysis 1996–2001. *Circulation*. 2007;115:50-58.

36. Thatipelli M, Misra S, Johnson CM, et al. Renal artery stent placement for restoration of renal function in hemodialysis recipients with renal artery stenosis. *J Vasc Interv Radiol*. 2008;19:1563-1568.

37. Weber BR, Dieter DS. Renal artery stenosis. Epidemiology and treatment. *Int J Nephrol Renovasc Dis*. 2014;7:169-181.

38. Van Brussel PM, Van de Hoef TP, De Winter RJ, et al. Hemodynamic measurements for the selection of patients with renal artery stenosis. *J Am Coll Cardiol Interv*. 2017;10:973-985.

39. Makanjuola AD, Suresh M, Laboi P, et al. Proteinuria in atherosclerotic renovascular disease. *QJM*. 1999;92:515-518.

40. Scoble JE, Maher ER, Hamilton G, et al. Atherosclerotic renovascualr disease causing renal impairment. A case for treatment. *Clin Nephrol*. 1989;31:119-122.

41. Bofinger A, Hawley C, Fisher P, et al. Polymorphisms of the renin-angiotensin system in patients with multifocal renal arterial fibromuscular dysplasia. *J Hum Hypertens*. 2001;15:185-190.

42. Klein AJ, Banerjee S, Drachman DE. Peripheral arterial disease and angiography. In: Kern MJ, Sorajja P, Lim MJ, eds. *The Cardiac Catheterization Handbook*. 6th ed. Philadelphia: Elsevier; 2016.

43. Elliott WJ. Secondary hypertension. Renovascular hypertension. In: Hypertension A, ed. *Companion to Braunwald's Heart Disease*. 2nd ed. Philadelphia: Elsevier Saunders; 2013.

44. Trinquart L, Mounier-Vehier C, Sapoval M, et al. Efficacy of revascularization for renal artery stenosis caused by fibromuscular dysplasia. A systematic review and meta-analysis. *Hypertension*. 2010;56:525-532.

45. Kaplan NM, Victor RG. Renovascular hypertension. In: Kaplan NM, Victor RG, eds. *Kaplan's Clinical Hypertension*. 10th ed. Philadelphia: Lippincott Williams & Wilkins; 2010.

46. Safian RD. Transplant renal artery stenosis. What lessons should we learn? *Catheter Cardiovasc Interv*. 2011;77:294-295.

47. Jaff MR, Rundback J, Rosenfield K. Angiography of the aorta and peripheral arteries. In: Moscucci M, ed. *Grossman & Baim's Cardiac Catheterization, Angiography, and Intervention*. 8th ed. Philadelphia: Lippincott Williams & Wilkins; 2014.

48. Radermacher J, Chavan A, Bleck J, et al. Use of doppler ultrasonography to predict the outcome of therapy for renal artery stenosis. *N Engl J Med*. 2001;344:410-417.

49. Setaro JF, Saddler MC, Chen CC, et al. Simplified captopril renography in diagnosis and treatment of renal

artery stenosis. *Hypertension*. 1991;18:289-298.

50. Gill-Leertouwer TC, Gussenhoven EJ, Bosch JL, et al. Predictors for clinical success at one year following renal artery stent placement. *J Endovasc Ther*. 2002;9:495-502.

51. Staub D, Zeller T, Trenk D, et al. Use of B-type natriuretic peptide to predict blood pressure improvement after percutaneous revascularization for renal artery stenosis. *Eur J Vasc Endovasc Surg*. 2010;40:599-607.

52. Subramanian R, White CJ, Rosenfield K, et al. Renal fractional flow reserve. A hemodynamic evaluation of moderate renal artery stenosis. *Catheter Cardiovasc Interv*. 2005;64:480-486.

53. Leesar MA, Varma J, Shapira A, et al. Prediction of hypertension improvement after stenting of renal artery stenosis. Comparative accuracy of translesional pressure gradients, intravascular ultrasound, and angiography. *J Am Coll Cardiol*. 2009;53:2363-2371.

54. Gruntzig A, Kuhlmann U, Vetter W, et al. Treatment of renovascular hypertension with percutaneous transluminal dilatation of a renal-artery stenosis. *Lancet*. 1978;1:801-802.

55. Van de Ven PJ, Kaatee R, Beutler JJ, et al. Arterial stenting and balloon angioplasty in ostial atherosclerotic renovascular disease. A randomized trial. *Lancet*. 1999;353:282-286.

56. Singer GM, Setaro JF, Curtis JP, Remetz MS. Distal embolic protection during renal artery stenting: impact on hypertensive patients with renal dysfunction. *J Clin Hypertens*. 2008;10:830-836.

57. Henry M, Henry I, Klonaris C, et al. Renal angioplasty and stenting under protection. The way for the future? *Catheter Cardiovasc Interv*. 2003;60:299-312.

58. Holden A, Hill A. Renal angioplasty and stenting with distal protection of the main renal artery in ischemic nephropathy. Early experience. *J Vasc Surg*. 2003;38:962-968.

59. Plouin PF, Chatellier G, Darne B, et al. Blood pressure outcome of angioplasty in atherosclerotic renal artery stenosis. A randomized trial. Essai Multicentrique Medicaments vs Angioplastie (EMMA) Study Group. *Hypertension*. 1998;31:823-829.

60. Rooke TW, Hirsch AT, Misra S, et al. 2011 ACCF/AHA focused update of the guideline for the management of patients with peripheral artery disease (updating the 2005 guideline). A report of the American College of Cardiology Foundation/American Heart Association Task Force on Practice Guidelines. *Catheter Cardiovasc Interv*. 2012;79:501-531.

61. Raman G, Adam GP, Halladay CW, et al. Comparative effectiveness of management strategies for renal artery stenosis. An updated systematic review. *Ann Intern Med*. 2016;165:635-649.

62. Webster J, Marshall F, Abdalla M, et al. Randomised comparison of percutaneous angioplasty versus continued medical therapy for hypertensive patients with atheromatous renal artery stenosis. Scottish and Newcastle Renal Artery Stenosis Collaborative Group. *J Hum Hypertens*. 1998;12:329-335.

63. Van Jaarsveld BC, Krijnen P, Pieterman H, et al. The effect of balloon angioplasty on hypertension in atherosclerotic renal-artery stenosis (DRASTIC). *N Engl J Med*. 2000;342:1007-1014.

64. Wheatley K, Ives N, Gray R, et al. Revascularization versus medical therapy for renal artery stenosis (ASTRAL). *N Engl J Med*. 2009;361:1953-1962.

65. Ritchie J, Green D, Chrysochou C, et al. High-risk clinical presentations in atherosclerotic renovascular disease. Prognosis and response to renal artery revascularization. *Am J Kidney Dis*. 2014;63:186-197.

66. Kim HS, Fine DM, Atta MG. Catheter-directed thrombectomy and thrombolysis for acute renal vein thrombosis. *J Vasc Interv Radiol*. 2006;17:815-822.

67. Jong CB, Lo WY, Hsieh MY. Catheter-directed therapy for acute renal vein thrombosis in systemic lupus erythematosus. A case report. *Catheter Cardiovasc Interv*. 2017;89:416-419.

68. Witz M, Kantarovsky A, Morag B, et al. Renal vein occlusion. A review. *J Urol*. 1996;155:1173-1179.

69. Setaro JF, Black HR. Refractory hypertension. *N Engl J Med*. 1992;327:543-527.

70. ALLHAT Collaborative Research Group. Major outcomes in high-risk hypertensive patients randomized to angiotensin-converting inhibitor or calcium channel blocker versus diuretic. The Antihypertensive and lipid-lowering Treatment to Prevent Heart Attack Trial (ALLHAT). *JAMA*. 2002;288:1981-1987.

71. Black HR, Elliott WJ, Grandits G, et al. Principal results of the Controlled Onset Verapamil Investigation of Cardiovascular Endpoints (CONVINCE) trial. *JAMA*. 2003;289:2073-2082.

72. Singer GM, Izhar M, Black HR. Goal-oriented hypertension management. Translating clinical trials to practice. *Hypertension*. 2002;40:464-469.

73. Persell SD. Prevalence of resistant hypertension in the United States, 2003-2008. *Hypertension*.

2011;57:1076-1080.

74. Smithwick RH, Thompson JE. Splanchnicectomy for essential hypertension. Results in 1,266 cases. *J Am Med Assoc*. 1953;152:1501-1504.

75. Bertog SC, Sobotka PA, Sievert H. Renal denervation for hypertension. *J Am Coll Cardiol Interv*. 2012;5:249-258.

76. Mafoud F, Cremers B, Janker J, et al. Renal hemodynamics and renal function after catheter-based renal sympathetic denervation in patients with resistant hypertension. *Hypertension*. 2012;60:419-424.

77. Singh RR, Sajeesh V, Booth LC, et al. Catheter-based renal denervation exacerbates blood pressure fall during hemorrhage. *J Am Coll Cardiol*. 2017;69:951-964.

78. Myat A, Redwood SR, Qureshi AC, et al. Renal sympathetic denervation for resistant hypertension. A contemporary synopsis and future implications. *Circ Cardiovasc Interv*. 2013;6:184-197.

79. Krum H, Schlaich M, Whitbourn R, et al. Catheter-based renal sympathetic denervation for resistant hypertension. A multicenter safety and proof-of-principal cohort study. *Lancet*. 2009;373:1275-1281.

80. Esler MD, Krum H, Schlaich M, et al. Renal sympathetic denervation for treatment of drug-resistant hypertension. One-year results from the Symplicity HTN-2 randomized, controlled trial. *Circulation*. 2012;126:2976-2982.

81. Nishizaka MK, Zaman MA, Calhoun DA. Efficacy of low-dose spironolactone in subjects with resistant hypertension. *Am J Hypertens*. 2003;16:925-930.

82. Bhatt DL, Kandzari DE, O'Neill WW, et al. A controlled trial of renal denervation for resistant hypertension. *N Engl J Med*. 2014;370:1393-1401.

83. Fischell TA, Ebner A, Gallo S, et al. Transcatheter alcohol-mediated perivascular renal denervation with the Peregrine System. *J Am Coll Cardiol Interv*. 2016;9:589-598.

84. Townsend RR, Mahfoud F, Kandzari DE, et al. Catheter-based renal denervation in patients with uncontrolled hypertension in the absence of antihypertensive medications (SPYRAL HTN-OFF MED). A randomized, sham-controlled, proof-of-concept trial. *Lancet*. 2017. doi:10.1016/S0140-6736(17)32281-X.

85. Kandzari DE, Bhatt DL, Brar S, et al. Predictors of blood pressure response in the Symplicity HTN-3 trial. *Eur Heart J*. 2015;36:219-227.

86. Mompeo B, Maranillo E, Garcia-Touchard A, et al. The gross anatomy of the renal sympathetic nerves revisited. *Clin Anat*. 2016;29:660-664.

87. Mahfoud F, Tunev S, Ewen S, et al. Impact of lesion placement on efficacy and safety of catheter-based radiofrequency renal denervation. *J Am Coll Cardiol*. 2015;66:1766-1775.

88. Fengler K, Ewen S, Höllriegel R, et al. Blood pressure response to main renal artery and combined main renal artery plus branch renal denervation in patients with resistant hypertension. *J Am Heart Assoc*. 2017;6:e006196.

89. Linz D, Mahfoud F, Schotten U, et al. Renal sympathetic denervation suppresses post-apneic blood pressure rises and atrial fibrillation in a model for sleep apnea. *Hypertension*. 2012;60:172-178.

90. Jaen-Aguilla F, Vargas-Hitos JA, Mediavilla-Garcia JD, et al. Implications of renal denervation therapy in patients with sleep apnea. *Int J Hypertens*. 2015. doi:10.1155/2015/408574.

91. Polhemus DJ, Trivedi RK, Gao J, et al. Renal sympathetic denervation protects the failing heart via inhibition of neprilysin activity in the kidney. *J Am Coll Cardiol*. 2017;70:2139-2153.

92. Parikh SA, Shishehbor MH, Gray BH, et al. Society for cardiovascular angiography and intervention expert consensus statement for renal artery stenting appropriate use. *Catheter Cardiovasc Interv*. 2014;84:1163-1171.

第 **9** 章

主髂动脉闭塞性疾病的血管内介入治疗

Sasanka Jayasuriya, MBBS, FACC, FASE, RPVI, FSCAI, and William L. Bennett, MD, PhD

本章要点

■ 跛行、严重下肢缺血和勃起功能障碍是与主动脉闭塞性疾病相关的症状。

■ 进行包括踝肱指数（Ankle Brachial Index，ABI）在内的指数测试和超声检查可以帮助诊断，而计算机断层扫描血管造影（Computer tomography angiography，CTA）和磁共振血管造影（Magnetic resonance angiography，MRA）有助于鉴别病灶表征和手术计划。

■ 可以采取包括对侧和同侧穿刺技术在内的多种技术，用介入器械穿刺病变，以帮助进入真腔。

■ 自膨式支架通常用于3年一期通畅率＞70%的患者。

Ⅰ. 简介

经导管疗法的进步使主髂动脉疾病的腔内治疗发生了变化，即使存在TASC（Trans-Atlantic Inter-Society Consensus Document classification，TASC）分类的C和D类病变等复杂病变的情况下，也可以考虑腔内治疗[1]。周围动脉疾病患者有多种合并症，高达40%的患者有严重的冠状动脉疾病。在患有主髂动脉闭塞性疾病（aortoiliac occlusive disease，AIOD）的亚组患者中，由于跛行和严重肢体缺血，使他们的生活质量显著下降[1]。血管内治疗方法是高危开放手术的一种有价值的替代选择。但是，操作者应意识到与主动脉介入治疗相关的风险，并要注意重视的病例选择、手术计划、手术技巧和补救策略，才能取得成功。

Ⅱ. 主髂动脉闭塞性疾病血管内介入治疗的适应证

A. **跛行**　是AIOD的常见症状，包括臀部、大腿或小腿跛行。症状通常始于小腿，并随着血流动力学的恶化而向近端发展。当狭窄＞50%且生活质量受到影响时（Rutherford 2级和3级），而药物治疗或运动治疗并不能改善这种情况，才需要进行干预。如果发生多级动脉疾病，则首先进行流入血管重建（AIOD的治疗）。

B. **严重下肢缺血**　出现缺血性静息痛或血管溃疡和组织缺失（Rutherford 4、5和6级）是血运重建的重要指征。与跛行患者相反，严重下肢缺血的患者应接受完全血运重建，以对受影响的血管区域进行直接再灌注。

C. **勃起功能障碍**　是AIOD治疗的另一个适应证。臀部或大腿跛行、勃起功能障碍和动脉搏动消失的典型综合征称为Leriche综合征，通常由AIOD引起。

D. **不相关手术的血管通路**　例如血管内主动脉修复（endovascular aortic repair，EVAR）和经导管主动脉瓣置换术（transcatheter aortic valve replacement，TAVR）时，可能需要用大直径的鞘管，这时可能需要主髂动脉血运重建。

Ⅲ.　诊断

A. **体格检查**　尽管无法预测病变的性质和确切位置，但进行彻底的检查可能提示AIOD。特异性表现为股动脉搏动减弱或不对称，伴有患肢慢性缺血的典型体征，如下肢冰冷、皮肤苍白，脱毛，趾甲萎缩和位置依赖性发红。

B. **生理指数测试**　主要包括非侵入性测试，例如踝肱指数（ankle brachial index，ABI）、趾肱压力、节段压力和脉搏体积记录（pulse volume recording，PVR）。如果出现单侧狭窄，则患肢的ABI、节段性压力以及PVR会降低。但是，在远端主动脉或双侧主动脉疾病的情况下，ABI和节段性压力可能会出现对称性降低。双侧脉搏波形钝化提示远端主动脉和双侧髂动脉疾病。

C. **影像学**

1. **二维超声**　可以作为一种成像方法，尤其是肾功能不全的患者。由于身体体质、肠道气体气和钙化导致的图像质量差，髂血管超声评估在技术上具有挑战性且耗时。Ubbink等人的一项研究表明，髂血管二维超声成像狭窄率的判断在观察者之间存在显著差异，一致率仅1/8[12]。因此，如果需要更精确的解剖学诊断，则应考虑其他影像学方法。

2. **CT血管造影**（computer tomography angiography，CTA）　对于AIOD患者来说是一种非常有用的成像方法。在计划血运重建方案时可生成精确的三维成像，是有创血管造影术血运重建的绝佳替代方案。CTA评估的优点包括更快的扫描时间、较高的空间分辨率以及可视化支架内再狭窄的能力。但是，使用碘化对比剂和射线暴露是不利的，并且由于伪影，更严重钙化狭窄的血管可能显示不准确。

3. **磁共振血管造影**（magnetic resonance angiography，MRA） 是评估AIOD的另一种有效成像方法。当前的高性能MRI扫描仪可产生清晰的血管造影图像。不需要用碘化对比剂或没有电离辐射是MRA的优势。但是，图像获取需要很长时间，患有晚期肾脏疾病的患者有发生肾源性系统性纤维化的风险。MRA可能无法准确估算钙化程度，而钙化程度对于判断介入的复杂程度很重要。

4. **有创血管造影** 是诊断主动脉疾病的金标准。在评估AIOD时通过数字减影血管造影（digital subtraction angiography，DSA）进行成像，初始血管造影应包括前－后远端主动脉血管造影，以同时包括髂总动脉、髂外动脉和股总动脉（common femoral arteries，CFA）。

   a. 每条髂动脉的评估通过对侧斜位投影进行，该投照角度有利于髂血管分叉的显像。如果发生长段闭塞，则需使远端吻合部位以及膝以下血管的通畅，以确保介入时采取适当的入路，且远端不发生栓塞。

   b. 中段血管病变的血流动力学情况可以通过逐步撤回导管将导管移出病变部位来进行测量。一种更准确的方法是同时移动导引管和导管的侧分支，导管直径比病变处的直径至少要小1F。收缩压峰值差＞10mmHg被认为有血流动力学意义。如果伴有远端动脉疾病，可采用动脉内硝化甘油注射改善压力梯度，使周围血管舒张。

Ⅳ. 血管腔内治疗

A. **手术方案** 是AIOD血管内治疗的重要方法。患者的身体状况和病变特征都可能会显著影响介入手术的方法和结果。

1. **病变特征**。只有有经验的操作者才能进行长段闭塞和严重钙化血管的腔内治疗。对于经验不足的介入医师，必须制定充分的应急预案。严重的钙化是主动脉经皮介入治疗的禁忌证，每处病变都有穿孔的风险。因此，术中应确保有可用的急救设备，例如闭塞球囊和覆膜支架。

2. **患者的身体状况**。AIOD介入过程可能很快，也可能很漫长且复杂。因此，应评估麻醉师是否具有清醒镇静和麻醉支持的资格。考虑到碘化对比剂的使用量较大，应采取充分水化以减少对比剂诱发的肾病，并应特别注意患者当前的血容量状态和左心室功能。使用低渗或等渗对比剂可降低对比剂引起的肾病的风险。

B. 血管入路选择

1. 入路部位和导管鞘大小是决定介入成功与否的重要因素。复杂的主动脉介入通常需要双入路。虽然血管造影是通过从一个部位推进的导管进行的，但设备通常需要通过另一处通路的较大的导管鞘输送。

2. AIOD中最常用的入路是同侧CFA。但是，如果在髂外动脉完全闭塞的情况下，则在未闭血管中可能没有足够的长度来推进鞘管。在这种情况下，应考虑对侧股动脉入路或肱动脉入路。尽管与肱动脉通路相比，桡动脉通路更为合适，但目前的球囊和支架的轴长可能无法从桡动脉鞘到达髂外血管。然而，仅出于在闭塞段诊断性血管造影的目的，可以选择经桡动脉通路。通过该通路，放置在降主动脉中的猪尾导管或用于髂动脉的多用途导管将有助于进行诊断性血管造影。但是，如果要从上方输送设备，则需要经肱动脉入路。对于患有严重动脉粥样硬化性疾病的患者，应优选左臂入路，因为其脑栓塞的风险低于右臂入路。

3. 在确定导管鞘尺寸时，应选择能够允许所需设备输送的最小导管鞘。但是，在钙化严重的血管中，根据需要使用覆膜支架的鞘套是较明智的选择。

V. 股总动脉疾病

在并发股总动脉疾病的情况下，必须事先决定治疗股动脉病灶的方法。在髂动脉介入治疗结束时，可以通过斑块切除术和药物涂层球囊治疗或混合性血运重建术并同时进行股总动脉切除术，来对CFA中的病变进行血运重建。

VI. 病变开通

A. **髂外动脉和逆行入路**　如果髂外动脉远端未闭且有可能放置鞘管，则可以通过同侧股总动脉进入。超声引导下的血管穿刺是必要的，因为股动脉搏动微弱。可使用尖头鞘。导丝联合支撑导管可以通过病变段血管。我们通常将一根0.14英寸Fielder FC（Asahi Intecc）导丝与Quickcross（Spectranetics Corp，Colorado Springs，CO）支撑导管配合使用，可以成功地以腔内方式穿过病变段。也可选择成角超滑导丝（Terumo Medical，Somerset，NJ）和0.35英寸的成角支撑导管。支撑导管以柔和的前向力推进到闭塞的远端帽处，并且通过旋转或缠绕导丝穿过远端帽。当施加前向力穿过病变时，由于输送鞘可能会从动脉中移位，因此应手动固定。可以使用超滑导丝从内膜下穿过病变段，但是在重建部位重新开通血管腔对于防止不适当支架植入和夹层很重要。一旦支撑导管穿过病灶，可通过抽血以确认导管已进入管腔。可以通过支撑导管进行适当的血管造影。然后，将一条超硬导丝穿过支持导管，该导丝将用作设备输送以完成手术。因此，根据介入计划，输送设备导丝可以是0.14英寸、0.18英寸或0.35英寸的导丝。

B. **顺行入路**　可通过对侧CFA或左肱动脉顺行入路进入髂外病变。通过对侧CFA通路，在对侧斜位进行血管造影时以标准方式穿过髂分叉，同时用45cm的穿刺鞘推进至闭塞的近端。如上所述通过病变段。

通过肱动脉入路，将90cm的导引导管推进到病变的近端。导丝和支撑导管通过病变段，并将硬导丝放置在CFA中。如果在髂外动脉远端和CFA中有可用的放置空间，则可以通过同侧CFA中的导管鞘将从肱骨位置伸出的导丝外接。可以将其更换为硬导丝，然后可以通过同侧CFA进行干预。

C. **髂总动脉闭塞**　髂总动脉或髂总动脉和髂外动脉闭塞时，最好通过同侧CFA通路或左臂通路。对侧跨接鞘通常不够稳定难以提供支撑支持或"推动性"以穿过病变。尽管可以将这种方法作为一种初始策略，因为可能会获得诊断性血管造影的通路，但这种方法尤其适用于髂总动脉开口处的闭塞。一旦引导鞘管进入残端或非常靠近病灶，则其与亲水性导丝和成角支撑导管交换导丝。可以使用0.14英寸的导丝，例如Fielder FC（Asahi Intecc）或0.35英寸的成角滑丝（Terumo Medical，Somerset，NJ）。如果使用肱动脉通路，则将导丝从放置在同侧CFA中的鞘管中拉出，从而将硬导丝从CFA推进到降主动脉，这便于支架的输送和正确的定位。

D. **肾下和主动脉远端闭塞**　肾下主动脉和主动脉分叉处的病变通常需要双侧通路对吻覆膜支架。尽管可以在双侧CFA进入后采取上述逆行穿刺策略，但肱动脉鞘管入路仍然是合理的选择。如果从肱动脉入路以顺行方式穿过病灶，则导丝可以通过CFA中的相应鞘管进行外接。肱动脉入路可替代降主动脉入路中内膜下穿过病变段，因此，这种入路不需降主动脉再入装置需要。然而，肱动脉入路风险较高，入路部位常见的并发症包括血肿、假性动脉瘤和血栓形成等。

VII.　再介入治疗

A. 内膜下穿刺术的成功在于是否能成功再次进入管腔。尽管成角的支撑导管可以帮助将导丝引向真腔，但操作者应在通过病变时改变成像角度，以确保导丝前进，有利于再次进入。

B. 尽管大多数血管可以采用标准导丝和导管策略再次介入，但某些情况下需要更复杂的步骤，例如顺行穿刺或使用再介入装置。

C. 在髂动脉内膜下导丝追踪的情况下，尝试以顺行方式用第二根导丝穿过病变。该操作可通过对侧股动脉入路或肱动脉入路进行。当顺行导丝在新的内膜下平面中前进并与逆行线汇合时，逆行线将沿着顺行线的路径前进并到达真腔。

D. 但是，可以选择使用重返真腔系统，例如Pioneer导管或Outback LTD再入导管，而不是逆行导丝推进技术。

E. Pioneer导管是一个IVUS的引导下的再入导管装置。内膜穿刺在直接IVUS成像下进行，根据内膜下皮瓣的厚度，操作者可以调整针穿刺的深度。穿刺针穿过内膜和斑块进入真腔，一根导丝通过该穿刺针进入到真腔（图9.1）。

F. 使用Outback再入导管是在透视引导下对导管上指示再入插管位置的标记进行对准。"L"和"T"标记分别用于定义何时将导管放置在穿刺针的垂直平面或轴向平面中。通过在两个正交视图中成像，可以确定方向，以确保输送导管进入真腔。

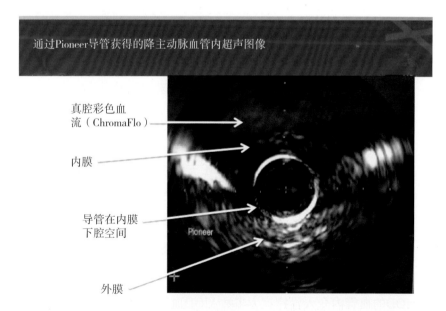

图 9.1　内膜下使用Pioneer导管进行血管内超声（Intravascular ultrasound，IVUS）图像。

G. 在Jacobs等人的一项研究中，与股动脉慢性完全闭塞（chronic total occlusions，CTO）相比，髂动脉慢性完全阻塞（CTO）对再入导管的需求更为频繁（34%vs 26%）。但是，使用Pioneer或Outbank再入导管的再入成功率为100%。没有发生针头展开部位出血或其他与再入有关的并发症的情况[13]。

Ⅷ.　血管成形术和支架置入

A. 髂动脉疾病支架置入术是目前的标准疗法。但是，如果对髂外动脉的TASC A型和B型病变进行了球囊血管成形术治疗，则必须进行多角度血管造影以排除球囊血管成形术后的夹层。此外，在静息状态或应用动脉血管舒张剂后残余的血流动力学压差＞10mmHg时，需要放置支架。

B. 几项研究对比了髂血管疾病血管成形术后主要支架置入与选择性支架置入的结果。

1. 在荷兰的髂血管支架试验中，将279例主要由于TASC A型和B型病变而导致髂动脉狭窄＞50%的患者随机分配入直接支架置入术，而对于残余压差＞10mmHg的病例则采用选择性支架置入术。第2组中几乎43%的患者接受了选择性支架置入。主要终点——通过Fontaine级别的改善来定义的临床成功——选择性支架组要好得多（风险比为0.8；95%CI：0.6~1.0）。但是，这两组的长期（5~8年）通畅率相似[14]。

2. 关于TASC C型和D型髂血管病变的血管内介入治疗，目前的数据绝大多数支持一次支架置入术。髂动脉闭塞治疗支架置入与血管成形术比较（Stents versus Angioplasty of the Treatment of Iliac Artery Occlusions，STAG）试验中将112例患者随机分配至经皮腔内血管成形术组或直接支架置入术组。在支架组中，技术成功率更高（98%比84%），并发症发生率更低（5%对20%）。

3. 对16项研究的荟萃分析共包括958例TASC C型或D型主动脉粥样硬化疾病接受血管内治疗的患者，发现与选择性支架置入术相比，直接支架置入术的通畅率更高[15]。

C. AIOD的血管内介入治疗：大多数AIOD血管内介入治疗的数据并未根据所涉及的闭塞区域进行分析。从解剖学和血流动力学的观点来看，主动脉、髂总动脉和髂外动脉段有显著不同。主动脉和髂总动脉是笔直的，相对固定的，大且易钙化。髂外动脉直径较细，且走向弯曲，髋关节运动期间还会受到外力作用。

D. **病灶**

1. 由于肾下主动脉和髂总动脉的病变较短且通常为钙化，因此可使用球囊膨胀式支架。通常由不锈钢制成的球囊膨胀式支架具有足够的径向强度以支撑钙化病变扩张。在支架展开过程中易于精确定位，增加了在主动脉和髂总动脉部位使用这些支架的价值。

2. 降主动脉病变很少孤立存在，且更常累及髂动脉分叉处和髂总动脉。

3. 孤立的主动脉病变可通过单侧股动脉入路治疗。用亲水性导丝和支撑导管穿过病变段，将一根0.35英寸的硬导丝［例如Amplatz超硬导丝（波士顿科学公司）］穿过支撑导管。根据患者具体情况使用12~14mm的支架。可以进行IVUS检查以帮助确定支架的尺寸，一般推荐球囊膨胀式支架。

4. 主动脉分叉或双侧髂总动脉病变需要双侧股总动脉入路。一旦越过病灶，就可以用低剖面4~5mm顺应性球囊进行球囊扩张。可将鞘管推进穿过髂动脉病灶。该步骤可使支架在钙化血管内移位的风险降至最低。使用带有不透射线标记头端如Vista brite tip（Cordis）的鞘管是有好处的。接下来，使支架在鞘管内向前推进穿过两侧病变，然后将支架固定在适当的位置将导管鞘撤回。为了对称同步展开对吻支架，需要进行同步球囊扩张。放置同步对吻支架的主要缺点是无法穿过髂血管分叉进入对侧腿，而未来的干预需要顺行股总动脉或肱动脉入路。

5. 对于离髂血管分叉口<5mm的孤立的髂口病变，应考虑用同步对吻支架，以最大程度地减少因斑块移位和分叉结构变形而导致的对侧髂血管闭塞的风险。

6. 当支架置入距分叉口5mm以上的髂总动脉近端病变时，建议同时对对侧髂总动脉进行低压球囊扩张，以减少栓塞和分叉处移位的风险。

7. 与股动脉疾病相比，主动脉病变更常见，通常与血栓形成有关。如果导丝轻松穿过病灶，则操作者应怀疑为血栓性闭塞。这可以通过几种方式进行处理。介入可以在几小时的导管辅助溶栓后完成；也可以放置覆膜支架以最大程度地减少栓塞。

E. 由于髂动脉会受髋关节运动期间外力的影响，髂外动脉的闭塞常规使用自膨式镍钛合金支架。镍钛合金具有热形状记忆和超弹性的功能，因此，支架即使在严重变形后依然可恢复为原始形状，此外，其适应血管迂曲的能力，大大降低了髂外动脉夹层和穿孔的风险。

IX. 通畅率

通过表9.1可以看出，髂血管支架置入的成功率＞95％，1～3年的一期通畅率分别约为90％和85％。

表9.1　TASC A - D类病变中主动脉支架的通畅率

研究	年份	病例数	成功率	一期通畅率
Uher[2]	2002	77		70％（3年）
Leville[3]	2006	92	91％	76％（3年）
Kashyap[4]	2008	86	100％	74％（3年）
Higashiura[5]	2009	216		93％（3年） 91％（5年）
Koizumi[6]	2009	296	96％	88％（3年） 84％（5年）
Jaff[7]	2010	151		91％（2年）
Ichihashi[8]	2011	533	100％	90％（1年） 83％（5年）
Soga[9]	2012	2601	98％	92.5％（1年） 83％（3年）
deDonato[10]	2013	147	100％	93％（1年） 88％（2年）

X. 并发症

A. 破裂

1. 血管内介入治疗AIOD最严重的并发症主要是血管破裂。突感明显的疼痛和血流动力学指标变化是破裂的强烈警告信号。应立即注射对比剂以确定穿孔的位置，然后在该位置扩展一个球囊。需要一个覆膜支架，并应进行快速复苏。如果当前的导管鞘不允许输送覆膜支架，则应采用对侧股动脉入路，并向穿孔附近推进球囊。当该球囊充气时，可以更换护套以将覆膜支架通过原始进入部位进行输送。尽管在这种情况下需要进行抗凝治疗，但在我们机构，我们并未常规将抗凝治疗用于非血栓性主动脉介入治疗。

2. 在AIOD中破裂相对较少。在一项包括657例髂动脉介入治疗的研究中，破裂率仅为0.8%[16]。

3. 易破裂的因素包括血管钙化，血管闭塞，球囊过大，近期内膜切除术，慢性类固醇治疗，糖尿病，女性和髂外动脉病变[17]。

临床精粹

在进行这样的介入治疗之前，每个操作者应确保手边有抢救设备可用，因为立即进行干预可挽救主动脉破裂患者的生命。

B. AIOD介入治疗过程中也可能发生动脉夹层。如上所述，应在多个视角下对血管造影进行仔细的评估，以确保不会遗漏夹层皮瓣。可以通过在夹层上长时间的球囊充气或在限流夹层中植入支架来治疗夹层。

C. 当发生明显的远端栓塞时，持续抗凝同时采用手动抽吸或机械抽吸装置如Angiojet（波士顿科学公司）进行血栓抽吸切除术是治疗的基础。在大血栓的情况下，可以考虑局部溶栓（10mg动脉内组织纤溶酶原激活剂）的负荷递送。对上述疗法无效的新鲜血栓性病灶，可能需要球囊血管成形术或开放血栓切除术。

D. 髂血管介入手术中的支架相关急性不良事件包括展开前支架移位、栓塞和迁移，以及对侧髂动脉受压。在推进支架之前先推进鞘管穿过病变部位，可最大程度地减少支架移位。栓塞和迁移发生在严重钙化病变中，支架通常会从钙化节段移开。了解病变并在向病变钙化区域放置支架时施加一定的向前或向后压力有助于减少这一并发症。如果发生支架栓塞，可以通过拉动支架尝试取回。

临床精粹

预计对侧动脉受压时，必须进行低压球囊充气或对吻支架植入。

E. 晚期并发症包括支架内血栓形成和假性动脉瘤形成。

1. 支架血栓形成是由于机械原因，通常是由于未注意到的边缘夹层或远端径流不佳所致。一整夜的溶栓治疗和血管内限流治疗是最简单的方法。但是，如果远端疾病不适合进行血管内治疗，则应进行外科血管重建。

2. 假性动脉瘤的形成通常是由于在治疗部位的夹层进展所致，而在手术时并未发现。在没有感染的情况下可以用血管内支架移植物治疗。

XI. 随访

A. AIOD介入后的内科治疗通常包括终身服用阿司匹林和第二种抗血小板药物（如氯吡格雷、普拉格雷或替卡格雷）治疗1个月。通过治疗糖尿病、高血压和血脂异常对心血管疾病进行积极的危险因素管理。强烈鼓励戒烟，并开始计划下床走动。

B. AIOD患者应定期随访。在我们的机构中，我们以1、3、6和12个月的时间隔对患者进行临床和超声评估。如果发现有明显的再狭窄，建议进行血运重建，因为再狭窄期间的血运重建比治疗完全闭塞更容易。

XII. 小结

AIOD很容易通过血管腔内方法治疗，血管腔内治疗应被视为一线治疗，成功率和通畅率很高。病变的复杂性决定了介入手术入路及所用器械。每个术者应熟悉可能发生的并发症及其处理方法。对患有主动脉疾病的患者应进行随访，以评估再狭窄的临床和超声证据，并积极治疗危险因素。

参考文献

1. Norgren L, Hiatt WR, Dormandy JA, Nehler MR, Harris KA, Fowkes FG. Inter-society consensus for the management of peripheral arterial disease (TASC II). *J Vasc Surg.* 2007;45(suppl S):S5-67.

2. Uher P, Nyman U, Lindh M, Lindblad B, Ivancev K. Long-term results of stenting for chronic iliac artery occlusion. *J Endovasc Ther.* 2002;9:67-75.

3. Leville CD, Kashyap VS, Clair DG, et al. Endovascular management of iliac artery occlusions: extending treatment to TransAtlantic Inter-Society Consensus class C and D patients. *J Vasc Surg.* 2006;43:32-39.

4. Kashyap VS, Pavkov ML, Bena JF, et al. The management of severe aortoiliac occlusive disease: endovascular therapy rivals open reconstruction. *J Vasc Surg.* 2008;48:1451-1457, 7.e1-3.

5. Higashiura W, Kubota Y, Sakaguchi S, et al. Prevalence, factors, and clinical impact of self-expanding stent fractures following iliac artery stenting. *J Vasc Surg.* 2009;49:645-652.

6. Koizumi A, Kumakura H, Kanai H, et al. Ten-year patency and factors causing restenosis after endovascular treatment of iliac artery lesions. *Circ J.* 2009;73:860-866.

7. Jaff MR, Katzen BT. Two year clinical evaluation of the Zilver vascular stent for symptomatic iliac artery disease. *J Vasc Interv Radiol.* 2010;21:1489-1494.

8. Ichihashi S, Higashiura W, Itoh H, Sakaguchi S, Nishimine K, Kichikawa K. Long-term outcomes for systematic primary stent placement in complex iliac artery occlusive disease classified according to Trans-Atlantic Inter-Society Consensus (TASC)-II. *J Vasc Surg.* 2011;53:992-999.

9. Soga Y, Iida O, Kawasaki D, et al. Contemporary outcomes after endovascular treatment for aorto-iliac artery disease. *Circ J.* 2012;76:2697-2704.

10. de Donato G, Bosiers M, Setacci F, et al. 24-Month data from the BRAVISSIMO: a large-scale prospective registry on iliac stenting for TASC A & B and TASC C & D Lesions. *Ann Vasc Surg.* 2015;29:738-750.

11. Golomb BA, Dang TT, Criqui MH. Peripheral arterial disease: morbidity and mortality implications. *Circulation.* 2006;114:688-699.

12. Ubbink DT, Fidler M, Legemate DA. Interobserver variability in aortoiliac and femoropopliteal duplex scanning. *J Vasc Surg.* 2001;33:540-545.

13. Jacobs DL, Motaganahalli RL, Cox DE, Wittgen CM, Peterson GJ. True lumen re-entry devices facilitate subintimal angioplasty and stenting of total chronic occlusions: Initial report. *J Vasc Surg.* 2006;43:1291-1296.

14. Klein WM, van der Graaf Y, Seegers J, et al. Dutch iliac stent trial: long-term results in patients randomized for primary or selective stent placement. *Radiology.* 2006;238:734-744.

15. Goode SD, Cleveland TJ, Gaines PA. Randomized clinical trial of stents versus angioplasty for the treatment of iliac artery occlusions (STAG trial). *Br J Surg.* 2013;100:1148-1153.

16. Ballard JL, Sparks SR, Taylor FC, et al. Complications of iliac artery stent deployment. *J Vasc Surg.* 1996;24:545-553; discussion 53–5.

17. Allaire E, Melliere D, Poussier B, Kobeiter H, Desgranges P, Becquemin JP. Iliac artery rupture during balloon dilatation: what treatment? *Ann Vasc Surg.* 2003;17:306-314.

第10章

股浅动脉疾病的血管内介入治疗

Qurat-ul-Aini Jelani, MD, Sasanka Jayasuriya, MBBS, FACC, FASE, RPVI, FSCAI, and Carlos Mena, MD, FACC, FSCAI

本章要点

- 作为多种动态应力源的结果，股浅动脉是周围动脉疾病患者最常见的动脉粥样硬化性动脉疾病受累部位。
- 出现间歇性跛行的患者应接受最佳药物治疗、戒烟干预和有监督的运动步行治疗计划。
- 尽管进行了上述治疗，但仍出现症状的患者和出现严重肢体缺血的患者则需进行血管腔内治疗或开放性手术血运重建。
- 经皮或药物涂层球囊腔内血管成形术以及裸金属支架、药物洗脱支架或支架移植物的支架置入术是股胭血管疾病患者的腔内治疗选择。

I. 简介

股浅动脉（superficial femoral artery，SFA）是动脉粥样硬化性动脉疾病的最常见受累部位，可导致周围动脉疾病（peripheral arterial disease，PAD）患者跛行。SFA和毗邻的胭动脉构成了股胭段（femoropopliteal，FP），该段非常长，并常受到外力压迫。SFA面临多种解剖和动态挑战。仰卧位和俯卧位之间的SFA缩短了13%[1]。另外，膝关节和髋关节同时屈曲会使SFA扭转60°[1]。20%～40%的严重肢体缺血（critical limb ischemia，CLI）患者会出现FP受累，是跛行患者中最常见的受累部位[2]，这些特征使得治疗FP疾病非常具有挑战性。SFA疾病的症状严重程度差异很大，具体取决于股深动脉的侧支循环程度。对于间歇性跛行患者，SFA疾病的最佳治疗方式仍然是有争议的问题。在过去的十年中，人们很快就接纳了采用对下肢血管疾病的腔内治疗（endovascular treatment，EVT）作为开放式旁路手术的替代方法。经皮腔内血管成形术（percutaneous transluminal angioplasty，PTA）和支架置入术是TASC A和B型最常用的EVT选择[3, 4]。随着内膜下血管成形术、机械和激光旋切术等先进技术的出现，即使TASC C型和D型病变的病灶也可以得到成功治疗[5]。在大多数情况下，患者对血管内手术的耐受性也很好，只需要短暂住院就能迅速康复[6]。TASC指南[3]和美国心脏协会指南[7]建议将EVT用作局灶性和中度病变患者的一线治疗。对于弥漫性病变或长段完全闭塞，依然建议开放式旁路手术。

功能锻炼治疗及优化药物治疗失败后，可以考虑使用EVT。由于EVT与开放式旁路手术远期疗效数据有限，因此治疗方法应个体化，并应考虑患者和手术风险。

II. 包括股浅动脉疾病在内的周围动脉疾病患者的临床评估[8]

A. 周围动脉疾病高风险患者

1. 包括SFA疾病在内的周围动脉疾病患者的风险因素包括：> 65岁；年龄在50～64岁之间，但有PAD风险因素［例如，糖尿病（diabetes mellitus，DM），吸烟史，高脂血症和高血压（Hypertension，HTN）］的患者，在其他血管区域（例如，冠状动脉、颈动脉、锁骨下动脉、肾动脉等）患有已知动脉粥样硬化疾病患者。

2. 跛行

   a. 确诊为PAD的大多数患者没有典型的跛行症，但也可能有非关节相关症状（非典型症状）或无症状[9, 10]。

   b. 跛行是PAD的经典表现，被定义为下肢肌肉疲劳、不适、痉挛或血管源性疼痛，该现象通常是运动引起的，休息后通常可以缓解（10分钟以内）。

3. 严重肢体缺血　较严重的PAD可能表现为严重肢体缺血（CLI），定义为一只或两只腿的慢性（> 2周）缺血性静息疼痛，伤口/溃疡或坏疽不愈合。

B. 检查

1. 对PAD患者的检查包括脉搏触诊，听诊股部血管杂音以及检查包括足部在内的下肢。

2. 体格检查异常可能包括脉搏减弱，血管瘀血，伤口不愈合/坏疽等[8]。

   a. 异常体格检查结果应通过诊断测试确认。

   b. 踝肱指数（ankle brachial index，ABI）通常是首选测试。

      i. 静息ABI是一种简单的无创性检查，通常可通过仰卧位测量肱动脉、足背（dorsalis pedis，DP）和胫后（posterior tibial，PT）动脉的收缩压来获得。通过将DP或PT压力中的较高者除以右或左臂血压中的较高者来计算双腿的ABI。

      ii. 通常在测定ABI时，也要测量节段性下肢血压和脉搏量，可用于定位疾病的解剖部位。

  iii. ABI正常值为1.00~1.40[11]。ABI 0.90证明对PAD的敏感性为90%，特异性为95%，是公认的诊断阈值。0.91~1.00被视为临界值；但是，ABI 在此范围内，心血管事件发生率增加了10%~20%。

  iv. ABI> 1.40时，由于存在动脉钙化和血管压缩性极差，导致PAD的识别不准确。

  v. 根据静息ABI值，可以考虑进行其他生理测试，包括运动跑步机ABI测试，趾肱指数（toe brachial index，TBI）测量以及通过经皮氧气压力（transcutaneous oxygen pressure，$TcPO_2$）或皮肤灌注压力（skin perfusion pressure，SPP）进行的灌注评估。

  vi. TBI可用于诊断压缩差的动脉（ABI> 1.40）的PAD，可用于可疑CLI患者。

  vii. ABI异常与冠心病和脑血管疾病的存在密切相关[12-14]。此外，它仍然是心血管疾病死亡率和发病率的预测指标，而与临床风险预测评分例如Framingham风险评分、冠状动脉钙化评分和颈动脉内膜中层厚度[15]无关。

C. **血运重建注意事项**　对于考虑进行血运重建的患者，可以进行解剖学成像，包括二维超声、计算机断层血管造影（computed tomography angiography，CTA）或磁共振血管造影（MRA）[16]。二维超声检查比较容易实施，价格低廉，特别适用于肾衰竭患者。但是，超声对多级狭窄和钙化血管的敏感性有限。使用CTA和MRA都可以快速获取外周动脉分支的高分辨率、三维影像图。但CTA的使用会受到碘化对比剂副作用和电离辐射的限制。MRA与患有晚期疾病患者的肾源性系统性硬化症风险增加相关。

Ⅲ. 周围动脉疾病的非手术治疗

A. **运动计划**　所有PAD患者均应按指南要求接受内科治疗，包括规范的锻炼计划。治疗应针对与肢体相关的结局，包括改善跛行症状，预防CLI和截肢。治疗的目标之一是预防重大的不良心血管事件，包括心肌梗死（myocardial infarction，MI）、卒中和心血管死亡。尽管运动治疗可以降低该人群的多因素风险，但PAD患者中能持续接受此类运动治疗的仍然不多[17, 18, 19]。

B. **药物治疗** PAD患者的药物治疗包括抗血小板药和他汀类药物，并针对个体危险因素进行进一步调整。运动训练一直是对症性PAD治疗的主要手段[20, 21]，它可以改变几种病理生理机制，包括改善骨骼肌的新陈代谢、内皮功能和步态异常[22]。有监督的12周运动计划干预可以改善PAD患者的运动表现和生活质量[20]。随访18个月至7年[23, 25]，有监督的运动有持久的益处。对于有运动禁忌的患者（例如限制运动的心血管疾病、截肢或坐轮椅的患者）来说，有指导的运动计划安全性非常好[26–28]。

C. **戒烟** 吸烟仍然是PAD发生和发展的主要危险因素。对739名周围血管疾病患者进行的下肢血管造影发现，有28%是大量吸烟者。戒烟者和持续戒烟者的5年死亡率显著降低，无截肢生存率提高[29]。戒烟是预防截肢、CLI和主要心血管不良事件（major adverse cardiovascular event，MACE）的最重要的生活方式改变。

Ⅳ. 周围动脉疾病患者的干预措施

A. 基于导管的介入治疗原则

1. EVT治疗SFA/FP循环的主要治疗目的是恢复胫动脉分支的通畅血流。EVT成功和通畅的标准定义如下：血管造影显示残余直径狭窄不超过30%，通畅后的复发狭窄少于50%[30]。血流动力学显示，ABI至少增加了0.15，Rutherford分级改善表示干预成功[30]。再狭窄频繁发生，与病变长度直接相关[31]。

2. 间歇性跛行（intermittent claudication，IC）可能是由主动脉段、股总动脉、SFA以及股深动脉和腘动脉的闭塞性病变引起的。对于患有多节段血管病的患者，应首先治疗较近端的血管疾病。由于近端血管症状改善，有可能无需再治疗远端动脉[6]。SFA/FP闭塞性疾病（SFA/FP occlusive disease，FPOD）有多种EVT选择[6]，包括单纯PTA[32]、带自膨支架的血管成形术[33]、带球囊扩张支架的血管成形术[34]、带有覆膜支架移植物的血管成形术[35, 36]、旋切术[8]、抗增殖药物涂层球囊（drug-coated balloons，DCB）[37-39]和药物洗脱支架（drug-eluting stents，DES）[40]。其他方式包括用于纤维蛋白的溶栓治疗和直接去除血栓的血栓切除术。

B. 指南概述[6]

1. 根据血管外科协会（Society for Vascular Surgery，SVS）的下肢动脉粥样硬化疾病指南，对于不涉及起源的SFA局灶性闭塞性疾病，建议采用EVT治疗，因为其优于开放手术（1C类）。对于局灶性病变（<5cm），球囊血管成形术的效果不理想，建议进行选择性支架置入术（2C）。对于中等长度的病变，建议使用自膨式镍钛合金支架（加或不加紫杉醇）（1B）。建议手术旁路作为弥散性股腘动脉疾病，小口径（<5mm）或SFA广泛钙化的初始血运重建策略。根据美国心脏病学会/美国心脏协会（American College of Cardiology/American Heart Association，ACC/AHA）指南，对于CLI患者或对运动试验反应欠佳的患者，建议对FP段进行血运重建[41]。建议对TASC A型到C型病变首选行血管内治疗，根据操作者的经验和患者的合并症确定对TASC D型病变进行合理的治疗（表10.1）。

表10.1 ACC/AHA关于稳定性肢体缺血的股腘动脉疾病的介入治疗建议	
Ⅰ类，证据级别：A	• 血管内手术适用于职业或生活受限的患者 • 有间歇性跛行，临床特征提示血管内介入治疗有改善症状的可能性，且具备以下条件：（1）对运动或药物治疗反应有限，和/或（2）存在非常有利的风险-收益比（如局灶性狭窄）
Ⅱa类，证据级别：C	支架（以及其他辅助技术，如激光、切割球囊、斑块旋切术和热疗设备）可用于股动脉、腘动脉和胫动脉的抢动力学可能 救治疗，以挽救球囊扩张导致的不理想或失败的结果（例如，持续的跨病变压差、残余狭窄>50%或限流性夹层）
Ⅱb类，证据级别：A	支架、斑块旋切术、切割球囊、热疗装置和激光治疗股-腘动脉病变的有效性尚未得到很好的证实（除了挽救球囊扩张的次优结果）
Ⅲ类，证据等级：C	不推荐在股动脉、腘动脉或胫动脉一期放置支架
Ⅲ类，证据等级：C	对于无症状的下肢外周动脉疾病（PAD）患者，腔内介入治疗不应作为预防性治疗

引自：Anderson JL，Halperin JL，Albert NM，et al.Management of patients with peripheral artery disease（compilation of 2005 and 2011 ACCF/AHA guideline recommendations）：A report of the American College of Cardiology Foundation/American Heart Association Task Force on practice guidelines.Circulation. 2013;127（13）:1425-1442.

2. SFA/FP病变的形态学分类以及治疗方法也应遵循泛大西洋协作组Ⅱ（TASC Ⅱ）的建议（表10.2）[42]。TASC-A型和B型采用腔内技术进行治疗；根据个体风险分层，通过腔内血运重建术或旁路术治疗TASC-C。

TASC-D型病变可通过外科手术处理。

3. 一般而言，PTA和支架置入的结果取决于解剖学和临床特征[7]。髂总动脉病变PTA后通畅率最高，远端血管通畅率比较低。通畅率也会随着病变血管长度的增加、多发性和弥漫性病变、合并症（包括糖尿病，吸烟和肾衰竭）的出现而降低[43-49]。尽管尚无关于狭窄情况改变而引起的压差变化的诊断性共识，但建议使用血管内压力测量来确定病变是否显著——例如，狭窄度为50%～75%的病变血管的血流动力学改变可能显著，但也可能不显著。已经提出了多个标准，包括在使用血管扩张剂之前或之后的平均压差为10mmHg或在使用血管扩张剂后的峰值收缩压差为15%[50, 51]。

表10.2 股腘动脉病变的形态学分类[42]		
病变分型	狭窄或闭塞类型	治疗方式
A	1. 单个股浅动脉或腘动脉狭窄 < 3cm	血管腔内治疗
B	1. 单个狭窄3～10cm长，不累及腘动脉远端 2. 严重钙化狭窄段长达3cm 3. 多个病变，每个 < 3cm（狭窄或闭塞） 4. 没有持续径流的单个或多个病变，以改善远端搭桥术的血流	血管腔内治疗
C	1. 单个狭窄或闭塞长度大于5cm 2. 多个狭窄或闭塞，每个狭窄或闭塞长度3～5cm，伴有或不伴有重度钙化	血管腔内治疗或者外科搭桥术
D	1. 完全性股总动脉或股浅动脉闭塞或完全性腘动脉及近端分叉闭塞	外科搭桥术

C. 血管入路

1. 血管通路是所有腔内介入治疗中最重要的部分（表10.3）。最常用的入路血管是股总动脉（common femoral artery，CFA）。在某些情况下可以使用肱动脉；通常首选左臂入路，因为脑栓塞的风险小于右臂入路。穿刺的最安全方法是使用超声引导和使用微穿刺针。CFA的穿刺部位必须在腹股沟韧带以下和股动脉分叉上方股骨头区域。穿刺部位应通过荧光/血管造影术进行确认。通过血管造影术，穿刺部位/针头进入部位应在腹壁下动脉/外侧回旋动脉的起源与股动脉分叉之间。对侧和同侧动脉通路均可使用。通常，对侧进入部位是优选策略，其需要翻越（up-and-over）技术来越过分叉。对于髂动脉迂曲、不良主动脉分叉、Y形假体或腹部支架移植物，不可采用对侧入路[53]。如果顺行入路失败或冲洗发现SFA闭塞，则可使用同侧逆行腘动脉入路。对于存在双侧髂动脉闭塞的CFA和SFA病变，可采用左臂入路。但左臂入路与椎基底动脉卒中的风险有关。最近发表的研究评估了经桡动脉和经尺动脉入路与经足入路结合用于股动脉血管成形术的可行性[52]。

表10.3　股浅动脉介入治疗的穿刺部位	
部位	
对侧股总动脉（CFA）	最常用，技术稳定
同侧 CFA/顺行	适于患有严重髂血管疾病的患者 不适合髂血管开口处或近端股浅动脉（SFA）病变
经腘动脉逆行	对侧和同侧入路均有禁忌证的患者。用于慢性完全闭塞处的近端帽不能通过者
肱动脉逆行	适合有髂血管病变或其他对侧或同侧入路禁忌证的患者采用，多见于近侧或中期SFA疾病患者
经足动脉逆行	可结合对侧或同侧入路。主要用于慢性闭塞处的近端帽不能通过者
经桡动脉逆行	可能结合对侧或同侧入路。联合经足入路[52]

2. 一旦通路建立，就将微穿刺导管鞘换成合适大小的导管鞘（4～7F）。使用5F冲洗导管对远端主动脉和动脉进行数字减影血管造影，然后对目标肢端进行血管造影。

3. 进行入流评估后，将冲洗导管和0.035英寸成角导丝（Terumo，Somerset，NJ）穿过主动脉分叉。然后将导管置于腹股沟韧带处，并对下肢进行选择性血管造影。注射3～5ml非离子等渗对比剂以评估SFA和腘下径流。通常在两个倾斜度上进行成像，以充分评估狭窄区域并可视化通过。一旦确定了病灶，便重新插入0.035导丝并将其放置在SFA中。移除冲洗导管，然后使用导丝将5F短导管替换为6～7F 45～55cm长的导管鞘。导管鞘为通过病变段提供支撑，也可以进行对比剂注射。

4. 在进行任何介入治疗之前，应使用肝素进行抗凝治疗。对于禁忌使用肝素的患者，可以使用直接凝血酶抑制剂，包括比伐卢定、水蛭素、来匹卢定和阿加曲班。对于目标活化凝血时间（activated clotting time，ACT）超过250秒者，每30～60分钟检查一次ACT。肝素相较于直接凝血酶抑制剂的优势在于，在发生并发症的情况下，可以用硫酸鱼精蛋白中和肝素。

5. 抗凝治疗后，使用指引导管和0.035英寸导丝的组合穿过病变。如果无法穿过病灶，则可以使用0.018或0.014英寸导丝和导管的不同组合。导管正好位于目标病变的近端，可提供金属丝支撑和可推动性。如果这些选择由于近端帽结构、斑块形态或病变组成而失败，则可以尝试进行内膜下血管成形术（subintimal angioplasty，SIA）。SIA是指引导丝和导管进入闭塞动脉壁在远端动脉通畅点再入真腔。这种技术首先由Bolia推广，使用了一条短的"脱垂环"构型的亲水性金属丝，它从引导导管的尖端延伸出来，一旦到达重建的动脉，即可自发重入真腔。除亲水导丝外，还有多种市场上可买到的重入装置，包括Outback和Pioneer（明尼苏达州明尼阿波利斯的Coviden-Medtronic）；波士顿科学公司off-Road（马萨诸塞州沃特敦）；和Enteer（Covidient-Medtronic）。SIA或血管重建术的中期通畅率与腔内治疗相似，并且可以在技术上取得成功。但是，不应尝试在内侧致密型（Monckenberg型）钙化、没有重入空间以及直径太小的重入处进行SIA。穿孔或破裂可采用导管定向闭塞或支架移植或手术修复。尽管SIA是长距离慢性完全闭塞的最快速干预形式，但它可能会限制其他疗法的使用，包括DCB和旋切术。

D. 病变开通

1. 病变开通是成功介入的关键。应尽一切努力保证导丝在管腔的位置，并避免夹层进入内膜下腔。内膜下夹层会增加手术的时间和复杂性。为避免发生内膜下夹层，在扭矩装置的帮助下可使用一种可转向的导丝（0.035英寸成角导丝，Terumo），它是一种亲水导丝。成角导丝有一个松软的尖端，可以通过足够的支撑来操作该尖端以防止产生夹层。当导丝的尖端变形时，导丝通常会缩回并朝不同的方向转动以进入真腔。

2. 对于更严重狭窄，也可以使用较细的导丝，例如0.014英寸的ASAHI Grand Slam（Abbott Vascular，Abbott Park，IL）。慢性完全阻塞需要用更多的导丝和导管。在CTO中，很难确定导丝是在腔内还是已经穿过管腔进入内膜下空间。在这种情况下，可以使用0.035英寸的硬质成角超滑导丝结合0.035英寸的成角滑行导管或0.035英寸的Quick Cross导管，因为它们可以提供足够的支撑。导丝前端通常呈J形弯曲，可使导丝的主体进入内膜下空间。然后将导丝延伸到闭塞的长度，并用导管支撑，直到确定再入部位。然后可以确定重入真腔。在对CTO进行干预时，确定目标血管重构的最近部位至关重要。超出此范围会损伤旁路血管。一旦确定了最近部位，就将导管推进并移除导丝。然后回血以确认再入真腔。也可以注射1~2ml对比剂进行确认。在多次尝试再入的情况下，可以使用诸如Pioneer导管（Medtronic，明尼阿波利斯，明尼苏达州）之类的再入装置来获取腔内通道。越过病灶后，导丝可作为球囊导管和支架输送系统的引导。

E. 经皮腔内血管成形术治疗股浅动脉疾病（表10.4）

表10.4 股腘动脉疾病的临床试验[60]						
临床试验	设备	患者人数	病变长度（cm）	IC/CLI	TLR	再狭窄发生率（%）
FAST[54]	PTA BMS	121	45 ± 28	96.5/3.5	18.3	38.6
		123	45 ± 27	97.5/2.5	14.9	31.7
ABSOLUTE[61]	PTA BMS	53	92 ± 75	87/13	31	63.0
		51	101 ± 75	88/12	28	37.0
ASTRON[62]	PTA BMS	39	65 ± 46	97/3	–	61.1
		34	82 ± 67	91/9	–	34.4
ZILVER[63]	PTA DES	238	63 ± 41	90.7/8.5	17.5	67.2
		241	66 ± 39	90.2/8.9	9.5	16.9
ZELLER6[64]	DES DCB	97	195 ± 65	91.7/7.2	21.5	30.4
		31	194 ± 86	81/16.8	19.3	23.9
FEMPAC[39]	PTA DCB	54	47 ± 42	93/7	17	47.0
		48	40 ± 44	96/4	7	19.0
THUNDER[65]	PTA DCB	54	74 ± 67	–	48	44.0
		48	75 ± 62	–	10	17.0
PACIFIER[66]	PTA DCB	47	66 ± 55	95.7/4.3	21.4	32.5
		41	70 ± 53	95.5/4.5	7.1	8.6
IN.PACT SFA[56]	PTA DCB	111	88 ± 51	93.7/6.3	20.6	47.6
		220	89 ± 48	95/5.0	2.4	17.8
LEVANT-2[67]	PTA DCB	160	63 ± 40	91.9/8.1	37.5	47.4
		316	63 ± 41	92.1/7.9	38	34.8

BMS，裸金属支架； CLI，严重肢体缺血； DCB，药物涂层球囊； DES，药物洗脱支架； IC，间歇性跛行；PTA，经皮腔内血管成形术； TLR，目标血管血运重建

1. 血管成形术的机制是控制内膜夹层，消除内膜斑块并增加动脉流动直径。与PTA相关的球囊压伤可能是由于血管壁炎症和损伤以及内膜裂开引起的血流改变而引起内膜增生。

   a. 已经开发出可以"切割"、"划痕"或"改制"球囊膨胀轮廓以防止出现过度膨胀和夹层的特种球囊。与以前的支架相比，它具有价格便宜，

技术简单的优势。它还避免了由于膝关节屈曲活动时FP动脉的扭矩和变形可能导致的支架疲劳和断裂。

b. 另外，较小的球囊可能允许SFA的PTA穿过小至4F的鞘管。PTA对于未钙化的短病变（<5cm）[54]效果良好；再狭窄率随着病变长度的增加而增加[33, 37, 55–58]。

c. 根据VIVA客观表现标准，单独使用PTA治疗4～15cm之间的病变，其12个月的总体通畅率为28%～37%[59]。单独使用PTA会引起并发症，包括限流性夹层、穿孔、动脉破裂和远端栓塞。一项研究报道，多达40%的病例治疗在PTA后放置的支架出现弹性回缩或夹层[33]。

2. 如前一节所述，一旦在腔内或内膜下穿过病灶，就可选择合适的球囊。球囊导管有两个腔。导丝穿过的腔是同轴的。

a. 第二个腔连接到球囊并允许充气。

b. 最常用的球囊导管外形小巧，放气状态时直径小，可最大程度地减少进入部位的并发症，并且在狭窄和迂曲的病变处易于操作。

c. 理想情况下，球囊导管也应该是可追踪的。球囊扩张导管的可追踪性是指球囊扩张导管循导丝通过弯曲径路到达病变部位的能力。

d. 当前，大多数球囊是由聚对苯二甲酸乙二酯或其他低相容性的高强度塑料聚合物制成的。

e. 球囊可用0.018～0.035英寸的整体交换球囊（over-the-wire，OTW）和快速交换（RX或单轨）球囊。OTW导管具有更大的可推动性，而单轨球囊使用的导丝更短。通常，OTW球囊也可用作导管。

f. 通常建议使用与4F导管鞘通道兼容的薄型0.018英寸系统，以最大程度地减少出血风险。优选非顺应性球囊，因为它们会膨胀到均匀的直径，而与压力大小无关，并且不太可能对血管造成伤害。

g. 高度偏心或环形病变与充气期间球囊破裂的风险增加有关。

h. 理想的球囊长度是使用不透射线的外部标尺或校准的导管测量的。适宜的长度是指必须在不破坏正常血管的情况下治疗目标病变。

i. 如果使用半顺应性球囊，压力较大时会使气囊膨胀至更大的直径。使用非顺应性球囊则不会遇到此问题。球囊过大以及过度充气会导致动脉损伤或出现夹层。也可能会发生球囊破裂，这可能导致球囊碎片栓塞。如果球囊准备过程不正确，也可能发生空气栓塞。当球囊充气至标称压或额定爆破压时，在狭窄或闭塞的部位可观察到变窄，当狭窄被扩张后，该狭窄消失。

ii. 通常使用更长的充气时间来稳定狭窄动脉段的腔表面。较长的时间可以减少发生限流夹层的可能性。我们采用60～180秒的充气时间。

i. 对于不能用标准的非顺应性球囊解决的持续性狭窄，可以使用切割/划痕球囊；切割/划痕球囊可使夹层的血流显著减少。

F. 药物涂层球囊经皮腔内血管成形术治疗股浅动脉疾病（表10.4）

1. **药物洗脱支架和药物涂层球囊**　紫杉醇洗脱支架（DES）和药物涂层球囊（DCBs）的出现颠覆了原有的周围动脉疾病血管腔内治疗模式。

2. **临床试验**　随机临床试验表明，对于FP区中等长度病变，DCB血管成形术优于标准球囊血管成形术[56, 67]。一项多中心临床研究显示，不论对于解剖学结构简单还是复杂的病变，DCB的一期通畅率均良好[68, 69]，再狭窄率降低，目标血管血运重建率降低，经济有效，部分原因是由于减少了对重复周围血管造影和再介入的可能性[37, 66, 70]。PTA和裸金属支架（BMS）再狭窄的主要机制是由于血管壁机械损伤导致新内膜增生。再狭窄率也与PAD的分布有关，PAD分布较长，病变为弥漫性腘下病变，再狭窄率较高[19, 71]。CLI为PAD的最严重表现，与长段FP病变、多级病变和弥散性腘下病变相关[72]。

3. **已获得美国食品和药物管理局批准上市**　美国食品和药物管理局（Food and Drug Administration，FDA）目前批准了两种DCB用于治疗SFA和腘动脉中的PAD。这两种DCBs分别为紫杉醇涂层的Lutonix 035 DCB PTA导管和紫杉醇涂层的IN.PACT Admiral DCB。最近，FDA批准了另一种紫杉醇涂层Stellarex球囊的上市前批准。

a. ILLUMENATE试验研究显示，Stellarex球囊对股浅动脉和/或腘动脉病变的通畅率一直很高，治疗后目标血管血运重建率降低[73, 74]。

b. DCB由涂有抗增殖药（紫杉醇）的球囊导管和控制药物释放的赋形剂组成。每个DCB在紫杉醇剂量（2～3.5mg/mm^2）、载体分子（赋形剂）、球囊材料和所用的包衣技术方面都非常独特。DCB与支架相比具有多个优点：与支架相比，DCB能更均匀地分布药物，并且可避免金属或聚合物引起的支架再狭窄以及与FP区域内与支架植入相关的支架破裂。

c. 在不能采用支架植入的情况下（支架内再狭窄、分叉性隆突或弥漫性FP

疾病），可优先使用DCB[75]。DCB的局限性与球囊血管成形术相似，即用于急性狭窄或潜在的不稳定的狭窄时获益有限[75]。输送DCB的主要挑战是在指定的时间范围内的有效药物释放，这是由单个球囊充气时间（通常为30秒左右）决定的。

　　d. 优选抗增殖药紫杉醇，因为其具有亲脂性，并可延长组织保留率。紫杉醇通过破坏正常的微管功能，从而抑制平滑肌细胞迁移、增殖和细胞外基质分泌，可以预防血管内皮增生。然而，由于其在预防血管内膜增生方面的功效，一些limus类DCB的使用仍在进行中[76]。赋形剂可促进药物从球囊向组织的转移，最常用的有尿素、碘普罗胺和聚山梨酯/山梨糖醇[71]。

G. **药物涂层球囊与经皮腔内血管成形术治疗股浅动脉/股腘动脉疾病的比较试验（表10.4）**

正如其他文献描述，越来越多的数据支持DCB在FP以及膝下（below-the-knee，BTK）血管疾病方面优于PTA。四个随机对照试验（THUNDER[38]，FemPac,[66] LEVNAT I[37]和PACIFIER[66]）表明，在6个月的随访中，晚期管腔丢失、TLR和二次再狭窄发生率显著降低。对这些试验的荟萃分析显示，它们之间的安全性无显著差异[77]。在24个月时，THUNDER试验中DCB组患者的TLR率是PTA组的一半[38]。DCB组4%接受了再次支架植入，而PTA组为22%。在DCB用于FP疾病的另一项前瞻性研究中，2年通畅率为72.4%，TLR率为14.3%（P <0.001）[69]。

V. 股浅动脉支架置入术（表10.4）

A. **裸金属支架**　限流夹层、栓塞和急性动脉回缩可使所有血管成形术变得复杂。已经证明，使用自膨式覆膜或裸金属支架（bare metal Stents，BMS）可改善血管通畅性，并可用于治疗PTA相关的并发症，包括夹层。但是，在西罗莫司和依维莫司洗脱的自膨式镍钛合金支架用于SFA的早期研究中发现，早期疗效虽然较好，随之而来的长期结果令人失望。

B. **裸金属支架研究和试验**

1. 在西罗莫司涂层Cordis Smart镍钛合金自膨式股浅动脉疾病支架（SIROCCO）随机试验中，西罗莫司涂层的支架（Cordis，Miami Lakes，FL）与BMS组相比，在6个月时显示通畅性改善。然而，在后续的SIROCCO Ⅱ试验中，在18个月时DES与BMS的结局无显著差异[78, 79]。在药物洗脱支架股浅动脉治疗（STRIDES）研究中，Dynalink依维莫司洗脱支架在12个月时显示支架再狭窄率为32%[80]。

2. 疗效：几项研究证明了自膨式支架在治疗更长段的SFA病变中的疗效。自膨式支架具有热形状记忆功能，通过在体温下展开后在外部压缩后再扩张，从而更能抵抗机械应力。

   a. 一项维也纳医疗机构开展的随机试验中，与仅接受球囊血管成形术治疗的患者相比，接受自膨式支架治疗股动脉疾病患者的再狭窄率更低，行走能力更好[61]。

   b. 在比较涉及SFA和/或近端腘动脉病变中Edwards自膨式支架与单纯血管成形术的随机研究（RESILIENT）中[33]，将镍钛合金BMS与血管成形术进行了比较。BMS组在1年时观察到的通畅率为81.3%，而血管成形术组为36.7%。但是，事后分析表明，对于较短的SFA病变（<100mm），球囊血管成形术与自膨式支架的效果相当。

C. **聚四氟乙烯（Polytetrafluoroethylene，PTFE）覆膜支架**

   聚四氟乙烯覆膜支架可用于治疗跛行患者的长SFA病变；但是，其相对于BMS的优势尚未得到证实。研究表明，覆膜支架与裸金属（镍钛合金）支架之间的通畅率没有长期的显著差异[35, 81]。覆膜支架可能在治疗SFA支架内再狭窄方面有些优势。但是，与BMS相比，覆膜支架与急性肢体缺血的发生率更高相关[82]，目前，尚不清楚覆膜支架在SFA病变中的明确作用。

D. **药物洗脱支架**

1. 如前一部分所述，由于斑块分布广和机械作用力复杂（包括伸长、扭转和屈曲等），SFA中的血运重建具有挑战性。在周围动脉中DES存在不可吸收的聚合物涂层会引起炎症性血栓形成反应，这可能导致晚期狭窄和血栓形成[83]。

2. Zilver PTX（Cook Medical，Bloomington，IN）是迄今为止唯一与裸金属相比具有优越且持久的通畅性的DES。它是FDA批准的自膨式镍钛合金支架系统。Zilver PTX的特征是将紫杉醇直接涂在支架上，而无需使用聚合物涂层。紫杉醇与细胞内的靶蛋白紧密结合，可以让动脉吸收药物，并且可以保留长达2个月的时间。紫杉醇与靶蛋白结合的能力使Zilver PTX能够在无需聚合物、结合物或载体的帮助下就可以将紫杉醇从支架管腔表面释放[40]。其灵活的z环设计可实现血管壁的贴合和顺应性。此外，横向拉杆方式和z环设计减少了支架的缩短。Zilver 635系列（6F，0.035英寸）和518系列（5F，0.018英寸）均可提供6～10mm直径，20～80mm长度以及80cm和125cm的输送系统。使用适应证允许将两个Zilver PTX 80mm支架重叠以治疗最长140mm的病变。

E. 药物洗脱支架的研究与试验

1. 在Zilver PTX DES随机对照试验中[40]，比较了分别采用支架和PTA治疗SFA /近腘动脉中最长14cm病变的临床效果。如果由于不适合行PTA或限流夹层需要使用支架时，则进行Zilver PTX（DES组）与裸金属Zilver支架（BMS组）的第二次随机分组。1年时，Zilver PTZ的通畅率优于PTA（一期通畅率分别为83%和33%）。DES组优于BMS组，DES组一期通畅率为89.9%，而BMS组为73.0%。在2年时，显示出持续的优越性，DES组一期通畅率为83.4%，而BMS组为61.1%[63]。经过5年的随访，Zilver DES相对于PTA组再次显示出持续的通畅性（64.9%对19%）。类似地，在DES组与BMS组的头对头对比中，证明了持续的疗效（72.4%对53.0%）[84]。在亚组分析中，DES治疗与复杂疾病的优越结局相关，包括完全闭塞和更长的病变以及高危人群，例如患有糖尿病或Rutherford CLI的人群（Rutherford 4～6级）。

2. 在欧洲一项有关使用Zilver PTX支架的经济学影响的研究中，通过减少未来的干预措施，在过去5年中累计节省了6 807 202欧元的费用[85]。迄今为止，对FP动脉疾病中常用的DES和BMS或DCB之间未进行头对头比较。在连续（＞10cm）长段TASC C型和D型病变的患者中，基于倾向评分（propensity score-based）的DES和DCB比较未发现1年通畅率有显著差异[64]。

VI. 股浅动脉疾病的临床研究进展

表10.4提供了DCB、DES和覆膜支架治疗FP病的随机对照试验概述。这些试验证明了DES、DCB和覆膜支架的益处，对现有的临床实践有一定的指导作用。

A. 随访

1. 下肢疾病血管内介入治疗后，应积极随访并优化药物治疗，以预防将来可能发生的心血管事件并提高通畅率。通过开始使用或持续药物治疗进行风险因素管理的咨询非常重要。主要治疗药物为他汀类药物、降压药和抗血小板药。先前的研究表明，PAD患者比其他心血管疾病（包括冠状动脉疾病）患者接受指导性药物治疗的可能性更低[18, 86, 87]。

2. 建议在使用外周动脉DCB后至少服用6个月的阿司匹林和1个月的氯吡格雷；在外周动脉药物（紫杉醇）涂层支架置入后，至少要进行2个月的双重抗血小板治疗。但是，有关血管内介入治疗后抗血小板治疗持续时间的数据有限。一项小型研究表明，延长（8～12周）和短期（4～6周）抗血小板治疗之间的12个月随访结果无差异[88]。

3. 对接受SFA血管内治疗的患者进行术后随访通常在手术后1个月内进行，采用ABI或动脉双功超声。3～6个月后再次检查随访，然后每年一次。如果其间症状再次出现，则应尽早考虑影像学检查。

B. **ACC/AHA 建议**　ACC/AHA[8] Ⅰ A类推荐，建议单独使用阿司匹林（剂量：75～325mg/d）或单独使用氯吡格雷（75mg/d）以减少有症状PAD患者的MI、卒中和血管死亡风险。血运重建后，开始双联抗血小板治疗（duplex antiplatelet therapy，DAPT）以减少患肢相关事件的风险（Ⅱb）。建议所有PAD患者都应使用他汀类药物治疗（Ⅰ A，LOE：A）。同样，对于PAD和HTN患者建议进行降压治疗，以降低MI、卒中、心力衰竭和心血管死亡（Ⅰ A）的风险。此外，研究[89, 90]显示，无论是临床型还是亚临床型PAD患者，接受血管紧张素转换酶抑制剂（angiotensin-converting enzyme inhibitor，ACEI）或血管紧张素受体阻滞剂（angiotensin receptor blocker，ARB）治疗后，其血管事件减少，因此这些药物被推荐用于上述疾病的治疗（Ⅱ A，LOE：A）。

Ⅶ. 小结

经皮介入治疗FP区闭塞性疾病已成为间歇性跛行和CLI患者的主要治疗手段。这得益于新技术和设备的发展。FP区的经皮介入治疗与死亡率和发病率降低相关。周围动脉疾病的未来目标应着眼于及早发现FP病患者并使用适当的治疗策略来预防CLI和截肢。

参考文献

1. Cheng CP, Wilson NM, Hallett RL, Herfkens RJ, Taylor CA. In vivo MR angiographic quantification of axial and twisting deformations of the superficial femoral artery resulting from maximum hip and knee flexion. *J Vasc Interv Radiol*. 2006;17(6):979-987.

2. Morris-Stiff G, Ogunbiyi S, Rees J, Davies CJ, Hicks E, Lewis MH. Variations in the anatomical distribution of peripheral vascular disease according to gender. *Ann R Coll Surg Engl*. 2011;93(4):306-309.

3. Norgren L, Hiatt WR, Dormandy JA, et al. Inter-society consensus for the management of peripheral arterial disease (TASC II). *Int Angiol*. 2007;26(2):S5-S67.

4. Twine CP, Coulston J, Shandall A, McLain AD. Angioplasty versus stenting for superficial femoral artery lesions. *Cochrane Database Syst Rev*. 2009;(2):CD006767.

5. Rogers JH, Laird JR. Overview of new technologies for lower extremity revascularization. *Circulation*. 2007;116(18):2072-2085.

6. Conte MS, Pomposelli FB, Clair DG, et al. Society for vascular surgery practice guidelines for atherosclerotic occlusive disease of the lower extremities: management of asymptomatic disease and claudication. *J Vasc Surg*. 2015;61(3 suppl):1S.

7. Hirsch AT, Haskal ZJ, Hertzer NR, et al. ACC/AHA 2005 practice guidelines for the management of patients with peripheral arterial disease (lower extremity, renal, mesenteric, and abdominal aortic). *Circulation*. 2006;113(11):e463-e654.

8. Gerhard-Herman MD, Gornik HL, Barrett C, et al. 2016 AHA/ACC guideline on the management of patients with lower extremity peripheral artery disease: executive summary. *Circulation*. 2016;135(2):e686-e725.

9. McDermott MMG, Mehta S, Greenland P. Exertional leg symptoms other than intermittent claudication are common in peripheral arterial disease. *Arch Intern Med*. 1999;159(4):387-392.

10. Hirsch AT, Criqui MH, Treat-Jacobson D, et al. Peripheral arterial disease detection, awareness, and treatment in primary care. *JAMA*. 2001;286(11):1317-1324.

11. Aboyans V, Criqui MH, Abraham P, et al. Measurement and interpretation of the ankle-brachial index: a scientific statement from the American Heart Association. *Circulation*. 2012;126:2890-2909.

12. Resnick HE, Lindsay RS, McDermott MM, et al. Relationship of high and low ankle brachial index to all-cause and cardiovascular disease mortality: the strong heart study. *Circulation*. 2004;109(6):733-739.

13. Jaff MR, White CJ, Hiatt WR, et al. An update on methods for revascularization and expansion of the TASC lesion classification to include below-the-knee arteries: a supplement to the inter-society consensus for the management of peripheral arterial disease (TASC II). *Vasc Med*. 2015;20(5):465-478.

14. Fowkes FGR, Rudan D, Rudan I, et al. Comparison of global estimates of prevalence and risk factors for peripheral artery disease in 2000 and 2010: a systematic review and analysis. *Lancet*. 2013;382(9901):1329-1340.

15. Ankle Brachial Index Collaboration. Ankle brachial index combined with Framingham risk score to predict. *JAMA*. 2008;300(2):197-208.

16. Pollak AW, Norton PT, Kramer CM. Multimodality imaging of lower extremity peripheral arterial disease current role and future directions. *Circ Cardiovasc Imaging*. 2012;5(6):797-807.

17. Subherwal S, Patel MR, Kober L, et al. Missed opportunities: despite improvement in use of cardioprotective medications among patients with lower-extremity peripheral artery disease, underuse remains. *Circulation*. 2012;126(11):1345-1354.

18. Pande RL, Perlstein TS, Beckman JA, Creager MA. Secondary prevention and mortality in peripheral artery disease: National Health and Nutrition examination study, 1999 to 2004. *Circulation*. 2011;124(1):17-23.

19. Armstrong EJ, Singh S, Singh GD, et al. Angiographic characteristics of femoropopliteal in-stent restenosis: association with long-term outcomes after endovascular intervention. *Catheter Cardiovasc Interv*. 2013;82(7):1168-1174.

20. Hiatt WR, Wolfel EE, Meier RH, Regensteiner JG. Superiority of treadmill walking exercise versus strength training for patients with peripheral arterial disease. Implications for the mechanism of the training response. *Circulation*. 1994;90(4):1866-1874.

21. Hiatt WR, Regensteiner JG, Hargarten ME, Wolfel EE, Brass EP. Benefit of exercise conditioning for patients with peripheral arterial disease. *Circulation*. 1990;81(2):602-609.

22. Hiatt WR, Regensteiner JG, Wolfel EE, Carry MR, Brass EP. Effect of exercise training on skeletal muscle histology and metabolism in peripheral arterial disease. *J Appl Physiol*. 1996;81(2):780-788.

23. Murphy TP, Cutlip DE, Regensteiner JG, et al. Supervised exercise versus primary stenting for claudication resulting from aortoiliac peripheral artery disease: six-month outcomes from the claudication: exercise versus endoluminal revascularization (CLEVER) study. *Circulation*. 2012;125(1):130-139.

24. Murphy TP, Cutlip DE, Regensteiner JG, et al. Supervised exercise, stent revascularization, or medical therapy for claudication due to aortoiliac peripheral artery disease: the CLEVER study. *J Am Coll Cardiol*. 2015;65(10):999-1009.

25. Fakhry F, Rouwet EV, den Hoed PT, Hunink MGM, Spronk S. Long-term clinical effectiveness of supervised exercise therapy versus endovascular revascularization for intermittent claudication from a randomized clinical trial. *Br J Surg*. 2013;100(9):1164-1171.

26. Treat-Jacobson D, Bronas UG, Leon AS. Efficacy of arm-ergometry versus treadmill exercise training to improve walking distance in patients with claudication. *Vasc Med*. 2009;14(3):203-213.

27. Gardner AW, Parker DE, Montgomery PS, Blevins SM. Step-monitored home exercise improves ambulation, vascular function, and inflammation in symptomatic patients with peripheral artery disease: a randomized controlled trial. *J Am Heart Assoc*. 2014;3(5):e001107.

28. Gardner AW, Parker DE, Montgomery PS, Scott KJ, Blevins SM. Efficacy of quantified home-based exercise and supervised exercise in patients with intermittent claudication: a randomized controlled trial. *Circulation*. 2011;123(5):491-498.

29. Armstrong EJ, Wu J, Singh GD, et al. Smoking cessation is associated with decreased mortality and improved amputation-free survival among patients with symptomatic peripheral artery disease. *J Vasc Surg*. 2014;60(6):1565-1571.

30. Stoner MC, Calligaro KD, Chaer RA, et al. Reporting standards of the society for vascular surgery for endovascular treatment of chronic lower extremity peripheral artery disease. *J Vasc Surg*. 2016;64(1):e1-e21.

31. Jones DW, Graham A, Connolly PH, Schneider DB, Meltzer AJ. Restenosis and symptom recurrence after endovascular therapy for claudication: does duplex ultrasound correlate with recurrent claudication? *Vascular*. 2015;23(1):47-54.

32. Hunink MG, Wong JB, Donaldson MC, Meyerovitz MF, Harrington DP. Patency results of percutaneous and surgical revascularization for femoropopliteal arterial disease. *Med Decis Mak*. 1994;14(1):71-81.

33. Laird JR, Katzen BT, Scheinert D, et al. Nitinol stent implantation versus balloon angioplasty for lesions in the superficial femoral artery and proximal popliteal artery: twelve-month results from the RESILIENT randomized trial. *Circ Cardiovasc Interv*. 2010;3(3):267-276.

34. Bergeron P, Pinot JJ, Poyen V, et al. A long-term results with the Palmaz stent in the superficial femoral artery. *J Endovasc Surg*. 1995;2(2):161-167.

35. Geraghty PJ, Mewissen MW, Jaff MR, Ansel GM. Three-year results of the VIBRANT trial of VIABAHN endoprosthesis versus bare nitinol stent implantation for complex superficial femoral artery occlusive disease. *J Vasc Surg*. 2013;58(2):389-395.e4.

36. Kwa AT, Yeo KK, Laird JR. The role of stent-grafts for prevention and treatment of restenosis. *J Cardiovasc Surg (Torino)*. 2010;51(4):579-589.

37. Scheinert D, Duda S, Zeller T, et al. The LEVANT I (lutonix paclitaxel-coated balloon for the prevention of femoropopliteal restenosis) trial for femoropopliteal revascularization: first-in-human randomized trial of low-dose drug-coated balloon versus uncoated balloon angioplasty. *JACC Cardiovasc Interv*. 2014;7(1):10-19.

38. Tepe G, Zeller T, Albrecht T, et al. Local delivery of paclitaxel to inhibit restenosis during angioplasty of the leg. *N Engl J Med*. 2008;358(7):689-699.

39. Werk M, Langner S, Reinkensmeier B, et al. Inhibition of restenosis in femoropopliteal arteries. Paclitaxel-coated versus uncoated balloon: femoral paclitaxel randomized pilot trial. *Circulation*. 2008;118(13):1358-1368.

40. Dake MD, Ansel GM, Jaff MR, et al. Paclitaxel-eluting stents show superiority to balloon angioplasty and bare metal stents in femoropopliteal disease: twelve-month zilver PTX randomized study results. *Circ Cardiovasc Interv*. 2011;4(5):495-504.

41. Anderson JL, Halperin JL, Albert NM, et al. Management of patients with peripheral artery disease (compilation of 2005 and 2011 ACCF/AHA guideline recommendations): a report of the American College of Cardiology Foundation/American Heart Association Task Force on practice guidelines. *Circulation*. 2013;127(13):1425-1442.

42. Norgren L, Hiatt WR, Dormandy JA, Nehler MR, Harris KA, Fowkes FGR. Inter-society consensus for the management of peripheral arterial disease (TASC II). *Eur J Vasc Endovasc Surg*. 2007;33 suppl 1: S1-S75.

43. Johnston KW, Rae M, Hogg-Johnston SA, et al. 5-year results of a prospective study of percutaneous transluminal angioplasty. *Ann Surg*. 1987;206(4):403-413.

44. Löfberg AM, Karacagil S, Ljungman C, et al. Percutaneous transluminal angioplasty of the femoropopliteal arteries in limbs with chronic critical lower limb ischemia. *J Vasc Surg*. 2001;34(1):114-121.

45. Jamsen T, Manninen H, Tulla H, et al. The final outcome of primary infrainguinal percutaneous transluminal angioplasty in 100 consecutive patients with chronic critical limb ischemia. *J Vasc Interv Radiol*. 2002;13(5):455-463.

46. Powell RJ, Fillinger M, Walsh DB, Zwolak R, Cronenwett JL. Predicting outcome of angioplasty and selective stenting of multisegment iliac artery occlusive disease. *J Vasc Surg*. 2000;32(3):564-569.

47. Stokes KR, Strunk HM, Campbell DR, Gibbsons GW, Wheeler HG, Clouse ME. Five-year results of iliac and femoropopliteal angioplasty in diabetic patients. *Radiology*. 1990;174(3 Pt 2):977-982.

48. Beck AH, Muhe A, Ostheim W, Heiss W, Hasler K. Long-term results of percutaneous transluminal angioplasty: a study of 4750 dilatations and local lyses. *Eur J Vasc Surg*. 1989;3(3):245-252.

49. Palmaz JC, Laborde JC, Rivera FJ, Encarnacion CE, Lutz JD, Moss JG. Stenting of the iliac arteries with the palmaz stent: experience from a multicenter trial. *Cardiovasc Intervent Radiol*. 1992;15(5):291-297.

50. Udoff EJ, Barth KH, Harrington DP, Kaufman SL, White RI. Hemodynamic significance of iliac artery stenosis: pressure measurements during angiography. *Radiology*. 1979;132(2):289-293.

51. Kinney TB, Rose SC. Intraarterial pressure measurements during angiographic evaluation of peripheral vascular disease: techniques, interpretation, applications, and limitations. *Am J Roentgenol*. 1996;166(2):277-284.

52. Ruzsa Z, Bellavics R, Nemes B, et al. Combined transradial and transpedal approach for femoral artery interventions. *JACC Cardiovasc Interv*. 2018;11(11).

53. Katsanos K, Tepe G, Tsetis D, Fanelli F. Standards of practice for superficial femoral and popliteal artery angioplasty and stenting. *Cardiovasc Intervent Radiol*. 2014;37(3):592-603.

54. Krankenberg H, Schlüter M, Steinkamp HJ, et al. Nitinol stent implantation versus percutaneous transluminal angioplasty in superficial femoral artery lesions up to 10 cm in length: the femoral artery stenting trial (FAST). *Circulation*. 2007;116(3):285-292.

55. Dattilo R, Himmelstein SI, Cuff RF. The COMPLIANCE 360° trial: a randomized, prospective, multicenter, pilot study comparing acute and long-term results of orbital atherectomy to balloon angioplasty for calcified femoropopliteal disease. *J Invasive Cardiol*. 2014;26(8):355-360.

56. Tepe G, Laird J, Schneider P, et al. Drug-coated balloon versus standard percutaneous transluminal angioplasty for the treatment of superficial femoral and popliteal peripheral artery disease 12-month results from the IN.PACT SFA randomized trial. *Circulation*. 2015;31(5):495-502.

57. Scheinert D, Schulte KL, Zeller T, Lammer J, Tepe G. Paclitaxel-releasing balloon in femoropopliteal lesions using a BTHC excipient: twelve-month results from the BIOLUX P-I randomized trial. *J Endovasc Ther*. 2015;22(1):14-21.

58. Liistro F, Grotti S, Porto I, et al. Drug-eluting balloon in peripheral intervention for the superficial femoral artery: the DEBATE-SFA randomized trial (drug eluting balloon in peripheral intervention for the superficial femoral artery). *JACC Cardiovasc Interv*. 2013;6(12):1295-1302.

59. Rocha-Singh KJ, Jaff MR, Crabtree TR, Bloch DA, Ansel G. Performance goals and endpoint assessments for clinical trials of femoropopliteal bare nitinol stents in patients with symptomatic peripheral arterial disease. *Catheter Cardiovasc Interv*. 2007;69(6):910-919.

60. Olin JW, White CJ, Armstrong EJ, Kadian-Dodov D, Hiatt WR. Peripheral artery disease: evolving role of exercise, medical therapy, and endovascular options. *J Am Coll Cardiol*. 2016;67(11):1338-1357.

61. Schillinger M, Sabeti S, Loewe C, et al. Balloon angioplasty versus implantation of nitinol stents in the superficial femoral artery. *N Engl J Med*. 2006;354(18):1879-1888.

62. Dick P, Wallner H, Sabeti S, et al. Balloon angioplasty versus stenting with nitinol stents in intermediate length superficial femoral artery lesions. *Catheter Cardiovasc Interv*. 2009;74(7):1090-1095.

63. Dake MD, Ansel GM, Jaff MR, et al. Sustained safety and effectiveness of paclitaxel-eluting stents for femoropopliteal lesions: 2-year follow-up from the zilver PTX randomized and single-arm clinical studies. *J Am Coll Cardiol*. 2013;61(24):2417-2427.

64. Zeller T, Rastan A, Macharzina R, et al. Drug-coated balloons vs. drug-eluting stents for treatment of long femoropopliteal lesions. *J Endovasc Ther*. 2014;21(3):359-368.

65. Tepe G, Schnorr B, Albrecht T, et al. Angioplasty of femoral-popliteal arteries with drug-coated balloons: 5-year follow-up of the THUNDER trial. *JACC Cardiovasc Interv*. 2015;8(1 Pt A):102-108.

66. Werk M, Albrecht T, Meyer DR, et al. Paclitaxel-coated balloons reduce restenosis after femoro-popliteal angioplasty: evidence from the randomized PACIFIER trial. *Circ Cardiovasc Interv*. 2012;5(6):831-840.

67. Rosenfield K, Jaff MR, White CJ. Trial of a paclitaxel-coated balloon for femoropopliteal artery disease. *J Vasc Surg*. 2016;63(3):846.

68. Micari A, Cioppa A, Vadal G, et al. Clinical evaluation of a paclitaxel-eluting balloon for treatment of femoropopliteal arterial disease: 12-month results from a multicenter Italian registry. *JACC Cardiovasc Interv*. 2012;5(3):331-338.

69. Micari A, Nerla R, Vadalà G, et al. 2-Year results of paclitaxel-coated balloons for long femoropopliteal artery disease: evidence from the SFA-long study. *JACC Cardiovasc Interv*. 2017;10(7):728-734.

70. Laird JR, Schneider PA, Tepe G, et al. Durability of treatment effect using a drug-coated balloon for femoropopliteal lesions: 24-month results of IN.PACT SFA. *J Am Coll Cardiol*. 2015;66(21):2329-2338.

71. Schmidt A, Piorkowski M, Werner M, et al. First experience with drug-eluting balloons in infrapopliteal arteries: restenosis rate and clinical outcome. *J Am Coll Cardiol*. 2011;58(11):1105-1109.

72. Conte MS. Diabetic revascularization: endovascular versus open bypass-do we have the answer? *Semin Vasc Surg*. 2012;25(2):108-114.

73. Schroë H, Holden AH, Goueffic Y, et al. Stellarex drug-coated balloon for treatment of femoropopliteal arterial disease—The ILLUMENATE global study: 12-month results from a prospective, multicenter, single-arm study. *Catheter Cardiovasc Interv*. 2018;91(3):497-504.

74. Krishnan P, Faries P, Niazi K, et al. Stellarex drug-coated balloon for treatment of femoropopliteal disease: twelve-month outcomes from the randomized ILLUMENATE pivotal and pharmacokinetic studies. *Circulation*. 2017;136(12):1102-1113.

75. Byrne RA, Joner M, Alfonso F, Kastrati A. Drug-coated balloon therapy in coronary and peripheral artery disease. *Nat Rev Cardiol*. 2014;11(1):13-23.

76. Kolachalama VB, Pacetti SD, Franses JW, et al. Mechanisms of tissue uptake and retention in zotarolimus-coated balloon therapy. *Circulation*. 2013;127(20):2047-2055.

77. Cassese S, Byrne RA, Ott I, et al. Paclitaxel-coated versus uncoated balloon angioplasty reduces target lesion revascularization in patients with femoropopliteal arterial disease: a meta-analysis of randomized trials. *Circ Cardiovasc Interv*. 2012;5(4):582-589.

78. Duda SH, Bosiers M, Lammer J, et al. Sirolimus-eluting versus bare nitinol stent for obstructive superficial femoral artery disease: the SIROCCO II trial. *J Vasc Interv Radiol*. 2005;16(3):331-338.

79. Duda SH, Pusich B, Richter G, et al. Sirolimus-eluting stents for the treatment of obstructive superficial femoral artery disease: six-month results. *Circulation*. 2002;16 suppl A:15A-19A.

80. Lammer J, Bosiers M, Zeller T, et al. First clinical trial of nitinol self-expanding everolimus-eluting stent implantation for peripheral arterial occlusive disease. *J Vasc Surg*. 2011;54(2):394-401.

81. Lammer J, Zeller T, Hausegger KA, et al. Heparin-bonded covered stents versus bare-metal stents for complex femoropopliteal artery lesions: the randomized VIASTAR trial (viabahn endoprosthesis with propaten bioactive surface [VIA] versus bare nitinol stent in the treatment of long lesions in superficial femoral artery occlusive disease). *J Am Coll Cardiol*. 2013;62(15):1320-1327.

82. Johnston PC, Vartanian SM, Runge SJ, et al. Risk factors for clinical failure after stent graft treatment for femoropopliteal occlusive disease. *J Vasc Surg*. 2012;56(4):998-1007.

83. van der Giessen WJ, Lincoff AM, Schwartz RS, et al. Marked inflammatory sequelae to implantation of bio-degradable and nonbiodegradable polymers in porcine coronary arteries. *Circulation.* 1996;94(7):1690-1697.

84. Dake MD, Ansel GM, Jaff MR, et al. Durable clinical effectiveness with paclitaxel-eluting stents in the fem-oropopliteal artery: 5-year results of the zilver PTX randomized trial. *Circulation.* 2016;133(15):1472-1483.

85. De Cock E, Sapoval M, Julia P, de Lissovoy G, Lopes S. A budget impact model for paclitaxel-eluting stent in femoropopliteal disease in France. *Cardiovasc Intervent Radiol.* 2013;36(2):362-370.

86. Krishnamurthy V, Munir K, Rectenwald JE, et al. Contemporary outcomes with percutaneous vascular interventions for peripheral critical limb ischemia in those with and without poly-vascular disease. *Vasc Med.* 2014;19(6):491-499.

87. Selvin E, Hirsch AT. Contemporary risk factor control and walking dysfunction in individuals with periph-eral arterial disease: NHANES 1999–2004. *Atherosclerosis.* 2008;201(2):425-433.

88. Kronlage M, Wassmann M, Vogel B, et al. Short vs prolonged dual antiplatelet treatment upon endovascular stenting of peripheral arteries. *Drug Des Devel Ther.* 2017;11:2937-2945.

89. Ostergren J, Sleight P, Dagenais G, et al; Investigators H study. Impact of ramipril in patients with evidence of clinical or subclinical peripheral arterial disease. *Eur Heart J.* 2004;25(1):17-24.

90. Yusuf S, Teo KK, Pogue J, et al. Telmisartan, ramipril, or both in patients at high risk for vascular events. *N Engl J Med.* 2008;10(5):343-344.

第**11**章

膝下血管疾病的血运重建

Rishi Panchal，DO

本章要点

- 膝下血管疾病可引起严重的肢体缺血，并伴有静息痛或溃疡。
- 膝下血管疾病常合并髂骨和股腘段流入性疾病。
- 可采用对侧股、同侧股和足部入路进行腘下血管干预。
- 球囊血管成形术是治疗的主要手段。迄今为止，尚未证明药物涂层球囊疗法和药物洗脱支架对膝下血管疾病有明显的益处。

Ⅰ. 适应证和注意事项

A. 慢性肢体缺血

1. 慢性肢体缺血（chronic limb ischemia，CLI）的定义为"由于灌注不足导致患肢严重缺血引起的静息痛或肢体缺失[1]"。在CLI患者中，数周至数月的慢性血液供应不足会导致一系列病理生理反应，最终导致腿部静息痛或营养性病变，或者二者均可发生[18]。Rutherford和Fontaine的分类标准将CLI列为慢性周围动脉疾病的"终末期"（表11.1）。

表11.1 慢性周围动脉疾病严重程度的Fontaine和Rutherford分类					
Fontaine 分期		**Rutherford 分类**			
分期	临床症状	分级	分类	临床症状	
Ⅰ	无症状	0	0	无症状	
Ⅱa	轻度跛行 (症状+步行 >200m)		1	轻度跛行	
Ⅱb	中至重度跛行 (症状+步行 <200m)	Ⅰ	2 3	中度跛行 重度跛行	
Ⅲ	缺血性静息痛	Ⅱ	4	缺血性静息痛	
Ⅳ	溃疡和坏疽	Ⅲ	5 6	少量组织缺失 主要组织缺失	危重肢体缺血

2. CLI的典型症状和临床表现包括以下几方面：下肢静息痛、溃疡、组织缺失、坏疽、足部苍白和红斑[1]。CLI使患者截肢和心血管事件风险显著增加，因而是膝下血运重建最重要的临床指征[16]。CLI的风险因素与普

通动脉粥样硬化相同，包括吸烟、糖尿病、高血脂症、高血压、肥胖、代谢综合征、高同型半胱氨酸血症、纤维蛋白原增加和高水平C反应蛋白。CLI的诊断是根据临床表现和客观数据得出的，包括以下血流动力学参数：踝肱指数≤0.4，踝部动脉收缩压≤50mmHg，趾动脉收缩压≤30mmHg[11]，经皮氧压≤20mmHg[12]。无论是外科手术还是腔内手术，CLI的血运重建的目的都是保证至少有一条直接供血动脉到足部，以维持肢体功能，同时减少缺血性疼痛，最大程度地减少组织损伤，促进伤口愈合[9]，改善患者肢体功能和生活质量并延长生存期[18]。

3. 长期以来，CLI血运重建的金标准包括开放式外科血运重建、内膜切除术和外科腹股沟下旁路手术[11]。

　　a. 近年来，随着技术、设备和研究的不断发展，下肢外周动脉疾病的血管腔内治疗表现出来的安全性、有效性和成本低的优势，使得腔内治疗成为优先选择方法[16]。由于良好的技术和临床疗效，目前推荐腔内治疗CLI为有症状的腹股沟下动脉粥样硬化疾病的标准治疗方法[11]。由于冠状动脉缺血、心肌病、充血性心力衰竭、严重肺部疾病和慢性肾脏疾病都会增加围手术期手术并发症的风险，故对于这些患者，血管腔内血运重建优于外科手术血运重建。

　　b. 腔内血运重建也适用于没有合适的自体静脉进行旁路移植的患者、伴有静息痛和多种疾病、可以接受分期干预[9]的患者，以及计划手术吻合口周围严重感染、既往搭桥失败和病变较短的患者。腔内血运重建不仅为CLI的患者治疗提供了一种侵入性更小和成本效益更低的选择，而且还具有恢复时间更快、并发症更少和住院时间更短的优点[16]。腿部严重缺血的旁路和血管成形术比较（bypass versus angioplasty in severe ischemia of the leg，BASIL）研究指出，血管内介入是治疗CLI的有效选择，因为与手术切除相比，无截肢生存率相似[9]（图11.1）。

II. 解剖

A. **腘动脉**　腘动脉在膝关节下方分为胫骨前动脉和胫腓干。胫骨前动脉沿骨间膜下行，穿过踝关节变成足背动脉供血于足背。

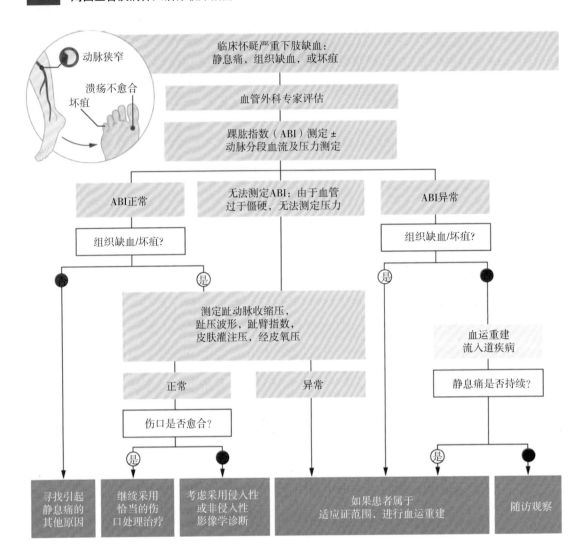

图 11.1　疑似严重肢体缺血患者的干预策略。［引自：Shishebor M，White C，Bruce G，et al. Critical limb ischemia. JACC. 2016;68（18）：2002–2015.］

胫腓干起源于胫前动脉的远端，并分支入胫后动脉和腓动脉。胫后动脉沿着胫骨后肌继续延伸，并供血于脚趾足底部位、脚趾之间的网状空间以及足跟的内侧面。胫后动脉有三个主要分支：供血于内踝和足跟外侧的跟骨支、供血于足底内侧的足底内侧动脉和供血于足外侧、足底前部和足底中部的足底外侧动脉[3]。腓动脉有两个主要分支：供血于踝上部分的前穿支和供血于足底跟部的跟骨支[13]（图11.2和11.3）。

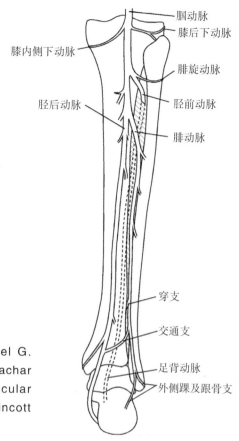

腘动脉

膝后下动脉

腓旋动脉

胫前动脉

腓动脉

膝内侧下动脉

胫后动脉

穿支

交通支

足背动脉

外侧踝及跟骨支

图 11.2　**小腿的动脉。**（引自：Silver M，Ansel G. Infrapopliteal Intervention. In：Casserly IP，Sachar R，Yadav JS，eds. Practical Peripheral Vascular Intervention. 2nd ed. Philadelphia，PA：Lippincott Williams & Wilkins；2011:265-277.）

B. **方法**　在确定CLI患者的干预方法时，重要的是要考虑血管区域直接血运重建与间接血运重建的概念。血管区域是组织的解剖单位，由皮肤、皮下组织、筋膜、肌肉和骨骼组成[3]。脚和脚踝由6个血管区域组成，每个血管区域由一条滋养动脉供血。胫后动脉供血3个血管区域，胫前动脉供血1个血管区域，腓动脉供血2个血管区域[3]（图11.3）。在CLI患者中，基于血管区域概念，获取直接血流量对于挽救肢体很重要。研究表明，与CLI患者的间接血运重建相比，血管区域直接血运重建的保肢率、皮肤灌注压和免于截肢的几率显著增加[16]。

Ⅲ.　**入路**

腘下病变可通过对侧和同侧股动脉入路，而大多数狭窄的腘下病变可通过对侧股动脉入路。考虑到导管鞘顺行时容易在腹股沟中弯曲，在治疗供血动脉相关的疾病和病态肥胖时，首选从对侧股动脉入路。将5F或6F交叉鞘引入对侧动脉，并推进至同侧髂动脉远端。当治疗复杂的无流入性膝下血管疾病时，首选同侧股动脉顺行入路。因为股动脉的顺行入路接近病变部位，导丝导引能力和导管球囊的"可推性"较好[111]。当使用交叉方法时，由于鞘尖到踝下病变的距离较长，需要增加对比剂以充分显示远端循环。如果无法实现顺行入路，则可使用6F多功能冠状动脉导引导管或亲水性5F或6F导引鞘从对侧股动脉向同侧远端股浅动脉或腘动脉中段进行更好的操作和控制[116]。对于慢性完全闭塞（chronic total occlusions，CTO）的患者，可单独通过足动脉、腓动脉、胫前动脉或胫后动脉逆行入路或与顺行或交叉入路联合使用。

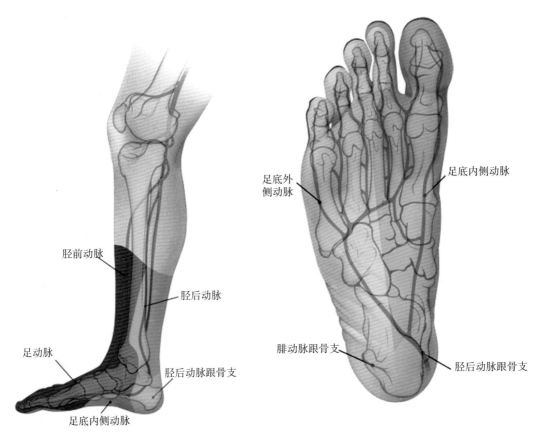

胫前动脉

胫后动脉

足动脉

胫后动脉跟骨支

足底内侧动脉

足底外侧动脉

足底内侧动脉

腓动脉跟骨支

胫后动脉跟骨支

图 11.3　血管区域

IV. 介入

A. 适应证

1. 腘下血管内介入治疗的最常见指征仍然是伴有周围动脉疾病并引起缺血性静息痛、组织损伤和溃疡的CLI。在进行血管内介入治疗之前，应该对包括踝肱指数、经皮氧压测量值及缺血性溃疡的宽度、长度和深度在内的客观数据进行全面的临床评估[10]。

2. 非侵入性成像方式，例如动脉双功超声、计算机断层扫描（CT）血管造影、磁共振（MR）血管造影，可以指导膝下血管介入治疗的术前计划。目前膝下血管病变的标准治疗仍然是球囊血管成形术。膝下病变的局部血管成形术可用0.014英寸和0.018英寸的低剖面球囊导管。根据我们的经验，使用0.014英寸导丝平台的低剖面支撑导管效果最佳。可基于斑块特征、钙化程度、狭窄长度和完全闭塞程度选择0.014英寸导丝。常用的尖端柔软的0.014英寸冠状导丝可跨越局部病灶。

3. 但是，CTO需要用尖端更硬的冠状导丝，例如Confianza或Fielder XT-Abbot Vascular。一旦越过损伤部位后，即可更换冠状支撑导丝（即V-18，V-14 Boston Scientific）作为介入治疗的支撑。

B. **血管成形术球囊**

1. 腘下病变的血管成形术球囊根据病变部位的大小而异。直径2.5mm或3mm的球囊常用于腘下动脉的近端区域，而2.0～2.5mm的球囊常用于胫骨远端和足底弓血管。球囊长度可增加至120～200mm的新一代长形、低剖面的0.014英寸锥形球囊改善了治疗血管的重塑性，尤其是球囊充气时间较长时[4]。另外，上述球囊的整体交换（over-the-wire）平台和低顺应性，可以实现最有效的跟踪和推动特性。根据我们的经验，Ultraverse Bard扩张导管可很好地运用于胫动脉血管成形术。

2. 切割球囊和划痕球囊有助于膝下血管内血运重建。AngioSculpt球囊（AngioScore Inc.）是一种半顺应性整体交换球囊，为被三个矩形螺旋支柱的球形笼包围的划痕球囊。Fonesca等人在欧洲多中心前瞻性研究表明，成功率为90.3%，夹层率为10.7%[7]。无需对已治疗的病变进行进一步的治疗。对于严重钙化的病变，主要使用划痕球囊和切割球囊，以提高腔径获得，主要的原理是需要较小的壁张力来完成内膜破坏和有效扩张[6]。

C. **斑块旋切术** 斑块切除术的基础是强调除去斑块而不是转移斑块，从而减少远端栓塞。外周钙化斑块往往是血运重建的重要障碍。研究表明，外周钙化斑块对疗效有负面影响[8]。Diamondback高速斑块旋切系统公司（Cardiovascular Systems，Inc，St. Paul，MN）将膝下血运重建术与标准血管成形术进行了比较，发现两者都有较好的疗效。在一项小样本研究中，靶病变血运重建增加，狭窄减少。与定向装置不同，该系统利用金刚石涂层的冠状物对血管壁进行机械打磨，以差异处理硬化斑，同时最大程度地减少对中膜的损坏。这种低剖面技术可以治疗胫骨远端血管病变，这是以前无法做到的。我们的中心已经可以对因严重钙化导致通过传统的交换导管/导丝无法穿过的病变使用这种旋切术。

D. **药物涂层球囊**　药物涂层球囊在单中心研究中显示出可喜的结果，但大型多中心试验并未得出一致的结论。最近一项Meta分析研究了5个试验（DEBATE-BTK，DEBELLUM，BIOLUX P-II试验，IN.PACT DEEP试验，IDEAS试验），试验中随机选择一些患者采用药物洗脱球囊血管成形术治疗，大多数患者（99.6%）患有严重肢体缺血，病变平均长度在121mm左右。在12个月的随访中，药物洗脱球囊血管成形术的TLR率为23.6%，而未用药物洗脱球囊血管成形术的TLR率为18.3%（RR 0.71；95%CI 0.47～1.09；P=0.12）。两种治疗方式相比较，临床治疗相关的总病灶血运重建率没有差异，并且发生截肢和重大不良事件的风险相当。因此，在膝以下区域，药物洗脱球囊成形术与传统球囊成形术相比，没有临床优势[17]。目前膝下Lutonix药物涂层球囊的随机试验仍在进行中，药物洗脱球囊在膝下血管重建中的作用尚不清楚，有待进一步研究[5]。

E. **治疗**　由于血管口径小、病变长度较长和整体钙化斑块严重，腘下动脉疾病的治疗仍然比较困难。传统上把裸金属支架作为一种"紧急挽救"技术，用于治疗介入后伴有血流动力学显著受限及严重弹性回缩的病灶。Siablis及其同事进行了一项小型非随机单中心试验，研究显示，6个月的一期通畅率为68.1%[14]。药物洗脱支架似乎有望用于治疗膝下动脉疾病[2]。自2012年以来，三项主要试验ACHILLES、YUKON-BTX和DESTINY显示，与单独的血管成形术相比，药物洗脱支架明显改善了血管通畅性。药物洗脱支架的血管内介入治疗可能会改善总体成本效益及患者未来的生活质量[2]。

V. 并发症

手术并发症包括血管痉挛、无复流、血栓形成、穿孔和限流性夹层。可通过使用动脉内硝酸盐和钙通道拮抗剂来预防和治疗血管痉挛。无复流的原因通常是多因素的，可能由远端栓塞、血管痉挛和骨骼肌水肿引起[13]。在寻找无复流的原因时，必须考虑隐匿性夹层和血栓形成的可能性。在腘下介入术中发生的血栓形成必须通过基于导管的机械除栓术迅速解决。如果进行了基于导管的机械除栓术后仍然有血栓形成，则应在没有禁忌证的情况下考虑进行溶栓治疗[13]。当治疗长节段闭塞或使用旋切设备时，通常会发生穿孔和限流性夹层。长时间的球囊充气通常可以充分止血。对于无法通过球囊充气控制并有可能损害肢体的穿孔，可以考虑使用冠状动脉覆膜支架治疗[13]。

参考文献

1. Allie DE, Patlola RR, Mitran EV, Ingraldi A, Walker CM. Critical limb ischemia. In: Fogarty T, White R, eds. *Peripheral Endovascular Interventions*. 3rd ed. New York, NY: Springer; 2010:305-316.

2. Altit R, Gray WA. New innovations in drug-eluting stents for peripheral arterial disease. *Curr Cardiol Rep*. 2017;19:117.

3. Brodmann M. The angiosome concept in clinical practice. *Endovascular Today*. 2013;60-61.

4. Casserly IP, Sachar R, Yadav JS. *Manual of Peripheral Vascular Intervention*. 2nd ed. Philadelphia: Lippincott Williams & Wilkins; 2011.

5. Cassese S, Ndrepepa G, liistro F, et al. drug-coated balloons for revascularization of infrapopliteal arteries: a meta-analysis of randomized trials. *JACC Cardiovasc interv*. 2016;9:1072-1080.

6. Engelke C, Morgan RA, Belli AM. Cutting balloon percutaneous transluminal angioplasty for salvage of lower limb arterial bypass graft: feasibility. *Radiology*. 2002;223:106-114.

7. Fonseca A, Costa JR, Abizaid A, et al. Intravascular ultrasound assessment of the novel AngioSculpt scoring balloon catheter for the treatment of complex coronary lesions. *J Invasive Cardiol*. 2008;20:21-27.

8. Fitzgerald PJ, Ports TA, Yock PG. Contribution of localized calcium deposits to dissection after angioplasty. An observational study using intravascular ultrasound. *Circulation*. 1992;86(1):64-70.

9. Gerhard-Herman MD, Gornik HL, Barrett C, et al. 2016 AHA/ACC Guideline on the management of patients with lower extremity peripheral artery disease: a report of the American College of Cardiology/American heart association task force on clinical practice guidelines. *Circulation*. 2017;135(12):e726-e779. doi:10.1161/CIR.0000000000000471.

10. Got I. Transcutaneous oxygen pressure (TcPO2): advantages and limitations. *Diabetes Metab*. 1998;24:379-384.

11. Higashimori A. Angiography and endovascular therapy for below-the-knee artery disease. In: Yokoi Y, ed. *Angiography and Endovascular Therapy for Peripheral Artery Disease*. Rijeka, Croatia: InTech; 2017. doi:10.5772/67179.

12. Kinlay S. Management of critical limb ischemia. *Circ Cardiovas Interv*. 2016;9:e001946.

13. Silver M, Ansel G. Infrapopliteal intervention. In: *Practical Peripheral Vascular Intervention*. 2nd ed. Philadelphia, PA: Lippincott Williams & Wilkins; 2011:265-277.

14. Siablis D. Kraniotis P, Jarnabatidis D, et al. Sirolimus-eluting versus bare stents for bailout after suboptimal infrapopliteal angioplasty for critical limb ischemia: 6-month angiographic results from a nonrandomized prospective single-center study. *J Endovasc Ther*. 2005;12:685-695.

15. Shishebor M, White C, Bruce G, et al. Critical limb ischemia. *JACC*. 2016;68(18):2002-2015. doi:10.1016/j.jacc.2016.04.071.

16. Ward C, Gamberdella J, Mena-Hurtado C. Endovascular treatment of below-the-knee arteries. In: Lanzer P, ed. *PanVascular Medicine*. 3rd ed. Springer Berlin Heidelberg; 2015:3195-3203. doi:10.1007/978-3-642-37078-6_912.

17. Van den Berg JC. Drug-eluting balloons in below the knee treatment. *J Cardiovasc Surg*. 2016;57:811-816.

18. Varu V, Hogg M, Kibbe M. Critical limb ischemia. *J Vasc Surg*. 2010;51(1):230-241.

药物涂层疗法

第 **12** 章

Madhan Shanmugasundaram, MD,
FACC, FSCAI

本章要点

周围动脉疾病（peripheral artery disease，PAD）的血管内介入治疗已成为常用治疗方法。

■ PAD的预后和治疗策略取决于每位患者的症状表现，包括间歇性跛行和急性或慢性肢体缺血。

■ 虽然PAD是指冠状动脉以外的血管受累，但大多数周围动脉疾病仍局限在股动脉和腘动脉走行区域。

■ 累及股动脉和腘动脉走行区域的PAD具有独特的特征，包括弥漫性狭窄，严重钙化和关节处交叉，导致支架植入不理想。

■ 传统外科手术曾被认为是下肢PAD治疗的金标准，但是血管内治疗的复发率明显更低，恢复时间更快，尤其是对于有多种合并症的患者。

■ 长期以来，对血管内治疗的主要争议是长期通畅率低，尤其是腹股沟下介入治疗，而药物涂层治疗旨在提高血管内治疗的通畅率。

■ 药物洗脱支架（the drug-eluting stent，DES）通常由支架、聚合物基质和药物组成。紫杉醇是其中最常用的药物，具有细胞毒性，可抑制细胞增殖和有丝分裂。

■ 药物涂层球囊（the drug-coated balloon，DCB）是此领域的新成员，它由标准经皮腔内血管成形术（percutaneous transluminal angioplasty，PTA）导管和赋形剂组成，赋形剂一旦与血管壁和药物本身接触，就可以帮助药物迅速释放。

■ 与裸金属支架或标准球囊血管成形术相比，在长达2年的时间里，DES和DCB均显示出较好的一期通畅率、更低的双侧（binary）再狭窄率和更低的靶血管血运重建率。

■ 诸如旋切术和DCB的联合疗法具有理论优势，作为一种治疗策略似乎很有吸引力，但这些新的治疗策略的长期疗效仍有待研究证实。

I. 简介

在过去的几年中，基于导管的血运重建技术迅速发展，并且成为下肢周围动脉疾病（PAD）患者的标准治疗方法。尽管PAD通常是指涉及任何非冠状血管的周围血管病变，但大多数病变位于股腘束[1]。外科手术曾经是跛行、严重肢体缺血或急性肢体缺血等生活方式受限的患者的首选治疗方法，但是随着血管内技术的出现，治疗策略的选择发生了变化。血管内治疗后的复发率显著降低，患者恢复时间更快，尤其适用于有多种合并症的患者。然而，血管内治疗的主要缺点之一是长期通畅率低，尤其是腹股沟下血管。但是，大多数证据来自经皮腔内血管成形术（PTA）和裸金属支架（bare-metal stent，BMS）时代。药物涂层疗法的发展明显提高了血管内介入治疗的长期通畅率。在过去的5年中，PAD领域的大多数创新都是在开发"理想的"药物涂层疗法，而药物涂层疗法已在冠脉血管系统介入治疗中取得了成功。可能有人争辩说，即使是心血管领域的介入治疗这一里程碑至今也尚未完成，但是，心血管领域的介入技术的爆炸式增长是不容置疑的。本章的目的是对药物涂层技术在PAD领域及其目前临床意义作出基本解释。

II. 药物涂层装置的基本原理

尽管随着专用器械的改进[2]，股腘区域的血管内血运重建的初始成功率已有所提高，但长期通畅率仍然欠佳[3]。血管内治疗PAD后的再狭窄一直是BMS和PTA疗效有限的主要原因[4]。因此需要了解再狭窄的机制，以探索介入疗法的改进方式并提高其疗效的持久性。目前尚无大量病理生理学研究来探讨PAD再狭窄的机制，但它可以根据冠状动脉领域得出的结论进行类推。众所周知，再狭窄的主要机制是由新内膜增生引起的[5]。血管成形术或支架植入引起的机械损伤会引起纤维增生反应，最初涉及平滑肌细胞，然后是细胞外基质积聚，导致新内膜增厚，最终发生再狭窄[5, 6]，这个过程是通常血管内治疗的致命弱点。此外，在PAD领域，股腘动脉（femoropopliteal，FP）段生物力学应力增加，会导致BMS治疗后支架内再狭窄的发生率更高[7]。除了患者自身因素外，PAD中还有许多解剖学因素也会导致支架内再狭窄增加，因此长期效果较差。CLI通常与弥漫性的长段FP病变、膝下血管疾病或多节段狭窄有关，预示着较高的再狭窄率[8, 9]。为了减少再狭窄，学者们在不断寻求长期效果更好的血管内疗法，近年来药物涂层治疗在PAD领域得到了极大的发展，包括药物洗脱支架（DES）和药物涂层球囊（DCB）。

Ⅲ. 用于药物洗脱支架和药物涂层球囊的药物

首先要对用于覆膜支架和球囊的药物有基本的了解，以便做出更好的治疗决策，这一点很重要。理想的药物应具有较长的组织保留时间、宽泛的治疗范围和亲脂性，以增加组织浓度。传统药物中，有两类可满足上述标准，已用于CAD的治疗，这些药物包括雷帕霉素（rapamycin）（-limus）家族和紫杉醇（paclitaxel）。在PAD治疗中，紫杉醇更为常用。雷帕霉素是一种大环内酯类抗生素，可与细胞FK结合蛋白结合，抑制哺乳动物雷帕霉素靶标（mTOR），进而可抑制负责细胞从G_1期发展到S期的蛋白质复合物，从而阻止了平滑肌细胞的迁移和增殖[10]。但雷帕霉素不会引起细胞死亡。紫杉醇与微管蛋白异二聚体的β亚基结合，抑制微管解聚所必需的蛋白激酶，从而导致微管不稳定而抑制细胞增殖和有丝分裂[11]。大剂量的紫杉醇会导致细胞死亡。由于这些药物结合到支架和球囊中的方式各不相同，因此它们目前的临床使用也各有侧重。

Ⅳ. 药物洗脱支架和药物涂层球囊的设计

A. **DES 组成（DES Elements）** DES由三个基本元素组成：金属支架（通常是镍钛、铂铬合金或不锈钢），与药物结合的聚合物基质（有机硅、聚氨酯和纤维素酯）以及药物本身。药物洗脱的速度与聚合物基质的降解成正比，因此在使用各种药物涂层疗法的方式上产生了细微的差异。在DES最初获得成功后，聚合物与内膜持久接触引起了许多问题，如内膜增生和支架表面未内皮化，导致晚期支架血栓形成[12]。新一代DES中的药物是直接结合到金属支架中，避免了与聚合物相关的长期问题。各种生物可降解材料（例如聚碳酸酯和聚酯）已用于制造聚合物和支架，但目前在美国尚不可用[13]。

B. **DCB 组成（DCB Elements）** DCB由标准PTA球囊导管（半顺应性或非顺应性）、药物（紫杉醇）和赋形剂（尿素或碘普胺）制成。与DES不同，在DCB中仅使用紫杉醇，因为罗莫司（-limus）类药物易于氧化，因此在DCB上不稳定。紫杉醇具有亲脂性和抗氧化作用，可延长组织滞留时间[14]。亲水性赋形剂是DCB的重要组成部分，因为它被证明可以增加药物从球囊表面向组织的转移[9]。如果没有赋形剂，紫杉醇从球囊释放是不稳定的，并倾向于继续黏附在球囊表面。有了赋形剂后，一旦球囊膨胀并与血管壁接触，赋形剂就会由于亲水性而将药物释放到组织中，而在组织中又由于药物的亲脂性而结合到血管壁上。如图12.1所示，DCB优于DES，例如，它可用于治疗"无支架区域"（分叉、弥漫性病变节段）的疾病，可以避免与支架相关的长期问题（如再狭窄或血栓形成、支架断裂，以及与支架相关的生物力学应力），由于DEB中药物能更均匀的分布，还可用于支架内再狭窄的治疗。

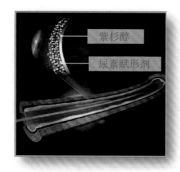 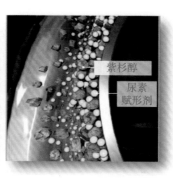 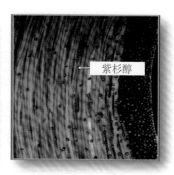

IN.PACT Admiral
球囊基质涂层：
· 紫杉醇
· 控制药物释放的尿素赋形剂

DCB球囊：
· 基质涂层与血液接触
· 尿素水合物包裹的紫杉醇释放
· 紫杉醇由于其疏水性和亲脂性与血管壁结合

紫杉醇渗透：
· 通过血管壁渗透到中膜和外膜
· 防止再狭窄
· 治疗剂量的紫杉醇可以在血管壁中停留超过180天

图 12.1　药物涂层球囊（DCB）技术。（引自：Peterson S，Hasenbank M，Silvestro C，Raina S. IN.PACT Admiral drug-coated balloon：durable，consistent and safe treatment for femoropopliteal peripheral artery disease. Adv Drug Deliv Rev. 2017;112：69 –77.）

V. 药物洗脱支架

A. 用于股腘疾病的药物洗脱支架

1. 西罗莫司涂层Cordis Smart镍钛自膨式支架用于股浅动脉闭塞疾病的临床研究（SIROCCO Ⅰ和Ⅱ）　是首批研究使用DES（西罗莫司）治疗FP疾病的随机试验。Sirocco Ⅰ随访36例，随访6个月；Sirocco Ⅱ随访93例，随访24个月。两项试验均将FP疾病患者随机分配至西罗莫司涂层组或BMS组，超声测得的支架内再狭窄（in-stent restenosis，ISR）为主要结果。结果显示，在6或24个月时，ISR率或目标病变血运重建率（target lesion revascularization，TLR）没有显著差异（分别为22.6％ *vs* 30.9％，*P*=NS，或22.9% *vs* 21.2%，*P*=NS）。没有差异的两个原因是由于BMS组的ISR率低于预期，以及支架聚合物相关的后期追赶现象[15, 16]。

2. 一项关于伊维莫司洗脱支架（everolimus-eluting stent）（Dynalink-E，Abbott）的非随机试验研究评估了Dynalink-E、外围伊维莫司洗脱支架在治疗新发动脉粥样硬化或股浅动脉再狭窄和近端腘动脉病变的安全性和性能（STRIDES），入组FP病患者104例。其中，超声测得的6个月一期通畅率为94%±2.3%，而12个月一期通畅率为68%±4.6%[17]。

3. 对外围Zilver PTX药物洗脱支架的评估（ZILVER PTX）是最大的试验，将400例FP病患者随机分为PTA组和紫杉醇DES组。如果PTA组中的患者治疗失败，则将患者重新随机分配到BMS组或DES组。事实证明，与PTA组或BMS组相比，DES组在12和24个月时的无事件生存率和通畅率更高[18, 19]。结果如图12.2所示。另一项非随机分组研究结果也表明，700例因FP病而接受DES植入的患者，长期通畅率相似[18]。表12.1总结了重要的DES试验结果。

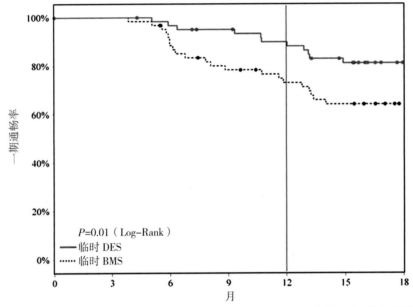

一期通畅率及远期结果的Kaplan Meier评估								
介入治疗后的时间（月）	一期通畅率±标准误		累积失败情况		累积截肢情况		存在再狭窄风险	
	BMS组	DES组	BMS组	DES组	BMS组	DES组	BMS组	DES组
0	100.0±0.0%	100.0±0.0%	0	0	0	1	62	62
1	100.0±0.0%	100.0±0.0%	0	0	0	1	62	62
6	88.4±4.1%	96.7±2.3%	7	2	2	2	53	59
12	73.0±5.8%	89.9±3.9%	16	6	5	5	41	52

图12.2 12个月的主要安全结果。黑色曲线显示经皮腔内血管成形术（PTA）组的无事件生存率（EFS）为82.6%，红色曲线显示药物洗脱支架（DES）组的EFS（90.4%）显著升高（P=0.004）。［引自：Dake MD，Ansel GM，Jaff MR，et al. Paclitaxel-eluting stents show superiority to balloon angioplasty and bare metal stents in femoropopliteal disease：twelve-month Zilver PTX randomized study results. Circ Cardiovasc Interv. 2011;4（5）:495-504.］

表12.1 PAD的DES试验						
试验	样本数	药物	病变范围	对照组	主要结果	随访
SIROCCO I/II[15, 16]	47	西罗莫司	FP	PTA	6个月ISR（DUS或angio）4.8% vs 4.5%	24个月
STRIDES[17]	104	依维莫司	FP	N/A	6和12个月通畅率 6个月：94% ± 2.3% 12个月：68% ± 4.6%	12个月
ZILVER PTX[18]	479	紫杉醇	FP	PTA和 PTA + BMS	无事件生存率：90% vs 83%（P < 0.01） 一期通畅率：90% vs 73%（P < 0.01）	36个月
YUKON BTK[20]	161	西罗莫司	BTK	BMS	12个月无事件生存率：66% vs 45%（P=0.02）	36个月
PARADISE[24]	106	西罗莫司 和紫杉醇	BTK	PTA	3年无截肢生存率：6% vs 18%（P= 0.04） 总生存率：71% vs 63%（P=0.02）	36个月
DESTINY[21]	140	依维莫司	BTK	BMS	12个月一期通畅率测量 85% vs 54%（P < 0.001）	12个月

DES, 药物洗脱支架；FP, 股腘段；PAD, 周围动脉疾病；PTA, 经皮腔内血管成形术。

B. **用于膝下血管疾病的药物洗脱支架** 通常，将膝下（below-the-knee, BTK）血管疾病的介入治疗用作患有CLI（静息痛或坏疽）或溃疡不愈合患者的挽救肢体的策略。目前已经有多种用于肢体挽救的经皮治疗选择，包括PTA、BMS、DES，在某些情况下还包括DCB。

1. 一项YUKON-药物洗脱支架用于膝下血管疾病的前瞻性随机双盲多中心研究试验（**YUKON-BTK试验**）将161例BTK疾病患者随机分配至西罗莫司洗脱支架（sirolimus-eluting stent, SES）组或BMS组。结果表明，在3年随访中，SES组的无事件生存率和避免TLR情况更好[20]。

2. 一项比较药物洗脱支架和裸金属支架治疗严重缺血下肢的前瞻性多中心试验（**DESTINY试验**）的研究结果表明，与BMS相比，BTK患者使用依维莫司（everolimus）DES在避免再狭窄和TLR方面效果更好[21]。Antoniou等人关于4项随机对照试验（RCT）的荟萃分析显示，DES组的通畅率提高，再狭窄率减少，但总死亡率或保肢率没有差异[22]。Fusaro等人的荟萃分析也证实了这些发现。他们得出的结论是，BTK疾病患者放置DES后再狭窄发生率减少，但死亡率或Rutherford分级的变化均无显著差异[23]。

3. 使用膝下血管药物洗脱支架预防严重肢体缺血截肢（PARADISE）试验是一项规模最大的DES（采用Cypher药物洗脱支架者占80%，采用Taxus药物洗脱支架者占20%）治疗CLI和BTK病患者的试验。这是一项非随机性研究，将来自严重下肢缺血旁路术和血管成形术比较（BASIL）试验的类似患者的历史队列进行了比较，该试验的结论是，与PTA相比，DES可以提高这些CLI患者的无截肢生存率[24]。2013年发表的最新Data分析包括约4000名BTK病患者，他们分别接受了包括PTA、BMS和DES在内的各种疗法，研究显示，DES组短期（1年内）通畅率较高，可免于TLR，并且使用DES可以更好地挽救肢体；而BMS组和PTA组之间没有显著性差异[25]。

C. **药物洗脱支架领域尚未解决的问题** 在短期内，DES似乎可以提高FP疾病和BTK疾病的通畅率并可减少再狭窄，但DES的长期结果仍令人置疑。因为BTK区域的局灶性和短病变（<100mm）似乎对DES反应良好，但是BTK疾病通常是弥漫性和进行性的，DES在长节段血管病变的长时间保肢效果仍有待探讨。另一个问题是：哪种DES更有效？西罗莫司还是紫杉醇？有证据表明，由于洗脱时间较短，基于-limus的DES与紫杉醇相比具有更好的疗效 [10]。DES植入后双重抗血小板治疗的最佳持续时间还有待确定。DES由于内皮化不完全易导致后期并发症，例如支架内血栓形成[26]。支架引起的血管壁生物力学应力问题也比较多，已有报道称位于FP区域的支架出现过断裂。还有报道表明，DES存在不均匀的药物洗脱，在与支架接触的内膜中更明显。以上这些问题使DES在周围血管疾病患者的应用并不是特别理想。

VI. 药物涂层球囊

A. 用于股腘疾病的药物涂层球囊

1. 在晚期管腔丢失（late lumen loss，LLL）、TLR和一期通畅率改善以及减少再狭窄方面，DCB优于标准PTA。如本章前面所述，紫杉醇由于其亲脂性和组织渗透性好而成为DCB中最常用的药物。在猪模型中进行的初步概念验证研究表明，即使血管壁暴露于药物的时间很短，通过球囊血管成形术递送的高浓度紫杉醇也会减少内膜增生[27, 28]。

2. 紫杉醇涂层球囊与非涂层球囊：股动脉紫杉醇随机初步试验（FEMPAC）将87例FP病患者随机分为PTA组或紫杉醇DCB组。DCB组在6个月时晚期管腔丢失率和TLR率降低。该疗效持续至治疗后18个月[29]。局部紫杉醇短期运用以减少远端动脉再狭窄（THUNDER）试验将约150例患者随机分为普通PTA组、紫杉醇DCB组或紫杉醇+对比剂DCB组，结果显示，紫杉醇组与普通PTA组相比，6个月时LLL和TLR显著降低。在紫杉醇中加入对比剂似乎在该试验中并未显示出有其他益处。DCB治疗后长达24个月仍无TLR[30]。

3. 紫杉醇涂层球囊治疗股区再狭窄的应用（PACIFIER）试验显示，在随机接受紫杉醇DCB治疗的患者中，6个月的LLL和TLR均显著降低。12个月时仍显示出再狭窄率减少，目标截肢和TLR减少[31]。使用Lutonix 紫杉醇涂层球囊预防FP再狭窄（LEVANT Ⅰ）试验显示，紫杉醇DCB对FP病患者具有相似的结果，尽管使用的剂量较少[32]。对所有这4个试验的荟萃分析显示，紫杉醇DCB可使TLR、再狭窄率和LLL显著降低，而死亡率却没有降低[33]。结果如图12.3和12.4所示。

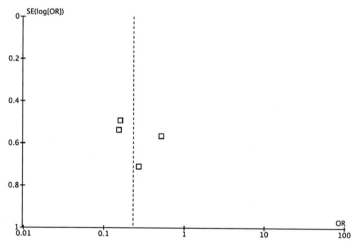

图 12.3 紫杉醇涂层球囊与未涂层球囊血管成形术的靶病变血运重建 [引自Cassese S，Byrne RA，Ott I，et al. Paclitaxel-coated versus uncoated balloon angioplasty reduces target lesion revascularization in patients with femoropopliteal arterial disease：a meta-analysis of randomized trials. Circ Cardiovasc Interv. 2012;5 (4):582-589.]

A 再狭窄率

Study or Subgroup	PCB Events	Total	UCB Events	Total	Weight	Odds Ratio M-H, Random, 95% CI
THUNDER	7	41	21	48	38.8%	0.26 [0.10, 0.71]
FemPac	10	31	22	34	36.1%	0.26 [0.09, 0.73]
PACIFIER	4	40	12	39	25.1%	0.25 [0.07, 0.86]
Total (95% CI)		**112**		**121**	**100.0%**	**0.26 [0.14, 0.48]**
Total events	21		55			

Heterogeneity: Tau^2 = 0.00; Chi^2 = 0.01, df = 2 (P = 1.00); I^2 = 0%
Test for overall effect: Z = 4.27 (P < 0.0001)
Heterogeneity$_{(exact)}$: Chi^2 = 0.004, df = 2 (P = 0.99)
Test for overall effect$_{(exact)}$: P < 0.00001

(Odds Ratio M-H, Random, 95% CI; scale 0.01 0.1 1 10 100; PCB Better UCB Better)

B 晚期管腔丢失

Study or Subgroup	PCB Mean	SD	Total	UCB Mean	SD	Total	Weight	Mean Difference IV, Random, 95% CI
THUNDER	0.4	1.2	41	1.7	1.8	48	19.6%	-1.30 [-1.93, -0.67]
FemPac	0.5	1.1	31	1	1.1	34	25.2%	-0.50 [-1.04, 0.04]
LEVANT I	0.4	1.1	39	1.09	1	35	29.7%	-0.69 [-1.17, -0.21]
PACIFIER	-0.05	1.1	40	0.61	1.3	39	25.5%	-0.66 [-1.19, -0.13]
Total (95% CI)			**151**			**156**	**100.0%**	**-0.75 [-1.06, -0.45]**

Heterogeneity: Tau^2 = 0.02; Chi^2 = 3.95, df = 3 (P = 0.27); I^2 = 24%
Test for overall effect: Z = 4.78 (P < 0.00001)

(Mean Difference IV, Random, 95% CI; scale -2 -1 0 1 2; PCB Better UCB Better)

C 死亡

Study or Subgroup	PCB Events	Total	UCB Events	Total	Weight	Odds Ratio M-H, Random, 95% CI
THUNDER	2	48	1	54	19.4%	2.30 [0.20, 26.25]
FemPac	6	45	3	42	46.6%	2.00 [0.47, 8.57]
LEVANT I	1	48	3	49	21.5%	0.33 [0.03, 3.25]
PACIFIER	0	41	2	41	12.6%	0.19 [0.01, 4.09]
Total (95% CI)		**182**		**186**	**100.0%**	**1.04 [0.34, 3.18]**
Total events	9		9			

Heterogeneity: Tau^2 = 0.15; Chi^2 = 3.37, df = 3 (P = 0.34); I^2 = 11%
Test for overall effect: Z = 0.06 (P = 0.95)
Heterogeneity$_{(exact)}$: Chi^2 = 4.37, df = 3 (P = 0.22)
Test for overall effect$_{(exact)}$: P = 0.98

(Odds Ratio M-H, Random, 95% CI; scale 0.01 0.1 1 10 100; PCB Better UCB Better)

图 12.4 紫杉醇涂层球囊与无涂层球囊成形术的血管造影再狭窄（A）、晚期管腔丢失（B）和死亡率（C）。［引自：Cassese S，Byrne RA，Ott I，et al. Paclitaxel-coated versus uncoated balloon angioplasty reduces target lesion revascularization in patients with femoropopliteal arterial disease：a meta-analysis of randomized trials. Circ Cardiovasc Interv. 2012;5（4）:582-589。］

4. IN.PACT Admiral药物洗脱球囊与标准PTA治疗SFA和近端腘动脉疾病的随机试验（IN.PACT SFA）是最大的随机试验之一，包括300多例有症状的FP病患者，随机分组至紫杉醇DCB组或PTA组，结果表明，紫杉醇DCB组1年时通畅率显著提高，TLR降低[34]。2年后，这些结果仍然是令人满意的[35]。表12.2总结了重要的DCB试验。

B. **用于膝下血管疾病的药物涂层球囊** DCB已用于膝下血管疾病的治疗，效果不一。Schmidt等人的最初研究是一项前瞻性单臂试验，研究了DCB在膝下血管疾病和CLI患者中的疗效。与PTA治疗的历史对照相比，DCB的短期和中期通畅率更高[9]。这些发现随后在药物洗脱球囊在膝以下血管成形术外周介入治疗中的评价（DEBATE BTK）试验中得到证实，该试验随机入组132例患有CLI（Rutherford 4级或以上）和膝以下疾病的患者，结果显示DCB组中再狭窄率、TLR和目标血管闭塞显著降低[36]。但是，治疗膝以下严重肢体缺血的随机AmPhirion DEEP DEB 与 StAndard PTA的比较试验（IN.PACT DEEP）的结果却引起了人们对于在膝下血管疾病中过度使用DCB的一些担忧。这项研究将351例CLI患者随机分配至DCB组或PTA组，显示在TLR或LLL方面，DCB组并没有显著获益，但是DCB组发生截肢的可能性更大[37]。

表 12.2　PAD中的DCB试验

试验	样本数	药物	赋形剂	剂量（μg/mm²）	对照	区域	主要结果
THUNDER[30]	154	紫杉醇	Iopramide	3	单独PTA和PTA+对比剂	FP	6个月LLL 0.4 ± 1.2 *vs* 1.7 ± 1.8mm（*P* < 0.001）
LEVANT I[32]	101	紫杉醇	聚山梨酯	3	PTA	FP	6个月LLL 0.5 ± 1.1 *vs* 1.1 ± 1.1mm（*P*=0.016）
PACIFIER[31]	91	紫杉醇	尿素	3	PTA	FP	6个月LLL -0.01 ± 0.3 *vs* 0.7 ± 0.3mm（*P*=0.0014）
IN.PACT SFA[34]	331	紫杉醇	尿素	3.5	PTA	FP	12个月一期通畅率 82.2% *vs* 52.4%（*P* < 0.001）
DEBATE BTK[36]	132	紫杉醇	尿素	3	PTA	BTK	12个月再狭窄率 27% *vs* 74%（*P* < 0.001）
DEBATE SFA	110	紫杉醇	尿素	3	PTA+BMS	BTK	12个月再狭窄率 17% *vs* 47%（*P*= 0.008）

DCB：药物涂层球囊；FP：股腘段；LLL：晚期管腔丢失；PAD：周围动脉疾病；PTA：经皮腔内血管成形术

C. **用于支架再狭窄的药物涂层球囊**　DCB的另一个独特应用是治疗支架内再狭窄（ISR），一些试验对其进行了研究，并取得了令人鼓舞的长期结果。

一项单中心前瞻性登记系统包括39例接受DCB治疗的SFA ISR患者，其1年通畅率超过90%，仅10%的患者需要紧急支架植入[38]。随访2年，通畅率仍超过70%[39]。药物洗脱球囊在支架内再狭窄外周介入治疗中的应用（DEBATE ISR）试验研究显示，与使用PTA治疗的历史对照相比，DCB在1年时的再狭窄率和TLR率显著降低[40]。但是，3年后两组比较TLR率并无显著性差异[41]。目前正在进行一些更严格的研究，旨在探索这种临床应用的长期价值。

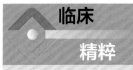

- 当使用DCB时，适当的病灶准备至关重要。可能需要先进行PTA或斑块切除术，以增强药物向血管壁的输送。另外，应该使用解剖学标记和荧光标记以避免错位。一旦球囊导管与血液接触，药物就会开始洗脱，尽管药物的流失率很小，但建议将DCB导管尽快推进到治疗段。充足的充气时间对于确保药物输送也很重要，在大多数情况下，需要3分钟。
- 对于某些区域的血管疾病，DCB似乎比其他设备具有理论优势，包括股总动脉、SFA和旁路移植物再狭窄。

VII. 未来发展方向

药物涂层疗法尚有许多未解决的问题，因此，在这一领域也正在进行更多的验证试验。可生物吸收的血管支架（bioabsorbable vascular scaffolds，BVS）可能是药物涂层设备的某些问题的解决方案。它避免了DCB的回弹和限流夹层现象，并且当支架"被吸收"后，也就消除了长期的剪切应力或支架引起的持续炎症的风险。可吸收的血管支架在冠状动脉领域取得了初步成功之后，是否可以在PAD领域重现这些疗效还有待观察。ESPRIT Ⅰ试验是一项单臂前瞻性多中心试验，结果显示在挑选的局灶性SFA疾病（30~40mm）患者中，BVS支架安全有效，1年和2年再狭窄率分别为12%和16%，TLR率分别约为9%和12%[42]。

联合疗法以克服药物涂层设备的一些局限性引起了人们极大的兴趣，例如先进行旋切术，然后再进行DCB。这被证明是一种理想的策略，与单独使用DCB相比，具有更高的早期（30天）技术成功率和更低的残余狭窄率[43]。其他一些试验正在研究在PAD中采用斑块切除术或激光消融与DCB联合使用的疗效[44，45]。目前还没有对DES和DCB的疗效进行直接比较，但是正在进行的试验有望很快解决孰优孰劣的争论[46, 47]。图12.5显示了DCB和DES免于TLR率的比较结果。

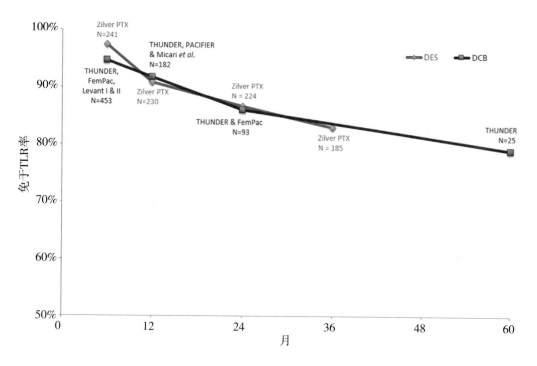

图 12.5 在股腘血管试验中，与药物涂层球囊（DCB）与DES相比，对免于进行目标血管血运重建（TLR）的影响。［引自：Sarode K，Spelber DA，Bhatt DL，et al. Drug delivering technology for endovascular management of infrainguinal peripheral artery disease. JACC Cardiovasc Interv. 2014;7（8）:827–839.］

VIII. 小结

药物涂层装置（DES和DCB）已被证明可安全有效地治疗FP病变和膝下PAD。由于这两个区域的血管介入治疗后通畅率较低，血管内治疗在这一领域通常受到限制，因此将DES和DCB用于FP病变和膝下PAD的治疗以降低再狭窄率是非常有意义的选择。从DES的中期结果看起来很有希望，但是其对于更长的病灶（＞100mm）和钙化狭窄，通畅率似乎很差。

此外，关于支架引起的血管壁剪切应力和延迟再狭窄，仍然存在一些问题需要解决。DCB可以解决上述大多数问题，并已被证明是对PAD极好的补充设备。DCB通畅率与DES相当，再狭窄率更低。此外，由于可生物吸收的血管支架的出现，彻底解决了DCB的回弹和限流夹层问题，但这些设备的长期疗效尚待观察。将DCB与旋切术相结合也有其优势，许多正在进行的试验将为多种方法联合的疗效提供更多信息。而就日前而言，药物涂层装置绝对是一种有广阔应用前景的治疗策略。

参考文献

1. Norgren L, Hiatt WR, Dormandy JA, et al. Inter-society consensus for the management of peripheral arterial disease. *Int Angiol*. 2007;26(2):81-157. PMID: 17489079.

2. Beschorner U, Sixt S, Schwarzwalder U, et al. Recanalization of chronic occlusions of the superficial femoral artery using the Outback re-entry catheter: a single centre experience. *Catheter Cardiovasc Interv*. 2009;74(6):934-938. doi:10.1002/ccd.22130. PMID: 19626685.

3. Schillinger M, Sabeti S, Loewe C, et al. Balloon angioplasty versus implantation of nitinol stents in the superficial femoral artery. *N Engl J Med*. 2006;354(18):1879-1888. doi:10.1056/NEJMoa051303. PMID: 16672699.

4. Krankenberg H, Schluter M, Steinkamp HJ, et al. Nitinol stent implantation versus percutaneous transluminal angioplasty in superficial femoral artery lesions up to 10 cm in length: the femoral artery stenting trial (FAST). *Circulation*. 2007;116(3):285-292. doi:10.1161/CIRCULATIONAHA.107.689141. PMID: 17592075.

5. Kornowski R, Hong MK, Tio FO, Bramwell O, Wu H, Leon MB. In-stent restenosis: contributions of inflammatory responses and arterial injury to neointimal hyperplasia. *J Am Coll Cardiol*. 1998;31(1):224-230. PMID: 9426044.

6. Hwang SJ, Park KW, Kwon DA, et al. High plasma interleukin-6 is associated with drug-eluting stent thrombosis: possible role of inflammatory cytokines in the development of stent thrombosis from the Korea Stent Thrombosis Registry. *Circ J*. 2011;75(6):1350-1357. PMID: 21498913.

7. Grimm J, Muller-Hulsbeck S, Jahnke T, Hilbert C, Brossmann J, Heller M. Randomized study to compare PTA alone versus PTA with Palmaz stent placement for femoropopliteal lesions. *J Vasc Interv Radiol*. 2001;12(8):935-942. PMID: 11487673.

8. Armstrong EJ, Singh S, Singh GD, et al. Angiographic characteristics of femoropopliteal in-stent restenosis: association with long-term outcomes after endovascular intervention. *Catheter Cardiovasc Interv*. 2013;82(7):1168-1174. doi:10.1002/ccd.24983. PMID: 23630047; PMCID: PMCPMC3836909.

9. Schmidt A, Piorkowski M, Werner M, et al. First experience with drug-eluting balloons in infrapopliteal arteries: restenosis rate and clinical outcome. *J Am Coll Cardiol*. 2011;58(11):1105-1109. doi:10.1016/j.jacc.2011.05.034. PMID: 21884945.

10. Duda SH, Poerner TC, Wiesinger B, et al. Drug-eluting stents: potential applications for peripheral arterial occlusive disease. *J Vasc Interv Radiol*. 2003;14(3):291-301. PMID: 12631633.

11. Katz G, Harchandani B, Shah B. Drug-eluting stents: the past, present, and future. *Curr Atheroscler Rep*. 2015;17(3):485. doi:10.1007/s11883-014-0485-2. PMID: 25651784.

12. Chen W, Habraken TC, Hennink WE, Kok RJ. Polymer-free drug-eluting stents: an overview of coating strategies and comparison with polymer-coated drug-eluting stents. *Bioconjug Chem*. 2015;26(7):1277-1288. doi:10.1021/acs.bioconjchem.5b00192. PMID: 26041505.

13. Stefanini GG, Holmes DR Jr. Drug-eluting coronary-artery stents. *N Engl J Med*. 2013;368(3):254-265. doi:10.1056/NEJMra1210816. PMID: 23323902.

14. Byrne RA, Joner M, Alfonso F, Kastrati A. Drug-coated balloon therapy in coronary and peripheral artery disease. *Nat Rev Cardiol*. 2014;11(1):13-23. doi:10.1038/nrcardio.2013.165. PMID: 24189405.

15. Duda SH, Bosiers M, Lammer J, et al. Drug-eluting and bare nitinol stents for the treatment of atherosclerotic lesions in the superficial femoral artery: long-term results from the SIROCCO trial. *J Endovasc Ther.* 2006;13(6):701-710. doi:10.1583/05-1704.1. PMID: 17154704.

16. Nakazawa G, Otsuka F, Nakano M, et al. The pathology of neoatherosclerosis in human coronary implants bare-metal and drug-eluting stents. *J Am Coll Cardiol.* 2011;57(11):1314-1322. doi:10.1016/j.jacc.2011.01.011. PMID: 21376502; PMCID: PMCPMC3093310.

17. Lammer J, Bosiers M, Zeller T, et al. First clinical trial of nitinol self-expanding everolimus-eluting stent implantation for peripheral arterial occlusive disease. *J Vasc Surg.* 2011;54(2):394-401. doi:10.1016/j.jvs.2011.01.047. PMID: 21658885.

18. Dake MD, Ansel GM, Jaff MR, et al. Sustained safety and effectiveness of paclitaxel-eluting stents for femoropopliteal lesions: 2-year follow-up from the Zilver PTX randomized and single-arm clinical studies. *J Am Coll Cardiol.* 2013;61(24):2417-2427. doi:10.1016/j.jacc.2013.03.034. PMID: 23583245.

19. Dake MD, Ansel GM, Jaff MR, et al. Paclitaxel-eluting stents show superiority to balloon angioplasty and bare metal stents in femoropopliteal disease: twelve-month Zilver PTX randomized study results. *Circ Cardiovasc Interv.* 2011;4(5):495-504. doi:10.1161/CIRCINTERVENTIONS.111.962324. PMID: 21953370.

20. Rastan A, Brechtel K, Krankenberg H, et al. Sirolimus-eluting stents for treatment of infrapopliteal arteries reduce clinical event rate compared to bare-metal stents: long-term results from a randomized trial. *J Am Coll Cardiol.* 2012;60(7):587-591. doi:10.1016/j.jacc.2012.04.035. PMID: 22878166.

21. Bosiers M, Scheinert D, Peeters P, et al. Randomized comparison of everolimus-eluting versus bare-metal stents in patients with critical limb ischemia and infrapopliteal arterial occlusive disease. *J Vasc Surg.* 2012;55(2):390-398. doi:10.1016/j.jvs.2011.07.099. PMID: 22169682.

22. Antoniou GA, Chalmers N, Kanesalingham K, et al. Meta-analysis of outcomes of endovascular treatment of infrapopliteal occlusive disease with drug-eluting stents. *J Endovasc Ther.* 2013;20(2):131-144. doi:10.1583/1545-1550-20.2.131. PMID: 23581752.

23. Fusaro M, Cassese S, Ndrepepa G, et al. Drug-eluting stents for revascularization of infrapopliteal arteries: updated meta-analysis of randomized trials. *JACC Cardiovasc Interv.* 2013;6(12):1284-1293. doi:10.1016/j.jcin.2013.08.007. PMID: 24355118.

24. Feiring AJ, Krahn M, Nelson L, Wesolowski A, Eastwood D, Szabo A. Preventing leg amputations in critical limb ischemia with below-the-knee drug-eluting stents: the PaRADISE (PReventing Amputations using Drug eluting StEnts) trial. *J Am Coll Cardiol.* 2010;55(15):1580-1589. doi:10.1016/j.jacc.2009.11.072. PMID: 20378075.

25. Yang X, Lu X, Ye K, Li X, Qin J, Jiang M. Systematic review and meta-analysis of balloon angioplasty versus primary stenting in the infrapopliteal disease. *Vasc Endovascular Surg.* 2014;48(1):18-26. doi:10.1177/1538574413510626. PMID: 24212407.

26. Finn AV, Joner M, Nakazawa G, et al. Pathological correlates of late drug-eluting stent thrombosis: strut coverage as a marker of endothelialization. *Circulation.* 2007;115(18):2435-2441. doi:10.1161/CIRCULATIONAHA.107.693739. PMID: 17438147.

27. Scheller B, Speck U, Abramjuk C, Bernhardt U, Bohm M, Nickenig G. Paclitaxel balloon coating, a novel method for prevention and therapy of restenosis. *Circulation.* 2004;110(7):810-814. doi:10.1161/01.CIR.0000138929.71660.E0. PMID: 15302790.

28. Albrecht T, Speck U, Baier C, Wolf KJ, Bohm M, Scheller B. Reduction of stenosis due to intimal hyperplasia after stent supported angioplasty of peripheral arteries by local administration of paclitaxel in swine. *Invest Radiol.* 2007;42(8):579-585. doi:10.1097/RLI.0b013e31804f5a60. PMID: 17620941.

29. Werk M, Langner S, Reinkensmeier B, et al. Inhibition of restenosis in femoropopliteal arteries: paclitaxel-coated versus uncoated balloon: femoral paclitaxel randomized pilot trial. *Circulation.* 2008;118(13):1358-1365. doi:10.1161/CIRCULATIONAHA.107.735985. PMID: 18779447.

30. Tepe G, Zeller T, Albrecht T, et al. Local delivery of paclitaxel to inhibit restenosis during angioplasty of the leg. *N Engl J Med.* 2008;358(7):689-699. doi:10.1056/NEJMoa0706356. PMID: 18272892.

31. Werk M, Albrecht T, Meyer DR, et al. Paclitaxel-coated balloons reduce restenosis after femoro-popliteal angioplasty: evidence from the randomized PACIFIER trial. *Circ Cardiovasc Interv*. 2012;5(6):831-840. doi:10.1161/CIRCINTERVENTIONS.112.971630. PMID: 23192918.

32. Scheinert D, Duda S, Zeller T, et al. The LEVANT I (Lutonix paclitaxel-coated balloon for the prevention of femoropopliteal restenosis) trial for femoropopliteal revascularization: first-in-human randomized trial of low-dose drug-coated balloon versus uncoated balloon angioplasty. *JACC Cardiovasc Interv*. 2014;7(1):10-19. doi:10.1016/j.jcin.2013.05.022. PMID: 24456716.

33. Cassese S, Byrne RA, Ott I, et al. Paclitaxel-coated versus uncoated balloon angioplasty reduces target lesion revascularization in patients with femoropopliteal arterial disease: a meta-analysis of randomized trials. *Circ Cardiovasc Interv*. 2012;5(4):582-589. doi:10.1161/CIRCINTERVENTIONS.112.969972. PMID: 22851526.

34. Tepe G, Laird J, Schneider P, et al. Drug-coated balloon versus standard percutaneous transluminal angioplasty for the treatment of superficial femoral and popliteal peripheral artery disease: 12-month results from the IN.PACT SFA randomized trial. *Circulation*. 2015;131(5):495-502. doi:10.1161/CIRCULATIONAHA.114.011004. PMID: 25472980; PMCID: PMCPMC4323569.

35. Laird JR, Schneider PA, Tepe G, et al. Durability of treatment effect using a drug-coated balloon for femoropopliteal lesions: 24-month results of IN.PACT SFA. *J Am Coll Cardiol*. 2015;66(21):2329-2338. doi:10.1016/j.jacc.2015.09.063. PMID: 26476467.

36. Liistro F, Porto I, Angioli P, et al. Drug-eluting balloon in peripheral intervention for below the knee angioplasty evaluation (DEBATE-BTK): a randomized trial in diabetic patients with critical limb ischemia. *Circulation*. 2013;128(6):615-621. doi:10.1161/CIRCULATIONAHA.113.001811. PMID: 23797811.

37. Zeller T, Baumgartner I, Scheinert D, et al. Drug-eluting balloon versus standard balloon angioplasty for infrapopliteal arterial revascularization in critical limb ischemia: 12-month results from the IN.PACT DEEP randomized trial. *J Am Coll Cardiol*. 2014;64(15):1568-1576. doi:10.1016/j.jacc.2014.06.1198. PMID: 25301459.

38. Stabile E, Virga V, Salemme L, et al. Drug-eluting balloon for treatment of superficial femoral artery in-stent restenosis. *J Am Coll Cardiol*. 2012;60(18):1739-1742. doi:10.1016/j.jacc.2012.07.033. PMID: 23040582.

39. Virga V, Stabile E, Biamino G, et al. Drug-eluting balloons for the treatment of the superficial femoral artery in-stent restenosis: 2-year follow-up. *JACC Cardiovasc Interv*. 2014;7(4):411-415. doi:10.1016/j.jcin.2013.11.020. PMID: 24630884.

40. Liistro F, Angioli P, Porto I, et al. Paclitaxel-eluting balloon vs. standard angioplasty to reduce recurrent restenosis in diabetic patients with in-stent restenosis of the superficial femoral and proximal popliteal arteries: the DEBATE-ISR study. *J Endovasc Ther*. 2014;21(1):1-8. doi:10.1583/13-4420R.1. PMID: 24502477.

41. Grotti S, Liistro F, Angioli P, et al. Paclitaxel-eluting balloon vs standard angioplasty to reduce restenosis in diabetic patients with in-stent restenosis of the superficial femoral and proximal popliteal arteries: three-year results of the DEBATE-ISR study. *J Endovasc Ther*. 2016;23(1):52-57. doi:10.1177/1526602815614555. PMID: 26511896.

42. Lammer J, Bosiers M, Deloose K, et al. Bioresorbable everolimus-eluting vascular scaffold for patients with peripheral artery disease (ESPRIT I): 2-year clinical and imaging results. *JACC Cardiovasc Interv*. 2016;9(11):1178-1187. doi:10.1016/j.jcin.2016.02.051. PMID: 27282601.

43. Endovascular Medtronic, MEDRAD Inc. *Atherectomy Followed by a Drug Coated Balloon to Treat Peripheral Arterial Disease*; 2011. https://ClinicalTrials.gov/show/NCT01366482.

44. Aljoscha Rastan, Herz-Zentrums Bad Krozingen, Medical University of Graz. *Atherectomy and Drug-Coated Balloon Angioplasty in Treatment of Long Infrapopliteal Lesions*; 2013. https://ClinicalTrials.gov/show/NCT01763476.

45. Herz-Zentrums Bad Krozingen. *Photoablative Atherectomy Followed by a Paclitaxel-Coated Balloon to Inhibit Restenosis in Instent Femoro-popliteal Obstructions*; 2011. https://ClinicalTrials.gov/show/NCT01298947.

46. Provascular GmbH, William Cook Europe. *Evaluation of Paclitaxel Eluting Stent vs Paclitaxel Eluting Balloon Treating Peripheral Artery Disease of the Femoral Artery*; 2012. https://ClinicalTrials.gov/show/NCT01728441.

47. University of Patras. *Infrapopliteal Drug Eluting Angioplasty Versus Stenting*; 2011. https://ClinicalTrials.gov/show/NCT01517997.

第 13 章

下肢支架疗法：裸金属支架、药物洗脱和可吸收支架

Kwan S. Lee, MBBCh, Ahmed Harhash, MBBCh, and Tze-Woei Tan, MBBS

Ⅰ. 简介

A. **历史**　自1964年Charles Dotter进行了首例股浅动脉（superficial femoral artery，SFA）的经皮腔内血管成形术（percutaneous transluminal angioplasty，PTA）以来，外周动脉疾病的经皮血管内疗法一直在不断发展。从目前众多可用的设备和技术中选定最佳治疗方法，还必须考虑特定动脉各自的特点。球囊血管成形术总的来说是有效的，并且具有简单性和高性价比的优势，但疗效受到弹性回缩、急性夹层形成和严重的再狭窄率的限制。血管成形术有许多辅助疗法，包括划痕球囊血管成形术、多种形式的旋切术（旋转、切除、激光）、药物涂层球囊以及各种支架。因此，存在多种不同组合的疗法，即可以互补提高疗效的组合疗法。熟悉《国际学会共识：外周动脉疾病的管理》（Inter-Society Consensus for the Management of Peripheral Arterial Disease，TASC）指南很重要，因为该指南对外周动脉疾病的各种解剖表现进行了分类，并可指导外科手术与血管内治疗的适用范围以及血管内干预的治疗方案选择[1]。

B. **技术**　考虑到支架在血管内介入治疗中的重要作用，了解所涉及的技术以及每种技术的相对利弊是十分重要的。支架的开发旨在改善血管成形术的疗效。支架通过抵抗弹性回缩和支撑血管腔结构来提高血管通畅性。支架在周围血管疾病中面临的主要挑战是日常生活期间作用于特定解剖区域内支架的压力和扭转力，这可能会导致支架变形或支架断裂。除了日常外力带来的问题外，支架还会引起增生反应，从而导致远期再狭窄的发生。

C. **章节纲要**　本章旨在通过讨论下肢使用的不同支架技术和临床性能介绍支架的分类和背景知识。在其他章节中将介绍在其他血管区域（包括静脉介入）使用支架的情况。

Ⅱ. 球囊扩张式裸金属支架（Bare-Metal Balloon-Expandable Stents）

A. **一般原则**　考虑到髂动脉所承受的压力和走行时弯曲程度较小，在下肢动脉中，主要使用球囊扩张式裸金属支架。球囊扩张式支架不应在动脉弯曲程度大的区域使用。球囊扩张式支架由不锈钢或钴铬制成，与自扩张式支架相比，通常具有更大的径向强度和不透光线性，但柔韧性和可追踪性较差。有了合适的放置方法，就可以更精确地定位球囊扩张式支架。

B. **髂总动脉**　髂总动脉是一条走行笔直且固定的血管，该血管位置固定于骶骨岬角上，而髂外动脉走行则十分迂曲，且在髋关节伸展过程中髂外动脉会被拉长，因此开放式外科手术的血管通畅率极高，但同时并发症发生率和死亡率也很高。

　　几项将血管内支架与单独血管成形术进行比较的随机研究表明，支架在血流动力学参数和Rutherford分级方面均具有优势。髂动脉介入治疗的荟萃分析表明，与单独使用PTA相比，支架置入可将长期失败的风险降低39%[2]。表13.1列出了美国食品和药品管理局（U.S. Food and Drug Administration，FDA）批准的当前所有的球囊扩张式支架。

Ⅲ.　球囊扩张式覆膜支架

A. **一般原则**　覆膜支架可用于治疗主动脉区的动脉瘤、穿孔和动静脉瘘。对于低危患者来说，复杂和严重的动脉闭塞性疾病首选开放手术。最近，在TASC C和D型病变中，已经开展了血管内介入治疗并取得了可接受的结果。有人建议使用覆膜支架以减少内膜增生，并通过减少再狭窄来保持长期血管通畅性。Atrium iCAST覆膜假体（Maquet Getinge Group，Rastatt，Germany）和Viabahn VBX内置支架（W.L. Gore & Associates，Flagstaff，AZ）是两种可商购的球囊可扩张的聚四氟乙烯（Polytetrafluoroethylene，PTFE）覆膜支架。尽管iCAST支架目前已获得FDA的批准用于治疗气管支气管狭窄，但在主动脉、肠系膜和肾动脉闭塞性疾病中尝试进行"不合乎批准范围"的使用。Viabahn VBX支架最近被FDA批准为首个用于髂动脉的球囊扩张式支架置入物。

1. iCAST覆膜支架是316L不锈钢球囊扩张支架，完全用PTFE薄膜封装。支架移植物预先安装在非顺应性球囊上，并且与6F或7F鞘管兼容。支架的直径为5～10mm，长度为16、22、38和59mm。该设备可在轴长80cm和120cm，0.035英寸的导丝平台上输送。展开后，如有必要，可再将支架后扩张4mm，但这会导致支架缩短。iCAST支架比类似尺寸的裸金属支架（bare-metal stent，BMS）坚硬，并且由于存在支架移位的危险，当它经过严重的狭窄或闭塞性病变时，应格外小心。

2. Viabahn VBX内置假体由不锈钢支架组成，该支架完全覆盖在含氟聚合物中，表面涂有生物活性肝素。支架预先安装在0.035英寸导丝兼容的输送系统上，并且需要7F或8F的鞘管。该支架的直径为5～10mm，长度为

表 13.1　FDA批准的下肢外周动脉疾病的球囊扩张式裸金属支架

支架名称	制造厂商	材质	导丝尺寸/内孔（英寸）	导管（F）	支架直径（mm）	支架长度（mm）	输送系统长度cm）	获FDA批准范围
Omnilink elite	Abbott Vascular	钴铬	0.035	6, 7	6~10	12, 16, 19, 29, 39, 59	80, 135	髂动脉
Express LD Iliac/Biliary Premounted	Boston Scientific	316L不锈钢	0.035	6 (up to 8 × 37mm), 7 (up to 10 × 57mm)	6~10	17, 25, 27, 37, 57	75, 135	髂动脉，胆管
Palmaz Iliac	Cordis	316L不锈钢	0.035	10	8~12	30	NA	髂动脉
Palmaz Iliac and Renal	Cordis	316L不锈钢	0.035	6, 7	4~8	10, 15, 20, 29	NA	髂动脉，肾动脉
Assurant Cobalt Iliac	Medtronic	钴铬	0.035	6	6, 7, 8, 9, 10	20, 30, 40, 60	80, 130	髂动脉
Visi-Pro	Medtronic	316L不锈钢	0.035	6 (5~8mm), 7 (9~10mm)	5, 6, 7, 8, 9, 10	12 (5~7mm直径), 17, 27, 37, 57	80, 135	髂动脉，胆管

FDA，美国食品和药品管理局

15、19、39和59mm。与iCAST支架类似，如果需要，可以将Viabahn支架后扩张为更大的直径。

B. **与裸金属支架的比较**　目前有一些回顾性系列研究，但只有一项随机对照试验比较了球囊扩张式覆膜支架与BMS在治疗重度主动脉闭塞性病变中的疗效。一项由54例患者组成的回顾性研究显示，使用覆膜球囊扩张式支架治疗主动脉分叉闭塞性疾病，在2年时通畅性更高[3]。然而，在严重的髂外动脉闭塞性病变中，覆膜支架的疗效与其余支架相似或较差[4, 5]。在一项包括来自意大利的128例患者的回顾性研究中，球囊扩张式覆膜和裸金属支架在早期和中期的结局相当。覆膜支架的唯一优点是用于髂总动脉和髂外动脉TASC Ⅱ D型长病变中时效果更好[4]。在另一系列研究中表明，BMS与覆膜球囊扩张支架相比具有明显更好的通畅性[5]。

1. 覆膜球囊扩张式支架试验（Covered Versus Balloon-Expandable Stent Trial，COBEST）在澳大利亚的8个主要中心招募了125例患者，均观察了1年[6]，以确定覆膜支架治疗主动脉闭塞性疾病是否优于BMS，并报告了随后的5年结果[7]。总体而言，覆膜支架和BMS支架的通畅率相似。在亚组分析中，在18个月时，覆膜支架的通畅率显著高于BMS，并且观察发现在60个月时TASC C和D型病变通畅率均较高[6, 7]。尽管在试验中接受覆膜支架的患者较少进行血管重建手术，但是覆膜支架与BMS的选择不会影响肢体截肢率[7]。最近的一项荟萃分析统计了182例患者的255条患病动脉，显示覆膜支架的一期通畅率没有明显改善[8]。

C. **小结**　总之，在主动脉闭塞性疾病中，球囊扩张式覆膜支架与BMS的疗效相似。尽管有一些证据表明，对于更晚期的TASC C和D型病变，通畅性得到了改善，但目前的文献不支持常规使用球囊扩张式覆膜支架移植物。然而，它们仍然是重要的治疗选择，可用于救治穿孔或干预期间可能破裂的复杂病变。

Ⅳ.　自膨式支架

A. Wallstent

1. 自膨式Wallstents（Boston Scientific，Marlborough，MA）于1990年代后期首次被用于SFA中，但很快被证明不如镍钛合金自膨式支架，且支架断裂率较高[9]。Wallstents由埃尔基洛伊耐蚀游丝（Elgiloy）合金制成，这是一种结合了钴、铬、镍、钼、锰和相对少量铁的"超级合金"。因此，它是非铁磁性的且没有磁共振成像（magnetic resonance imaging，MRI）禁忌。铂金芯使该支架不透射线。它具有编织的、管状的编织网设计，可赋予支架柔韧性和向外的自扩张力。这些独特的设计特征赋予了即使在87%展开时也可以重新捕获支架的能力，从而可以在展开过程中对其进行重新定位。与可膨胀至预定直径的镍钛合金支架相比，Wallstent的编织网状结构使其直径可适应血管腔宽度。展开的Wallstent的长度取决于血管直径，因此可变性更大，容易缩短或延长。

B. 镍钛合金自膨式支架

1. 镍钛合金自膨式支架的引入改变了股髂血管内疾病的治疗，将支架植入术从作为最初的球囊血管成形术失败后的补救办法，变成了合理的初始疗法。镍钛合金是镍和钛的金属合金，具有两个独特且密切相关的特性：形状记忆效应和超弹性。形状记忆是镍钛合金在一个温度下发生变形，然后在较高温度下恢复其原始形状的能力。镍钛合金支架由于具有上述特性，因此提高了径向强度，并降低了短缩和抗挤压的能力，使其非常适合应用于人体中最长的动脉SFA中，该支架在日常活动中不会受到弯曲、伸展、侧向压缩和扭转力的影响。

2. 对于短的局灶性病变，镍钛合金自膨式支架尚未被证明优于血管成形术。股动脉支架试验（Femoral Artery Stenting Trial，FAST）将244例病灶长度在1~10cm的患者随机分配到血管成形术组和直接支架植入术组。尽管支架组取得了较高的初步成功率，但在超声评估的二期再狭窄率、靶病变血运重建或Rutherford分级中，随访12个月两者无显著差异[10]。

3. 而对于中等长度的病变，已证明自膨式镍钛合金BMS优于球囊血管成形术。一项重要的早期试验——Vienna Absolute研究，将104例患者随机分为直接镍钛合金支架置入术组和球囊血管成形术组以及可选的二期支架置入术组。支架组的平均病变长度为13.2cm，在血管成形术组32%的患者进行了二期支架置入。在6个月和12个月的随访中，支架置入组的再狭窄率和跑步机步行距离明显更好[11]。随后的研究支持了这一初步发现[12, 13]。

C. 小结

在常规临床病例中，许多患者的SFA病变要比随机试验中的病变长得多，这与再狭窄发生率高相关[14]。再狭窄难以治疗且临床效果较差。由于这个原因，自膨式镍钛合金BMS目前主要与普通球囊成形术或药物涂层球囊成形术结合使用，用于在髂外、股浅或腘动脉等血管成形术效果不理想的部位。表13.2列出了所有经FDA批准的下肢自膨式支架。

Ⅴ. 自膨式覆膜支架

A. **一般原则** 尽管SFA血管内干预技术在不断进步，但由于支架内再狭窄和支架断裂，仍然导致TASC Ⅱ C和D病变的一期通畅率偏低。SFA病变的长度和复杂性是与通畅率低相关的最重要因素。从理论上讲，SFA内的支架覆膜隔离了管腔血流和血管壁的接触，可以阻止新内膜组织生长，降低BMS常见的支架内再狭窄和血栓形成的风险，此外还可以在放置过程中防止远端栓塞。

然而，覆膜支架的一个潜在缺点是可能阻断重要的侧支，一旦有移植物血栓形成，这可能会使治疗前的症状恶化或导致肢体缺血。但这种阻断侧支的特性可专门用于治疗腘动脉瘤。

B. **外周动脉疾病的临床应用**

1. FDA批准

a. 在下肢外周动脉疾病的治疗中，唯一获得FDA批准的自扩张式覆膜支架是Viabahn内支架（W.L. Gore & Associates，Flagstaff，AZ），这是一种柔性的、自扩张式覆膜支架。聚四氟乙烯（expanded polytetrafluoroethylene，ePTFE）衬里，在整个支架内均由镍钛合金支架外部支撑，现在内表面可使用肝素，以减少支架血栓形成的可能性[15]。也提供非肝素粘结型供有肝素诱导的血小板减少病史的患者使用。该支架于2002年首次在美国上市，随后于2005年被FDA批准用于SFA治疗。

b. Viabahn内支架的直径为5～8mm，长度为2.5～25.0cm。该支架可以通过0.018英寸导丝平台6～8F鞘管或通过0.035英寸导丝平台的7～8F鞘管进行放置。适用于髂动脉的较大支架的直径为9～13mm，长度为2.5～15.0cm。这些较大的设备装配在0.035英寸导丝平台上，并且需要9F或更大的鞘管。

2. 随机对照试验

a. 迄今为止，许多公开的随机对照试验已经评估了使用Viabahn支架治疗SFA闭塞性疾病的可行性[16-19]。2009年报道的第一项试验将Viabahn支

表13.2　FDA批准的下肢外周动脉疾病的自膨式裸金属支架

支架名称	制造商	材质	导丝尺寸/内径（英寸）	导管尺寸（F）	支架直径（mm）	支架长度（mm）	输送系统（cm）	获FDA批准范围
Absolute Pro	Abbott Vascular	Nitinol	0.035	6	6, 7, 8, 9, 10	20, 30, 40, 60, 80, 100	80, 135	髂动脉
Supera	Abbott Vascular	Nitinol	0.018	6	4.5, 5, 5.5, 6, 6.5	20, 30, 40, 60, 80, 100, 120, 150	120	SFA, 腘动脉近端
E-Luminexx Vascular and Biliary	Bard Peripheral Vascular	Nitinol	0.035	6	7, 8, 9, 10	20, 30, 40, 60, 80, 100	80, 135	髂动脉, 胆道
LifeStar Vascular and Biliary	Bard Peripheral Vascular	Nitinol	0.035	6	7, 8, 9, 10	20, 30, 40, 60, 80, 100	80, 135	髂动脉, 胆道
LifeStent Solo Vascular	Bard Peripheral Vascular	Nitinol	0.035	6	6, 7	200	100, 135	SFA, 腘动脉
LifeStent and LifeStent XL Vascular	Bard Peripheral Vascular	Nitinol	0.035	6	5, 6, 7	20, 30, 40, 60, 80, 100, 120, 150, 170	80, 130	SFA, 腘动脉
Astron	Biotronik (distributed by Getinge/Macquet)	Nitinol	0.035	6	7, 8, 9, 10	30, 40, 60, 80	72, 130	髂动脉
Epic	Boston Scientific	Nitinol	0.035	6	6, 7, 8, 9, 10, 12	20, 30, 40, 50, 60, 70, 80, 100, 120	75, 120	髂动脉
Innova	Boston Scientific	Nitinol	0.035	6	5, 6, 7, 8	20, 40, 60, 80, 100, 120, 150, 200	75, 130	SFA
Wallstent Endoprosthesis	Boston Scientific	Elgiloy	0.035	6	6, 7, 8, 9, 10	18, 20, 23, 24, 34, 35, 36, 38, 39, 46, 47, 49, 52, 55, 59, 61, 66, 67, 69	75, 135	髂动脉

续表

支架名称	制造商	材质	导丝尺寸/内径（英尺）	导管尺寸（F）	支架直径（mm）	支架长度（mm）	输送系统（cm）	获FDA批准范围
Zilver 518	Cook Medical	Nitinol	0.018	5	6、7、8、9、10	20、30、40、60、80	125	髂动脉
Zilver 635	Cook Medical	Nitinol	0.035	6	6、7、8、9、10	20、30、40、60、80	80、125	髂动脉
Smart Control Iliac	Cordis	Nitinol	0.035	6	9、10	20、30、40、60	80、120	髂动脉
Smart Control Vascular	Cordis	Nitinol	0.035	6	6、7、8	20、30、40、60、80、100	80、120	髂动脉，SFA
Smart Vascular	Cordis	Nitinol	0.035	6	6、7、8	120、150	120	SFA
Gore Tigris	Gore	Nitinol/ePTFE	0.035	6	5、6、7	40、60、80、100	120	SFA，腘动脉近端长度达240mm
Complete SE	Medtronic	Nitinol	0.035	6	5、6、7、8、9、10	20、40、60、80、100、120、150	80、130	髂动脉，SFA，腘动脉近端
EverFlex-SFA and PPA	Medtronic	Nitinol	0.035	6	6、7、8	20、30、40、60、80、100、120、150、200	80、120	SFA，腘动脉近端
EverFlex-Iliac	Medtronic	Nitinol	0.035	6	6、7、8	20、30、40、60、80、100、120	80、120	髂动脉
Protege GPS	Medtronic	Nitinol	0.035	6	9、10、12	20、30、40、60、80	80、120	髂动脉
Misago RX	Terumo	Nitinol	0.035	6	6、7、8	40、60、80、100、120、150	135	SFA，腘动脉近端

FDA，美国食品和药品管理局；SFA，股浅动脉；ePTFE，聚四氟乙烯；Elgiloy，埃尔基洛伊耐蚀游丝合金；Nitinol，镍钛合金（镍和钛的非磁性合金）

架与人造血管股腘旁路移植物的疗效进行了比较。TASC-Ⅱ A至D型病变患者的支架置入和人造血管股腘旁路移植物的一期通畅率（59% *vs* 58%，*P*=0.81）和二期通畅率（74% *vs* 71%，*P*=0.89）在长达4年的时间里无显著差异[16]。另两项随机对照试验比较了覆膜支架置入和BMS在复杂股腘动脉病变中的疗效[17, 19]。在第一项VIASTAR试验中，根据意向性治疗分析，覆膜支架组和BMS组的12个月一期通畅率相似（分别为70.9%和55.1%，*P*=0.11）[19]。在长SFA病变中，覆膜支架置入的益处更为突出，对于>20cm的SFA病变患者，覆膜支架组12个月的通畅率明显优于BMS组（分别为71.3%和36.8%，*P*=0.01）。截至2015年，VIASTAR试验的2年结果显示，Viabahn支架置入的持续获益优于BMS，特别是对于长SFA病变的患者。有趣的是，对于<20cm和≥20cm的病变，覆膜支架置入和BMS后的免于再干预率和旁路手术率相似。第二项试验（VIBRANT试验）显示，Viabahn覆膜支架和BMS用于TASC Ⅱ C型和D型病变的3年一期通畅率没有显著差异（24.2% *vs* 25.9%）[17]。尽管在支架植入后的第1年中，覆膜支架和BMS均取得了理想的治疗效果，但复杂SFA病变患者的长期通畅性仍然较差。

b. 已对Viabahn支架置入治疗SFA支架内再狭窄进行了评估[20]。在欧洲7个地区招募了83例SFA支架再狭窄和Rutherford 2~5级缺血的患者，并随机分配至Viabahn支架置入组或标准球囊血管成形术组。对于支架内再狭窄的治疗，支架内置入组的12个月通畅率明显更好（分别为74.8%和28%，*P* <0.001）。同样，一项荟萃分析（包括4项前瞻性随机试验，一项回顾性试验和9例病例报告）显示，在1年时，SFA中的覆膜支架置入比其他干预措施（包括球囊血管成形术和BMS）具有更好的结果[21]。使用覆膜支架置入时，长病变处的支架断裂率显著降低。

C.

1. **抗血小板和抗血栓形成治疗**　尽管在外周血管置入支架后关于抗血小板或抗血栓形成的治疗缺乏共识，但仍存在理论上的担忧，即覆膜支架血栓形成增加。支架植入后的最佳药物治疗尚不清楚，尚未进行随机研究。对干预后无出血并发症患者给予阿司匹林和氯吡格雷6周与阿司匹林和氯吡格雷无限期及有其他抗凝适应证患者的三联疗法进行比较的非随机回顾性研究显示，不同的阿司匹林和氯吡格雷治疗策略的通畅性无差异。然而，与临时使用氯吡格雷相比，三联疗法在保持长期通畅中具有显著获益，但是由于有出血的并发症而很少使用[22]。

2. 小结　覆膜支架是治疗有症状的SFA病变的安全选择，具有较好的成功率和短期通畅结果。尽管长期通畅率与BMS相似，但覆膜支架置入理论上可能会减少支架内再狭窄和支架断裂，可用于治疗支架内再狭窄和穿孔。对于需要行人造血管股腘旁路移植的患者而言，它的创伤性更小。表13.3列出了两种Viabahn支架置入的技术特征和特点。

VI. Supera 镍钛合金自膨式裸金属支架

A. **外周支架与支架断裂的风险**　传统的激光切割镍钛合金管自膨式支架在下肢血管中存在支架断裂的常见问题，这是由于日常活动中会产生明显扭转和弯曲应力。支架断裂易导致再狭窄，并导致外周介入治疗后一期通畅率降低。为了解决这个普遍的问题，开发了Supera支架（Abbott Vascular，Santa Clara，CA），一种交错编织的网状镍钛合金螺旋自膨式BMS，随着设计功能的发展，显著降低了断裂率，提高了多维柔性，并具有出色的径向强度。支架的仿生特性使支架能够弯曲，并随着血管弯曲而移动，从而均匀地分布应力。

B. **Supera支架**

1. Supera支架的直径为4.5～6.5mm，长度为20～150mm，可通过6F导管和0.018英寸端孔系统输送。主要用于股浅动脉和腘动脉再狭窄或狭窄的初次治疗。

2. 由于其设计的特性，放置时需要为支架做好特殊且完备的血管准备。应预扩张血管，以使支架外径与扩张后血管的口径达到1∶1的匹配。支架的尺寸不应超过1mm。输送导管可通过拇指的移动，精确释放螺旋线圈，从而控制展开长度。如果需要增加在支架的特定部分中的径向强度，就要增加展开线圈的密度。与展开的长度相比，支架在输送导管内的长度要长得多，偶尔会导致未经训练的操作者将支架长度压缩或伸长。这个特点使其不适用于开口部位病变。

表 13.3　FDA批准的下肢外周动脉疾病的自膨式支架移植物

支架名称	制造商	材质	导丝（英寸）	导管（F）	支架直径（mm）	支架长度（mm）	输送系统长度（cm）	获FDA批准范围
Gore Viabahn Endoprosthesis	Gore	Nitinol/ ePTFE, gold	0.035	7～12	5、6、7、8、9、10、11、13	25、50、100、150	75、120	髂动脉、SFA、动静脉通路支架
Gore Viabahn Endoprosthesis with heparin bioactive surface	Gore	Nitinol/ ePTFE, gold	0.018/0.014（5～8mm）、0.035（5～13mm）	6～12	5、6、7、8、9、10、11、13	25、50、75、100、150、250	75（仅0.035英寸端孔）、120	髂动脉、SFA、动静脉通路支架

FDA，美国食品和药品管理局；SFA，股浅动脉；ePTFE，聚四氟乙烯；Nitinol，镍钛合金（镍和钛的非磁性合金）

3. SUPERB试验

a. Supera支架的临床疗效在SUPERB试验、SUPERSUB研究和Leipzig注册报告中得到了证实。值得注意的是，在随访期间迄今尚未有任何报道的临床试验中记录到有支架断裂。SUPERB试验是一项非随机、前瞻性、多中心、研究性器械豁免、单臂试验，该试验招募了264例接受SFA或近端腘动脉的初治或再狭窄病变治疗的患者。几乎所有患者的病变都位于SFA，平均病变长度为78mm。通过手术后30天的无死亡、靶血管血运重建或有无造成截肢来评估早期安全性，其安全性高达99.2%。12个月时的一期通畅率为86.3%[23]。Leipzig SUPERA 500注册报告显示了439例未经选择的用Supera支架治疗的患者的492条肢体的2年单中心结果。12个月时一期通畅率为83.3%，2年时一期通畅率为72.8%。二期通畅率分别为98.1%和92.0%。SFA与腘动脉病变无明显差异[24]。SUPERSUB是一项单中心前瞻性单臂研究，该研究报道了在股腘动脉的完全TASC C和D型病变中使用Supera支架1年的结果。通过内膜下血运重建术治疗闭塞，平均病变长度为279mm。1年时的一期通畅率为94.1%，无需进行靶病变血运重建者占97.1%[25]。Leipzig SUPERA腘动脉支架注册报告显示101例患者接受了125个支架治疗12个月后的回顾性结果，平均病变长度为84mm。6个月和12个月的一期通畅率分别为94.6%和87.7%，二期通畅率分别为97.9%和96.5%[26]。

b. 这些发现已在世界上的多个研究中得到证实，并进一步证实了没有发生过支架断裂[27-30]。尽管极为罕见，但文献中仍有一例病例报告表明，确实发生了支架断裂，由于支架的特殊设计可能会发生支架破解，导致支架完全丧失完整性[31]。

总之，尽管尚未对Supera支架进行随机研究，但由于Supera支架在设计方面的重大进展，使其柔韧性更高、径向强度更好和支架断裂率更低。如果腘动脉疾病需要使用支架时，因为反复的膝盖弯曲会在腘动脉处施加极大的生物力，Supera支架的上述设计特征使其成为理想的选择[32]。由于支架的独特性，放置支架时必须特别注意，并且操作者应熟练掌握放置技术。

VII. 药物洗脱自膨式支架

鉴于PTA术后无论是否放置BMS，内膜增生率都很高，支架内再狭窄的发生率也很高，抗增殖疗法已通过药物涂层球囊和药物洗脱支架（DES）应用于外周动脉疾病。

A. 第一代药物洗脱外周支架（drug-eluting stents，DES）

与BMS相比，使用西罗莫司的第一代DES没有显示出更多的临床疗效和益处。提供两种不同剂量西罗莫司的第一代DES的失败部分原因为药物不受控制的快速释放[33]。而依维莫司DES的开发则避免了上述缺陷，该支架包含了一种共聚物，可降低药物释放的速度，从而更加有效。尽管最初的非随机研究证实了该技术的安全性和有效性，但该技术在1年时仅有68%的通畅率[34]。

B. 紫杉醇自膨式外周支架（Zilver Paclitaxel Peripheral Self-Expanding Stents，Zilver PTX）

1. 尽管最初的第一代DES治疗周围动脉疾病（peripheral artery disease，PAD）的结果令人沮丧，但与BMS相比，紫杉醇洗脱DES在冠状动脉中的使用率正在上升。尽管紫杉醇和limus型药物均具有抗增殖特性，但紫杉醇具有高度亲脂性，可实现高蛋白结合特性和出色的跨膜传递，从而可保证内膜下层细胞内药物浓度较高[35]。自成功地将紫杉醇作为抗增殖药用于股腘动脉的药物涂层球囊后，现已开发了两种使用同一药物的下肢新型支架系统，目前有一种已获得FDA批准用于临床。Zilver PTX（Cook Medical，布卢明顿，印第安纳州）是一种具有无聚合物紫杉醇涂层的开环柔性自膨式镍钛合金支架。支架在置入到目标血管位置之前被包裹在鞘管内，仅在其外表面涂覆，在放置之后，支架上的紫杉醇涂覆位于支架和血管壁之间。与冠状动脉中使用的标准DES不同，Zilver PTX支架不包含共聚物，药物的快速释放通常在展开后的最初14天内达到峰值，随后急剧下降[36]。

2. Zilver PTX

    a. 目前，Zilver PTX的直径为5~10mm，长度为20~80mm，可通过6F系统导入。它主要用于在球囊血管成形术后的直径为4~9mm的膝上股腘动脉，无论是新生病变还是再狭窄病变。通常需要在放置支架之前进行预扩张。由于没有聚合物将紫杉醇结合到支架和支架表面的外部涂层，因此禁止徒手触碰支架，在操作支架时必须小心，不要在支架展开前破坏了紫杉醇涂层。

b. Zilver PTX随机临床研究测试了Zilver PTX在SFA病变中的有效性，将439例患者随机分配至直接DES植入组或PTA组。与PTA组相比，直接DES组表现出更好的12个月无事件生存率（90.4% *vs* 82.6%；*P*=0.004）和一期通畅率（83.1% *vs* 32.8%；*P*=0.001）。值得注意的是，其中有120例PTA失败后并接受了临时DES或BMS的患者被二次随机分组为临时DES组（61例）和临时BMS组（59例）。与BMS组相比，临时DES组表现出较高的一期通畅率（89.9%*vs* 73.0%；　*P*=0.01）和优越的临床获益（90.5% *vs* 72.3%，*P*=0.009）[37]。最近5年的随访证实了早期研究结果的可持续性，直接DES组的5年一期通畅率为64.9%，而PTA组仅为19%[38]。表13.4列出了Zilver PTX支架的功能。

表 13.4　FDA批准的下肢外周动脉疾病药物洗脱支架

支架名称	制造商	材质	药物涂层	导丝（英寸）	导管（F）	支架直径（mm）	支架长度（mm）	输送系统长度（cm）	获FDA批准范围
Zilver PTX	Cook medical	Nitinol	Paclitaxel	0.035	6	6, 7, 8	40, 60, 80, 100, 120	125	SFA

FDA，美国食品和药品管理局；　SFA，股浅动脉

C. **正在研发的药物洗脱自膨式支架**　目前正在测试一种新的DES系统，以用于股腘动脉病变。Eluvia DES（Boston Scientific，Marlborough，MA）是一种镍钛合金自膨式支架。但是，与Zilver PTX不同，该系统设计包括含氟聚合物PVDF-HFP（聚偏二氟乙烯-六氟丙烯）的活性层，该活性层是Promus Element冠状动脉支架（Boston Scientific，Marlborough，MA）上的涂层聚合物，以控制紫杉醇可在较长时间内的缓慢释放。初始数据表明，在12个月的随访中一期通畅率可达96%[39]。目前正在进行长期随访的随机试验。

Ⅷ. 生物可吸收支架（bioresorbable scaffolds，BRS）

A. **一般原则**　由于血管内成形术或支架置入血管内治疗后的一期通畅率不尽人意，目前正在开发生物可吸收支架（BRS）系统，因为它们具有长期保持随访和治疗选择的理论优势，例如随访MRI、通过血管内方法反复血管重建或进行搭桥手术。

1. 最常见的支架系统由聚L-丙交酯（PLLA）组成，通常会在2～3年内被分解成二氧化碳和水[40]。还有一种较少见的BRS系统是金属基（镁和其他矿物），已在膝以下动脉区使用，但效果不太理想，主要与过快的吸收和较低的径向强度有关[41]。更新的PLLA BRS结合了抗增殖剂依维莫司和一种BRS共聚物来控制药物释放入内膜下的速度，与最近停产的ABSORB（Abbott Vascular，Santa Clara，CA）可生物吸收的冠状动脉支架相似。

2. BRS的特点在于其组成和吸收的优势，但这种优势是以牺牲厚度为代价的。通常，BRS的厚度约为传统金属支架的两倍，因此径向强度和柔韧性均较低，从而导致延展性较差。由于大多数BRS是可透射线的，无法通过射线透视设备观察支架，因此大多数BRS支架都会附带不透射线的标记以方便透视下观察。这些因素导致了置入过程往往有严格的要求，需要细致的技术和培训。其他技术方面包括多支架重叠技术，这些支架次于较厚的支架，从而导致有较长的重叠部分，增加了支架血栓形成的可能性。BRS的后扩张也受到一定限制，因为它们无法提供与金属支架相当的径向强度，并且如果后扩张超过其预先指定的标准压力，则更容易断裂。这些因素严重影响了BRS技术的成效[42]。

B. **下肢临床试验**

1. 在七项关于下肢使用非药物洗脱BRS的小型试验的系统评价研究中表明，该方法在靶血管通畅率方面取得了成功，但是，6～12个月后股动脉的平均一期通畅率并不令人满意，为61.6%，而膝下病变为50.3%[43]。目前，两个BRS支架带有CE标志，可用于下肢，即 Igaki-Tamai支架（Medical Planning Co.，Kyoto，Japan）和REMEDY支架（Kyoto Medical Planning Co.，Kyoto，Japan），而这两种支架均被证明与镍钛合金支架相比效果更差[44, 45]。在20例小队列研究中，进行了在BRS植入前使用药物涂层球囊展开以改善性能的尝试，但其一期通畅率较低，目标病变血运重建率较高[44]。

2. 鉴于这些不理想的结果，非药物涂层BRS支架的使用受到了限制，转向使用抗增殖涂层BRS。在35例病变位于股浅动脉（88.6%）和髂外动脉（11.4%）的患者中进行了ESPRIT支架系统（依维莫司洗脱PLLA支架）试验。在1年和2年时，二期再狭窄率分别为12.1%和16.1%[46]。依维莫司洗脱生物可吸收血管支架是唯一经FDA批准的用于冠状动脉疾病的BRS。在另一项包括33例患者的膝下动脉中使用的可行性和有效性的报道中，12个月和24个月的一期畅率分别为96%和24.6%[47]。

C. **小结**　尽管BRS对血管内治疗的操作者来说有一定的技术难度，但它仍是PAD血管内治疗具有前景的领域。目前，BRS尚未被FDA批准用于周围血管疾病的临床治疗，在不久的将来，依维莫司洗脱BRS支架的有效改进可能会改变这种状况。新一代BRS的厚度将会更薄，径向强度也会更大，这些技术革新可能会改变血管内介入技术的未来。

参考文献

1. Norgren L, Hiatt WR, Dormandy JA, et al. Inter-society consensus for the management of peripheral arterial disease (TASC II). *J Vasc Surg.* 2007;45(suppl S):S5-67.
2. Bosch JL, Hunink MG. Meta-analysis of the results of percutaneous transluminal angioplasty and stent placement for aortoiliac occlusive disease. *Radiology.* 1997;204:87-96.
3. Sabri SS, Choudhri A, Orgera G, et al. Outcomes of covered kissing stent placement compared with bare metal stent placement in the treatment of atherosclerotic occlusive disease at the aortic bifurcation. *J Vasc Interv Radiol.* 2010;21:995-1003.
4. Piazza M, Squizzato F, Spolverato G, et al. Outcomes of polytetrafluoroethylene-covered stent versus bare-metal stent in the primary treatment of severe iliac artery obstructive lesions. *J Vasc Surg.* 2015;62:1210-1218 e1.
5. Humphries MD, Armstrong E, Laird J, Paz J, Pevec W. Outcomes of covered versus bare-metal balloon-expandable stents for aortoiliac occlusive disease. *J Vasc Surg.* 2014;60:337-343.
6. Mwipatayi BP, Thomas S, Wong J, et al. A comparison of covered vs bare expandable stents for the treatment of aortoiliac occlusive disease. *J Vasc Surg.* 2011;54:1561-1570.
7. Mwipatayi BP, Sharma S, Daneshmand A, et al. Durability of the balloon-expandable covered versus bare-metal stents in the Covered versus Balloon Expandable Stent Trial (COBEST) for the treatment of aortoiliac occlusive disease. *J Vasc Surg.* 2016;64:83-94 e1.
8. Hajibandeh S, Hajibandeh S, Antoniou SA, Torella F, Antoniou GA. Covered vs uncovered stents for aortoiliac and femoropopliteal arterial disease: a systematic review and meta-analysis. *J Endovas Ther.* 2016;23:442-452.
9. Schlager O, Dick P, Sabeti S, et al. Long-segment SFA stenting–the dark sides: in-stent restenosis, clinical deterioration, and stent fractures. *J Endovas Ther.* 2005;12:676-684.
10. Krankenberg H, Schluter M, Steinkamp HJ, et al. Nitinol stent implantation versus percutaneous transluminal angioplasty in superficial femoral artery lesions up to 10 cm in length: the femoral artery stenting trial

(FAST). *Circulation*. 2007;116:285-292.

11. Schillinger M, Sabeti S, Loewe C, et al. Balloon angioplasty versus implantation of nitinol stents in the superficial femoral artery. *N Engl J Med*. 2006;354:1879-1888.

12. Dick P, Wallner H, Sabeti S, et al. Balloon angioplasty versus stenting with nitinol stents in intermediate length superficial femoral artery lesions. *Catheter Cardiovasc Interv*. 2009;74:1090-1095.

13. Laird JR, Katzen BT, Scheinert D, et al. Nitinol stent implantation versus balloon angioplasty for lesions in the superficial femoral artery and proximal popliteal artery: twelve-month results from the RESILIENT randomized trial. *Circ Cardiovasc Interv*. 2010;3:267-276.

14. Davaine JM, Azema L, Guyomarch B, et al. One-year clinical outcome after primary stenting for Trans-Atlantic Inter-Society Consensus (TASC) C and D femoropopliteal lesions (the STELLA "STEnting Long de L'Artere femorale superficielle" cohort). *Eur J Vasc Endovasc Surg*. 2012;44:432-441.

15. Begovac PC, Thomson RC, Fisher JL, Hughson A, Gallhagen A. Improvements in GORE-TEX vascular graft performance by Carmeda BioActive surface heparin immobilization. *Eur J Vasc Endovasc Surg*. 2003;25:432-437.

16. McQuade K, Gable D, Hohman S, Pearl G, Theune B. Randomized comparison of ePTFE/nitinol self-expanding stent graft vs prosthetic femoral-popliteal bypass in the treatment of superficial femoral artery occlusive disease. *J Vasc Surg*. 2009;49:109-115, 116 e1-9; discussion 116.

17. Geraghty PJ, Mewissen MW, Jaff MR, Ansel GM, Investigators V. Three-year results of the VIBRANT trial of VIABAHN endoprosthesis versus bare nitinol stent implantation for complex superficial femoral artery occlusive disease. *J Vasc Surg*. 2013;58:386-395 e4.

18. Saxon RR, Chervu A, Jones PA, et al. Heparin-bonded, expanded polytetrafluoroethylene-lined stent graft in the treatment of femoropopliteal artery disease: 1-year results of the VIPER (Viabahn Endoprosthesis with Heparin Bioactive Surface in the Treatment of Superficial Femoral Artery Obstructive Disease) trial. *J Vasc Interv Radiol*. 2013;24:165-173; quiz 174.

19. Lammer J, Zeller T, Hausegger KA, et al. Heparin-bonded covered stents versus bare-metal stents for complex femoropopliteal artery lesions: the randomized VIASTAR trial (Viabahn endoprosthesis with PROPATEN bioactive surface [VIA] versus bare nitinol stent in the treatment of long lesions in superficial femoral artery occlusive disease). *J Am Coll Cardiol*. 2013;62:1320-1327.

20. Bosiers M, Deloose K, Callaert J, et al. Superiority of stent-grafts for in-stent restenosis in the superficial femoral artery: twelve-month results from a multicenter randomized trial. *J Endovas Ther*. 2015;22:1-10.

21. Zhang L, Bao J, Zhao Z, Lu Q, Zhou J, Jing Z. Effectiveness of viabahn in the treatment of superficial femoral artery occlusive disease: a systematic review and meta-analysis. *J Endovascular Ther*. 2015;22:495-505.

22. Ullery BW, Tran K, Itoga N, Casey K, Dalman RL, Lee JT. Safety and efficacy of antiplatelet/anticoagulation regimens after viabahn stent graft treatment for femoropopliteal occlusive disease. *J Vasc Surg*. 2015;61:1479-1488.

23. Garcia L, Jaff MR, Metzger C, et al. Wire-interwoven nitinol stent outcome in the superficial femoral and proximal popliteal arteries: twelve-month results of the SUPERB Trial. *Circ Cardiovasc Interv*. 2015;8.

24. Werner M, Paetzold A, Banning-Eichenseer U, et al. Treatment of complex atherosclerotic femoropopliteal artery disease with a self-expanding interwoven nitinol stent: midterm results from the Leipzig SUPERA 500 registry. *EuroIntervention*. 2014;10:861-868.

25. Palena LM, Diaz-Sandoval LJ, Sultato E, et al. Feasibility and 1-year outcomes of subintimal revascularization with supera(R) stenting of long femoropopliteal occlusions in critical limb ischemia: the "Supersub" study. *Catheter Cardiovasc Interv*. 2017;89:910-920.

26. Scheinert D, Werner M, Scheinert S, et al. Treatment of complex atherosclerotic popliteal artery disease with a new self-expanding interwoven nitinol stent: 12-month results of the Leipzig SUPERA popliteal artery stent registry. *JACC Cardiovasc Interv*. 2013;6:65-71.

27. Leon LR, Dieter RS, Gadd CL, et al. Preliminary results of the initial United States experience with the Supera woven nitinol stent in the popliteal artery. *J Vasc Surg*. 2013;57:1014-1022.

28. Myint M, Schouten O, Bourke V, Thomas SD, Lennox AF, Varcoe RL. A real-world experience with the supera interwoven nitinol stent in femoropopliteal arteries: midterm patency results and failure analysis. *J Endovascular Ther*. 2016;23:433-441.

29. Montero-Baker M, Ziomek GJ, Leon L, et al. Analysis of endovascular therapy for femoropopliteal disease with the Supera stent. *J Vasc Surg.* 2016;64:1002-1008.

30. George JC, Rosen ES, Nachtigall J, VanHise A, Kovach R. SUPERA interwoven nitinol stent outcomes in above-knee intErventions (SAKE) study. *J Vasc Interv Radiol.* 2014;25:954-961.

31. Cambiaghi T, Spertino A, Bertoglio L, Chiesa R. Fracture of a supera interwoven nitinol stent after treatment of popliteal artery stenosis. *J Endovas Ther.* 2017;24:447-449.

32. Kroger K, Santosa F, Goyen M. Biomechanical incompatibility of popliteal stent placement. *J Endovas Ther.* 2004;11:686-694.

33. Duda SH, Bosiers M, Lammer J, et al. Sirolimus-eluting versus bare nitinol stent for obstructive superficial femoral artery disease: the SIROCCO II trial. *J Vasc Interv Radiol.* 2005;16:331-338.

34. Lammer J, Bosiers M, Zeller T, et al. First clinical trial of nitinol self-expanding everolimus-eluting stent implantation for peripheral arterial occlusive disease. *J Vasc Surg.* 2011;54:394-401.

35. Levin AD, Vukmirovic N, Hwang CW, Edelman ER. Specific binding to intracellular proteins determines arterial transport properties for rapamycin and paclitaxel. *Proc Natl Acad Sci USA.* 2004;101:9463-9467.

36. Dake MD, Van Alstine WG, Zhou Q, Ragheb AO. Polymer-free paclitaxel-coated Zilver PTX stents–evaluation of pharmacokinetics and comparative safety in porcine arteries. *J Vasc Interv Radiol.* 2011;22:603-610.

37. Dake MD, Ansel GM, Jaff MR, et al. Paclitaxel-eluting stents show superiority to balloon angioplasty and bare metal stents in femoropopliteal disease: twelve-month Zilver PTX randomized study results. *Circ Cardiovasc Interv.* 2011;4:495-504.

38. Dake MD, Ansel GM, Jaff MR, et al. Durable clinical effectiveness with paclitaxel-eluting stents in the femoropopliteal artery: 5-year results of the zilver PTX randomized trial. *Circulation.* 2016;133:1472-1483; discussion 1483.

39. Muller-Hulsbeck S, Keirse K, Zeller T, Schroe H, Diaz-Cartelle J. Twelve-month results from the MAJESTIC trial of the eluvia paclitaxel-eluting stent for treatment of obstructive femoropopliteal disease. *J Endovas Ther.* 2016;23:701-707.

40. Patel N, Banning AP. Bioabsorbable scaffolds for the treatment of obstructive coronary artery disease: the next revolution in coronary intervention? *Heart.* 2013;99:1236-1243.

41. Bosiers M, Peeters P, D'Archambeau O, et al. AMS INSIGHT–absorbable metal stent implantation for treatment of below-the-knee critical limb ischemia: 6-month analysis. *Cardiovasc Intervent Radiol.* 2009;32:424-435.

42. Varcoe RL, Thomas SD, Rapoza RJ, Kum S. Lessons learned regarding handling and deployment of the absorb bioresorbable vascular scaffold in infrapopliteal arteries. *J Endovas Ther.* 2017;24:337-341.

43. van Haelst ST, Peeters Weem SM, Moll FL, de Borst GJ. Current status and future perspectives of bioresorbable stents in peripheral arterial disease. *J Vasc Surg.* 2016;64:1151-1159 e1.

44. Werner M, Schmidt A, Scheinert S, et al. Evaluation of the biodegradable Igaki-Tamai scaffold after drug-eluting balloon treatment of de novo superficial femoral artery lesions: the GAIA-DEB study. *J Endovascular Ther.* 2016;23:92-97.

45. Bontinck J, Goverde P, Schroe H, Hendriks J, Maene L, Vermassen F. Treatment of the femoropopliteal artery with the bioresorbable REMEDY stent. *J Vasc Surg.* 2016;64:1311-1319.

46. Lammer J, Bosiers M, Deloose K, et al. Bioresorbable everolimus-eluting vascular scaffold for patients with peripheral artery disease (ESPRIT I): 2-year clinical and imaging results. *JACC Cardiovasc Interv.* 2016;9:1178-1187.

47. Varcoe RL, Schouten O, Thomas SD, Lennox AF. Experience with the absorb everolimus-eluting bioresorbable vascular scaffold in arteries below the knee: 12-month clinical and imaging outcomes. *JACC Cardiovasc Interv.* 2016;9:1721-1728.

第14章

周围动脉疾病斑块旋切术

Bennett Cua, MD, FACC, Mahmoud Abdelghany, MD, and Robert R. Attaran, MD, FACC, FASE, FSCAI, RPVI

本章要点

- 斑块旋切术的原则和目的包括斑块切割及移除，形成光滑通畅的血管腔以及最大程度地减少支架置入的需要。
- 准分子激光消融术原理包括通过光化学、光热和光机械以消融斑块。
- 轨道旋切术、定向旋切术和前切式旋切术是FDA批准的其他几种旋切方法。

I. 简介

A. **经皮介入治疗周围动脉疾病**　周围动脉疾病（PDA）经皮介入治疗的不断迅速发展，为多种下肢动脉血运重建提供了有利的技术及工具。但是，由于比较这些不同的血运重建技术的随机对照试验很少，使我们缺乏指导治疗的循证指南。尽管镍钛合金支架的出现，通过解决手术中的血管夹层和弹性回缩等并发症大大减少了球囊血管成形术后的早期再狭窄，但其长期效果仍受到支架内再狭窄（in-stent restenosis，ISR）的限制。包括支架和球囊、切割球囊和旋切术设备在内的药物涂层技术都是预防和治疗ISR的潜在工具。目前的实践主要基于从小型安全性试验、单中心试验以及一些选择性的随机对照试验中收集的数据和证据。

B. **Zilver PTX DES Zilver**　PTX紫杉醇涂层镍钛合金药物洗脱支架（Cook Medical，Bloomington，IN）与气囊血管成形术和BMS相比，经证实其12个月无事件生存率和通畅率更高，因此在治疗股腘动脉狭窄方面备受关注，但需要注意的是，它比较适于平均长度为6.5cm的病变[1]。最近，新发表了Zilver PTX与球囊血管成形术后5年的随访数据[2]。与球囊血管成形术相比，Zilver PTX DES在无需再次进行介入治疗方面显示出更大、更长久的优势。

C. **治疗**　然而，在临床病例中发生率更高的、病变长度更长的周围动脉疾病的最佳治疗策略仍未明确，而斑块旋切术的作用尚待观察。

Ⅱ. 旋切术的原理

动脉粥样硬化切除术的基本目标是：（1）减小斑块体积以利于其他血管内支架通过和球囊扩张；（2）减轻动脉粥样硬化和钙负荷，最大程度地增加管腔直径；（3）进行血管准备，以免球囊血管成形术后效果不理想；（4）尽量减少支架的放置需求。

有几种不同类型的斑块切除术设备，用于切割、刮除、打磨或汽化病变动脉中的斑块。当前数据不支持在新发病变中单独使用斑块切除术，只作为血运重建的辅助手段。例如，在进行药物涂层球囊（drug-coated balloon，DCB）血管成形术之前，通过定向旋切术（directional atherectomy，DA）进行血管准备以提高治疗的有效和安全性。尽管定向动脉斑块切除术后加紫杉醇涂层球囊能抑制再狭窄并维持血管通畅——抗再狭窄治疗的初步研究（DEFINITIVE AR研究）并未显示DA加DCB与DCB相比，在治疗股腘动脉疾病1年的疗效方面有显著差异；但与仅接受DCB者相比，接受DA加DCB治疗的患者具有更高的技术成功率（89.6% *vs* 64.2%；*P*=0.004）和较低的血流限流夹层发生率（2% *vs* 19%；*P*=0.01）[3]。

Ⅲ. 准分子激光消融术（ELA）

Spectranetics是用于下肢动脉的四种准分子激光斑块旋切术设备的制造商。这四种设备分别为：（1）Turbo-Elite（以前为CliRpath）；（2）Turbo-Booster；（3）Turbo-Tandem；（4）Turbo-Power（图 14.1）。第一个设备用于膝上方和下方的动脉，而后三个设备用于膝上方的病变。

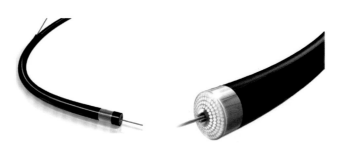

图 14.1　Turbo-Elite激光旋切术导管。由Royal Philips提供。

A. ELA系统技术原理

Spectranetics（Maple Grove，MN）准分子激光旋切术设备从光纤导管尖端以308nm的波长发出氯化氙（XeCl）紫外线，通过光化学、光热和光机械效应，在50μm的有效范围内消融动脉粥样硬化斑块，汽化血栓，同时最大程度地减少对周围组织的损害[4]。通过光化学过程，高能单色激光束直接破坏了动脉粥样硬化斑块或血栓分子的碳-碳键，随后耗散了能量。通过光机械效应释放的能量使激光导管尖端之前的细胞内水分蒸发，从而产生蒸汽气泡，该气泡迅速膨胀和收缩，从而导致组织破裂。激光发射是脉冲式的，而不是像前代设备那样连续式发射，这将光热过程降至最低，因为过度加热会促进动脉瘤的形成、晚期穿孔以及高再狭窄率。每个脉冲为125ns，每秒传送80个脉冲。计算得出，每秒消融的动脉粥样硬化斑块 < 1mm，因此需要缓慢推进激光，以确保推进速率不超过组织去除速率，从而最大程度地增加血管的管腔直径。残留颗粒的直径小于10μm，可将远端栓塞的风险降到最低[5]。仅在盐水冲洗后才能激活激光，以从目标血管中去除碘化对比剂，因为对比剂和血红蛋白会吸收308nm的准分子激光，从而产生空化气泡、蒸气气泡和冲击波，它们可能导致夹层或穿孔[6]。

B. ELA在严重肢体缺血中的应用

1. 2005年发表的严重肢体缺血的激光血管成形术（laser angioplasty in critical limb ischemia，LACI）比利时试验证明，Turbo-Elite（以前为CliRpath）在治疗外科旁路手术效果不佳的严重肢体缺血（Rutherford 4、5或6级）方面有较好的安全性和有效性[6]。入组病例中股腘动脉、膝下动脉和多节段病变的病例数基本相似。84%（51例中的43例）的病例中成功地施行了通过导丝穿过病变然后进行穿越激光治疗的标准血管内方法，其余16%（51例中的8例）的病变需要分步技术以实现再通。分步技术包括以伸缩方式依次推进导丝和激活激光导管，直至通过整个闭塞范围。辅助PTA、支架置入以及PTA与支架置入的结合使用率分别为33%、6%和47%。治疗6个月的保肢率（主要研究终点）为90.5%，免受严重肢体缺血困扰率为86%。

2. 在美国和德国进行的LACI 2期试验对Turbo-Elite入组患者进行了研究，纳入和排除标准与比利时的LACI试验相同，但相对而言，试验导致队列中糖尿病和非治愈性溃疡的发病率更高（Rutherford 5~6级），说明该人群的身体情况较差，在6个月时除外心源性病因后，死亡率仅为10%。保肢率为93%，达到了6个月肢体挽救的主要终点。17%（145例中的26例）的病例使用了分步技术，其额外的风险最小，同时显著提高了穿过完全闭塞的成功率。96%的患者进行了辅助性PTA，45%的患者随后放置了支架[7]。

C. **ELA在跛行患者中的应用**

1. Turbo-Elite激光导管面市时，由于其同轴定向激光限制了其在治疗股-腘病变方面的应用，因为它无法产生比消融导管的标准直径大的激光[8]。定向发射激光可以通过离轴激光更彻底地清除动脉粥样硬化斑块、新增生内膜和血栓，并附加光纤导管到Turbo-Elite中[9]。第一代定向激光导管被称为Turbo-Booster，Turbo-Tandem是第二代定向ELA导管，Turbo-Power是最新一代的ELA导管，该导管去除了偏置导向导管，同时仍通过新设计的偏轴尖端保持其定向功能。

2. CliRpath准分子激光系统扩大管腔开放试验（CliRpath Excimer Laser System to Enlarge Lumen Openings，CELLO）是一项2009年发布的单臂前瞻性试验，研究将Turbo-Booster与Turbo-Elite结合使用，以增加间歇性跛行患者膝上方股浅动脉和腘动脉的管腔直径。入组病例平均病灶长度为5.6cm，61.5%伴中度至重度钙化。联合使用Turbo-Elite和Turbo-Booster既达到了疗效和安全性的主要终点，又使辅助治疗前的目标病变直径狭窄率从基线的77%+15%下降到了34.7%+17.8%，且在6个月时无主要不良事件（major adverse events，MAEs）发生。该项试验的血管内超声（Intravascular Ultrasound，IVUS）数据显示，采用ELA治疗在增加管腔直径、使斑块变薄和扩张血管（由外部弹性膜周长的增加证实）等方面同样有效[8]。

D. **ELA在支架内再狭窄方面的应用（表14.1）**

1. Turbo-Booster、Turbo-Tandem和Turbo-Power是仅有的被FDA批准的用于治疗股-腘动脉支架内再狭窄病变的旋切器械（1级临床证据）。

2. 2014年使用Turbo-Booster和准分子激光进行了支架内再狭窄治疗的激光消融研究（Photoablation Using the Turbo-Booster and Excimer Laser for In-Stent Restenosis Treatment，PATENT），使用Turbo-Elite创建了一个先导通道，随后平均使用5.7次Turbo-Booster来治疗有症状的股腘动脉支架内再狭窄，该手术获得了很高的成功率。但在6个月和12个月时的一期通畅率分别仅为64.1%和37.8%[10]。

表 14.1　ELA 和 IVUS 要点
• ELA工作原理的三个主要机制是光化学、光热和光机械作用。
• Turbo-Tandem和Turbo-Power是仅有的两个经FDA批准的具有1级临床证据的治疗股-腘支架内再狭窄的旋切器械。
• 与SilverHawk定向旋切术相比，ELA远端栓塞率更低，但与血管成形术和支架置入术相当。
• IVUS研究表明，使用ELA可以增加血管腔直径，因为ELA可使斑块减薄，血管壁的周长扩大。

3. 2015年进行的EXCImer激光治疗股腘动脉支架内再狭窄的随机对照研究（EXCImer Laser Randomized Controlled Study for Treatment of FemoropopliTEal In-Stent Restenosis，EXCITE-ISR）是第一项大型前瞻性随机对照试验，入组患者随机分为PTA联合ELA组和单纯PTA组。研究显示，PTA联合PLA组疗效优于单纯PTA组（93.5% *vs* 82.7%；P=0.01），且治疗的并发症（夹层、残余狭窄>30%或需要紧急置入支架）少。PTA联合ELA与单纯PTA进行裸镍钛合金支架内再狭窄的治疗相比，6个月无靶病变血运重建率（target lesion revascularization，TLR）（73.5% *vs* 51.8%，P <0.005）和30天MAEs发生率低（5.58% *vs* 20.5%；P<0.001）[11]。PTA联合ELA组的平均病变长度为19.6cm，仅PTA组的平均病变长度为19.3cm。PTA联合ELA组和仅PTA组患者的严重钙化发生率分别为27.1%和9.1%，有显著性差异。ELA和PTA联合可将TLR降低至52%（HR 0.48；95%CI：0.31~0.74）。

与PATENT研究相似，另一项下肢支架内再狭窄的治疗研究得到了相似结果。研究分为两组，一组单独使用PTA，另一组使用PTA联合ELA治疗。PTA联合ELA组使用Turbo-Elite ELA创建引导通道，然后沿着通道的4个象限通过Turbo-Tandem最大程度地去除斑块。单独使用PTA与TLR发生率增加有关，病灶长度是唯一重要的影响因素。IVUS测量发现，狭窄减少了35%，血管腔面积增加了112%，其中有60%管腔面积增加是因为使用了Turbo-Tandem。

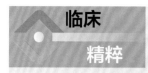

临床精粹

- 先用盐水冲洗以除去靶血管中的碘对比剂和血液，然后才能进行激光旋切术。
- 缓慢推进激光光纤，以确保推进速率不超过组织去除速率，从而最大程度地扩大管腔面积。
- Turbo-Elite是唯一可用于通过分步技术穿过闭塞的ELA设备。
- 使用Turbo-Elite在难以穿越的病变中形成引导通道后，继续进行Turbo-Power或Turbo-Tandem以获得最大管腔直径。

Ⅳ. 斑块旋切术（RA）（表14.2）

A. **RA设备**：Jetstream XC Jetstream，The Boston Scientific，Marlborough，MA（图14.2）是一种旋转式前端切割的斑块切除器械，可差速切割目标斑块，同时避免对正常内皮的损害，还可以连续主动抽吸以减少潜在的栓塞，以更好地治疗混合形态的病变，例如钙化、软斑块、纤维斑块和血栓。用于膝盖上方血管病变的Jetstream XC导管具有可展开刀头的技术，可使相同的斑块切除器械达到2倍的大小，而用于膝盖以下病变的Jetstream SC仅具有一个刀头大小。可扩展刀头模式分为刀头向下（BD；最小尖端）和刀头向上（BU；最大尖端）。

B. **斑块旋切术在腹股沟下PAD中的应用**

1. 2009年发布的Multicenter Pathway PVD试验[12]研究了JetstreamPathway PV系统的安全性和有效性。该研究入组172名Rutherford 1～5级下肢缺血患者。与SilverHawk斑块切除术组相比，该试验组糖尿病患者的比例更高，病变血管直径更小。病变纳入标准包括动脉粥样硬化狭窄> 70%，股腘动脉段病变长度不超过10cm，或者腘下动脉段病变长度不超过3cm。92%的病变位于SFA或腘动脉，仅有8%的病变位于胫动脉。经治疗的平均病灶长度仅为2.7cm，51%的患者钙化程度为中度至高度，而31%的患者血管完全闭塞。尽管使用了持续的主动抽吸装置，但仍有9.9%的患者（n=17）发生了远端栓塞。Boiangiu等[13]的另一项小型研究入组22例患者，在进行Jetstream斑块切除术的同时使用远端栓塞保护装置，研究显示大的碎片回收率为95.4%（22例中的21

例）。碎片成分分析显示为胶原蛋白、纤维蛋白、巨噬细胞、钙化和富含胆固醇的物质，大小为1～10mm，能够阻塞直径1～3mm的胫骨血管。与SilverHawk斑块切除术队列组相比，Jetstream斑块切除术与远端栓塞发生率更高显著相关，分别为72.7%和46.7%。

表 14.2　RA要点

- Jetstream可同时进行斑块切除术和连续抽吸。
- 尽管具有连续抽吸的特征，但远端栓塞仍然值得关注，必须考虑同时使用栓塞保护装置。
- Jetstream已被证明对短期钙化的股-腘动脉病变安全有效。
- 血管腔直径的增加主要是由于去除了动脉粥样硬化和钙化。
- 膝下斑块旋切术的疗效尚不清楚。

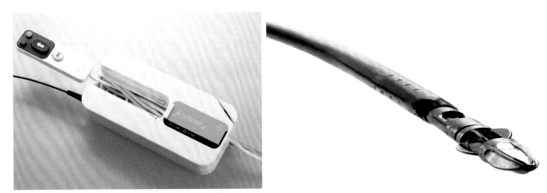

图 14.2　波士顿科学医学博览会。旋切术切割导管/动脉Jetstream。图片由Boston Scientific提供。©2019波士顿科学公司或其附属公司。版权所有。

2. Multicenter Pathway PVD试验在1和6个月时达到主要研究终点MAE的发生率分别为1%和20%[12]，与SilverHawk斑块切除术的非对照研究相当。该实验组的MAE主要受到再狭窄率影响，1年时再狭窄率为38.2%，这也与SilverHawk斑块旋切术的1年时再狭窄率35.4%和37.8%相似。虽然入组患者中有15%的Rutherford 4～5级肢体缺血者，但其1年的保肢率仍为100%。有33%的患者仅进行了斑块切除术标准治疗，59%的患者随后使用了辅助球囊血管成形术，7%的患者使用了支架置入术。基于以下有限的数据，表明Jetstream在股腘动脉短期钙化病变的患者中似乎是有效和安全的[12]。在另一项研究中，通过IVUS证实，Jetstream治疗增加了中度至重度钙化的股腘动脉的管腔直径，平均增加的管腔面积为6.6～10.0mm^2（$P=0.001$）。与ELA相比，消融钙化斑块是实现内腔面积增加的主要机制[14]。

迄今为止，尚无将Jetstream斑块切除术与球囊血管成形术或包括支架置入在内的药物涂层技术进行比较的随机试验。Jetstream斑块旋切术与远端栓塞保护装置结合使用时，在减少栓塞事件方面是安全且高效的[15]。

V.　轨道斑块旋切术（Orbital Atherectomy，OA）（表14.3）

A. OA器械：Diamondback 360

1. CSI（St Paul，MN）Diamondback 360（DB360）（图14.3）是一种环形轨道旋切系统，该器械有一个偏轴安装的金刚石涂层的旋磨头，该旋磨头位于柔性驱动轴上，并在专有的0.014英寸导丝（ViperWire）上旋转，用于治疗下肢钙化病变。

表 14.3　OA 要点

- 当球囊血管成形术中出现夹层、血管闭塞或痉挛等并发症时，环形轨道旋磨术（DB360）可用于钙化病变的修复，以减少对支架置入的需要。
- 坚持严格的治疗间隔，并保持相同的休息时间，使用较小尺寸的旋磨头，并适当地使用血管扩张剂，以防止流速缓慢、血管闭塞或痉挛。
- DB360不可用于支架内再狭窄、旁路移植术以及存在血栓或夹层的情况。
- 旋切术的碎屑约为2μm，可通过毛细血管系统，最终被网状内皮系统吸收。

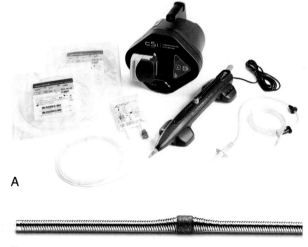

图14.3　CSI心血管系统公司，Diamondback 360，环形轨道旋切系统。A，导管的组件；B，环形轨道旋切术导管尖端的放大图像。©2019心血管系统公司。
CSI®，Diamondback360®，GlideAssist®，ViperWireAdvance®和ViperSlide®是Cardiovascular Systems，Inc.的注册商标，并经许可使用。

2. DB360利用离心力和差异切割来切除钙化和纤维化斑块，同时可保护血管中膜[16, 17]。随着旋磨头旋转速度的增加，离心力被放大，从而形成更大的轨道直径。弹性较好的血管组织在高速旋转的旋磨头通过时会自动弹开，使血管损伤降至最低，而纤维钙化和钙化斑块病变则被旋磨头磨去。对经DB360治疗后猪动脉的横断面组织学分析显示，其对血管内弹性层、中膜和外弹性层的损伤极小，认为可降低动脉再狭窄率[16]。旋磨头独特的轨道运动也可使其顺畅供血液和盐水流过病变，保持对远端肢体的持续灌注并保持恒定的散热。该装置配有各种头冠大小和形状（经典形、立方体形和微立方体形），可用于治疗不同口径和形态的病变血管。

3. 因为从旋切术切除部位下游产生的碎片的平均直径比平均毛细血管的直径小得多（2~3μm *vs* 9.5μm），所以绝大多数颗粒被冲洗掉后，能通过毛细血管床并最终通过网状内皮系统被人体吸收。严格执行20~30秒的治疗时间，再间隔同样的20~30秒休息时间，持续交替；使用较小的旋磨头以及配合使用血管扩张剂可防止常见并发症发生，例如血液流动减缓、血管闭塞和痉挛[18]。尽管如此，我们在腘动脉上方的靶血管使用环形轨道旋磨术时，仍会使用远端栓塞保护装置。

B. **轨道旋切术在腘、胫、腓动脉病变导致的跛行/慢性肢体缺血（Claudication/Chronic Limb–threatening Ischemia，CLI）中的应用** CALCIUM 360是一项多中心研究，包括50例Rutherford 4~6级肢体缺血的患者，分为球囊血管成形术（BA）联合OA组和单独BA组，按1:1随机分配。治疗的血管包括腘动脉、腓动脉、胫动脉，纳入标准为血管造影狭窄> 50%，透视可见钙化段>需治疗段的25%，主要目标血管参考直径> 1.5mm。DB360组的平均病变长度大于BA组（9.1cm *vs* 6.9cm）。主要终点是正常管腔的恢复情况，定义为残余狭窄<30%，无需支架置入或出现夹层。尽管OA组的出现夹层、支架置入术补救和残余狭窄的人数较少，但没有统计学意义[19]。

C. **轨道旋切术在膝上PAD中的应用** COMPLIANCE 360试验比较了仅使用BA和BA联合OA组治疗股腘动脉钙化的疗效。在BA之前进行OA的假设是，钙化负荷的减少可能会使非顺应性血管转化为顺应性血管，从而可减少夹层的发生和辅助支架置入。与仅BA组相比，OA + BA组有更多的管腔腔径获得。在6个月时，OA+BA组77.1%的患者达到了免于TLR（包括辅助支架植入术）或再狭窄的主要终点，而BA组的患者仅为11.5%（*P* <0.001），但如果将补救性支架植入排除在TLR事件之外时，在12个月时两组无显著差异（81% *vs* 78.3%，*P*> 0.99）[20]。尽管在12个月时发生TLR率是相同的，但OA+BA组中放置的辅助支架数量明显减少。

VI. 定向斑块旋切术（Directional Atherectomy，DA）（表14.4）

A. DA器械和试验

1. Medtronic（Fridley，MN）的SilverHawk和TurboHawk（图14.4）是一种前向切割装置，利用高速切割刀头将闭塞性动脉粥样硬化斑块切割为碎屑，然后收集到导管锥形头端中。在此期间，刀头多次反复通过病变，在所有象限中依次重新定向，以获得血管壁全周覆盖并最大程度地减少斑块。两种DA装置均有多种尺寸，因此可以用于股腘动脉和胫腓动脉病变。

表 14.4　DA 要点

- 慢速通过和充分的间隔时间可以降低栓塞率。
- DA的12个月一期通畅率与其他血运重建技术（BMS，DES，DCB）无明显差别，但具有后期免于支架置入的独特优势。
- 与通过DA行血运重建的非糖尿病患者相比，伴有糖尿病的患者的一期通畅率并不低。
- DA对于中度和重度钙化的股腘动脉病变是安全和有效的，但应尽可能与远端栓塞保护装置一起使用。

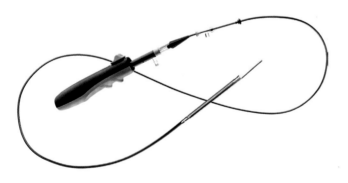

图 14.4　Medtronic. HawkOne定向旋切术系统。周围血管动脉粥样硬化切除术。Medtronic. Used with permission by Medtronic ©2019。

2. DEFINITIVE LE是一项前瞻性多中心非随机研究，旨在评估Medtronic SilverHawk和TurboHawk DA导管的安全性和有效性。800名CLI患者入组，患者股腘段和/或胫腓血管中至少有50%的狭窄或闭塞[21]。纳入标准为受试者下肢靶血管内有多处病变，每个节段病灶长度<20cm，但靶血管中无严重钙化。每例患者靶血管中最长病变的平均长度为8.3 + 5.5cm。

设定的终点为在12个月时CLI患者的一期通畅率和免于重大计划外截肢。在12个月时，总体的·期通畅率为78%（95%CI：74%～80.6%），与下肢血运重建的BMS、DES和DCB的结果相似甚至更好。CLI组的12个月保肢率为95%，高于ACHILLES中DES的75%[21, 22]。尽管先前的小型单中心研究表明伴有糖尿病的患者通畅率较低，但本研究表明，与无伴糖尿病患者相比，接受DA治疗的伴糖尿病患者的12个月一期通畅率并不低。DA的围手术期并发症包括栓塞（3.8%）、穿孔（5.3%）、急性闭塞（2.0%）和补救性支架植入（3.2%）。DA客观上增加了血管直径，并具有额外的优势，即与其他血运重建技术相比，能够避免植入血管内支架，同时保持相似甚至更好的疗效。

B. **DA在中度至重度钙化血管中的应用**

1. 大多数斑块切除术研究（包括DEFINITIVE LE）均排除了严重动脉钙化的患者，部分原因是为了避免出现夹层、血管穿孔和动脉粥样硬化栓塞等并发症。严重钙化病变的球囊血管成形术已被证明与早期弹性回缩、急性和长期预后不良有关。支架置入严重钙化的靶血管会导致支架扩张欠佳，最终危及支架的通畅性[23]。

2. DEFINITIVE CA++ 试验表明，与SpiderFX远端栓塞保护装置配合使用的定向斑块切除术对于中度至重度钙化的股腘动脉病变和Rutherford 2～4级缺血的患者是安全有效的[15]。治疗病变的平均长度较短（3.9 + 2.6cm），17.9%的病变被阻塞，有81%为严重钙化。30天无MAE的比率为93.1%，在92%的病变中实现了<50%的残留直径狭窄。理想的SpiderFX远端保护装置是放置在腘动脉中接近胫动脉处。88.4%的过滤器中回收了碎片，栓塞率为2.3%，与支架和PTA数据相当[24]。

VII. **Phoenix斑块旋切术器械（表14.5）**

A. 飞利浦的（vVolcano Corporation，San Diego，California）Phoenix旋切术系统（图14.5）是一种线控式利用导管的金属旋磨头进行前切割的装置，可用于治疗外周动脉疾病。该器械具有多种尺寸，包括1.8mm 5F，2.2mm 6F和2.4mm 7F鞘。1.8mm和2.2mm导管均可用于膝以下和上方的介入治疗，而2.4mm导管仅用于股腘动脉的介入治疗。2.4mm导管有两种规格，即追踪导管（长度130cm）和偏转导管（长度127cm）。后者是唯一具有定向切割能力的Phoenix斑块切除术器械，该器械可用于比器械直径大的动脉[25]。

表 14.5　Phoenix旋切术器械要点
• Phoenix旋切术设备是一种前切式旋切设备，有三种尺寸。
• 1.8mm和2.2mm的尺寸可用于膝上方和膝以下动脉疾病的介入治疗，而2.4mm仅用于股腘动脉的介入治疗。
• 在膝以下动脉使用2.4mm导管会增加夹层和穿孔的风险。
• 在一项前瞻性、单臂非随机试验中，Phoenix旋切术设备显示出可观的安全性和有效性。

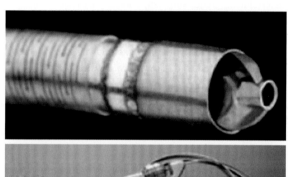

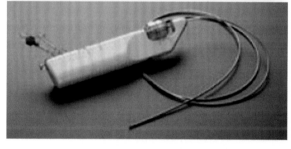

图 14.5　**Phoenix旋切术系统由Royal Philips提供。**

B. 在美国和德国进行的前瞻性、多中心、非随机、单臂腔内斑块旋切术安全性和有效性研究（Endovascular Atherectomy Safety and Effectiveness Study，EASE）试验中对Phoenix斑块切除术系统进行了研究[25]。该试验旨在研究Phoenix装置治疗膝下周围动脉疾病的安全性和有效性。入组了128例休息和活动时踝-肱指数异常的患者，Rutherford 2~5级，狭窄度≥70%，总病灶长度≤10cm。主要疗效终点为技术成功，标准为斑块切除术后狭窄≤50%，次要疗效终点包括手术成功率（定义为残余狭窄≤30%的目标病变的比例）和临床成功率（定义为在30天和6个月时Rutherford分级改善≥1）。主要安全终点是在30天时不存在MAE。该研究显示手术成功率为95.1%（117/123）。斑块切除术后的残余狭窄率为≤30%，占99.2%（122/123）。在30天和6个月时，有74.5%的患者达到了80%的临床成功率。在30天时，MAE发生率为5.7%（6/105），而在6个月时MAE

的发生率为1%，夹层和有症状的远端栓塞率为2%，穿孔率为2%。每个方案组中均有4.7%的患者手术中使用了远端保护装置，但这些栓塞保护装置均未用于治疗目标病变。6个月无目标血管血运重建率和目标病变血运重建率分别为88.0%和86.1%。在亚组分析中，与CLI患者相比，没有CLI的患者取得了显著的临床疗效。

参考文献

1. Dake MD, Ansel GM, Jaff MR, et al. Paclitaxel-eluting stents show superiority to balloon angioplasty and bare metal stents in femoropopliteal disease: twelve-month Zilver PTX randomized study results. *Circ Cardiovasc Interv.* 2011;4(5):495-504.

2. Dake MD, Ansel GM, Jaff MR, et al. Durable clinical effectiveness with paclitaxel-eluting stents in the femoropopliteal artery: 5-year results of the Zilver PTX randomized trial. *Circulation.* 2016;133(15):1472-1483.

3. Zeller T, Langhoff R, Rocha-Singh KJ, et al. Directional atherectomy followed by a paclitaxel-coated balloon to inhibit restenosis and maintain vessel patency: twelve-month results of the DEFINITIVE AR study. *Circ Cardiovasc Interv.* 2017;10(9). pii:e004848.

4. Das TS. Excimer laser-assisted angioplasty for infrainguinal artery disease. *J Endovasc Ther.* 2009;16(2 suppl 2):II98-II104.

5. Hamburger J. *New Aspects of Excimer Laser Coronary Angioplasty: Physical Aspects and Clinical Results.* Rotterdam: Jaap N. Hamburger; 1999.

6. Bosiers M, Peeters P, Elst FV, et al. Excimer laser assisted angioplasty for critical limb ischemia: results of the LACI Belgium study. *Eur J Vasc Endovasc Surg.* 2005;29(6):613-619.

7. Laird JR, Zeller T, Gray BH, et al. Limb salvage following laser-assisted angioplasty for critical limb ischemia: results of the LACI multicenter trial. *J Endovasc Ther.* 2006;13(1):1-11.

8. Dave RM, Patlola R, Kollmeyer K, et al. Excimer laser recanalization of femoropopliteal lesions and 1-year patency: results of the CELLO registry. *J Endovasc Ther.* 2009;16(6):665-675. doi:10.1583/09-2781.1.

9. Rastan A, Sixt S, Schwarzwälder U, et al. Initial experience with directed laser atherectomy using the CLiRpath photoablation atherectomy system and bias sheath in superficial femoral artery lesions. *J Endovasc Ther.* 2007;14(3):365-373.

10. Schmidt A, Zeller T, Sievert H, et al. Photoablation using the turbo-booster and excimer laser for in-stent restenosis treatment: twelve-month results from the PATENT study. *J Endovasc Ther.* 2014;21(1):52-60.

11. Dippel EJ, Makam P, Kovach R, et al. Randomized controlled study of excimer laser atherectomy for treatment of femoropopliteal in-stent restenosis: initial results from the EXCITE ISR trial (EXCImer Laser Randomized Controlled Study for Treatment of FemoropopliTEal In-Stent Restenosis). *JACC Cardiovasc Interv.* 2015;8(1 Pt A):92-101.

12. Zeller T, Krankenberg H, Steinkamp H, et al. One-year outcome of percutaneous rotational atherectomy with aspiration in infrainguinal peripheral arterial occlusive disease: the multicenter pathway PVD trial. *J Endovasc Ther.* 2009;16(6):653-662.

13. CBoiangiu, MFissha, KKaid, et al. Analysis of Retrieved Particulate Debris After Superficial Femoral Artery (SFA) Atherectomy Using the Pathway Jetstream G3 Device. Paper presented at: SCAI 2011 Scientific Sessions; Baltimore, Maryland.

14. Maehara A, Mintz GS, Shimshak TM, et al. Intravascular ultrasound evaluation of JETSTREAM atherectomy removal of superficial calcium in peripheral arteries. *EuroIntervention.* 2015;11(1):96-103.

15. Roberts D, Niazi K, Miller W, et al. Effective endovascular treatment of calcified femoropopliteal disease with directional atherectomy and distal embolic protection: final results of the DEFINITIVE Ca++ trial. *Catheter Cardiovasc Interv.* 2014;84(2):236-244.

16. Adams GL, Khanna PK, Staniloae CS, et al. Optimal techniques with the Diamondback 360 System achieve effective results for the treatment of peripheral arterial disease. *J Cardiovasc Transl Res.* 2011;4(2):220-229.

17. Sotomi Y, Shlofmitz RA, Colombo A, Serruys PW, Onuma Y. Patient selection and procedural considerations for coronary orbital atherectomy system. *Interv Cardiol.* 2016;11(1):33-38.

18. Das T, Mustapha J, Indes J, Vorhies R. Technique optimization of orbital atherectomy in calcified peripheral lesions of the lower extremities: the CONFIRM series, a prospective multicenter registry. *Catheter Cardiovasc Interv.* 2014;83(1):115-122.

19. Shammas NW, Lam R, Mustapha J, et al. Comparison of orbital atherectomy plus balloon angioplasty vs. balloon angioplasty alone in patients with critical limb ischemia: results of the CALCIUM 360 randomized pilot trial. *Endovasc Ther.* 2012;19(4):480-488.

20. Dattilo R, Himmelstein SI, Cuff RF. The COMPLIANCE 360° Trial: a randomized, prospective, multicenter, pilot study comparing acute and long-term results of orbital atherectomy to balloon angioplasty for calcified femoropopliteal disease. *J Invasive Cardiol.* 2014;26(8):355-360.

21. McKinsey JF, Zeller T, Rocha-Singh KJ, et al. Lower extremity revascularization using directional atherectomy: 12-month prospective results of the DEFINITIVE LE study. *JACC Cardiovasc Interv.* 2014;7(8):923-933.

22. Scheinert D, Katsanos K, Zeller T, et al. A prospective randomized multicenter comparison of balloon angioplasty and infrapopliteal stenting with the sirolimus-eluting stent in patients with ischemic peripheral arterial disease: 1-year results from the ACHILLES trial. *J Am Coll Cardiol.* 2012;60:2290-2295.

23. Rocha-Singh KJ, Zeller T. Jaff MR. Peripheral arterial calcification: prevalence, mechanism, detection, and clinical implications. *Catheter Cardiovasc Interv.* 2014;83(6):E212-E220.

24. Schillinger M, Sabeti S, Loewe C, et al. Balloon angioplasty versus implantation of nitinol stents in the superficial femoral artery. *N Engl J Med.* 2006;354:1879-1888.

25. Davis T, Ramaiah V, Niazi K, et al. Safety and effectiveness of the Phoenix Atherectomy System in lower extremity arteries: early and midterm outcomes from the prospective multicenter EASE study. *Vascular.* 2017;25(6):563-575.

再入装置当前的使用情况和实用性

Samit M. Shah, MD, PhD and Carlos Meña, MD, FACC, FSCAI

第 15 章

本章要点

- 股浅动脉慢性完全闭塞是外周动脉疾病的常见表现，而内膜下导丝穿越是腔内介入治疗的一种重要方法。然而，无法进入真腔是限制手术成功的主要原因。
- 多项试验证明，真腔再入装置可以促进真腔的再入并能增加初始手术成功率，但这些装置会增加患者的经济负担和血管损伤风险。

I. 慢性完全闭塞

1. 接近50%外周动脉疾病的患者存在慢性完全闭塞（CTO），CTO最常发生于股浅动脉（SFA）[1]。

2. CTO病变的血运重建在技术上具有挑战性，而且CTO的存在与手术成功率的降低相关[2]。具体来说，CTO是指闭塞性病变存在时间≥3个月，或完全阻碍远端血管对比剂进入的稳定病变[3, 4]。这些病变多由近端及远端的纤维钙化帽、伴有凝血酶和纤维蛋白的腔内混合斑块和邻近血管壁的局部炎症所组成[5]。

3. CTO血管内介入治疗的目的是穿过近端帽和闭塞的内腔，再入远端血管以重建顺行血流[6]。但是，近端帽可能钙化严重，而影响SFA的病变可能超过20cm[7]。在很多情况下，可能无法穿过真腔，这时候可以使用内膜下法。1987年，Amman Bolia 首次描述了这一情况，当时采用的是医源性腘动脉剥离术，绕过了10cm长的闭塞区域，并对病变远端的真腔进行了再通[8]。

4. 内膜下入路的关键是亲水导丝进入到内膜下腔，然后将导丝穿过病变部位，并经过闭塞段后重新进入真腔。血管成形术是在血管内膜下腔进行，是指在血管的内膜和外膜层之间形成一个新腔。内膜下入路能否成功取决于操作者能否重新进入闭塞病变远端的真腔。多达15%以上的病例未能重新进入真腔，这是限制手术成功的主要原因[9–11]。

5. 本章的重点在于真腔的再入和以此为目的而开发的特殊装置。

Ⅱ. Pioneer Plus导管

A. **第一个再入装置**　第一个用于临床实践的再入装置是CrossPoint。

B. 2003年，TransVascular Systems（Palo Alto，CA）被Medtronic Inc.（Minneapolis，MN）收购，并将该再入设备更名为Pioneer导管。

C. 2013年，这个设备被Philips-Volcano Corporation（Minneapolis，MN）购买，并重新发行为Pioneer Plus导管（图15.1A）。

　1. 该双腔导管使用血管内超声（IVUS）来定位血管的真腔，为了方便将无涂层的0.014英寸导丝放置在真腔中，使用了长达7mm的可伸缩24G中空镍钛诺针穿过了内膜下组织[12, 13]。值得注意的是，由于镍钛诺针无法缩回到装置中，Medtronic Inc.在2011年召回了该装置[14]。

　2. Pioneer Plus导管的外径为6F，并通过单轨0.014英寸导丝推进到内膜下腔（图15.1B）。导管尖端的20 MHz IVUS传感器在"12点"位被用于定位血管的真腔（图15.2），然后将镍钛诺针展开到固定的距离（3~7mm）。0.014英寸的导丝能被立刻推进到血管的真腔中，然后回缩针头，移除Pioneer Plus导管，进行随后的内膜下腔血管成形术。这个方法已成功应用于髂[15]及股腘动脉[16]病变，有报道称成功率＞95%[17, 18]。由于Pioneer Plus导管的长度为120cm，限制了该设备在膝下血管疾病中的应用。

Ⅲ. Outback再入导管

LuMend（Redwood City，CA）Outback 再入导管是2001年获得美国食品和药品管理局批准的第一款再入装置。2005年，Cordis Corporation（Warren，NJ）收购了LuMend并研发了第二代Outback LTD再入导管。当前市售的产品是Outback Elite再入导管。该导管为6F，使用可伸缩的22G镍钛诺针，通过导管上的不透射线标记物来标记开窗。在透视引导下，使用正交视图对齐真腔，并展开镍钛合金管[19]，从而将0.014英寸的导丝推入真腔（图15.3）。Outback装置已成功应用于股腘和髂外动脉疾病[20]。据报道，Outback导管的手术成功率从65%至95%不等[20-22]，失败的主要原因是不能再通真腔和不能穿过髂分叉[22]。由于导管长度为80cm或120cm，限制了膝以下血管的使用。

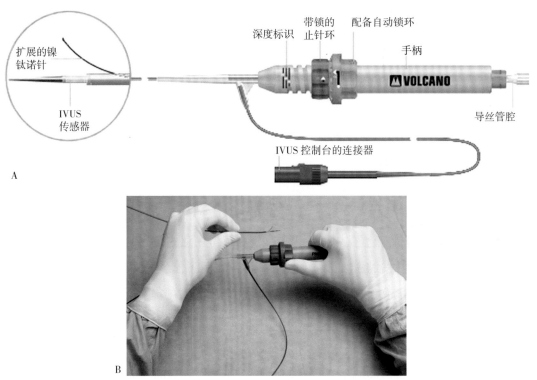

图 15.1 A：Philips–Volcano Pioneer Plus 再入导管由远端20 MHz IVUS（血管内超声）传感器、用于内膜平面穿刺的镍钛诺针和控制手柄组成。B：左手持Pioneer Plus导管一端，镍钛诺针已展开，右手握住手柄并控制自动锁环。由Royal Philips提供。

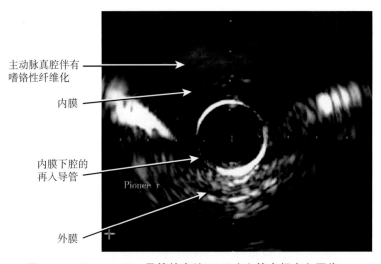

图 15.2 Pioneer Plus导管的真腔IVUS（血管内超声）图像。

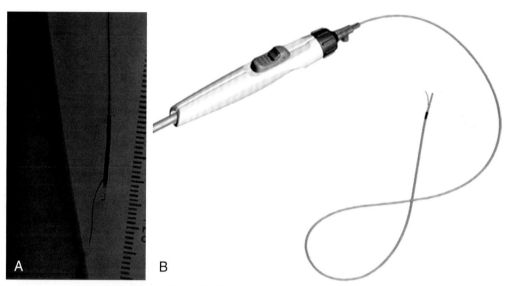

图15.3　A：Cordis Outback LTD再入导管的透视图像，0.014英寸导丝进入股浅动脉（SFA）真腔，可见不透明的"L"标记物。B：Cordis Outback再入导管，带有延长针头。（A图引自：Schneider PA，Caps MT，Nelken N.Re-entry into the true lumen from the subintimal space. J Vasc Surg. 2013;58(2):529-534. B图引自：Courtesy of Cordis, a Cardinal Health Company.）

IV.　Boston Scientific Offroad再入导管系统

Boston Scientific（Marlborough，MA）的Offroad再入导管系统使用了一种定位球囊导管，该球囊导管带有一个5.4mm的半顺应性圆锥球囊，球囊的出口指向血管的真腔。从理论上讲，中膜和外膜对球囊膨胀具有更大的阻力，从而使导管朝向真腔中较软的内膜。然后，通过球囊导管插入一根20mm的Lancet-tip微导管，并推进无涂层的0.014英寸导丝，穿过内膜进入真腔（图15.4）。球囊导管为5F，但需要6F导管鞘。在多中心Re-ROUTE试验中对该装置进行了研究，该试验在欧洲中心招募了92例CTO病灶在1～30cm（平均长度17.5mm）的患者，技术成功率为85%，血栓栓塞导致的主要不良事件发生率为3.3%[23]。该装置自2013年开始使用，导管轴长为70cm或100cm。

V.　Mantaray球囊导管

BridgePoint Medical（Minneapolis，MN）开发了Mantaray球囊导管，并于2011年获得FDA批准。由于与Covidien公司达成了独家授权协议，该装置现在被称为Enteer 再入系统。该平台类似于Stingray冠状动脉CTO装置。一个扁平无顺应性的球囊被推进内膜下腔并被扩张，使一个端口朝向内膜和真腔。刚性

0.014英寸的导丝可以通过推进端口进入真腔（图15.5）。与前面讨论的使用锋利的针头或刺血针的三个系统不同，Enteer再入系统依靠的是坚硬导丝来穿透内膜。在两项研究中，报告的技术成功率从82%提高到86%，其中包括了在慢性完全闭塞的顺向双导丝开通技术（PFAST-CTO）试验[24]。这个装置可用5F鞘，适用于135cm和150cm的导管轴，所以它对治疗踝下疾病非常有用。

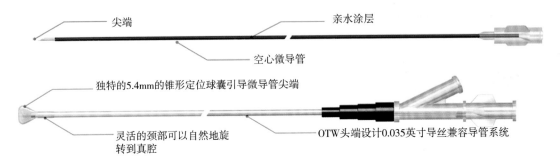

尖端　　　　　　　　　　亲水涂层

空心微导管

独特的5.4mm的锥形定位球囊引导微导管尖端

灵活的颈部可以自然地旋转到真腔　　　　　OTW头端设计0.035英寸导丝兼容导管系统

图 15.4　Boston Scientific Offroad系统配备5F整体交换球囊导管和内螺纹尖端微导管。图片由Boston Scientific提供。©2019Boston Scientific或其附属公司。版权所有。

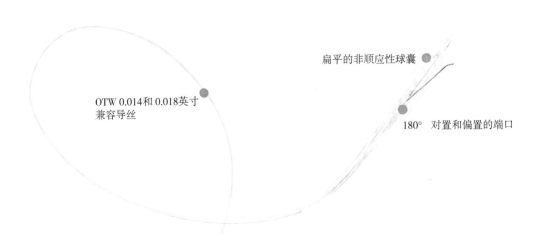

OTW 0.014和0.018英寸兼容导丝

扁平的非顺应性球囊

180°　对置和偏置的端口

图 15.5　Covidien Enteer再入系统带有5F轴、扁平的非顺应性球囊以及用于导丝进入内膜的偏置端口。经Medtronic许可使用，©2019。

Ⅵ. 小结

真腔的再入是CTO血管内介入的关键，这些再入装置已被证明可以提高手术成功率并减少手术时间。装置的成本高，从1500多美元到3000美元不等[17]，使用再入装置的患者目前无法报销。但是，增加的费用可能会被更高的整体手术成功率所抵消。再入装置使用的风险包括血管损伤，针头、刀尖或导丝损伤所致的穿孔。在对每个装置的结果分析中显示，主要不良事件的发生率通常小于5％，并且很少与装置使用相关[17, 18, 20-22, 24]。使用特定的再入装置需要操作者熟悉装置的特征（鞘的尺寸、导管轴的长度、导丝的要求）、IVUS或透视标记，以及能识别设备的故障或掌握排除故障的技巧。没有进行将该设备与另一种设备比较的随机试验，因此操作者必须选择最适合特定情况的装置。综上所述，专用真腔再入器械是外周介入和内膜下血管成形术领域的一项重大技术进步，这些装置已成为复杂CTO介入的重要工具。

参考文献

1. Mahmud E, Cavendish JJ, Salami A. Current treatment of peripheral arterial disease: role of percutaneous interventional therapies. *J Am Coll Cardiol*. 2007;50(6):473-490.

2. Sethi S, Mohammad A, Ahmed SH, et al. Recanalization of popliteal and infrapopliteal chronic total occlusions using Viance and CrossBoss crossing catheters: a multicenter experience from the XLPAD Registry. *J Invasive Cardiol*. 2015;27(1):2-7.

3. Banerjee S, Pershwitz G, Sarode K, et al. Stent and non-stent based outcomes of infrainguinal peripheral artery interventions from the multicenter XLPAD registry. *J Invasive Cardiol*. 2015;27(1):14-18.

4. Banerjee S, Sarode K, Patel A, et al. Comparative assessment of guidewire and microcatheter vs a crossing device-based strategy to traverse infrainguinal peripheral artery chronic total occlusions. *J Endovasc Ther*. 2015;22(4):525-534.

5. Roy T, Dueck AD, Wright GA. Peripheral endovascular interventions in the era of precision medicine: tying wire, drug, and device selection to plaque morphology. *J Endovasc Ther*. 2016;23(5):751-761.

6. Safian RD. CTO of the SFA: what is the best approach? *Catheter Cardiovasc Interv*. 2013;82(3):493-494.

7. Gallagher KA, Meltzer AJ, Ravin RA, et al. Endovascular management as first therapy for chronic total occlusion of the lower extremity arteries: comparison of balloon angioplasty, stenting, and directional atherectomy. *J Endovasc Ther*. 2011;18(5):624-637.

8. Bolia A, Miles KA, Brennan J, Bell PR. Percutaneous transluminal angioplasty of occlusions of the femoral and popliteal arteries by subintimal dissection. *Cardiovasc Intervent Radiol*. 1990;13(6):357-363.

9. Banerjee S, Thomas R, Sarode K, et al. Crossing of infrainguinal peripheral arterial chronic total occlusion with a blunt microdissection catheter. *J Invasive Cardiol*. 2014;26(8):363-369.

10. Jacobs DL, Motaganahalli RL, Cox DE, Wittgen CM, Peterson GJ. True lumen re-entry devices facilitate subintimal angioplasty and stenting of total chronic occlusions: Initial report. *J Vasc Surg*. 2006;43(6):1291-1296.

11. London NJ, Srinivasan R, Naylor AR, et al. Subintimal angioplasty of femoropopliteal artery occlusions: the long-term results. *Eur J Vasc Surg*. 1994;8(2):148-155.

12. Krishnamurthy VN, Eliason JL, Henke PK, Rectenwald JE. Intravascular ultrasound-guided true lumen reentry device for recanalization of unilateral chronic total occlusion of iliac arteries: technique and follow-up. *Ann Vasc Surg*. 2010;24(4):487-497.

13. Saket RR, Razavi MK, Padidar A, Kee ST, Sze DY, Dake MD. Novel intravascular ultrasound-guided method to create transintimal arterial communications: initial experience in peripheral occlusive disease and aortic dissection. *J Endovasc Ther*. 2004;11(3):274-280.

14. Food and Drug Administration ODE. *Class 2 Device Recall Pioneer Plus Catheter PPlus 120. Recall Number Z-0864–2011 [Internet]*. 2011. Available from: https://www.accessdata.fda.gov/scripts/cdrh/cfdocs/cfRES/

res.cfm?id=91085

15. Rezq A, Aprile A, Sangiorgi G. Pioneer re-entry device for iliac chronic total occlusion: truly a paradigm shift. *Catheter Cardiovasc Interv.* 2013;82(3):495-499.

16. Al-Ameri H, Shin V, Mayeda GS, et al. Peripheral chronic total occlusions treated with subintimal angioplasty and a true lumen re-entry device. *J Invasive Cardiol.* 2009;21(9):468-472.

17. Smith M, Pappy R, Hennebry TA. Re-entry devices in the treatment of peripheral chronic occlusions. *Tex Heart Inst J.* 2011;38(4):392-397.

18. Saketkhoo RR, Razavi MK, Padidar A, Kee ST, Sze DY, Dake MD. Percutaneous bypass: subintimal recanalization of peripheral occlusive disease with IVUS guided luminal re-entry. *Tech Vasc Interv Radiol.* 2004;7(1):23-27.

19. Schneider PA, Caps MT, Nelken N. Re-entry into the true lumen from the subintimal space. *J Vasc Surg.* 2013;58(2):529-534.

20. Aslam MS, Allaqaband S, Haddadian B, Mori N, Bajwa T, Mewissen M. Subintimal angioplasty with a true reentry device for treatment of chronic total occlusion of the arteries of the lower extremity. *Catheter Cardiovasc Interv.* 2013;82(5):701-706.

21. Gandini R, Fabiano S, Spano S, et al. Randomized control study of the outback LTD reentry catheter versus manual reentry for the treatment of chronic total occlusions in the superficial femoral artery. *Catheter Cardiovasc Interv.* 2013;82(3):485-492.

22. Shin SH, Baril D, Chaer R, Rhee R, Makaroun M, Marone L. Limitations of the outback LTD re-entry device in femoropopliteal chronic total occlusions. *J Vasc Surg.* 2011;53(5):1260-1264.

23. Schmidt A, Keirse K, Blessing E, Langhoff R, Diaz-Cartelle J, European Study G. Offroad re-entry catheter system for subintimal recanalization of chronic total occlusions in femoropopliteal arteries: primary safety and effectiveness results of the re-route trial. *J Cardiovasc Surg (Torino).* 2014;55(4):551-558.

24. Wosik J, Shorrock D, Christopoulos G, et al. Systematic review of the bridgepoint system for crossing coronary and peripheral chronic total occlusions. *J Invasive Cardiol.* 2015;27(6):269-276.

第16章

急性肢体缺血：血栓切除术和溶栓治疗

S. Elissa Altin, MD and Senthilraj Ganeshan, MD

本章要点

- 当肢体的组织存活力受到威胁时，所发生的急性肢体缺血是一种血管紧急情况，建议在3～6小时内进行血运重建。
- 临床症状和体征包括6P：与检查不成比例的疼痛（pain）、脉搏减弱（diminished pulses）、苍白（pallor）、皮温过低（poikilothermia）、感觉异常（paresthesias）和麻痹（paralysis）。
- 据报道，在30天时肢体失活率高达30%～50%。
- 导管引导溶栓、溶血性血栓切除术和抽吸性血栓切除术是血管内血运重建常用的治疗策略。
- 手术栓塞切除术和旁路手术是更具侵入性的治疗方法。

I. 简介

急性肢体缺血（ALI）是一种血管紧急情况，是指当肢体的动脉灌注突然中断，危及肢体的组织存活力和患者的生命时发生的紧急情况。它最常见的病理学结果是血栓性栓塞[1]。许多发展为ALI的患者伴有闭塞性外周动脉疾病，但有时在既往没有存在动脉粥样硬化的情况下，ALI仍有可能由原发栓塞引起。患者可能表现出严重的症状，包括急性血管和神经功能缺失而导致的疼痛丧失[2]。缺血性损伤引起炎症介质的全身释放可能会导致多器官功能障碍，从而危及生命[3]。ALI患者截肢和死亡的风险高，因此医生早期确诊至关重要。尽管由ALI所引起的死亡率有所下降，但估计从诊断开始的30天内仍有15%[4, 5]。根据定义，患者出现肢体灌注减少的时间少于14天，称为急性肢体缺血。Rutherford分类法已分类了一些临床类别，这些类别可用于评估生存威胁的严重性、血运重建的紧迫性以及最佳干预方法[6]。

II. 流行病学

A. 周围血管动脉疾病

1. 尽管外周动脉疾病（PAD）造成的疾病负担很大，但在已给定的患者群体中关于评估ALI流行病学的数据有限。最近，英国一项基于人群的前瞻性

队列研究（约93 000人）描述，每年有10/10万人发生ALI事件，这与之前瑞典大规模登记数据集的发现是一致的[7, 8]。这项研究的观察对象主要是白人（94%），因此很难用研究结果来预测其他种族的结局。30天和5年总生存率分别为75.3%和55.9%。3个月无截肢生存率为59.1%，而1年无截肢生存率仅为7.5%。在ALI患者中，有41.9%的患者有过PAD，69%的患者有一种或多种形式的动脉粥样硬化性心血管病病史。研究人员还发现，与他们在过去10年中收集的前瞻性注册表数据相比，常规医院发作和死亡编码数据中遗漏了大约一半的急性缺血发作（ALI、慢性肢体缺血和急性内脏缺血的组合），还有些情况是，有可能将其他事件错误地标记为缺血发作，表明从编码数据得出的发生率和患病率可能不准确[8]。

2. 根据2007年泛大西洋协作组（TASC）共识，尽管使用了现代血管内介入的方法，但ALI的死亡率仍在15%～20%，30天的截肢率为10%～30%。大多数的研究未报告死亡原因[9]。在TOPAS试验中，导管溶栓治疗后1年的死亡率为13.3%，外科血管重建术后的死亡率为15.7%[10]。

B. **血栓形成**　重要的是，在过去的几十年中，血栓发生率上升，栓塞率下降，而ALI的总发病率没有任何显著变化[7, 11, 12]。部分原因可能是由于治疗栓塞（包括心房颤动和瓣膜心脏病）方法的改进。随着人口老龄化和代谢综合征患病率的增加，周围动脉疾病已成为不断增加的多发病，由于疾病负担的增加以及血管内治疗和心脏病的外科手术治疗并发症，血栓形成率和ALI的总发病率可能会持续上升。

III. 病因学

A. **ALI的发病机制**　血栓形成和栓塞是ALI的两个主要机制。原位血栓形成常发生在有基础PAD或先前做过旁路移植术的患者中[13]。急性下肢动脉血栓形成通常发生在动脉粥样硬化疾病导致的先前狭窄部位，但也可能发生在动脉瘤处。静脉旁路移植物经常会发生吻合口血栓形成，而假体移植物可能会沿导管进入的任何地方形成血栓[13]。

B. **起源**　约有85%的急性栓塞是心源性的。栓塞性ALI的危险因素包括心房颤动、心尖部梗死并发心室血栓形成、人工心脏瓣膜、卵圆孔未闭与可疑的栓塞以及血栓形成。心外栓子的来源包括动脉瘤、动脉粥样硬化斑块碎片和通过心内分流进入动脉系统的静脉血栓栓塞。由于血流异常或流动缓慢，动脉瘤壁经常含有血栓，可引起远端栓塞。特别是主动脉和腘动脉的动脉瘤是栓塞性ALI最常见的来源。血液学和血栓形成性疾病也易诱发动脉血栓形成，包括抗磷脂综合征和肝素诱导的血小板减少[9]。由动脉粥样硬化斑块碎片脱落引起的栓塞是导管治疗过程中和后续导管血栓栓塞的主要来源[9]。栓子最常见于股动脉分叉处、腘动脉分叉处和主动脉分叉处。

Ⅳ. 临床表现

A. 表现

1. ALI的典型表现包括一系列的体征和症状，如经典的"6P"：与检查不成比例的疼痛（pain）、脉搏减弱（diminished pulses）、苍白（pallor）、皮温过低（poikilothermia）、感觉异常（paresthesias）和麻痹（paralysis）。但是，有许多因素可以改变临床表现，包括动脉闭塞的位置和持续时间，侧支循环的程度，先前存在的动脉疾病的程度（有侧支循环）以及组织缺血的代谢后果[13]。

2. 患者通常很容易回忆起疼痛发作的确切时间，特别是那些由栓塞所导致ALI的患者。疼痛通常很剧烈，但随着时间的流逝疼痛可能会缓解，这是因为随着缺血的进展，神经继而受到损害。伴有动脉血栓形成的PAD患者可表现为更缓慢的症状，这是由于侧支循环的形成而减轻了临床缺血的严重程度。闭塞水平以下会出现皮肤苍白，与对侧相比脉搏可能会消失或减弱。由于血供不足，热量向四肢的传递被中断，体温失调，导致肢体变冷（体温过低）。这些最常见的症状多发生在闭塞水平远端的一个关节处。晚期症状包括感觉异常和麻痹，分别继发于神经、肌肉局部缺血和坏死。如果栓塞是发生在远端血管，体表则可能会出现花斑。

B. 体格检查

1. 要诊断ALI并确定其严重程度和判断患者的预后，必须进行彻底的身体检查。初步评估应包括生命体征、患者的外观表现、皮肤温度、仔细的血管检查（包括触诊患处和对侧肢体的股动脉、腘动脉、足背动脉和胫后动脉脉搏），以及感觉和肌肉力量的神经运动学评估。当原来可触及的脉搏消失时，应使用多普勒仪器来确定远端动脉是否有血流。

2. 如果对侧肢体血管检查正常，则ALI可能是由血栓引起的。对于表现出与血栓形成一致的症状但无PAD病史的患者，发现潜在的PAD的体格检查结果

包括四肢脉搏减弱、毛发生长稀少、皮肤萎缩、指甲肥大和缺血性溃疡。

C. **Rutherford急性肢体缺血分级** 应根据临床表现和体检发现，将患者进行ALI的Rutherford分级，以指导患者的即时治疗。Ⅰ级包括那些表现出典型症状的，可显示动脉和静脉的多普勒信号，并在检查时发现肢体有感觉和肌肉有力量的患者。分类为Ⅰ级的患者的四肢组织存活力没有受到直接的威胁。Ⅱ级表明肢体组织存活力已受到威胁。Ⅱa级，威胁很小，如果及时治疗，可以挽救四肢。这些患者有轻微的感觉缺失，通常会累及脚趾，常常无动脉多普勒信号。Ⅱb级，四肢的组织存活力受到直接威胁，立即进行肢体血运重建可以挽救肢体。感觉丧失表现更为广泛，沿着足部近端蔓延，出现轻度或中度肌肉无力，并且通常无动脉多普勒信号。Ⅲ级，肢体出现了不可逆转的损伤，包括主要组织损失或永久性神经损伤。感觉缺失严重，出现麻痹，并且无动脉和静脉多普勒信号[6]。

Ⅴ. 诊断评估

A. **鉴别诊断** ALI的鉴别诊断包括直接动脉损伤、血管痉挛、外源性压迫、全身灌注减少、急性神经系统综合征、深静脉血栓形成、血管炎和慢性肢体缺血。病史和体格检查通常足以得出ALI的主要诊断。一旦排除了其他诊断，就应该评估ALI的非动脉粥样硬化原因。在大多数情况下，除了患者有动脉外伤、夹层和筋膜间隙综合征外，最初的治疗方法通常保持不变。

B. **影像学**

1. 可用于确定闭塞性质和范围的非侵入性诊断成像包括：双功超声、计算机断层（CT）血管造影和磁共振（MR）血管造影。这些影像学方法在Rutherford Ⅱb级ALI患者中的作用有限，因为肢体挽救需要在3~6小时之内进行血运重建[14]。尽管CT或MR血管造影可能会勾勒出血管的解剖结构并有助于制定治疗计划，但不能为了做这些检查而延误了最佳救治时间。

2. 对大多数患者来说，双功超声是有用的术前检查方法，因为它可以快速完成检查，而且对患者几乎没有风险。CT或MR血管造影对于计划进行手术的患者来说，有助于作出准确的诊断并确定动脉闭塞的程度[15, 16]。对于计划进行血管内介入治疗的患者，可以在手术前立即进行数字减影动脉造影，为介入治疗提供所需的信息[17]。

VI. 治疗

ALI的治疗策略是针对血栓清除和任何潜在的血管病变的治疗，这些病变包括动脉粥样硬化疾病、夹层、动脉瘤、血栓形成、内膜增生和其他诱发因素。治疗策略包括抗凝药物治疗、导管引导溶栓和机械取栓的血管内治疗，以及栓塞切除术或旁路手术。采取何种治疗策略取决于患者的特点以及受威胁肢体的分级，可以根据临床病史进行抗凝和溶栓，以及根据对心脏和呼吸风险的仔细医学评估进行手术。在选择治疗前，必须了解患者能否耐受治疗的方法和时间，以及选择的治疗方式是否可溶栓，并对抗凝和溶栓的风险-效益进行评估。

A. **抗凝** 一旦确诊为血栓引起的ALI，就应使用全身性普通肝素（或低分子量肝素）治疗，以达到目标aPTT 1.5～2倍基础值[18]。外科文献的早期数据表明，早期一线大剂量肝素治疗可显著减低死亡率，而不增加截肢率。这不仅可防止由淤滞引起的血栓向远端扩展，而且还可防止由于血液紧邻血栓引起的湍流而向近端的扩展。肝素除了有阻碍血凝块扩展的有益作用外，还有助于在血栓的血管内治疗中，预防导管血栓形成。但肝素在出血并发症方面与联合尿激酶或rt-PA相比无显著差异[6, 19]。

B. **溶栓**

1. 1974年，Dotter等人报道了对17例急性血栓患者进行低剂量链激酶溶栓治疗的初步研究，其中血栓凝块溶解成功率35%，大出血率为24%[20]。在第一例导管定向溶栓报告中，他描述了将侧孔导管置于阻塞处的血栓中，向近端或病变处灌注链激酶，使用的剂量是全身治疗剂量的1/100。溶栓是目前常用的治疗方法，结合数十年的数据表明，在患者没有禁忌证的情况下，溶栓应作为ALI的一线治疗，只要在预期时间内恢复肢体血流就可以挽救肢体。

2. 一旦获得动脉通路，就可以进行下肢血管系统的诊断性血管造影，以确定血栓闭塞的程度，这不仅可以建立血管内入路，还可以在血运重建失败的情况下制定外科手术计划。"导丝穿越试验"已被证明是预测溶栓治疗技术成功的一个重要指标[19]。在穿过血栓时，谨慎操作导丝以避免血管损伤是至关重要的。如果导丝不能完全穿过病变，可能是由于导管位于血栓的近端部分。尽管市场上有许多用于溶栓的导管，但基本上任何

到达病变的多侧孔导管都可用于向血栓输送溶栓药物（Cragg-McNamara；ev3 Endovascular Inc，Plymouth，MN and Unifuse：AngioDynamics，Latham，NY）。

3. 将溶栓剂注入血栓的技术因导管最初放置的位置（血栓近端、血栓内或远端）、在输注过程中导管是否向近端或远端移动、溶解剂量是否恒定、分次或定期释放溶栓药物输送到病变而异。血栓内输注包括了使用输注导管穿过血栓并释放溶解药物到血栓中，这是最常用的并可提高血栓溶解率的方法。腔内导管接触性溶栓是指使用将溶栓导管直接插入血栓中，逐步释放溶栓药物，随着血栓溶解，逐步撤出导管。以上两种方法可根据患者的症状需求和具体情况选择[21]。

4. 将导管插入并固定好之后，患者可在重症监护病房（ICU）进行监测或下床评估出血倾向、血液学异常，溶栓后12~24小时内复查血管造影。如果血栓融解，在此期间还需治疗可能引起血栓的潜在血管病变。

C. 溶栓药物的作用机理和剂量

1. 溶栓药物是通过将纤溶酶原转化为纤溶酶而起作用的丝氨酸蛋白酶。纤溶酶的作用是破坏血纤维蛋白分子之间的交联，从而溶解血凝块。目前常用于下肢的溶栓药物是重组组织纤溶酶原激活剂，包括阿替普酶（Genentech）、瑞替普酶（EKR therapy）和替奈普酶（Genentech）。链激酶虽然是最早开始应用的溶栓药物，但由于其存在抗原性、出血率较高和疗效较低，在美国的临床应用受到了限制。由于制造问题，在美国也不再提供直接的纤溶酶原激活剂尿激酶。

2. 在溶栓过程中，常规的实验室正常值监测没有数据的支持。血清纤维蛋白原水平被认为可以预测出血，但尚未得到证实。在周围血管闭塞的再通时尿激酶原与尿激酶安全性和功效的研究（Purpose）试验中，Ouriel等人发现，81%的血清纤维蛋白原<100mg/dl的患者出现出血并发症（严重或轻微），而纤维蛋白原>100mg/dl的患者出现出血并发症的比例为59%[22]。另一项对36名接受瑞替普酶治疗的患者的研究表明，纤维蛋白原明显减少，且减少率与出血并发症相关。大出血并发症与纤维蛋白原平均降低72%有关，而小出血并发症与纤维蛋白原降低46%有关[23]。

D. 溶栓禁忌证　出血是使用任何纤溶疗法的主要问题。导管引导溶栓的禁忌证取决于使用全身溶栓的经验。现有数据显示，相比之下，导管直接溶栓减少了出血事件的发生率，因此对ALI患者进行血管内介入治疗的个体化风险-效益比评估非常很重要[24]。绝对禁忌证包括持续的出血、颅内出血、筋膜间隙综合征和需要立即手术干预的严重肢体缺血。其他可能作为手术相对禁忌的考虑因素包括：在过去3个月内有眼科手术、神经外科或颅内外伤史；在过去2个月内有卒中或短暂性脑缺血发作的病史；在过去10天内有重大手术、重大创伤或消化道出血的病史；最后，还应考虑颅内肿瘤病史或严重的对比剂过敏史[17]。

1. CDT的随机对照试验　支持导管溶栓的早期随机对照数据来自Rochester试验、STILES试验和TOPAS试验，下面将对此进行综述。最近的一项1990—2014年的文献荟萃分析，包括比较开放手术和血管内治疗ALI的试验，总体分析显示，两种手术方式的保肢率和截肢率相似，两种方式都是可以接受，而且在恢复受威胁肢体的充足血流方面可能是互补的[25]。在选定的患者中，数据支持导管定向溶栓（CDT）作为Rutherford Ⅰ级、Ⅱa级和可能的Ⅱb级肢体缺血的一线治疗，因为包括肢体挽救、无截肢生存期和生存期的早期结果是相似的[26]。

2. Rochester 试验　将114例ALI症状体征<7天的患者随机分为导管引导溶栓（尿激酶）和手术两组[27]。溶栓后70%的患者血栓消融，其余患者则接受手术治疗。在30天时，导管定向溶栓治疗组的无截肢生存率高于对照组，但1年后两组的保肢率相似。手术组心肺并发症的发生率更高（49%，CDT组为16%），也证实了血管内治疗策略的早期生存获益，与预测结果相一致。各组之间的中位住院时间相似（11天），而溶栓组的住院费用略高（15 672 美元 vs 12 253美元）。

E. TOPAS（溶栓或周围动脉外科手术）　Ouriel等人发表了544例下肢自体或旁路支架闭塞时间<14天的患者随机分为CDT组和手术组的比较结果[10]。在第1阶段，将213例患者r-UK溶栓与手术进行了比较，结果显示4000 IU/min的r-UK持续4小时，2000 IU/min持续最多48小时，可使最大溶解效果（71%的血栓溶解成功率）和最低出血率达到平衡。第二阶段观察了544名ALI <14天的患者，结果显示，6个月和1年时，中位住院时间相似的两组之间的无截肢生存率没有显著差异。随访至1年，无截肢生存率和死亡率仍然相似。在CDT组中，旁路支架闭塞患者的无截肢生存率比自体血管血栓形成的患者更好。溶栓后严重颅内出血率为12%，而手术组为5%。

F. **STILE（外科手术与溶栓治疗下肢缺血）试验** STILE的研究人员公布了393
例非栓塞性ALI患者的结果，这些患者被随机分为溶栓治疗（rt-PA或尿激
酶）组或手术组，术后特殊分层为有缺血症状<14天和> 14天[28]。30%的患
者缺血症状<14天。有缺血症状<14天的CDT患者，与手术患者或有缺血症
状>14天的CDT患者相比，其截肢率、改善保肢率和住院时间更短。本组结
果显示，rt-PA和尿激酶同样有效和安全，但rt-PA的溶栓时间更短。对于
出现症状>14天的患者，手术组在6个月时截肢率较低。

G. **经皮机械血栓切除术**

1. 经皮机械血栓切除术（PMT）是指通过器械分割、溶解和抽吸相结合去除
   血栓的一组技术和设备。导管定向溶栓的成功与否取决于血栓的大小、组
   成、位置、患者的年龄，以及病变部位的血流流入和流出情况。溶栓的禁
   忌证可能使某些患者无法使用常规溶栓方法进行治疗，这时PMT可作为
   一种辅助治疗方法，在某些情况下甚至是一线治疗方法。

2. PMT治疗的基本原理是根据Bernoulli原理和Venturi效应，利用血栓的流
   体动力学打碎血栓，再通过抽吸清除血栓或减少血栓负荷。血栓排出循环
   的三种主要类型是：流体式、超声式和混合式。

3. AngioJet流体式血栓切除系统（Medrad Interventional/Possis，
   Minneapolis，MN）包括多功能驱动装置的一次性导管和泵组，其功
   能是通过在导管末端注入高压盐水来清除血栓，从而通过浸润血栓的
   Bernoulli效应形成低压区。随后，血栓被吸回导管而被取出。该系统
   已被FDA批准用于腹股沟下动脉病变，并已被证明可将自体血管或支架
   内75%的血栓吸出[29]。Silva等[30]报道，21例ALI患者（52%有溶栓禁忌
   证）经AngioJet行血栓切除术后，血栓清除率为91%，其中89%的患者
   在6个月时保住了肢体[30]。据报道，动力脉冲喷雾技术可通过导管输注溶
   栓药物以优化血栓碎裂和血栓清除过程，其成功率为90%[29]。

4. 机械血栓切除术可能引起的并发症包括远端栓塞、器械反复使用导致理论
   上的溶血、以及由于设备持续灌洗导致的体液过载[31]。此外，远端栓塞的
   风险虽然存在，但可以通过使用过滤器来避免。

H. **经皮抽吸取栓术** 经皮抽吸取栓术是指将负压注射器附带在导管上吸出血栓的
   方法。Pronto导管（Vascular Solutions，Inc，Minneapolis，MN）是一种快速
   交换抽吸血栓取栓导管，为双腔单轨6F导管。与溶栓导管相比，血栓抽吸能力

虽然有所减弱，但该装置的外形小巧且易于输送，二者可互为补充。目前尚无关于在ALI中使用Pronto装置的正式研究，只有部分文献报道了其在外周介入治疗栓塞中的应用[32]。Export导管（Medtronic，Inc，Minneapolis，MN）与Pronto相似，但没有关于它在ALI中使用的公开报告。

经皮超声辅助纤溶　经皮超声辅助纤溶为CDT的替代方法，可通过低强度超声增强酶解凝块的作用，以松解纤维蛋白链并增加凝块溶解性，暴露更多的纤溶酶原受体进行结合，从而降低与溶栓剂相关的出血并发症发生率[33-35]。比较标准导管直接溶栓治疗和超声加速溶栓治疗动脉血栓栓塞性下尿道疾病的荷兰随机试验（DUET研究）评估超声辅助溶栓是否比标准CDT缩短了治疗的时间。60例Rutherford Ⅰ级和Ⅱa级急性肢体缺血患者（平均缺血持续时间为19天）被随机分配至标准CDT组或超声辅助溶栓治疗组。评估的主要结果是不间断血流的溶栓持续时间。他们发现，超声辅助的溶栓治疗显示血流恢复时间明显加快（17.7 *vs* 29.5小时）[36]。两组的尿激酶每小时溶栓剂量率相同，但超声辅助组由于血流恢复所需的输注时间较短，溶栓总剂量较低。DUET Ⅱ是一项非随机试验，旨在研究如何采用较低的每小时尿激酶剂量溶栓，以降低溶栓引起的出血风险。

VII.　手术血运重建

对于血栓引起的长时间缺血，可能需要采用以直接血栓定位的方法进行取栓。这些治疗方法包括球囊导管血栓切除术和旁路手术，以及辅助动脉内膜切除术和术中溶栓。对于病程＜14天的ALI，基于导管的溶栓治疗是合理的一线治疗。但是根据TOPAS试验，对于有症状的血管闭塞＞14天的患者，通常首选外科手术血运重建作为一线治疗。

VIII.　再灌注损伤

再灌注损伤是一种临床诊断，对于任何患者在接受再灌注治疗时，受累肢体出现的严重疼痛、无力和感觉减退，都应考虑再灌注损伤的诊断。术后应仔细监测患者的症状变化情况。实验室检查结果异常可能包括肌红蛋白尿和肌酸激酶升高[37]。前筋膜室最脆弱，通过足背屈评估腓神经功能并评估第一和第二脚趾之间的感觉减退至关重要。归根结底，再灌注损伤只是一个临床诊断，但对筋膜间隙压力的测量可证实这一诊断。治疗方法可以采取外科筋膜切开术，以降低筋膜间隙压力。

IX. 小结

ALI与较高的住院死亡率和肢体丧失率有关，15%～20%的患者在初次发病后1年内死亡[13]。及时的诊断对于挽救肢体至关重要。对肢体温度、脉搏、运动和感觉功能的临床评估是将肢体分组为有组织活力、受威胁或无组织活力的必要条件。诊断后宜静脉给予普通肝素治疗。肢体可存活或边缘有轻微缺血症状的患者可以进行影像学检查，但肢体有明显缺血症状的患者应进行血管造影以制定导管治疗（溶栓和血栓切除术）或外科血管重建策略。

参考文献

1. Patel NH, Krishnamurthy VN, Kim S, et al; CIRSE and SIR Standards of Practice Committees. Quality improvement guidelines for percutaneous management of acute lower-extremity ischemia. *J Vasc Interv Radiol.* 2013;24(1):3-15. doi:10.1016/j.jvir.2012.09.026.

2. Braun R, Lin M. Acute limb ischemia: a case report and literature review. *J Emerg Med.* 2015;49(6):1011-1017. doi:10.1016/j.jemermed.2015.03.008.

3. Jaffery Z, Thornton SN, White CJ. Acute limb ischemia. *Am J Med Sci.* 2011;342(3):226-234. doi:10.1097/MAJ.0b013e31820ef345.

4. Earnshaw JJ, Whitman B, Foy C. National Audit of Thrombolysis for Acute Leg Ischemia (NATALI): clinical factors associated with early outcome. *J Vasc Surg.* 2004;39(5):1018-1025. doi:10.1016/j.jvs.2004.01.019.

5. Eliason JL, Wainess RM, Proctor MC, et al. A national and single institutional experience in the contemporary treatment of acute lower extremity ischemia. *Ann Surg.* 2003;238(3):382-389; discussion 389-390. doi:10.1097/01.sla.0000086663.49670.d1.

6. Rutherford RB, Baker JD, Ernst C, et al. Recommended standards for reports dealing with lower extremity ischemia: revised version. *J Vasc Surg.* 1997;26(3):517-538.

7. Dryjski M, Swedenborg J. Acute ischemia of the extremities in a metropolitan area during one year. *J Cardiovasc Surg (Torino).* 1984;25(6):518-522.

8. Howard DP, Banerjee A, Fairhead JF, et al. Population-based study of incidence, risk factors, outcome, and prognosis of ischemic peripheral arterial events: implications for prevention. *Circulation.* 2015;132(19):1805-1815. doi:10.1161/CIRCULATIONAHA.115.016424.

9. Norgren L, Hiatt WR, Dormandy JA, et al. Inter-society consensus for the management of peripheral arterial disease. *Int Angiol.* 2007;26(2):81-157.

10. Ouriel K, Veith FJ, Sasahara AA. Thrombolysis or peripheral arterial surgery: phase I results. TOPAS investigators. *J Vasc Surg.* 1996;23(1):64-73; discussion 74-75.

11. Byrne RM, Taha AG, Avgerinos E, Marone LK, Makaroun MS, Chaer RA. Contemporary outcomes of endovascular interventions for acute limb ischemia. *J Vasc Surg.* 2014;59(4):988-995. doi:10.1016/j.jvs.2013.10.054.

12. Ouriel K, Veith FJ, Sasahara AA. A comparison of recombinant urokinase with vascular surgery as initial treatment for acute arterial occlusion of the legs. Thrombolysis or Peripheral Arterial Surgery (TOPAS) investigators. *N Engl J Med.* 1998;338(16):1105-1111. doi:10.1056/NEJM199804163381603.

13. Creager MA, Kaufman JA, Conte MS. Clinical practice. Acute limb ischemia. *N Engl J Med.* 2012;366(23):2198-2206. doi:10.1056/NEJMcp1006054.

14. Rutherford RB. Clinical staging of acute limb ischemia as the basis for choice of revascularization method: when and how to intervene. *Semin Vasc Surg.* 2009;22(1):5-9. doi:10.1053/j.semvascsurg.2008.12.003.

15. Roh BS, Park KH, Kim EA, et al. Prognostic value of CT before thrombolytic therapy in iliofemoral deep venous thrombosis. *J Vasc Interv Radiol.* 2002;13(1):71-76.

16. Sharafuddin MJ, Wroblicka JT, Sun S, Essig M, Schoenberg SO, Yuh WT. Percutaneous vascular intervention based on gadolinium-enhanced MR angiography. *J Vasc Interv Radiol.* 2000;11(6):739-746.

17. Karnabatidis D, Spiliopoulos S, Tsetis D, Siablis D. Quality improvement guidelines for percutaneous catheter-directed intra-arterial thrombolysis and mechanical thrombectomy for acute lower-limb ischemia. *Cardiovasc Intervent Radiol.* 2011;34(6):1123-1136. doi:10.1007/s00270-011-0258-z.

18. Blaisdell FW, Steele M, Allen RE. Management of acute lower extremity arterial ischemia due to embolism and thrombosis. *Surgery.* 1978;84(6):822-834.

19. McNamara TO, Fischer JR. Thrombolysis of peripheral arterial and graft occlusions: improved results using high-dose urokinase. *AJR Am J Roentgenol.* 1985;144(4):769-775. doi:10.2214/ajr.144.4.769.

20. Dotter CT, Rosch J, Seaman AJ. Selective clot lysis with low-dose streptokinase. *Radiology.* 1974;111(1):31-37. doi:10.1148/111.1.31.

21. Kessel DO, Berridge DC, Robertson I. Infusion techniques for peripheral arterial thrombolysis. *Cochrane Database Syst Rev.* 2004;(1):CD000985. doi:10.1002/14651858.CD000985.pub2.

22. Ouriel K, Kandarpa K, Schuerr DM, Hultquist M, Hodkinson G, Wallin B. Prourokinase versus urokinase for recanalization of peripheral occlusions, safety and efficacy: the PURPOSE trial. *J Vasc Interv Radiol.* 1999;10(8):1083-1091.

23. Hull JE, Hull MK, Urso JA. Reteplase with or without abciximab for peripheral arterial occlusions: efficacy and adverse events. *J Vasc Interv Radiol.* 2004;15(6):557-564.

24. Dormandy JA, Rutherford RB. Management of peripheral arterial disease (PAD). TASC working group. TransAtlantic Inter-Society Consensus (TASC). *J Vasc Surg.* 2000;31(1 Pt 2):S1-S296.

25. Berridge DC, Kessel DO, Robertson I. Surgery versus thrombolysis for initial management of acute limb ischaemia. *Cochrane Database Syst Rev.* 2013;(6):CD002784. doi:10.1002/14651858.CD002784.pub2.

26. Wang JC, Kim AH, Kashyap VS. Open surgical or endovascular revascularization for acute limb ischemia. *J Vasc Surg.* 2016;63(1):270-278. doi:10.1016/j.jvs.2015.09.055.

27. Ouriel K, Shortell CK, DeWeese JA, et al. A comparison of thrombolytic therapy with operative revascularization in the initial treatment of acute peripheral arterial ischemia. *J Vasc Surg.* 1994;19(6):1021-1030.

28. Weaver FA, Comerota AJ, Youngblood M, Froehlich J, Hosking JD, Papanicolaou G. Surgical revascularization versus thrombolysis for nonembolic lower extremity native artery occlusions: results of a prospective randomized trial. The STILE investigators. Surgery versus thrombolysis for ischemia of the lower extremity. *J Vasc Surg.* 1996;24(4):513-521; discussion 521-513.

29. Rogers JH, Laird JR. Overview of new technologies for lower extremity revascularization. *Circulation.* 2007;116(18):2072-2085. doi:10.1161/CIRCULATIONAHA.107.715433.

30. Silva JA, Ramee SR, Collins TJ, et al. Rheolytic thrombectomy in the treatment of acute limb-threatening ischemia: immediate results and six-month follow-up of the multicenter AngioJet registry. Possis peripheral AngioJet study AngioJet investigators. *Cathet Cardiovasc Diagn.* 1998;45(4):386-393.

31. Ansel GM, George BS, Botti CF, et al. Rheolytic thrombectomy in the management of limb ischemia: 30-day results from a multicenter registry. *J Endovasc Ther.* 2002;9(4):395-402. doi:10.1583/1545-1550(2002)009<0395:RTITMO>2.0.CO;2.

32. Zafar N, Prasad A, Mahmud E. Utilization of an aspiration thrombectomy catheter (Pronto) to treat acute atherothrombotic embolization during percutaneous revascularization of the lower extremity. *Catheter Cardiovasc Interv.* 2008;71(7):972-975. doi:10.1002/ccd.21561.

33. Braaten JV, Goss RA, Francis CW. Ultrasound reversibly disaggregates fibrin fibers. *Thromb Haemost.* 1997;78(3):1063-1068.

34. Hardig BM, Persson HW, Olsson SB. Low-energy ultrasound exposure of the streptokinase molecule may enhance but also attenuate its fibrinolytic properties. *Thromb Res.* 2006;117(6):713-720. doi:10.1016/j.thromres.2005.05.027.

35. Siddiqi F, Odrljin TM, Fay PJ, Cox C, Francis CW. Binding of tissue-plasminogen activator to fibrin: effect of ultrasound. *Blood*. 1998;91(6):2019-2025.

36. Schrijver AM, van Leersum M, Fioole B, et al. Dutch randomized trial comparing standard catheter-directed thrombolysis and ultrasound-accelerated thrombolysis for arterial thromboembolic infrainguinal disease (DUET). *J Endovasc Ther*. 2015;22(1):87-95. doi:10.1177/1526602814566578.

37. Valdez C, Schroeder E, Amdur R, Pascual J, Sarani B. Serum creatine kinase levels are associated with extremity compartment syndrome. *J Trauma Acute Care Surg*. 2013;74(2):441-445; discussion 445-447. doi:10.1097/TA.0b013e31827a0a36.

第17章

下肢血管疾病血运重建杂交手术

Sameer Nagpal, *MD*,
Carlos Meña, *MD*, *FACC*, *FSCAI*, *and*
Bauer E. Sumpio, *MD*, *PhD*

Ⅰ. 简介

慢性肢体缺血患者通常伴有多节段髂主动脉和腹股沟动脉以下病变。这些患者通常需要全面的血运重建以减轻症状，促进伤口愈合，或在严重肢体缺血的情况下重建血运，以防止截肢。虽然部分病变最好采用血管内导管治疗，但其他病变（例如股总动脉限流性动脉粥样硬化）更适合手术治疗。需要两种以上干预方式的患者通常采用分阶段的方式进行治疗，但由于新技术的出现，越来越多的人采用单一、同时进行的杂交手术方法，此方法目前占下肢血运重建手术的5%～21%[1]。杂交手术将基于导丝和导管的治疗与手术结合在一个单一的手术中，以提高血运重建的完整性、效率性和患者满意度，并降低与患者进行多个手术相关的整体风险。

Ⅱ. 术前评估

A. **影像学与实验室检查**　术前使用无创影像，如CTA、MRA，或有创血管造影术，有助于协助操作者制定最佳的手术和血管内杂交手术计划。具体来说，术前适当的手术或介入操作的实验室检查、病人的体位、各种入路点的适宜性、合适的设备选择，以及任何有特定解剖复杂性的病例，都需要在术前进行评估。以前，较简单的病变选择血管内介入的方式，而较复杂的疾病或长期的慢性完全闭塞则选择外科治疗。然而，随着血管内技术的成熟和操作技能的提高，经皮介入治疗逐渐被采用，甚至可作为TASC C型或D型病变的选择。

B. **术前用药**　一般来说，杂交手术是在全身麻醉的情况下进行的手术，手术室里有一个能够进行数字减影血管造影的移动透视装置。双重抗血小板药物治疗要等到干预后才能进行，以降低术中突发出血的风险，尤其是在发生不可预见的并发症的情况下。通常需要术前预防性静脉使用抗生素以预防感染。手术暴露血管后，在血管夹紧或插入鞘管前，为了使活化凝血时间达到正常上限的2倍，需要静脉注射肝素。

Ⅲ. 髂动脉合并股动脉疾病

A. **动脉内膜切除术**　当闭塞性主髂动脉疾病延伸至同侧股总动脉分叉处时，通常先进行外科股总动脉内膜切除术。行纵向股总动脉切开术，并且可以向近端延伸至远端髂外动脉，或向远端延伸至分叉之外的近端股浅和股深动脉。进行动脉内膜切除术并清除阻塞斑块后，用补片血管成形术（使用自体静脉移植物或合成或生物材料）或介入式合成移植物封闭动脉切开处。

　B. **血管内技术**　外科动脉内膜切除术之后，再通过血管内技术处理髂内病变。经皮行对侧标准逆行股动脉入路，如未行主动脉造影则行远端血管造影。对于累及髂外动脉的病变，如果分叉上有足够的长度，并有足够支撑的长鞘，则可采用对侧入路。对于累及近端或开口髂总动脉的病变，在手术暴露重建的同侧股动脉中置入一鞘管，进行血管内介入治疗，通常仅使用导丝导管技术即可成功穿越病变。裸金属球囊扩张支架由于其更强的径向力，适用于开口处病变，通常用于髂总动脉节段，而自膨式裸金属支架由于其柔韧性，通常用于髂外节段，尤其是弯曲的血管。

IV.　髂动脉合并腹股沟以下动脉疾病

髂动脉支架植入术（iliac artery stenting，IAS）可与腹股沟下旁路手术结合。在这种情况下，采用手术切口显露股总动脉，经血管内入路行同侧髂动脉逆行支架置入。成功恢复足够的血流后，采用常规手术方式进行腹股沟下旁路手术，根据病人的解剖结构和动脉粥样硬化疾病负荷状况，选择从股总动脉到膝血管上方或下方行非逆向大隐静脉移植（而不是人工移植）。

V.　严重双侧髂血管疾病

对于髂血管单侧完全闭塞和适合导管治疗的对侧髂血管疾病的患者，可以在单一杂交手术中进行对侧IAS，然后进行跨股旁路手术。这种杂交手术避免了行主动脉-双股动脉旁路手术，因为主动脉-双股动脉旁路手术有较高的手术并发症发病率和死亡率，特别是在高风险患者中。杂交手术开始时，先对目标髂病变同侧的股动脉进行手术暴露，在髂内病变行逆行鞘管插入和支架植入术后，可以先将人造移植物吻合于已暴露的股动脉，再将移植物穿隧穿过骨盆，与对侧股动脉端侧吻合。

VI.　腹股沟以下多节段疾病

对于多节段腹股沟下病变患者，如果没有足够的静脉进行单次长旁路移植术，而导管治疗又不能提供足够的血流，可以采用经股浅动脉血管内治疗联合腘远端小腿血管旁路移植术。在这种情况下，可使用对侧股动脉经皮入路进行血管内手术，如果也需要行股总动脉内膜切除术，则首选通过动脉切开术直接顺行入路。

VII. 股总动脉和腹股沟下疾病

股总动脉和远端腹股沟下联合病变的治疗可采用股动脉内膜切除术，首先如上所述，然后顺行鞘管插入暴露的血管。顺行入路可提供更好的支撑、引导以及导丝、导管和其他设备的推动性，这些对于远端膝下病变或有近端钙化帽的慢性完全闭塞来说是必要的。

VIII. 血运重建杂交手术的疗效

表17.1总结了杂交手术的好处，并提供了初步数据，表明在主要结果和总体风险方面，杂交手术与分期干预相比并未见明显不良结局，因此杂交手术的应用越来越普遍。一些研究表明，与单独的血管内或手术治疗相比，杂交手术的保肢疗效和介入通畅率是相同的。一项大型回顾性研究对654名接受下肢血运重建术的患者采用血管内、外科或杂交手术进行了比较研究，结果显示三组3年保肢率相似，均超过80%，一期和二期通畅率与长期生存率同样相似[2]。在另一项研究中，162例髂股动脉闭塞性疾病患者（248条肢体）分别采取髂动脉支架植入和股总动脉内膜切除杂交术或外科髂主动脉和股动脉重建术，结果显示，无论TASC病变的状态如何，30天死亡率（1.1% vs 1.4%，P =0.85）和3年一期通畅率（91% vs 97%，P =0.29）均相似，进行杂交血运重建术的患者的总体长期生存率较低（40% vs 74%，P=0.007），这可能是由于进行杂交血运重建术的患者心脏风险较高[3]。Chang等人回顾性研究了171例患者同时进行髂动脉支架置入术或支架植入联合股总动脉内膜切除术。41%的病例存在髂动脉完全闭塞，41%的病例使用了支架植入术。即刻手术成功率为98%，5年一期和二期通畅率分别为60%和98%。14%的患者需要进行血管内再干预，而10%的患者需要进行流入旁路手术[4]。

表17.1　下肢血运重建杂交术的优点
1. 无需分阶段进行完全流入和流出血运重建。
2. 如果血管内治疗失败或患者的血管疾病复杂，可立即中转手术。
3. 外科手术切开的患者可减少股动脉入路部位并发症。
4. 减少与手术和麻醉相关的风险。
5. 缩短住院时间，提高成本-效益。
6. 在外科手术治疗和移植物植入时可同时进行血管造影，并进行血流评估。

IX. 小结

患有慢性肢体缺血和多节段闭塞性疾病的患者通常采用血管内和外科技术相结合的方法来改善间歇性跛行或在严重肢体缺血时进行保肢治疗。分阶段进行这些手术可能会延长护理时间，降低病人满意度，增加手术和麻醉相关的风险。

结合血管内和外科治疗的杂交手术可以提供完整的血运重建，提高效率和患者满意度，降低累积的手术相关风险和费用，根据现有研究数据，保肢率与分期治疗相似。对于杂交手术来说，仔细制定术前计划非常必要，并且通常需要先进的无创成像来评估解剖结构和其他复杂性情况。

参考文献

1. Ebaugh JL, Gagnon D, Owens CD, Conte MS, Raffetto JD. Comparison of costs of staged versus simultaneous lower extremity arterial hybrid procedures. *Am J Surg.* 2008;196(5):634-640.
2. Dosluoglu HH, Lall P, Cherr GS, Harris LM, Dryjski ML. Role of simple and complex hybrid revascularization procedures for symptomatic lower extremity occlusive disease. *J Vasc Surg.* 2010;51(6):1425-1435.e1.
3. Piazza M, Ricotta JJ, Bower TC, et al. Iliac artery stenting combined with open femoral endarterectomy is as effective as open surgical reconstruction for severe iliac and common femoral occlusive disease. *J Vasc Surg.* 2011;54(2):402-411.
4. Chang RW, Goodney PP, Baek JH, Nolan BW, Rzucidlo EM, Powell RJ. Long-term results of combined common femoral endarterectomy and iliac stenting/stent grafting for occlusive disease. *J Vasc Surg.* 2008;48(2):362-367.

第18章

周围动脉疾病的药物治疗

Faisal Hasan, MD,
Khwaja Yousuf Hasan, MBBS, William
L. Bennett, MD, PhD, and Sameh
Mohareb, MD

本章要点

- 已证明血管紧张素转换酶抑制剂（ACEI）治疗高血压的同时还具有抗动脉粥样硬化特性，并可减少周围动脉疾病（PAD）患者的临床事件。
- 已证明阿司匹林单一疗法对有周围动脉疾病患者的二级预防有益。
- 已知他汀类药物疗法可改善周围动脉疾病患者的发病率和死亡率。
- 戒烟和有监督的步行疗法已被证明对PAD患者有益。

Ⅰ. 简介

周围动脉疾病（peripheral artery disease，PAD）是全身性动脉粥样硬化的一种表现。PAD与人的功能能力和生活质量的下降有关，但更重要的是，与普通人群相比，PAD的存在会增加心脑血管发病和死亡的风险[1]。PAD的治疗主要是改变生活方式、缓解症状和积极治疗动脉粥样硬化的危险因素。其中包括积极管理高血压，血脂异常、糖尿病、抗血小板治疗，戒烟和分级运动处方。药物治疗指南方针（GDMT）已被证明可以减少心血管事件并改善PAD患者的功能状态。但是，与患有其他形式的心血管疾病（如冠状动脉疾病）患者相比，这些患者接受GDMT的可能性较小[2]。PAD的医学管理在改善心血管事件的结局和功能能力方面具有公认的价值。研究表明，无论采用哪种血运重建方式，抗血小板药物治疗都可改善有症状或无症状PAD患者的心血管和下肢动脉粥样硬化疾病的结局。已显示用ACEI治疗高血压可减少PAD患者的临床事件。ACEI还具有抗动脉粥样硬化特性，在PAD中具有良好的疗效。他汀类药物已被证明可以降低肢体血运重建和截肢不良后果的风险，并可减轻PAD的症状。

Ⅱ. 抗凝治疗

A. **抗血小板用药**　对抗血小板药物在心血管疾病中的应用已进行了广泛的研究。抗血栓试验的专家合作研究表明，抗血小板治疗与死亡率降低相关，这主要是由于降低了PAD患者发生心肌梗死、卒中和血管死亡的风险[3]。最近出版的美国心脏协会/美国心脏病学会和欧洲心脏病学会关于PAD的指南，支持在有症状的PAD患者中长期使用单一抗血小板药物（阿司匹林或氯

吡格雷），以预防重大不良心脏事件[4, 5]。抗血小板药物在无症状PAD（ABI
<0.9）或非典型症状患者中的作用尚不确定。然而，对于此类病人仍推荐使用
阿司匹林，因为已证实阿司匹林也可降低该人群发生血管事件的风险[6]。

1. 阿司匹林通过不可逆地抑制环氧合酶2（COX2）发挥作用，并防止花生四
   烯酸形成血栓烷A2[7]。已证明阿司匹林可降低有症状和无症状PAD患者的
   心肌梗死、卒中和心血管事件死亡的风险。抗血栓试验的专家合作研究已
   经明确了阿司匹林用于二级预防的用途。一项涉及超过20万患者的287项
   研究的Meta分析比较了不同的抗血小板方案或抗血小板药物与对照组的
   临床结局。抗血小板疗法使心肌梗死的发生率降低了33%，卒中发生率降
   低了25%，血管死亡降低了17%，且没有任何明显的副作用。同样，在一
   项对60项研究的Meta分析中（多数为单独使用阿司匹林或联合使用双嘧
   达莫），抗血小板治疗与接受任何血管手术的患者的动脉或静脉支架阻塞
   显著减少相关[8]。阿司匹林在一级预防中的作用尚不明确。阿司匹林用于
   无症状动脉粥样硬化（AAA）的试验研究证实了阿司匹林在亚临床PAD
   ［踝肱指数（ABI）<0.95］患者中的作用。该研究的主要终点是初期的
   致命或非致命性心肌梗死、卒中或需要血运重建。在8.2年的随访中，主
   要终点在服用阿司匹林或安慰剂的患者之间没有差异[9]。POPAD试验也比
   较了在亚临床PAD糖尿病患者中分别使用阿司匹林和抗氧化剂与安慰剂的
   作用，得出的结论相似。尽管患者的高风险状况不同，但在非致命或致命
   性心血管事件的主要终点方面均未发现差异[10]。

2. 二磷酸腺苷（ADP）P2Y12受体拮抗剂包括噻吩吡啶（噻氯匹定、氯吡
   格雷、普拉格雷）和替格瑞洛。噻吩吡啶是不可逆的拮抗剂，而替格瑞
   洛是ADP受体的可逆拮抗剂[11, 12]。噻氯匹定在预防血管事件方面非常有
   效，然而，由于有明显的血液方面副作用，已停止使用。仅研究了氯吡
   格雷和替卡格雷在PAD患者中的疗效。氯吡格雷与阿司匹林用于缺血事
   件风险患者的比较（CAPRIE）试验是一项大型多中心双盲随机对照试
   验，比较阿司匹林和氯吡格雷对有动脉粥样硬化疾病证据的患者的二级预
   防[13]。PAD队列包括ABI <0.85的间歇性跛行患者，或那些间歇性跛行并
   经历了手术或经皮血运重建的周围血管干预的患者。该试验的结论是倾
   向于推荐使用氯吡格雷而非阿司匹林单药治疗PAD；尽管具有统计意义，
   但绝对收益很小。急性冠状动脉综合征患者中的替卡格雷与氯吡格雷比较

试验（PLATO）确立了替加格雷在急性冠脉综合征中优于氯吡格雷的优势[14]。根据以上发现，我们假设在PAD患者中也可以推断出类似的结论，继而进行了替卡格雷和氯吡格雷在外周动脉疾病中的比较试验（EUCLID）以验证该假设，然而，在PAD中，未发现替卡格雷比氯吡格雷更有优势[15]。两种药物的主要和次要终点均无显著差异。然而，由于替卡格雷的副作用（主要是呼吸困难和轻微出血）大，其停药率更高。迄今为止，ACC和ESC指南均建议使用氯吡格雷或阿司匹林作为单一抗血小板疗法，以预防PAD患者的主要不良心脏事件[4, 5]。

B. **抗凝治疗的优点**　对有症状的PAD进行双重抗血小板治疗的总体益处尚不确定。氯吡格雷对预防动脉粥样硬化血栓形成和缺血肢体的稳定及干预（CHARISMA）试验的结果未能证明氯吡格雷和阿司匹林双重抗血小板治疗优于阿司匹林单药在预防重大不良心脏事件和轻微出血风险方面的优势[16, 17]。然而，一项小型随机对照试验显示，使用双重抗血小板治疗的血管内血运重建患者的再行血运重建的风险减低[18, 19]。同样，在接受过膝下假体旁路移植术的患者中也发现肢体相关事件减少[20]。因此，双重抗血小板治疗可能仅对一小部分行外科手术或血管内血运重建术的PAD患者是有效的。

C. **沃拉帕沙**　沃拉帕沙是一种新型的PAR-1受体拮抗剂，它是血小板上的主要凝血酶受体，也存在于血管内皮中。TRA2° P-TIMI 50是一项随机双盲对照试验，以确定沃拉帕沙在稳定动脉粥样硬化性疾病和有下肢动脉疾病证据的患者在二级预防中是否有优于标准抗血小板治疗的疗效[21]。沃拉帕沙并未降低发生心肌梗死、死亡或卒中的风险；但它大大降低了急性肢体缺血和周围血运重建的发生率。该试验还表明自体动脉和旁路移植血栓形成的风险均降低。但这些益处被中度和重度出血（包括颅内出血）的风险增加所抵消。沃拉帕沙可能对急性肢体缺血患者有一定的临床疗效，然而，相对于已有的抗血小板治疗，其在有症状PAD患者中的整体疗效尚不清楚，值得进一步研究。

D. **肝素**　急性肢体缺血的患者应使用肝素或直接凝血酶抑制剂进行全身抗凝。肝素抗凝可防止血栓扩展并减少炎症[22, 23]。不推荐将华法林抗凝用于PAD。已证明华法林与阿司匹林一起使用会增加PAD患者的出血风险，进而增加死亡率。指南不建议在PAD中除阿司匹林外常规使用华法林或维生素K拮抗剂。

E. **口服抗凝药**　近年来，新型口服抗凝药在心血管二级预防中的作用引起了人们的广泛关注。这些药物包括利伐沙班、依多沙班、达比加群和阿哌沙班，已被广泛研究并批准用于预防与非瓣膜性心房颤动相关的血栓栓塞。利伐沙班是一种非常强的 X a 因子抑制剂；它可与游离因子 X a 和与凝血酶原复合物相关的因子 X a 结合。最近发表的 COMPASS 试验是一项国际双盲随机对照试验，比较了低剂量利伐沙班联合阿司匹林（每日 2 次利伐沙班 2.5mg +阿司匹林 100mg）、单独使用利伐沙班（每天 2 次 5mg）和单独使用阿司匹林（100mg）用于心血管疾病二级预防的效果。由于低剂量利伐沙班和阿司匹林组显示出明显的优越性，该试验在 23 个月时提前终止[24]。该试验招募了 7470 例下肢 PAD 和颈动脉疾病患者。在 PAD 患者中，与单独使用阿司匹林组相比，在阿司匹林中加入低剂量利伐沙班可使主要不良心血管事件减少 28%，而包括截肢在内的肢体威胁性缺血减少了 46%。但是，利伐沙班和阿司匹林组合组发生重大非致命性出血的风险增加。因此，新型口服抗凝药在 PAD 中的作用尚未完全明确，需要进一步验证这些药物在预防和治疗 PAD 中的作用。

III. 他汀类

A. **高脂血症**　高脂血症与动脉粥样硬化密切相关。他汀类药物是 HMG-CoA 还原酶抑制剂，是参与内源性胆固醇合成的主要酶。他汀类药物抑制胆固醇的生物合成，增加低密度脂蛋白的摄取和降解，减少脂蛋白的分泌，并抑制 LDL 氧化。他汀类药物还可以调节细胞内代谢，从而减少巨噬细胞中胆固醇酯的积累，增加一氧化氮合成酶的活性，减少炎症过程并增加动脉粥样硬化斑块的稳定性[25]。他汀类药物降脂治疗可降低心血管疾病相关的症状、发病率和死亡率。

B. **试验**　辛伐他汀和阿托伐他汀的试验表明，经这两种药物治疗后 PAD 患者步行距离有所延长。

1. 在心脏保护研究（HPS 研究）中，辛伐他汀治疗可使 PAD 患者 5 年时的血管死亡率降低 17%，冠状动脉事件降低 24%，卒中降低 27%，而与患者目前的胆固醇水平无关[26]。相反，苯扎贝特和高剂量烟酸的类似试验未能证明致命和非致命心血管事件的减少。这表明，他汀类药物不仅具有降脂作用，而且具有多效性，可能是他汀类药物使心血管疾病的死亡率降低的原因。他汀类药物治疗也与跛行症状的改善有关。

2. 一项Cochrane系统回顾分析涉及1万多名患者的18项试验，证明他汀类药物降脂可以降低心血管疾病的发病率和死亡率，改善局部症状[27]。

3. 来自REACH注册处的结果也表明，他汀类药物治疗与不良肢体结局的减少有关，包括症状恶化、需要血运重建和无截肢生存率。在另一项研究中，在无症状的PAD患者中使用他汀类药物与主要不良心脏事件和全因死亡率的降低相关[28]。因此，所有PAD患者都应该接受他汀类药物治疗。

IV. 降压疗法

试验　血管紧张素转换酶抑制剂具有保护血管、抗增殖和抗动脉粥样硬化的作用，它能促进缓激肽的降解，从而增加内皮释放的一氧化二氮并降低内皮细胞的氧化应激。

1. 心脏结局预防评估（HOPE）试验是一项针对9000多例患者的大型多中心随机对照试验[29]。该研究表明，在射血分数低或没有心力衰竭证据的高危心血管病患者中使用雷米普利，可使心肌梗死、死亡和卒中的风险降低25%。HOPE研究引起了人们对使用ACE抑制剂治疗有症状的PAD患者的兴趣。一项针对212名患者的小型研究表明，在接受雷米普利6个月的治疗后，与安慰剂组患者相比，患有PAD和间歇性跛行的患者能够行走更长的距离且无疼痛感[30]。

2. ONTARGET试验比较了替米沙坦、雷米普利和两药联合治疗在PAD患者中的疗效。该试验明确了替米沙坦在PAD中的有效性，证明它是一种可用于替代雷米普利的药物[31]。接受雷米普利和替米沙坦联合治疗的患者有较高的副作用发生率，包括低血压、肾功能衰竭和晕厥。因此，不推荐联合使用ACEI和血管紧张素受体阻滞剂。

V. 间歇性跛行的对症治疗

西洛他唑

1. 西洛他唑是一种选择性磷酸二酯酶-3抑制剂，它对改善步行距离和跛行症状非常有效。它可增加cAMP的数量，使蛋白激酶A增加，从而抑制肌球蛋白轻链激酶的激活，可以防止动脉血管床的平滑肌收缩，导致血管舒张。西洛他唑已被广泛用于外周动脉疾病治疗的研究中，其使用与跛行症状的减少有关，但对心血管事件或生活质量没有改善[32]。西洛他唑的主要副作用包括腹泻、头痛和头晕。充血性心力衰竭患者禁用西洛他唑。

2. 诸如己酮可可碱和螯合疗法已被证明对PAD无效，不推荐使用[33, 34]。应对PAD患者进行全方位的健康生活方式管理，包括良好的血糖控制，保持最佳的血压，戒烟，并长期坚持一个基于家庭或医院的运动监督养生法，如果仅依靠药物治疗而无健康生活方式的管理，PAD的管理将是不完整的。

参考文献

1. Grenon SM, Vittinghoff E, Owens CD, Conte MS, Whooley M, Cohen BE. Peripheral artery disease and risk of cardiovascular events in patients with coronary artery disease: insights from the Heart and Soul Study. *Vasc Med*. 2013;18(4):176-184.

2. Krishnamurthy V, Munir K, Rectenwald JE, et al. Contemporary outcomes with percutaneous vascular interventions for peripheral critical limb ischemia in those with and without poly-vascular disease. *Vasc Med*. 2014;19(6):491-499.

3. Collaboration AT. Collaborative meta-analysis of randomised trials of antiplatelet therapy for prevention of death, myocardial infarction, and stroke in high risk patients. *BMJ*. 2002;324(7329):71-86.

4. Aboyans V, Ricco JB, Bartelink MEL, et al. 2017 ESC guidelines on the diagnosis and treatment of peripheral arterial diseases, in collaboration with the European Society for Vascular Surgery (ESVS): document covering atherosclerotic disease of extracranial carotid and vertebral, mesenteric, renal, upper and lower extremity arteries Endorsed by: the European Stroke Organization (ESO) the task force for the diagnosis and treatment of peripheral arterial diseases of the European Society of Cardiology (ESC) and of the European Society for Vascular Surgery (ESVS). *Eur Heart J*. 2017;39(9):763-816.

5. Gerhard-Herman MD, Gornik HL, Barrett C, et al. 2016 AHA/ACC guideline on the management of patients with lower extremity peripheral artery disease: a report of the American College of Cardiology/American Heart Association Task Force on Clinical Practice Guidelines. *J Am Coll Cardiol*. 2017;69(11):e71-e126.

6. Diehm C, Allenberg JR, Pittrow D, et al. Mortality and vascular morbidity in older adults with asymptomatic versus symptomatic peripheral artery disease. *Circulation*. 2009;120(21):2053-2061.

7. Catella-Lawson F, Reilly MP, Kapoor SC, et al. Cyclooxygenase inhibitors and the antiplatelet effects of aspirin. *N Engl J Med*. 2001;345(25):1809-1817.

8. Collaboration AT. Collaborative overview of randomised trials of antiplatelet therapy-II: Maintenance of vascular graft or arterial patency by antiplatelet therapy. *BMJ*. 1994;308(6922):159-168.

9. Fowkes FG, Price JF, Stewart MC, et al. Aspirin for prevention of cardiovascular events in a general population screened for a low ankle brachial index: a randomized controlled trial. *JAMA*. 2010;303(9):841-848.

10. Belch J, MacCuish A, Campbell I, et al. The prevention of progression of arterial disease and diabetes (POPADAD) trial: factorial randomised placebo controlled trial of aspirin and antioxidants in patients with diabetes and asymptomatic peripheral arterial disease. *BMJ*. 2008;337:a1840.

11. Capodanno D, Dharmashankar K, Angiolillo DJ. Mechanism of action and clinical development of ticagrelor, a novel platelet ADP P2Y12 receptor antagonist. *Expert review of cardiovascular therapy*. 2010;8(2):151-158.

12. Savi P, Nurden P, Nurden AT, Levy-Toledano S, Herbert JM. Clopidogrel: a review of its mechanism of action. *Platelets*. 1998;9(3-4):251-255.

13. Committee CS. A randomised, blinded, trial of clopidogrel versus aspirin in patients at risk of ischaemic events (CAPRIE). CAPRIE Steering Committee. *Lancet*. 1996;348(9038):1329-1339.

14. Wallentin L, Becker RC, Budaj A, et al. Ticagrelor versus clopidogrel in patients with acute coronary syndromes. *N Engl J Med*. 2009;361(11):1045-1057.

15. Hiatt WR, Fowkes FG, Heizer G, et al. Ticagrelor versus Clopidogrel in symptomatic peripheral artery disease. *N Engl J Med*. 2017;376(1):32-40.

16. Cacoub PP, Bhatt DL, Steg PG, Topol EJ, Creager MA, Investigators C. Patients with peripheral arterial disease in the CHARISMA trial. *Eur Heart J*. 2009;30(2):192-201.

17. Bhatt DL, Fox KA, Hacke W, et al. Clopidogrel and aspirin versus aspirin alone for the prevention of atherothrombotic events. *N Engl J Med*. 2006;354(16):1706-1717.

18. Tepe G, Bantleon R, Brechtel K, et al. Management of peripheral arterial interventions with mono or dual antiplatelet therapy–the MIRROR study: a randomised and double-blinded clinical trial. *Eur Radiol*. 2012;22(9):1998-2006.

19. Strobl FF, Brechtel K, Schmehl J, et al. Twelve-month results of a randomized trial comparing mono with dual antiplatelet therapy in endovascularly treated patients with peripheral artery disease. *J Endovasc Ther*. 2013;20(5):699-706.

20. Belch JJ, Dormandy J, Biasi GM, et al. Results of the randomized, placebo-controlled clopidogrel and acetylsalicylic acid in bypass surgery for peripheral arterial disease (CASPAR) trial. *J Vasc Surg*. 2010;52(4):825-833, 33.e1-2.

21. Bonaca MP, Scirica BM, Creager MA, et al. Vorapaxar in patients with peripheral artery disease: results from TRA2°P-TIMI 50. *Circulation*. 2013;127(14):1522-1529. doi:10.1161/CIRCULATIONAHA.112.000679.

22. Blaisdell F, Steele M, Allen R. Management of acute lower extremity arterial ischemia due to embolism and thrombosis. *Surgery*. 1978;84(6):822-834.

23. Turba UC, Bozlar U, Simsek S. Catheter-directed thrombolysis of acute lower extremity arterial thrombosis in a patient with heparin-induced thrombocytopenia. *Catheter Cardiovasc Interv*. 2007;70(7):1046-1050.

24. Eikelboom JW, Connolly SJ, Bosch J, et al. Rivaroxaban with or without Aspirin in stable cardiovascular disease. *N Engl J Med*. 2017;377(14):1319-1330.

25. Stancu C, Sima A. Statins: mechanism of action and effects. *J Cell Mol Med*. 2001;5(4):378-387.

26. Group HPSC. Randomized trial of the effects of cholesterol-lowering with simvastatin on peripheral vascular and other major vascular outcomes in 20,536 people with peripheral arterial disease and other high-risk conditions. *J Vasc Surg*. 2007;45(4):645-654; discussion 53-4.

27. Taylor F, Huffman MD, Macedo AF, et al. Statins for the primary prevention of cardiovascular disease. *Cochrane Database Syst Rev*. 2013;(1):CD004816.

28. Kumbhani DJ, Steg PG, Cannon CP, et al. Statin therapy and long-term adverse limb outcomes in patients with peripheral artery disease: insights from the REACH registry. *Eur Heart J*. 2014;35(41):2864-2872.

29. Yusuf S, Sleight P, Pogue J, et al. Effects of an angiotensin-converting-enzyme inhibitor, ramipril, on cardiovascular events in high-risk patients. *N Engl J Med*. 2000;342(3):145-153.

30. Kurklinsky AK, Levy M. Effect of ramipril on walking times and quality of life among patients with peripheral artery disease and intermittent claudication: a randomized controlled trial. *J Am Med Assoc*. 2013;309:453-460. *Vasc Med*. 2013;18(4):234-236.

31. Yusuf S, Teo KK, Pogue J, et al. Telmisartan, ramipril, or both in patients at high risk for vascular events. *N Engl J Med*. 2008;358(15):1547-1559.

32. Bedenis R, Stewart M, Cleanthis M, Robless P, Mikhailidis DP, Stansby G. Cilostazol for intermittent claudication. *Cochrane Database Syst Rev*. 2014;(10):CD003748.

33. Salhiyyah K, Senanayake E, Abdel-Hadi M, Booth A, Michaels JA. Pentoxifylline for intermittent claudication. *Cochrane Database Syst Rev*. 2012;1:CD005262.

34. Villarruz MV, Dans A, Tan F. Chelation therapy for atherosclerotic cardiovascular disease. *Cochrane Database Syst Rev*. 2002(4):CD002785.

第19章

血管穿刺并发症

Sameer Nagpal, MD and Young Erben, MD

Ⅰ. 简介

从2000年到2009年，血管内手术量急骤增加，达317%，这使得手术后的并发症的发生率也相应升高[1]。此外，新的血管内技术的发展也引起了一系列与这些技术相关的并发症。我们可以将这些并发症分为：（1）穿刺部位并发症；（2）与使用导丝和导管相关的并发症；（3）治疗技术特定的并发症；（4）其他并发症。

Ⅱ. 穿刺部位并发症

A. **血肿**　介入穿刺部位出血是血管内治疗最常见的并发症，据报道腹股沟血肿的发生率高达23%，血肿的发生取决于不同的手术过程和患者的相关情况[2, 3]。可改变的风险因素包括穿刺技术、选择的介入穿刺部位、较大的鞘管尺寸和留置时间，以及积极使用抗血小板和抗凝药物。不可改变的危险因素包括肥胖、解剖异常、高血压、慢性肾功能不全、女性、低体重、肥胖、凝血功能障碍以及术后无法配合卧床休息等[4]。

出血是最常见的即时并发症。但是，在需要持续使用抗凝剂的病例中手术后48小时仍会发生。局部血肿是出血最常见的表现，是由于动脉穿刺部位的血液渗入周围的软组织所致。如果体格检查结果不明确，可使用超声来辅助诊断（图19.1），最常见于肥胖患者。如果穿刺部位血肿剧烈疼痛，可能需要进行超声检查以排除相关疾病，如假性动脉瘤或动静脉瘘。在绝大多数情况下，只需要对动脉穿刺部位延长用手或设备辅助压迫时间，以及轻轻地揉散血肿就可以了。输血通常用于严重失血、有新发或恶化的心肌缺血表现或血流动力学不稳定的病例。

1. 股骨穿刺部位出血　股骨穿刺部位出血与住院时间延长、手术后30天较高发病率和死亡率相关，尤其是在需要输血时[2, 5]。

改良的Seldinger技术是股动脉介入穿刺的最常用方法。娴熟的穿刺技术和解剖位置的精确选择对最大程度地减少出血风险至关重要。动脉穿刺应选择在股总动脉（CFA）内，腹股沟韧带以下和其分叉之上，股骨头中部1/3以上的部位进行。该部位的穿刺可用手压迫非顺应性结构来达到充分的止血。从体表面来看，该位置在髂前上棘和耻骨联合之间的腹股沟韧带下方约1~2cm。腹股沟皮肤皱褶不应该用作动脉穿刺的标志，因为70%的患者的皮肤皱褶位于股动脉分叉以下。透视常规用于定位股骨头，并协助确定精确的解剖位置进行CFA插管。还必须注意避免刺穿股动脉后壁，那里的出血可能不易发现。在需要尝试多次穿刺的情况下，通常首选使用微穿刺针，以减少动脉损伤。

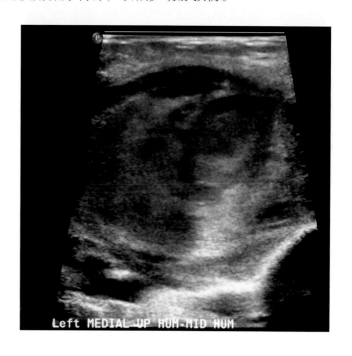

图 19.1　软组织血肿的超声影像。

2. **腹膜后出血**　腹膜后（RP）出血是腹股沟韧带以上股动脉高位穿刺导致的罕见而可怕的并发症，发生于0.3%～0.8%涉及股动脉穿刺的病例[2, 6, 7]。病因通常是腹股沟上血管损伤或刺穿了股动脉或髂外动脉后壁。除此之外，常见的风险因素还包括：（1）女性；（2）有周围血管疾病；（3）体表面积小[4, 6]。RP出血有两种潜在表现：首先，出血可能发生在髂腰肌的筋膜内，这时可能会出现累及腰丛的压迫性神经症状；其次，RP出血可能发生在腹膜和RP结构之间的间隙内，该空间的大小足以容纳威胁生命的失血量（图19.2）。一份报告对26例最常见的RP出血表现体征和症状进行了分类，其中包括低血压（92%），出汗（58%），腹股沟不适（46%），腹痛或胁腹痛（42%），心动过缓（31%）和背部疼痛（23%）[6]。侧季肋部的瘀紫通常被称为Grey-Turner征，而脐周部位的瘀紫被称为Cullen征，都是典型的晚期表现。有时，RP出血可表现为心动过缓和出汗等迷走神经反应，通常被认为是对疼痛或撤除鞘管产生的应激反应，但如果是迷走神经反应，患者会对静脉输液和阿托品有短暂反应，以此可予以鉴别。

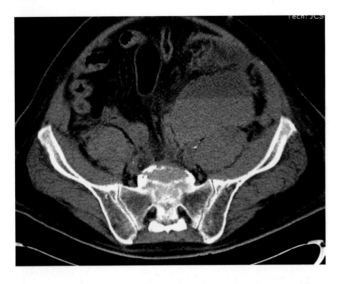

图 19.2　左腹膜后血肿的轴向位CT影像图。

　　腹部和盆部CT非常敏感，对确诊腹膜后血肿具有特异性，并且有助于识别由于同侧输尿管或膀胱受压而导致的肾积水。血肿的成功治疗取决于早期识别，例如一旦发现出现血肿，应尽快进行静脉输液、血液制品支持治疗以及优化出凝血平衡等，直至血肿自然吸收。如果疑诊患者出现了罕见的极端血流动力学问题，应考虑紧急动脉血管造影，并在动脉切开部位采取延长经皮球囊扩张，使用覆膜支架，或手术探查和直接修复动脉穿刺部位等处理措施。

3. **桡动脉、肱动脉和下肢远端穿刺部位出血**　根据2016年对22 000多例患者进行的统计学分析，与股动脉介入穿刺相比，经皮冠状动脉介入治疗的患者行桡动脉穿刺时的大出血率（OR=0.53）、全因死亡率（OR=0.71）和主要不良心血管事件（OR=0.84）较低[8]。这是由于桡动脉的口径较小且表浅，限制了出血速度并易于外压迫止血。如果出现局部血肿可能需要对动脉穿刺部位进行长时间的手动压迫、抬高手臂并应用冰块冰敷。但如果血肿未被发现，则腕部内形成的血肿可能会从软组织的局部浸润迅速扩散到前臂的大部分。极少数情况下，可能会出现血管受损的症状，包括疼痛、苍白、感觉异常和麻痹等，这表明发生了骨筋膜室综合征并需要进行手术切开减压治疗，以防止组织坏死并恢复血管完整性。

B. **动静脉瘘**　动静脉瘘（AVF）是动脉和静脉之间形成的异常通道。目前已公开的数据中包括一项大型前瞻性研究，该研究对10 000例患者进行了为期3年的调查，临床检测到的股动脉介入插管后AVF的发生率在0.006%～0.86%[9-14]。另一项研究报告，在术后对患者进行常规检查扫描时发现AVF的发生率为 2.8%，且所有患者均是无症状的[15]。

　　AVF的主要病因是动脉和静脉之间直接穿刺导致的贯通伤，例如同时进行左右心脏导管插入术或将动脉穿通穿入其伴行静脉。风险因素包括低位股动脉穿刺（分叉以下），左侧或多次股动脉穿刺，同时穿刺动脉和静脉，抗凝水平较高，高血压和女性等[16]。

　　一个医源性AVF的平均分流量为160～510ml/min，低于引起心脏损害所需的分流量，这通常发生在分流量约为静息心输出量的30%时[9]。动脉供血不足和静脉高压是动静脉分流的两个主要后果。当瘘管面积超过流入动脉直径3倍时，远端动脉内的血流会减少或逆行，近端动脉中的血流则增加至原来的8倍[17, 18]。近端静脉直径随流量增加而增大，远端静脉顺行流量无变化[19]。随着时间的流逝，会有近端动脉增大、动脉壁变薄，并伴有动脉瘤性扩张。暴露于动脉血流的近端静脉也变大，静脉壁动脉化[20]。

1. **诊断**　病史和体格检查可提示AVF的存在。大多数患者无症状，最常见的体征是听诊时有明显的震颤或杂音，或搏动性肿块。少数情况下有高分流的大瘘管可能出现与动脉供血不足、静脉高压或高输出量充血性心力衰竭相关的症状。

　　多普勒超声能可靠地确认AVF的表征。超声下可观察到包括瘘水平湍流的双向血流回声，近端动脉收缩速度峰值的三相波形消失，远端动脉血流减少，以及脉动性静脉收缩峰峰值升高。

2. **治疗**　许多医源性AVF的自然结局是自发性闭合。一项对导管置入术后进行的3年的随访研究显示，其自发闭合率约为38%，均发生在1年之内。中位闭合时间为3个月[9]。另一项研究报告自发闭合率达到81%，其中90%在4个月内闭合[21]。抗凝可抑制血栓形成，是唯一确定的持续性AVF的风险因素[9]。鉴于此，无症状的中小型AVF可以通过多普勒超声检查进行严密监测并实施保守治疗。

　　对于有症状的或AVF较大的患者，自发闭合的可能性较小，应进行干预治疗。治疗的目的是闭合瘘管，使心脏和循环血流动力学正常化，并重新建立血管的连续性。双功超声引导下的压迫疗法通常不易成功，这使其作为无创性治疗选择的可靠性降低。经血管介入治疗和开放式手术是AVF的主要治疗手段。血管内技术通常适用于手术风险较高的患者或解剖学位置复杂的患者，例如明显的肥胖症，曾做过腹股沟手术或有明显的静脉侧支，这些情况都会增加出血的风险。

经血管内介入治疗的方式包括栓塞（使用明胶海绵、微纤维胶原蛋白、聚乙烯醇颗粒、金属线圈、可拆装的球囊和液体栓塞剂，例如氰基丙烯酸正丁酯），更常用的是覆膜支架植入。在股骨位置使用动脉内覆膜支架会造成侧支阻塞并增加将来经皮穿刺入路手术失败的风险。据报道，用于医源性股骨AVF的SFA支架移植治疗的1年通畅率大于80%[22-25]。对于解剖学特征良好、适合手术的患者而言，外科手术通常是急性或慢性AVF的治疗选择。而对于伴有严重静脉高压的慢性AVF，术前在血管内放置动脉或静脉球囊可最大程度地减少失血。瘘管的修复通常需要对两条血管分别进行近端和远端控制。静脉修补术或介入旁路移植术可用于修复大型AVF。

C. **假性动脉瘤**　假性动脉瘤（PSA）是由动脉壁的包裹性破裂引起的，当鞘管撤除后动脉穿刺部位未封闭或止血中断时，就会形成假性动脉瘤。动脉损伤导致搏动性血液流入邻近狭窄的血管周围间隙，并通过狭窄的通道（通常称为颈部）与动脉腔相通。与真正的动脉瘤不同，PSA没有全部的三层动脉壁，因此容易破裂。在股动脉中，PSA通常是由于动脉穿刺位置过低而引起的，因为大腿部的血管破口周围有较厚的软组织，形成血肿后容易机化形成外壁。大多数PSA发生在撤除鞘管的3天内。PSA可能会因远端栓塞和对邻近神经血管结构的外在压迫而变得复杂，可能会引起神经病变、深静脉血栓形成，有时还会引起局部组织或肢体缺血。

诊断性导管插入术后PSA的发生率在0.05%～2%之间，并且在进行复杂的干预措施时，尤其是在进行抗血栓和抗血小板治疗的情况下，PSA发生率高达8%[7, 26-28]。一项研究报告表明，83%的PSA与介入手术有关[28]。

一些患者自身因素和手术的风险因素会导致PSA的形成，其中最重要的因素是手动压迫时间不足和股动脉穿刺位置过低（股浅动脉内）。其他风险因素包括大口径鞘管（> 8F）、使用抗凝剂和抗血小板治疗、肥胖、高血压、周围动脉疾病、血液透析、复杂的干预措施和高龄（> 65岁）等[29]。

1. **诊断**　导管插入术后发生股动脉PSA的患者通常伴有腹股沟疼痛和肿胀的症状。如果PSA体积足够大以至压迫神经血管结构，则可能由于远端血栓栓塞而出现神经病变、深静脉血栓形成、局部软组织缺血或急性肢体缺血的迹象或症状。体格检查可显示伴有收缩期杂音的搏动性肿块。一些患者出现的疼痛与经血管内介入治疗所预期出现的疼痛不成比例，在这些情况下，应明确诊断以排除PSA。但是，也有些患者会因为小PSA而完全没有临床症状，即使进行了检查也未能被确诊。

通过使用双功超声检查可以确定诊断，其对PSA的敏感性为94％，特异性为97％[30]。PSA表现为通过管腔通道（颈部）与动脉腔连通的回声透光囊。彩色多普勒可显示搏动性涡流流入囊（"阴阳"征），而颈部的脉冲波多普勒检查通常可显示血流流入和流出PSA囊和动脉腔。PSA的大小、腔室的存在和大小、相关的颈部以及PSA近端和远端的静脉和动脉血流都应通过双功超声仔细评估。如果无法使用双功超声检查（图19.3）或结果不明确，可以使用静脉造影增强CT成像来诊断PSA。

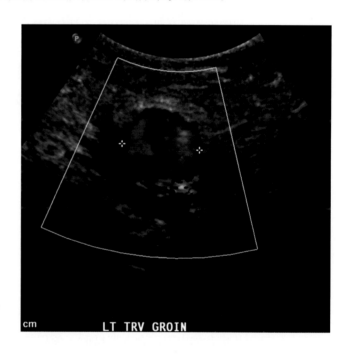

图 19.3　**股总动脉PSA。注意"阴阳"征。**

2. *治疗*　广泛用于治疗导管后PSA的治疗策略包括观察、超声引导下的压迫疗法、超声引导的凝血酶注射、手术修复，在极少数情况下，需要进行血管内修复。

在大多数小的（<2cm）无症状PSA病例，通常会在1个月内发生自发性血栓形成和消退[21]，需要双功超声定期随访检查以确认PSA消退。患者活动受限、临床过程的不确定性以及需多次重复检查是超声检查的缺点。

超声引导下压迫术是无并发症PSA的一种无创性治疗方法，成功率在72％～88％[31, 32]。该技术禁用于腹股沟上股动脉吻合口PSA。多普勒成像证实，超声换能器用于在PSA的颈部上施加直接压力，可以阻断血流流向动脉瘤囊。平均需要施压30～50分钟，直到囊内形成血栓。但该压迫技术对肥胖、慢性抗凝和/或双重抗血小板治疗的患者以及大PSA（>4cm）的患者的作用有限。存在一种或多种以上因素都会极大地降低成功率并使并发症发生率升高。

超声引导下凝血酶注射是一种微创方法，已被广泛用于介入后PSA治疗的首选方法，许多研究均报道其平均成功率超过95%[129]。该技术包括超声引导下经皮向PSA囊注射凝血酶（超适应证使用）。与超声引导的压迫法相比，凝血酶注射剂耐受性更好，手术成功率更高，并且在抗凝治疗、PSA大或累及腹股沟股上动脉的情况下仍然有效。动脉血栓形成是一种已知的罕见并发症，多数发生在小型PSA中。

在90年代引入经皮凝血酶注射之前，介入后PSA的手术修复一直是主要的治疗手段。对于PSA的治疗而言，外科手术仍然是非常重要的选择，因为PSA会迅速扩张、破裂、感染、压迫邻近的神经血管结构，从而导致神经病变，肢体或局部组织缺血或静脉血栓形成，尤其是对PSA位于吻合口部位的患者而言。由于肱动脉发生PSA都伴发的神经病变的发生率较高，因此通常在腹股沟股上动脉和上肢肱动脉发生的PSA都采用手术修复。尽管在PSA破裂后比较严重的情况下可能需要血管成形术修补或采用介入旁路移植术，但最常用的还是聚丙烯缝线间断缝合法来修复动脉壁损伤。

D. 动脉闭塞

1. **股动脉** 由于血管内介入治疗而引起的急性股动脉闭塞病例少于0.8%。肢体缺血通常是由于导丝、导管或鞘管相关血栓的栓塞所致，通常是发生在从患者体内取出介入器械时。使用带有动脉内组件的血管闭合装置可能会因小口径动脉腔的物理阻塞、搏动诱发的血管斑块移位或缝合介导的内膜下夹层剥离和随后的血栓形成而导致动脉闭塞。

风险因素包括血管疾病的存在和程度、动脉口径小（女性，糖尿病患者）、穿刺位置过低（股浅或股深动脉）、鞘管尺寸大小和留置时间长短、长时间手动压迫、低血流状态以及高凝状态等。

a. 诊断

任何突然出现的"6P"症状都应引起对急性肢体缺血情况的怀疑：疼痛（pain）、脉搏减弱（diminished pulses）、苍白（pallor）、皮温过低（poikilothermia）、感觉异常（paresthesias）和麻痹（paralysis）。

血栓栓塞事件（包括在病变血管中使用导丝和导管引起的胆固醇栓塞）可能导致远端动脉闭塞，从而导致蓝趾综合征，这些都表明存在缺血情况。多普勒超声检查可用于在不确定和低风险的病例中确诊动脉血栓形成。否则，就需要及时进行血管造影以准确定位病变部位并进行快速干预治疗。急性肢体缺血是一种医疗急症，如果不迅速诊断并采取相应的治疗措施，将会导致严重的并发症及死亡。

b. 治疗

即时处理包括开始全身抗凝治疗，通常是静脉内注射普通肝素，以及通过血管内血栓切除术，导管定向注入纤维蛋白溶解或血管成形术和支架置入等方式开通对侧通路。如果经皮血管穿刺术失败，可能需要迅速进行外科血栓切除术或搭桥术以恢复血流、避免截肢。

据报道桡动脉插管导致的动脉闭塞的发病率约为10%[33]。幸运的是，这种动脉闭塞的情况很少见，因为有尺动脉和掌弓的双重血液供应，使几乎所有患者都无症状表现。根据已发表的数据表明，大约一半的桡动脉闭塞患者可在1个月内自发性再通[34]。

不可改变的风险因素包括女性、年轻和有周围血管疾病。使用较小直径的鞘管、术中抗凝和避免闭塞止血等措施可以减少桡动脉闭塞的风险。反复尝试穿刺会略微增加血栓形成的风险。一项对455例经桡动脉穿刺入路的患者进行的研究表明，在出院前接受彩色多普勒超声检查的患者中，选用5F鞘管与6F鞘管穿刺的患者相比，桡动脉闭塞率从30.5%降低至13.7%[35]，没有一个患者出现严重的肢体缺血。据两项临床试验表明，撤除鞘管时，在维持正常顺行血流的前提下应用所需最小的压力止血或通畅止血会显著降低桡动脉闭塞率。防止桡动脉闭塞非常重要，因为将来的很多手术都有可能需要用桡动脉入路，如透析瘘管和冠状动脉搭桥术。

为了防止缺血性并发症，一些术者可能会应用改良的Allen测试或Barbeau测试，在术前评估尺动脉和手掌血管的通畅性。Allen试验是通过在桡动脉和尺动脉上保持手动施加压力，同时要求患者握紧拳头，重复几次直到手掌变白。释放桡动脉和尺动脉的手动压力后，手掌应在

9秒内恢复红润。Barbeau测试是一种更客观的手掌动脉弓通畅测试试验，据报道Barbeau测试比Allen测试更敏感。首先将脉搏血氧仪放在要测试的手的拇指或食指上，并确保基线血氧仪读数正常。然后，对桡动脉手动施加压力，并持续测定评估血氧饱和度波形2分钟。波形反应可分为4种类型：A型，血氧饱和度波形无变化；B型，衰减并最终在2分钟内恢复血氧饱和度波形；C型，无波形，2分钟恢复（甚至衰减）；D型，永久无波形。表现为C型反应的患者会有侧支血流，且仅根据Allen试验就可能被排除使用桡动脉入路。D型反应患者（占患者的1.5%）无脉动搏动侧支血流，不应进行桡动脉穿刺导管插入术。

当先前检测到的桡动脉脉搏不再可触及时，就可确定桡动脉闭塞的诊断。只有很少患者出会现疼痛、面色苍白、感觉异常、体温降低和瘫痪等缺血性症状。不确定的病例可以通过双功超声检查来确认。

无症状患者无需治疗。有严重肢体缺血迹象的患者应紧急通过肱动脉入路进行血管再通，必要时进行血栓切除术和冠状动脉球囊切除术。如果经血管介入治疗不可行或不成功，则可能需要进行外科手术血运重建。

2. **肱动脉**　据报道，一项900例患者的随机对照试验中，肱动脉穿刺入路的并发症的总发生率（2.3%）与股动脉穿刺入路（2.0%）相当，但高于桡动脉穿刺入路（0%）[36]。但由于其解剖位置为终末动脉且管腔直径较小，所以很少作为首选的穿刺部位。

肱动脉血栓形成几乎总是会导致肢体缺血的严重性并发症。文献报道肱动脉闭塞的发生率高达6%。然而，随着近年使用了较软的鞘管，现在肱动脉闭塞的平均比例仅为1%，在女性或具有广泛小血管疾病的患者中更为常见[37]。与所有急性肢体缺血病例一样，为防止截肢，如果发生了肱动脉闭塞，应立即进行血运重建，并在肱动脉位置一般需要外科手术治疗。

III.　介入治疗特定并发症

A. **感染**　手动加压闭合后穿刺部位感染是经血管介入手术的罕见并发症。发生在股动脉穿刺部位的概率<0.1%[26]。尽管很罕见，但考虑到病原体能够立即进入血液并随后广泛传播，因此具有严重危害性。风险因素包括长期使用留置鞘，早期的再入治疗，血肿或PSA的存在，糖尿病，肥胖症，皮肤或软组织感染，免疫状态低下等。使用血管通路封闭装置会使感染发生率高达

5%。残留的血管内异物可能会成为感染的病灶，这种发病率和死亡率都很高。真菌性PSA是最常见的并发症。

1. **诊断** 在感染的穿刺部位可能出现发热、疼痛、压痛、红斑、肿胀或流脓。实验室检查通常显示为白细胞增多。血液培养和双功超声检查可以协助诊断。在使用封闭装置平均7～10天后的情况下会出现穿刺部位感染，其中最常见的细菌是金黄色葡萄球菌（75%）[38]。

2. **治疗** 及时静脉注射抗生素是治疗的主要手段。在严重感染的情况下，一般在安装封闭装置的血管通路中，需要进行外科清创术并清除任何残留的异物。在一项对血管通路封闭并感染的患者的回顾性研究中，所有患者均接受了外科清创术，其中一半患者需要进行重建手术，死亡率约为6%[38]。

总之，血管通路的并发症虽然比较罕见，但可能会导致严重的发病率和死亡率。因此，术者应熟悉相关风险因素、临床症状和体征及其治疗措施。

参考文献

1. https://www.advisory.com/research/cardiovascular-roundtable/cardiovascular-rounds/2015/02/making-millions-stenting-legs-what-are-the-facts.

2. Doyle BJ, Ting HH, Bell MR, et al. Major femoral bleeding complications after percutaneous coronary intervention: incidence, predictors, and impact on long-term survival among 17,901 patients treated at the Mayo Clinic from 1994 to 2005. *JACC Cardiovasc Interv.* 2008;1(2):202-209.

3. Koreny M, Riedmüller E, Nikfardjam M, Siostrzonek P, Müllner M. Arterial puncture closing devices compared with standard manual compression after cardiac catheterization: systematic review and meta-analysis. *JAMA.* 2004;291(3):350-357.

4. Wiley JM, White CJ, Uretsky BF. Noncoronary complications of coronary intervention. *Catheter Cardiovasc Interv.* 2002;57(2):257-265.

5. Manoukian SV, Feit F, Mehran R, et al. Impact of major bleeding on 30-day mortality and clinical outcomes in patients with acute coronary syndromes: an analysis from the ACUITY trial. *J Am Coll Cardiol.* 2007;49(12):1362-1368.

6. Farouque HM, Tremmel JA, Raissi Shabari F, et al. Risk factors for the development of retroperitoneal hematoma after percutaneous coronary intervention in the era of glycoprotein IIb/IIIa inhibitors and vascular closure devices. *J Am Coll Cardiol.* 2005;45(3):363-368.

7. Applegate RJ, Sacrinty MT, Kutcher MA, et al. Trends in vascular complications after diagnostic cardiac catheterization and percutaneous coronary intervention via the femoral artery, 1998 to 2007. *JACC Cardiovasc Interv.* 2008;1(3):317-326.

8. Ferrante G, Rao SV, Jüni P, et al. Radial versus femoral access for coronary interventions across the entire spectrum of patients with coronary artery disease: a meta-analysis of randomized trials. *JACC Cardiovasc Interv.* 2016;9(14):1419-1434.

9. Kelm M, Perings SM, Jax T, et al. Incidence and clinical outcome of iatrogenic femoral arteriovenous fistulas: implications for risk stratification and treatment. *J Am Coll Cardiol.* 2002;40(2):291-297.

10. Ricci MA, Trevisani GT, Pilcher DB. Vascular complications of cardiac catheterization. *Am J Surg.* 1994;167(4):375-378.

11. McCann RL, Schwartz LB, Pieper KS. Vascular complications of cardiac catheterization. *J Vasc Surg.*

1991;14(3):375-381.

12. Messina LM, Brothers TE, Wakefield TW, et al. Clinical characteristics and surgical management of vascular complications in patients undergoing cardiac catheterization: interventional versus diagnostic procedures. *J Vasc Surg*. 1991;13(5):593-600.

13. Oweida SW, Roubin GS, Smith RB, Salam AA. Postcatheterization vascular complications associated with percutaneous transluminal coronary angioplasty. *J Vasc Surg*. 1990;12(3):310-315.

14. Glaser RL, McKellar D, Scher KS. Arteriovenous fistulas after cardiac catheterization. *Arch Surg*. 1989;124(11):1313-1315.

15. Kresowik TF, Khoury MD, Miller BV, et al. A prospective study of the incidence and natural history of femoral vascular complications after percutaneous transluminal coronary angioplasty. *J Vasc Surg*. 1991;13(2):328-333. discussion 333-335.

16. Perings SM, Kelm M, Jax T, Strauer BE. A prospective study on incidence and risk factors of arteriovenous fistulae following transfemoral cardiac catheterization. *Int J Cardiol*. 2003;88(2-3):223-228.

17. Holman E, Taylor G. Problems in the dynamics of blood flow. II. Pressure relations at site of an arteriovenous fistula. *Angiology*. 1952;3(6):415-430.

18. Ramacciotti E, Galego SJ, Gomes M, Goldenberg S, De Oliveira Gomes P, Pinto Ortiz J. Fistula size and hemodynamics: an experimental model in canine femoral arteriovenous fistulas. *J Vasc Access*. 2007;8(1):33-43.

19. Holman E. Clinical and experimental observations on arteriovenous fistulae. *Ann Surg*. 1940;112(5):840-878.

20. Stehbens WE. Blood vessel changes in chronic experimental arteriovenous fistulas. *Surg Gynecol Obstet*. 1968;127(2):327-338.

21. Toursarkissian B, Allen BT, Petrinec D, et al. Spontaneous closure of selected iatrogenic pseudoaneurysms and arteriovenous fistulae. *J Vasc Surg*. 1997;25(5):803-808. discussion 808-809.

22. Waigand J, Uhlich F, Gross CM, Thalhammer C, Dietz R. Percutaneous treatment of pseudoaneurysms and arteriovenous fistulas after invasive vascular procedures. *Catheter Cardiovasc Interv*. 1999;47(2):157-164.

23. Ruebben A, Tettoni S, Muratore P, Rossato D, Savio D, Rabbia C. Arteriovenous fistulas induced by femoral arterial catheterization: percutaneous treatment. *Radiology*. 1998;209(3):729-734.

24. Thalhammer C, Kirchherr AS, Uhlich F, Waigand J, Gross CM. Postcatheterization pseudoaneurysms and arteriovenous fistulas: repair with percutaneous implantation of endovascular covered stents. *Radiology*. 2000;214(1):127-131.

25. Baltacioglu F, Cimşit NC, Cil B, Cekirge S, Ispir S. Endovascular stent-graft applications in Iatrogenic vascular injuries. *Cardiovasc Intervent Radiol*. 2003;26(5):434-439.

26. Nasser TK, Mohler ER, Wilensky RL, Hathaway DR. Peripheral vascular complications following coronary interventional procedures. *Clin Cardiol*. 1995;18(11):609-614.

27. Tavris DR, Wang Y, Jacobs S, et al. Bleeding and vascular complications at the femoral access site following percutaneous coronary intervention (PCI): an evaluation of hemostasis strategies. *J Invasive Cardiol*. 2012;24(7):328-334.

28. Katzenschlager R, Ugurluoglu A, Ahmadi A, et al. Incidence of pseudoaneurysm after diagnostic and therapeutic angiography. *Radiology*. 1995;195(2):463-466.

29. Webber GW, Jang J, Gustavson S, Olin JW. Contemporary management of postcatheterization pseudoaneurysms. *Circulation*. 2007;115(20):2666-2674.

30. Coughlin BF, Paushter DM. Peripheral pseudoaneurysms: evaluation with duplex US. *Radiology*. 1988;168(2):339-342.

31. Lange P, Houe T, Helgstrand UJ. The efficacy of ultrasound-guided compression of iatrogenic femoral pseudo-aneurysms. *Eur J Vasc Endovasc Surg*. 2001;21(3):248-250.

32. Eisenberg L, Paulson EK, Kliewer MA, Hudson MP, DeLong DM, Carroll BA. Sonographically guided compression repair of pseudoaneurysms: further experience from a single institution. *AJR Am J Roentgenol*. 1999;173(6):1567-1573.

33. Zankl AR, Andrassy M, Volz C, et al. Radial artery thrombosis following transradial coronary angiography: incidence and rationale for treatment of symptomatic patients with low-molecular-weight heparins. *Clin Res Cardiol*. 2010;99(12):841-847.

34. Stella PR, Kiemeneij F, Laarman GJ, Odekerken D, Slagboom T, van der Wieken R. Incidence and out-

come of radial artery occlusion following transradial artery coronary angioplasty. *Cathet Cardiovasc Diagn.* 1997;40(2):156-158.

35. Uhlemann M, Möbius-Winkler S, Mende M, et al. The Leipzig prospective vascular ultrasound registry in radial artery catheterization: impact of sheath size on vascular complications. *JACC Cardiovasc Interv.* 2012;5(1):36-43.

36. Kiemeneij F, Laarman GJ, Odekerken D, Slagboom T, van der Wieken R. A randomized comparison of percutaneous transluminal coronary angioplasty by the radial, brachial and femoral approaches: the access study. *J Am Coll Cardiol.* 1997;29(6):1269-1275.

37. Armstrong PJ, Han DC, Baxter JA, Elmore JR, Franklin DP. Complication rates of percutaneous brachial artery access in peripheral vascular angiography. *Ann Vasc Surg.* 2003;17(1):107-110.

38. Sohail MR, Khan AH, Holmes DR, Wilson WR, Steckelberg JM, Baddour LM. Infectious complications of percutaneous vascular closure devices. *Mayo Clin Proc.* 2005;80(8):1011-1015.

足部疾病的保肢治疗

第 20 章

Michael I. Gazes, DPM, MPH, FACFAOM, AACFAS and Peter A. Blume, DPM, FACFAS

Ⅰ. 简介

在下肢缺血、创伤或感染后，挽救下肢以恢复下肢支撑功能，高效且低耗能的行走是最终目标。手术时会存在一些紧急情况，包括气性坏疽、化脓性关节炎、坏死性筋膜炎，可导致严重的组织坏死，使肢体抢救工作更加复杂（图20.1）。周围神经病变会导致溃疡，深部软组织足部感染和骨髓炎，需要专门的特殊护理来避免肢体丢失和/或死亡。

周围神经病变是足部溃疡的最常见原因，而糖尿病是导致神经病变的最常见原因[1]。另外还包括代谢，毒素，病毒和细菌感染，遗传学，局部缺血和炎症等其他原因。糖尿病患者终生足部溃疡的发生率为15%，导致非创伤性下肢截肢的发生率超过50%[2-6]。下肢血管灌注和氧气的减少都会降低人体缺氧性伤口部位愈合的能力，导致开放性组织长期暴露在细菌中，增加了骨骼和软组织感染的可能性。此外，血液向足部的异常灌注会导致骨骼萎缩。骨骼萎缩并发神经病变可导致Charcot神经关节炎和严重畸形，有伤口和感染的危险，并增加了下肢大面积截肢的风险[7, 8]。

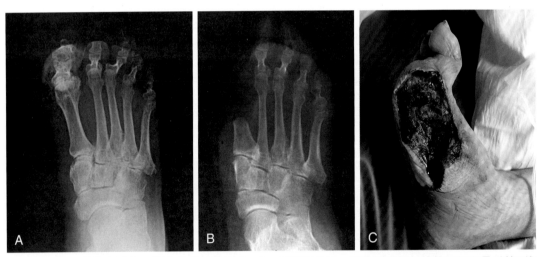

图20.1　A：X线检查见第一跖趾关节气性坏疽。B：踇趾切除后，切除所有坏死的软组织和骨后的X线片。C：术后第2天

Ⅱ. 感染控制

A. **风险因素**　感染，尤其是溃疡部位感染，是下肢截肢的一个重要风险因素[4, 5]。感染可导致伤口延迟愈合，周围组织坏死[9]。下肢感染的原因包括

血管损伤、神经病变和对感染的抵抗力降低[9-12]。

B. **抗生素**　控制感染一般是通过病原培养指导使用抗生素。严重感染需要在培养得出结果之前预防性静脉内注射广谱抗生素，病原菌多为革兰阳性、革兰阴性厌氧菌和需氧菌[13]。如果可以获得深层创面培养结果，抗生素的覆盖范围可以根据其生长情况而缩小。轻度软组织感染通常需要2周的治疗[14]，较深的软组织感染可能需要长达2个月的治疗[14]。骨髓炎的治疗除了行手术骨清创外，还需要6周或更长时间的抗生素治疗[15]。对于骨突起处的长期溃疡应评估其是否为骨髓炎。穿着不适脚的鞋是神经性溃疡的最常见原因，尤其是存在骨突出或足部畸形的情况下[16]。

C. **检查**　生物力学检查和伤口减压可以缓解神经病患者的异常高压区压迫。减压技术包括适合的足垫、全接触式石膏模具、支架和使用毛毡等。电脑步态分析可有效评估脚的高压力位置，从而指导矫正定制。研究发现，全接触式石膏模具治愈溃疡的速度比非全接触式和移动式的要快[17]。使用可移动式石膏模具的患者仅有28％会在行走时佩戴该模具[18]。与仅接受清创术治疗的患者相比，使用全接触式石膏模具的患者治愈率提高，血管生成和肉芽组织形成可以作为证明[19]。不可摘除的石膏模具的禁忌证包括感染和/或缺血性伤口。也可能需要通过外科手术来减压，例如通过骨切除术，跟腱延长术或移植，融合，截骨，应用外固定和/或截肢等方法来减压并最终减少和预防坏疽。也可以尝试使用高级伤口愈合产品。

D. **骨髓炎**

1. 足部骨髓炎通常发生在骨骼明显突出的溃疡部位或深部感染部位，是一种极具破坏性的并发症，通常需要长期静脉内滴注抗生素，采用外科清创术或截肢。糖尿病人群截肢后的5年平均存活率为39％[20]。手术时，消除感染源是主要目标。次要目标是挽救肢体的功能，使其能实现高效和低耗能的行走。在切除过程中，应获取感染部位和清洁边缘的标本，以进行病理学和微生物学的评估。接下来，必须管理好"死角"以避免发生更严重的并发症，包括血肿和产生进一步感染的区域。

2. 溃疡清创术是通过清除过度角化、坏死组织、异物和感染性微生物以减轻感染部位的负担[15, 21]。急诊清创术应包括清除所有坏死软组织和骨骼，直到获得健康的颗粒状肉芽组织伤口床为止。一旦感染被根除，就可原位进行伤口缝合，或通过中厚皮片移植、局部皮瓣或游离皮瓣移植闭合或覆盖伤口。如果组织的血管灌注不足，则需要使用梭菌胶原酶对伤口部位进行酶促清创[22]。用水胶体和水凝胶敷料覆盖，可使坏死组织自溶。

3. 溃疡伤口使用的敷料有多种选择，主要取决于伤口的病因和患者的临床特征。对外周水肿的治疗也有好处。

4. 负压伤口疗法（NPWT）可用于刺激血管生成和肉芽组织的形成，从而减少伤口的整体愈合时间[23, 24]。

5. 如果血流不足是延迟伤口愈合的主要问题，则应尝试血运重建。血管评估包括多普勒超声，双功超声，踝肱指数，趾肱指数和血管造影等[25, 26]。Prakash等人发现神经病变的存在会使足部溃疡、局部缺血进一步恶化[27, 28]。糖尿病患者的周围血管疾病通常为闭塞性动脉病变，累及股–腘段和膝以下的胫动脉[28]。在糖尿病人群中，慢性高血糖症会导致内皮细胞功能障碍，使血栓素A_2升高和血管扩张素减少，造成血液高凝状态和血管收缩[29]。外周动脉疾病患者如果发生骨髓炎，可能需要移植和搭桥。如果需要进行血管干预，则应尽快进行手术，以避免远端组织进一步变性坏死。在无法进行血管干预的情况下，可能需要截肢[1]。

III. 促进伤口愈合

A. **愈合阶段**　伤口愈合包括三个阶段：急性炎症期、增殖期和成熟期。急性炎症期包括小动脉和毛细血管收缩、血小板聚集和炎症细胞级联反应。增殖期包括成纤维细胞激活、细胞外基质重组和血管生成[30-32]。成熟期除了胶原蛋白的合成和分解外，还包括瘢痕组织的形成。有许多促进伤口愈合的疗法，包括多用途生物敷料，干细胞疗法，激光治疗，高压氧疗法，负压伤口疗法（NPWT），中厚片移植和皮瓣等[30, 31]。

B. **细胞外基质**　胶原蛋白是细胞外基质中的主要蛋白质。细胞外基质在溃疡时受损后，胶原蛋白治疗可提供结构性支架基质来支持细胞外成分，增加成纤维细胞增殖，介导细胞和组织迁移，同时抑制过量的MMP[15, 33, 34]。

C. **无创性血管评估**

1. 当患者出现一个慢性伤口不愈合或存在肢体缺血、血管功能不全的情况时，可以进行无创性血管评估。无创性血管评估的首选参数包括踝肱指数（ABI）<0.7，趾肱指数（TBI）<0.4或经皮氧张力（$TcPO_2$）<30mmHg水平等。如果这些值异常则表明伤口并发症会增加[35-37]。动

脉造影可用于评估动脉分布情况。足部和踝部有6个血管区域[38]：3个来自胫骨后动脉，2个来自腓动脉，1个来自足背动脉[38]。动脉造影可以确定在溃疡区域的血管是否缺乏灌注。它还有助于确定皮瓣的形成或切口的位置。如果可以进行血运重建，则溃疡处血管的直接血运重建可提高伤口愈合率[39]。如果无法实现血运重建，可尝试对缺血性伤口进行高压氧治疗。高压氧治疗是使患者暴露在正常大气压的2~3倍下100％的氧气中，从而增加血液中的氧饱和度，以减少缺氧和水肿并促进伤口愈合[40]。

2. 血运重建后，当创面长出健康的肉芽状伤口组织床时，可以进行中厚皮片移植术（STSG）。该过程包括从供体部位采集皮肤皮片并将其移植到伤口部位。在此过程中，采集的皮片与其局部血液供应分离，完全依赖于创口部位的血液供应来维持生存（图20.2）[41]。如果伤口类型分析发现无法进行STSG闭合且无法实现直接闭合，可以尝试皮瓣闭合。

3. 皮瓣是由茎或蒂供血的用于移植的组织[42]。皮瓣组织包括表皮、真皮、皮下组织、皮下筋膜或肌肉。在创伤整形和重建干预中使用的不同皮瓣技术包括推进皮瓣、旋转皮瓣和转位皮瓣（图20.3）。在确定皮瓣形成的切口时要考虑的4个主要方面，包括充分暴露，充足的血液供应，保留感觉神经和运动神经，注意皮肤的张力线[43]。垂直于皮肤张力线方向的皮肤切口会增加疤痕挛缩。这些类型的皮瓣由从真皮到皮下神经丛的穿支动脉灌注，不同于具有直接皮肤血管供应的轴型皮瓣。由于随意皮瓣要依靠穿支动脉才能生存，因此血管区状况的评估是至关重要的[44]。

4. 阻塞血管连接相邻的血管区域，可用于增强对该血管区域的灌注[44]。延迟现象导致皮瓣中现有的阻塞血管扩张，而不是新血管向内生长，从而增加了对该部位的整体灌注[45]。抬高皮瓣会引起类似局部交感神经切除术的延迟现象，从而引起血管扩张[44]。当不适合使用中厚皮瓣移植和局部随意皮瓣时，可采用远端轴型皮瓣、组织扩张和游离皮瓣等方法。这些技术更加复杂，导致并发症的风险也更高。

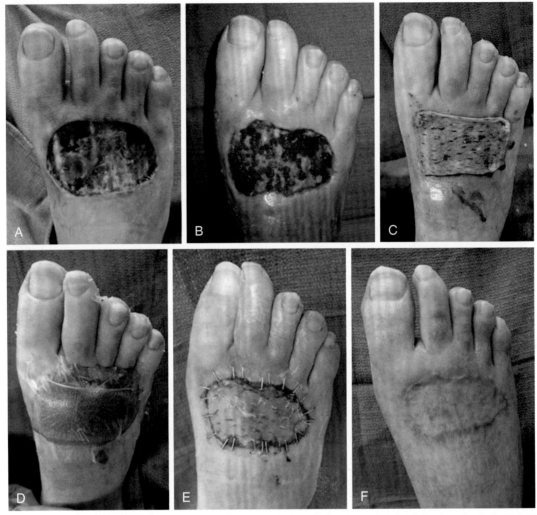

图 20.2　右足脚背伤口采用切除清创术，应用STSG和负压法治疗。（A）足背伤口；（B）术后清创术；（C）STSG的应用；（D）负压疗法；（E，F）伤口愈合。

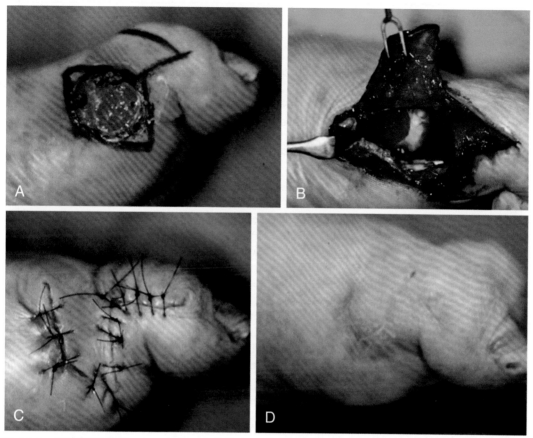

图 20.3 **菱形转位皮瓣。** A，在切开之前将皮瓣掀起以确保适当的皮肤张力来进行闭合和覆盖度测量；（B）将皮瓣的整个厚度提高到骨水平；（C）皮瓣缝合；（D）最终的闭合外观。

IV. 小结

缺血、创伤、气性坏疽、化脓性关节炎、坏死性筋膜炎以及畸形和溃疡导致的感染和骨髓炎可对下肢造成有害影响。在对有风险的病足的主要病因进行治疗后，挽救下肢以实现支撑功能，高效且低耗能的行走是最终目标。当缺血导致足部并发症时，需要评估肢体是否存在有效的血流用于组织氧合。如果存在无效血流，则应尝试进行血运重建。如果无法进行血运重建或重建无效，可以使用包括高压氧在内的方法治疗。当存在开放性伤口并未感染但出现延迟闭合时，可以在再次出现新感染使足部处于截肢的风险之前采用负压伤口治疗，以胶原蛋白为基础的治疗方式，皮肤移植和皮瓣移植等方式尝试闭合伤口。保肢手术通常不是一步到位的外科手术，可能需要多次干预才能达到预期的结果。为了达到保肢治疗目的，除了需要一支熟练的多学科医疗团队外，还需要术后长时间的精心护理并管理好患者的并发症。

参考文献

1. Sumpio BE. Foot ulcers. *N Engl J Med*. 2000;343:787-793.

2. Boulton AJ, Armstrong DG, Albert SF, et al. Comprehensive foot examination and risk assessment: a report of the task force of the foot care interest group of the American diabetes association, with endorsement by the American association of clinical endocrinologists. *Diabetes Care*. 2008;31(8):1679-1685.

3. Reiber GE, Lipsky BA, Gibbons GW. The burden of diabetic foot ulcers. *Am J Surgery*. 1998;176(suppl 2A):5S-10S.

4. Reiber GE, Vileikyte L, Boyko EJ, et al. Causal pathways for incident lower-extremity ulcers in patients with diabetes from two settings. *Diabetes Care*. 1999;22:157-162.

5. Pecoraro RE, Reiber G, Burgess EM. Pathways to diabetic limb amputation: basis for prevention. *Diabetes Care*. 1990;13:513-521.

6. Eneroth M, Apelqvist J, Stenstrom A. Clinical characteristics and outcome in 223 diabetic patients with deep foot infections. *Foot Ankle Int*. 1997;18:716-722.

7. Lee L, Blume PA, Sumpio B. Charcot joint disease in diabetes mellitus. *Ann Vasc Surg*. 2003;17(5):571-580.

8. Knox RC, Dutch W, Blume P, Sumpio BE. Diabetic foot disease. *Int J Angiol*. 2000;9(1):1-6.

9. Lipsky BA, Berendt AR. Principles and practice of antibiotic therapy of diabetic foot infections. *Diabetes Metab Res Rev*. 2000;16:(suppl 1):S42-S46.

10. Laing P. The development and complications of diabetic foot ulcers. *Am J Surg*. 1998;176(2A suppl):11S-9S.

11. Caputo GM, Cavanagh PR, Ulbrecht JS, Gibbons GW, Karchmer AW. Assessment and management of foot disease in patients with diabetes. *N Engl J Med*. 1994;331:854-860.

12. [a] Shah BR, Hux JE. Quantifying the risk of infectious diseases for people with diabetes. *Diabetes Care*. 2003;26:510-513.

　　[b] Lipsky BA, Berendt AR, Deery G, et al. Diagnosis and treatment of diabetic foot infections. IDSA Guidelines for Diabetic Foot Infections CID. 2004;39:885-910.

13. Joshi N, Caputo GM, Weitekamp MR, Karchmer AW. Infections in patients with diabetes mellitus. *N Eng J Med*. 1999;273:721-723.

14. Sumpio BE. Contemporary evaluation and management of the diabetic foot. *Scientifica*. 2012:435487.

15. Lipsky BA, Berendt AR, Cornia PB, et al. 2012 Infectious disease society of America clinical practice guidelines for the diagnosis and treatment of diabetic foot infections. *Clin Infect Dis*. 2012;54(12):e132-e173.

16. Macfarlane RM, Jeffcoate WJ. Factors contributing to the presentation of diabetic foot ulcers. *Diabet Med*. 1997;14:867-870.

17. Armstrong DG, Nguyen HC, Lavery LA, van Schie CH, Boulton AJM, Harless LB. Off-loading the diabetic foot wound: a randomized clinical trial. *Diabetes Care*. 2001;24:1019-1022.

18. Armstrong DG, Lavery LA, Kimbriel HR, Nixon BP, Boulton AJM. Activity patterns of patients with diabetic foot ulceration: patients with active ulceration may not adhere to a standard pressure off-loading regimen. *Diabetes Care*. 2003;26:2595-2897.

19. Piaggesi A, Viacava P, Rizzo L, et al. Semi-quantitative analysis of the histopathological features of the neuropathic foot ulcer: effects of pressure relief. *Diabetic Care*. 2003;26:3123-3128.

20. Tentolouris N, Al-Sabbagh S, Walker MG, Boulton AJ, Jude EB. Mortality in diabetic and nondiabetic patients after amputations performed from 1990 to 1995: a 5-year follow-up study. *Diabetes Care*. 2004;27(7):1598-1604.

21. Steed DL, Donohoe D, Webster MW, Lindsley L. Effect of extensive debridement and treatment on the healing of diabetic foot ulcers. *J Am Coll Surg*. 1996;183:61-64.

22. Tallis A, Motley TA, Wunderlich RP, et al. Clinical and economic assessment of diabetic foot ulcer debridement with collagenase: results of a randomized controlled study. *Clin Ther*. 2013;35(11):1805-1820.

23. Wagner FW. The diabetic foot. *Orthopedics*. 1987;10(1):163-174.

24. Bus SA. Offloading the diabetic foot; evidence and clinical decision making. *EWMA J*. 2012;12(3);13-15.

25. Sumpio B, Thakor P, Mahler D, Blume P. Negative pressure wound therapy as postoperative dressing in below knee amputation stump closure of patients with chronic venous insufficiency. *Wounds*. 2011;23(10):301-308.

26. Park SC, Choi CY, Ha YI, Yang HE. Utility of toe-brachial index for diagnosis of peripheral arterial disease. *Arch Plast Surg.* 2012;39(3):227-231.

27. Prakash SS, Krishnakumar, Prabha C. The influence of peripheral neuropathy and peripheral vascular disease in the outcome of diabetic foot management – a prospective study. *Int J Med Res Health Sci.* 2014;4(2):258-264.

28. LoGerfo FW. Peripheral arterial occlusive disease and the diabetic: current clinical management. *Heart Dis Stroke.* 1992;1(6):395-397.

29. Paraskevas KJ, Baker DM, Pompella A, Mikhailidis DP. Does diabetes mellitus play a role in restenosis and patency rates following lower extremity peripheral arterial revascularization? A critical overview. *Ann Vasc Surg.* 2008;22(3):481-491.

30. Snyder RJ, Kirsner RS, Warriner RA, Lavery LA, Hanft JR, Sheehan P. Consensus recommendations on advancing the standard of care for treating neuropathic foot ulcers in patients with diabetes. *Ostomy Wound Manage.* 2010;56(4 suppl):S1-S24.

31. Garwood C, Steinberg J, Kim P. Bioengineered alternative tissues in diabetic wound healing. *Clin Podiatr Med Surg.* 2015;32(1):121-133.

32. Ennis WJ, Lee C, Gellada K, Corbiere TF, Koh TJ. Advanced technologies to improve wound healing. *Plast Reconstr Surg.* 2016;138:94-104.

33. Amber M, Gazes M, Blume P. Assessing collagen-based modalities for diabetic foot ulcerations. *Podiatry Today.* 2016;29(5).

34. Bakker K, Apelqvist J, Lipsky B, Van Netten J. The 2015 IWGDF guidance documents on prevention and management of foot problems in diabetes: development of an evidence-based global consensus. *Diabetes Metab Res Rev.* 2016;32(suppl 1):2-6.

35. Attinger CE. Use of soft tissue techniques for salvage of the diabetic foot. In: Kominsky S, ed. *Medical and Surgical Management of the Diabetic Foot.* St. Louis: Mosby; 1994:323-366.

36. Attinger C, Bulan EJ, Blume PA. Pharmacological and mechanical management of wounds. In: Mathes SJ, ed. *Plastic surgery.* Vol. 1. St. Louis: Elsevier; 2006:863-899.

37. Benitez E, Sumpio B, Chin J, Sumpio B. Contemporary assessment of foot perfusion in patients with critical limb ischemia. *Semin Vasc Surg.* 2014;27:3-15.

38. Attinger C, Evans K, Bulan E, Blume P, Cooper P. Angiosomes of the foot and ankle and clinical implications for limb salvage: reconstruction, incisions, and revascularization. *Plast Reconstr Surg.* 2006;117(7S):261S-293S.

39. Neville R, Attinger C, Bulan E, Ducic I, Thomassen M, Sidawy A. Revascularization of a specific angiosome for limb salvage: does the target artery matter? *Ann Vasc Surg.* 2009;23:367-373.

40. Lipsky B, Berendt R. Hyperbaric oxygen therapy for diabetic foot wounds. *Diabetes Care.* 2010;33(5):1143-1145.

41. Barratt GE, Koopmann CF. Skin grafts: physiology and clinical considerations. *Otolaryngol Clin North Am.* 1984;17:335-351.

42. Alnaeb ME, Boutin A, Crabtree VP, et al. Assessment of lower extremity peripheral arterial disease using a novel automated optical device. *Vasc Endovascular Surg.* 2007;41(6):522-527.

43. Brobyn TJ, Cramer LM, Hulnick SJ. Facial resurfacing with the limberg flap. *Clin Plast Surg.* 1976;3(3):481-490.

44. Blume P, Donegan R, Schmidt B. The role of plastic surgery for soft tissue coverage of the diabetic foot and ankle. *Clin Podiatr Med Surg.* 2014;31:127-150.

45. Dhar S, Taylor I. The delay phenomenon: the story unfolds. *Plast Reconstr Surg.* 1999;104:2079.

第21章

肺血管疾病及其治疗策略

Eileen M. Harder, MD and Wassim H. Fares, MD, MSc

本章要点

- 根据患者的合并症和受损害的严重程度，肺动脉栓塞（PEs）可能会引起多种症状，包括从无症状到呼吸困难甚至猝死。

- PEs按死亡风险可以分为：高危（大面积）、中危（次大面积）和低危（非大面积）。这些分组是由在临床上的某些预后因素定义的。

- PEs的治疗取决于风险分组。

- 肺动脉高压（pH）有许多不同的病因，世界卫生组织（WHO）将这种疾病分为五个不同的类别。

- 对于任何可疑的PH，最好的筛查方法是经胸超声心动图（TTE）。

- WHO第1类的PH是动脉性肺动脉高压（PAH），它可能是特发性的、有遗传倾向、与药物或毒素有关，或与某些疾病相关，包括先天性心脏病或门静脉高压。

- 如果TTE提示PAH，则可以通过右心导管检查（RHC）确诊。

- PAH的治疗取决于PH的病因和疾病的严重程度。它的治疗通常涉及恰当的药物治疗；但某些形式的PAH可能需要手术治疗。

- WHO第4类是由慢性肺栓塞（CTEPH）引起的PH。

 临床精粹

- 高危PEs以血流动力学不稳定（持续性低血压或休克）为特征。

- 中危PEs的血流动力学稳定，但有右心功能障碍和/或心肌损伤的证据。所有这些特征在低危PEs中都是不存在的。

- 在血流动力学不稳定的患者中，可以通过TTE诊断PE。稳定的患者应行CT肺血管造影（CTPA）。

- 高危PE患者应接受紧急救治，视情况而定采用全身溶栓、手术栓塞切除术或导管法。

- 中低危PE患者应接受抗凝治疗。

- 右心导管检查（RHC）的PAH定义为平均肺动脉压（PAP）≥25mmHg，肺动脉楔压（PAWP）≤15mmHg，肺血管阻力（PVR）>3 Wood单位。

- PAH的治疗可能需要钙通道阻滞剂（针对少数血管反应性患者）或更高级别的药物治疗。
- 未修复的房间隔缺损（ASD）也可能引起PAH。在没有艾森曼格综合征的情况下，ASD-PAH患者应尽早接受治疗。
- 门脉性肺动脉高压是一种与门静脉高压相关的PAH。对于mPAP <35mmHg和PVR <5 Wood单位的患者，应行肝移植。
- 对于呼吸困难和其他症状在3～6个月后仍未缓解的急性PE患者，应考虑诊断为CTEPH。
- 对于可疑的CTEPH，有TTE阳性发现后需要行通气/灌注显像。还需要进行RHC和/或肺血管造影以确诊。
- CTEPH唯一明确的治疗方法是肺动脉内膜剥脱术（PEA）。不适用肺动脉内膜剥脱术的患者可考虑进行球囊肺血管成形术或其他先进治疗方法。

I. 肺血管疾病

肺血管疾病（PVD）是指任何影响肺血管的疾病。最常见的两种情况是肺栓塞（PE）和肺动脉高压，本章将重点介绍这两种疾病及其治疗。

II. 急性肺栓塞

A. **流行病学**　急性肺栓塞发生在肺动脉或其分支之一受阻塞时，而最常见的栓子是血栓。PEs的发病率尚不清楚，这可能部分是由于诊断不足所致——可能有30%～50%的深静脉血栓形成（DVT）病例会发生无症状的PEs，但通常仅在尸检时才被偶然发现[1-3]。最近的数据分析表明，在美国每年大约有60万的PEs，这可能导致多达1/3的PEs患者死亡[4-7]。

B. **风险因素**　存在许多遗传和后天的肺栓塞危险因素。遗传因素包括高凝状态，例如因子V Leiden或凝血酶原突变，蛋白C或S缺乏以及抗凝血酶缺乏。重要的后天危险因素包括老年、重大或骨科手术、腿部或髋部骨折、癌症、不活动、脊髓损伤、既往PE/DVT、肥胖、怀孕、口服避孕药或激素替代疗法、抗磷脂抗体综合征等[2, 8]。对于DVT患者，合并有股部血管近端血栓患者的肺栓塞风险特别高。

C. **病理生理学**　　PE和DVT是静脉血栓栓塞的类型，血栓的形成是基于静脉瘀血、高凝和内皮损伤的Virchow三联征。在正常人的肺部，灌注与通气相匹配——缺氧时的血管收缩发生在通气不良的区域，并且氧合良好的区域仍处于灌注状态。而PE会产生通气-灌注失调。在最严重的情况下，灌注完全缺失，从而发生缺氧血的全身性分流[5, 9]。这会导致低氧血症，这种低氧血症会被促进炎症和血管收缩的细胞因子进一步恶化[9]，常因此出现低二氧化碳分压的呼吸性碱中毒[9]而发生代偿性过度通气。出现高碳酸血症时尤其应怀疑对大面积栓塞的诊断[9]。

　　PE也可引起循环功能障碍。通常，只有在阻塞≥30%～50%的肺动脉系统时，才会发生血流动力学异常，尽管即使很小的血栓也会导致心肺疾病患者的功能障碍[8, 10, 11]。血管阻塞及伴随的正常血管收缩会导致肺血管阻力的突然升高和急性肺动脉高压。后负荷增加使右心室扩张，心肌收缩力下降，冠脉灌注减少[12]。一个正常的、未衰弱的右心室可以产生高达40mmHg的收缩压，但在急性情况下，超过这个收缩压就会发生右心室衰竭，右侧每搏输出量（SV）和心输出量（CO）减少。随着右心室进一步的扩张，室间隔会移向左心室（LV）。最终结果是减少了左心的充盈量、前负荷和心输出量[13]。

　　这时人体会触发一系列复杂的代偿级联反应，包括交感神经激活，以增加肺动脉流量并保持体循环[8]。根据损伤的严重程度，PE可表现为从血流动力学无异常到右心衰竭、低血压和休克等多种表现。在最严重的情况下，通常因无脉搏的电活动或心搏停止而导致代偿不足而猝死[8, 11]。

D. **分类**　　尽管可以通过多种不同方式对PE进行分类，但临床上最相关的分类系统会根据死亡率风险（高、中或低）对疾病严重程度进行分类[2, 11]。这些术语分别对应于大面积、次大面积和非大面积PE。

　　高危（大规模）疾病的定义是由急性PE引起的持续性低血压或休克，除外其他原因。一些指南还建议采用无脉搏或持续性心动过缓（每分钟<40次搏动）作为替代性纳入标准[14]。低血压通常定义为收缩压<90mmHg，收缩压≥40mmHg持续15分钟以上[2, 11, 14, 15]。如有组织灌注不足的证据，例如乳酸性酸中毒，提示会进展为休克。低危（非大面积）和中危（次大面积）风险的PE血流动力学稳定。低中危PE由右心室功能障碍和/或心肌损伤来区分——在中危疾病中存在这些特征中的一到两个，但在低危PE中则

都没有。右心室功能障碍的定义为存在右心室扩张，NT-proBNP或BNP升高或ECG改变（以新的右束支传导阻滞，前间壁ST抬高或压低；或前间壁T波倒置为代表）[14]。心肌损伤表现为肌钙蛋白I或T升高。

E. **临床表现**　PE可以表现为多种症状，从无症状到猝死，取决于疾病的严重程度和患者的合并症。症状通常是非特异性的，包括呼吸困难，胸膜炎性胸痛，咳嗽和/或下肢肿胀[16]。体格检查可能表现为呼吸急促，心动过速，呼吸音减弱，动脉血氧饱和度降低和/或低血压[16]。

F. **诊断**　风险类别决定了检查和治疗方法。怀疑患有高危（大面积）PE的患者应尽快控制患者病情，必要时可使用血管加压剂。早期诊断至关重要，因为延误治疗时间会加大死亡风险。如果患者情况稳定，可以进行影像学检查，应立即进行CT肺血管造影（CTPA），或行床旁超声心动图检查，尤其是患者不能进行CTPA时。发现严重的右心室扩张，收缩功能下降，室间隔偏曲，右心室壁运动减退或McConnell征（右心室中游离室壁运动减弱，心尖运动正常），可见右心血栓和/或吸气性下腔静脉（IVC）塌陷提示高危PE[17]。待病情稳定后，患者应行CPTA以确诊。

血流动力学稳定的可疑低危或中危PE患者应接受进一步检查。D-二聚体可能很高，尽管这也会发生在包括感染、妊娠和癌症在内的许多其他情况。动脉血气分析可显示低氧血症、肺泡-动脉的梯度或呼吸性碱中毒。其他表现可能有白细胞增多，BNP或肌钙蛋白升高。心电图常表现为窦性心动过速以及非特异性ST波和T波改变；较少见的表现包括新发的心律失常，右束支传导阻滞，右心室劳损，右轴偏移或病理性Q波等。胸部X线很少显示驼峰（Hampton hump）征或Westermark征。

评估后，应评估血流动力学稳定的患者发生PE的可能性。这可以通过临床怀疑或预测性计算工具来完成，例如修改后的Wells或Geneva评分[11, 18, 19]。如果有可能发生PE，CTPA是诊断检查的第一步。如果发现有血栓，就应开始治疗。如果是阴性，则应考虑其他诊断。如果评分显示不太可能出现PE，则可以进行D-二聚体测试，如果水平很高，则可以进行CTPA。对于对比剂过敏、肾功能衰竭或妊娠的患者，最初的影像学检查可采用通气/灌注（V/Q）显像。在某些血流动力学稳定的患者中，超声心动图可能对评估右心室劳损有用，但并非必需。

G. **治疗**　治疗取决于PE风险。血流动力学不稳定的高危（大面积）患者的早期死亡风险增加。在做出治疗决定时应采取支持性措施，包括必要的血管升压药和吸氧[11]。明确的再灌注治疗可以通过全身溶栓、导管直接干预或外科栓塞切除术进行。

1. 高危（大面积）PE

　　a. 溶栓

　　　　溶栓能迅速分解血栓以改善灌注，并减轻右室负荷。在高危PE中，与单独抗凝相比，它能降低死亡率和改善血流动力学[20, 21]。最常用的溶栓剂是重组组织型纤溶酶原激活物（tPA，阿替普酶）、链激酶和尿激酶[14]。通常选择tPA是因为其输注时间短（一般标准剂量为2小时内100mg tPA）[14]。如果患者正在进行抗凝治疗，则在溶栓输液过程中应暂时停止。溶栓的主要副作用是出血风险增加，因此不应在大多数患者中使用。绝对禁忌证包括活动性出血；已知的颅内恶性肿瘤或血管病变；任何既往的颅内出血史；疑似主动脉夹层；最近（即过去3个月内）的缺血性卒中，脑或脊柱手术，或严重的闭合性和/或面部创伤[14]。

　　　　　　不同指南之间的相对禁忌证有所不同，但通常包括既往史和/或当前严重的高血压控制不佳，心肺复苏（CPR）时间> 10分钟或既往3周内进行过大手术，> 3个月前的缺血性卒中，过去2～4周内的内出血，活动性消化性溃疡，痴呆，不可压迫性的血管穿刺，妊娠，当前使用抗凝剂，年龄> 75岁，感染性心内膜炎，晚期肝病或糖尿病性视网膜病变[11, 14]。基于这些禁忌证，约50%～60%的患者不能接受全身溶栓治疗[22]。

　　b. 导管定向的方法

　　（1）导管定向血栓切除术

　　　　　　以导管为基础的PE治疗可能包括机械、溶栓或联合干预，以减轻右心室负荷并改善灌注[23]。对于有绝对溶栓禁忌证的患者，应进行机械取栓术，例如机械碎栓、流变血栓切除术、吸栓手术或旋转血栓切除术[11]。通常仅建议将这些方法用于主动脉或肺大叶肺动脉的血栓[14]。其中一些证据有限，甚至几乎没有数据可比较其有效性和结果。2007年的一项系统综述显示，前三种技术的成功率大致相同（机械碎栓82%，吸栓75%和抽吸81%）；然而，从那时起，技术有了显著的进步[24]。但鉴于专业技能的要求，这些干预措施只能在专科中心进行。

i. 机械碎栓

机械性碎栓可将血栓破碎成更小的碎片。通过将这些小碎片转移到远端分支上，可以立即改善肺动脉压（PAP）[23]。在此过程中，放置一个鞘管，并在导丝上插入可旋转的尾纤导管。手动旋转导管以打碎血栓。也可以用球囊血管成形术导管或其他装置进行[14]。由于价格便宜，这是最常用的技术。它也可以与其他机械方法结合使用以改善效果[25]。

ii. 流变血栓切除术

流变血栓切除术采用Bernoulli原理，通过使用高压盐水喷射碎栓[26]。放置鞘管，引入导丝，然后将装置插入穿过导丝。盐水喷射器用于在导管周围形成低压区域，该区域会浸软血栓并通过一个吸口将血栓碎片拉回来并取出。也可以通过该方法注射局部溶栓剂然后取栓。值得注意的是，行流变血栓切除术有可能诱发术中心动过缓，这时可能需要缩短治疗时间，暂时休息或经静脉起搏[26]。其他副作用可能包括咯血、血红蛋白尿和肾功能不全。

iii. 吸栓手术

抽吸栓子切除术通过抽吸来去除血栓，可以单独进行，也可以与其他技术结合使用。在此过程中，将带有特殊止血阀的专用抽吸鞘管穿入血栓中[23]。使用注射器进行抽吸，同时将导管在肺动脉中轻轻移动一段短距离。当血液进入注射器时，血栓被清除，该过程可能需要在导丝上多次推进抽吸导管。另外，抽吸栓子切除术可以用较新的设备进行，该设备使用双静脉通路将抽吸和过滤结合在一起。这种体外循环旁路系统可吸入血液，清除血液中的凝块，然后重新注回血液[26]。

iv. 旋转血栓切除术

旋转血栓切除术使用旋转线圈治疗PE。导管内腔中的高速旋转金属线圈会产生负压，从而破坏血栓，浸软然后吸出血栓。一项小型研究表明，该方法可有效清除血栓并改善PAP[27]。

（2）导管定向溶栓

导管定向溶栓术（CDT）是指局部输注溶栓剂，可单独输注或联合机械干预[23]。在此过程中，将一个带有多个侧孔的简单导管置入肺动脉，然后被动输注药物。CDT中使用的溶栓剂量仅为全身治疗的一小部分，因此降低了出血风险[26]。

局部溶栓与机械干预相结合称为药物机械溶栓（PMT）。研究表明，PMT溶栓效果最佳——一项分析表明，在采用破碎、抽吸或流变取栓法联合局部溶栓治疗时，成功率为95%，而不使用CDT只进行机械干预时为81%[14, 24]。也可将超声与CDT结合。在这种方法中使用了一种特定的设备，该设备由一根具有多个侧孔的导管和一根中央超声芯线组成。将导管放入血栓中，然后将超声芯线插入并锁定。高频超声波会破坏血栓并促进更好的溶栓渗透。

c. 手术栓塞切除术

对于位于中心位置、高危（大面积）PE且有溶栓禁忌证或溶栓失败的患者，建议行手术血栓切除术[28]。它对右心房（RA）和右心室（RV）血栓或卵圆孔未闭的患者也有价值[28]。历史上，死亡率约为30%；但近年来，这一比例已降至4%～6%[11, 14]。

PE血栓切除术是一种改良的Tredenlenburg手术[28, 29]。行正中胸骨切开术，并建立常温体外循环（CPB）。静注普通肝素是更容易控制和逆转的首选抗凝剂。在肺动脉瓣和肺动脉分叉之间进行主肺动脉切开[28]。这适用于骑跨性和左侧肺栓塞的入路。如果可能，可用镊子将整个血栓取出，必要时用抽吸法抽出[30]。如果血栓在右心房，可以将主动脉和上腔静脉之间的血管切开[28]。切口可根据需要向远侧延伸。某些中心使用肺部按摩进行提取血块，而其他中心则不这样做，因为这样做会增加肺部损伤的风险。肺动脉的所有主要分支都应通过直接可视化检查或灵活的外科血管镜进行检查。右心房和右心室也应探查和清理；任何卵圆孔未闭者均应闭合。值得注意的是，可在术前或术后24小时内插入下腔静脉滤器以防再次栓塞[29]。

2. 中危（次大面积）和低危（非大面积）肺栓塞 血流动力学稳定的患者应在诊断检查期间根据需要接受支持治疗。中危（次大面积）PE患者应开始使用静注普通肝素或皮下注射低分子肝素（LMW）进行抗凝治疗。完全抗凝后，可转换为口服药物，即直接Ⅹa因子抑制剂、直接凝血酶抑制剂或华法林[11, 31]。对于大多数首次发作的PE患者，应继续进行抗凝3个月。那些无诱因的患者可能会受益于更长的疗程，这取决于他们的危险因素[11, 14]。癌症或妊娠患者被认为是特殊人群； LMW肝素优于口服药物[11]。

一般不建议对血流动力学稳定的中危（次大面积）PE患者进行溶栓治疗[31]。溶栓可改善该人群的血流动力学（与单纯抗凝治疗相比），但大出血的发生频率更高，通常认为风险大于收益[11, 31]。对于中危患者，尤其是那些在超声心动图显示有严重右心室功能障碍或血压处于临界值的患者，应在需要溶栓的情况下仔细监测其失代偿情况[14]。

溶栓不应用于低危（非大面积）PE患者。该人群可能无需住院，但应开始抗凝治疗。

Ⅲ. 肺动脉高压

A. **定义** PH是指肺动脉压力升高，定义为静息时通过右心导管（RHC）测量的平均PA压力（mPAP）≥25mmHg[32]。根据病因，世界卫生组织（WHO）将PH分为五大类。第1类是动脉性肺动脉高压（WHO PH第1类），其他4个包括因左心疾病引起的PH（第2类），慢性肺疾病或低氧血症（第3类），慢性血栓形成（第4类）和其他情况（第5类）。

PH也可以根据压力升高的部位来命名——如果仅是动脉，则是"前毛细血管"PH，但如果是"静脉性的"，定义为肺动脉楔压（PAWP）高，则它可以称为"后毛细血管"PH。由于这些术语是PH中可能出现的各种血管病变的终点，因此该疾病可能并不总是很容易地被归类为这两种不同类型之一。

B. **流行病学** 由于PH的病因很多，很难确定其流行程度。据估计，全球人口的发病率为1%，而在65岁以上的人群中这一比例上升至10%[34]。最常见的病因是左心疾病（WHO PH第2类）[35]。WHO 各类PH之间的预后和治疗差异很大，因此正确分类疾病至关重要，尤其是对于具有多种危险因素的患者[35]。

C. **动脉性肺动脉高压（WHO PH 第1类）**

1. **简介** 动脉性肺动脉高压包括特发性（IPAH）、遗传性（HPAH）、药物或毒素所致或疾病相关性的［结缔组织疾病（CTD），先天性心脏病（CHD），门静脉高压，HIV感染或血吸虫病］。PAH的发病率尚不清楚，但据估计每100万人中可能有15例[35]。IPAH是最常见的（约40%～60%），其次是与CTD、CHD和门脉高压相关的PAH[36, 37]。从历史发病数据看，PAH在年轻女性中最常见。最新数据仍显示女性占多数（60%～80%），但诊断时的平均年龄已增加到50岁左右[38]。

2. **表现**　动脉性肺动脉高压表现为非特异性症状，包括呼吸困难、疲劳和运动不耐受。最初，这些都是在劳累时发生，但随着疾病的进展，在休息时也会发生[35]。随后的症状包括心绞痛、晕厥、外周水肿和心悸。由于这种模糊的表现，在美国，从症状发作到RHC检查确诊的中位时间为1.1年[38]。有20%的患者在确诊前报告症状已超过2年[39]。

　　肺动脉高压症状的严重程度可通过WHO功能评估进行分级，该评估是对纽约心脏学会心衰功能评估分级的修订。世界卫生组织功能分级（WHO-FC）：Ⅰ级，体力活动不受限；Ⅱ级，表示轻微的活动受限（正常活动时伴呼吸困难，疲劳，胸痛，晕厥），但静止时无症状；Ⅲ级，小于一般体力活动即可出现症状；Ⅳ级，表示休息时即出现症状，这些患者可能有右心衰竭的证据。

3. **诊断**　存在非特异性表现，出现目前心脏或肺部疾病无法完全解释的呼吸困难的任何患者都应考虑肺动脉高压。对于任何可疑的PH，最好的筛查方法是经胸多普勒超声心动图检查。目前尚无明确的肺动脉高压阈值，但个别指南建议，如果肺动脉收缩压≥40mmHg或≥50mmHg，需要进一步检查[40, 41]。超声心动图上其他可疑的发现包括右心房或右心室扩张、肺动脉扩张或室间隔变平。

　　应该做进一步的评估以确定任何PH的潜在病因[35]。病史可能提示家族遗传、药物/毒素或左心疾病[35]。实验室检查应包括HIV-1、风湿病学研究（例如抗核抗体）、肝和甲状腺功能、凝血研究和全血细胞计数。应进行胸部X线检查；在疾病晚期，可能显示RA或RV增大，肺动脉扩张或周围肺血管压缩[42]。所有患者均应进行肺功能检查和睡眠呼吸障碍检查，以评估WHO PH第3类，并且如果临床病史提示间质性肺疾病，则应进行高分辨率胸部CT检查。下文将讨论冠心病、门静脉高压和慢性血栓栓塞的PH检查。

明确的PH诊断和分类需要依靠RHC。PAH的特征是mPAP≥25mmHg，PAWP≤15mmHg，PVR> 3 Wood单位[32]。值得注意的是，保留射血分数的心力衰竭（HFpEF）可能很少表现出与低PAWP的肺动脉高压相似的血流动力学特征。在这种情况下，应评估包括合并症和左心功能在内的临床情况。左心导管检查可能会有用。在RHC期间进行容量负荷试验以评估PAWP的增加是有争议的，由于缺乏标准化，因此最新指南不建议这样做[32, 43]。

在RHC期间，除非有禁忌证（例如，由于低血压或心脏休克），应对所有PAH患者测试其血管反应性，以确定是否适合接受大剂量钙通道阻滞剂（CCB）治疗[42]。这项检测对于IPAH、HPAH和药物相关PAH患者尤其重要；与其他原因相关的PAH患者很可能不具有血管反应性。检测是通过吸入NO、静脉注射依泊汀醇或腺苷进行的。如果平均肺动脉压（mPAP）下降≥10mmHg和< 40mmHg而心输出量或收缩压没有下降，则表明存在血管反应性[44]。

4. **治疗**　PAH是一种进行性的复杂疾病[45]。PAH治疗有多个目标：减少WHO-FC Ⅰ/Ⅱ级症状，增加六分钟步行距离（6MWD），降低BNP，超声心动图显示右室大小和功能正常化，血流动力学正常化[46]。值得注意的是，其中许多因素（WHO-FC，BNP，6MWD和某些血流动力学参数等）与生存率相关，近年来，生存率有所提高。然而，目前的药物都没有被批准用于降低死亡率的具体适应证[47, 48]。

诊断时，应建议PAH患者采取一般干预措施，包括指导性的体育锻炼，避免妊娠，社会心理支持，用药依从性和接种疫苗[42, 49]。病人应被转诊至专科中心。支持治疗应包括用于维持低动脉血氧饱和度的吸氧和用于失代偿右心衰的利尿剂[42, 49]。华法林有时被推荐用于IPAH，以及接受静脉注射前列腺素类似物的患者，尽管支持其常规使用的证据并不充分[40, 42]。地高辛可能有助于控制快速性心律失常。

疾病风险决定了PAH治疗的必要性。风险取决于右心室衰竭的体征，症状进展的时间，晕厥，WHO-FC，6MWD，心肺运动试验（如果做了），NT-proBNP，超声心动图和血流动力学[40, 50]。WHO-FC Ⅰ级患者不需要治疗，但应密切监测疾病进展[51]。

WHO-FC Ⅱ级和Ⅲ级患者应开始治疗。在IPAH、HPAH或药物相关的PAH中，初始治疗取决于血管反应性试验。如果没有右心衰竭或其他禁忌证，血管活性弱的人群应该开始接受CCB治疗[51]，这类患者可以使用硝苯地平、地尔硫䓬或氨氯地平[40]。能长期起作用的药物也很少（即使是在血管反应性好的患者中），而大剂量CCB可能有显著的副作用，因此这类患者应在开始治疗后约3个月重新评估其血管反应[44, 52]。

PAH治疗的基础是更先进的药物疗法。三种作用途径可以被五种药物之一所靶向：内皮素受体拮抗剂（ERAs），鸟苷酸环化酶刺激剂，磷酸二酯酶5抑制剂（PDE5），前列环素类似物和受体激动剂。尽管对使用≥2种药物进行前期治疗的兴趣有所增加，但历史上一直倾向于最初的单一药物疗法。最近，在肺动脉高压患者试验（AMBITION）中研究了安贝生坦和他达拉非在初治人群中初始联合疗法使用的疗效。与两药单独使用的患者相比[53]，安贝生坦和他达拉非联合治疗的患者与PAH相关的临床失败率降低减少（包括死亡，疾病进展，长期治疗效果不佳）。接受联合治疗的患者6MWD更长，NTpro-BNP降低，临床反应更佳[53]。目前，欧洲心脏病学会（ESC）/欧洲呼吸学会推荐初始联合治疗作为WHO-FC II至IV级的一种治疗选择[42]。值得注意的是，对于初治的WHO-FC IV级或快速进展的WHO-FC III级患者，应在开始时连续输注前列环素类似物（可以在单一药物疗法或联合药物疗法的基础上）[46, 51]。

应通过重复进行超声心动图和6MWT来密切监测患者[42, 48, 54]。对单药或双药治疗反应不佳的患者采用双重或三重序贯联合治疗[46]。

对于经过最大限度的药物治疗但临床反应不足或严重晕厥的WHO-FC IV级患者，可考虑进行球囊房间隔造口术（BAS）[42]。用导丝刺穿心房间隔，然后用逐渐增大的分级球囊导管进行连续扩张[42, 55]，这样可产生从右到左的分流，降低RV的负荷；尽管降低了血氧饱和度，但全身血流却增加了，因此总的氧合得到改善[56, 57]。这是一种姑息性疗法，可用于肺移植的桥接，但小型研究表明其血流动力学和6MWD得到改善[42]。这种方法的死亡率很高，因此不应在晚期患者中使用，因为这可能会使他们的病情恶化[56, 57]。在左主动脉和降主动脉之间进行的Potts分流术对严重难治性WHO-FC IV级 PAH患儿可能有用。

D. 房间隔缺损

1. *流行病学*　WHO第1类的PH也可能由先天性心脏病（CHD）引起，包括房间隔缺损（ASD）。在世界范围内，每1000例活产儿中有1.6例发生ASD，占CHD的13%[58, 59]。根据缺损部位，分为不同类型：继发型（70%）、原发型（15%）、窦静脉型（15%）和冠状窦型（1%）。继发型ASD在女性中更为常见。

2. 大多数小型的ASD（≤4mm）会自发闭合或缩小，但≥8～12mm的ASD有增大的危险[60]。大多数患者在成年前无症状，但在40多岁后出现症状，包括疲劳，呼吸困难，心悸和运动不耐受[61]。随着PAH的发展，患者可能会出现发绀，晕厥，咯血，房性心律不齐或右心室衰竭[62]。检查可显示出第二心音的固定分裂或收缩期杂音[61]。

3. 发病机制　据估计，未经治疗的ASD成年人中有5%～10%发生PAH（伴或不伴艾森曼格综合征）[60]。小的缺损从左到右的分流很小，但在较大的ASD（>10mm）中可能会很明显[60]，这会导致进行性血管重塑，PVR升高，最终发展为PH[63]。当PH逆转为从右到左的流动时，就会发生艾森曼格综合征（ES），静息时引起发绀[35]。ES患者的预后较单纯的ASD-PAH患者差，而以往认为，它比IPAH患者预后较好。然而，最近的数据表明，IPAH组和ES组之间的生存率相似，尽管尚不清楚这种预后更好是由于药物治疗的改善还是幸存者之间的偏倚[64]。

4. 诊断　对于疑似PAH-CHD，应使用经胸多普勒超声心动图评估房间隔。混合盐水可显示从右向左的血流，但由于存在空气栓塞的危险，因此不应在已知存在较大分流的患者中使用。如果经胸影像学检查不能显示，则应进行经食道超声心动图（TEE）[62]。如果超声心动图无法确诊，心脏MRI可能会有用[62]。诊断ASD-PAH需使用心脏导管检查。

5. 治疗　在做出ASD-PAH诊断后，应将患者转至PAH专科中心。应该采取一般的支持性措施，同时增加利尿和避免剧烈运动[42]。对于房性心律不齐者应适当抗心律不齐和抗凝；然而，对于无心律失常的患者来说抗凝并不适用，因为有出血的危险，尤其是咯血[63]。

　　ASD的治疗取决于缺损的大小和相关PAH的严重程度。对于分流较小且右室大小正常的患者，应通过常规心电图和超声心动图监测右室增大和/或PAH[62]。早期封闭对于预防PAH至关重要。指南建议，对于RV负荷过重（无论有无症状）但仍未进展为严重PAH的患者应进行此治疗[61, 62]。ESC指南建议将PVR设为<5 Wood单位进行封闭，对于从左到

右分流，PVR <2/3全身血管阻力或PAP <2/3全身压力（基线或扩血管后）的患者也可以考虑封闭[61, 62]。

患有反常性栓塞或直立性缺氧-斜卧呼吸（orthodeoxia-platypnea）的患者也应考虑封闭[61, 62]。值得注意的是，小于25岁时进行修复的预后最佳。但是，封闭手术可以在任何年龄段进行，甚至对于成人也被认为是最佳的治疗方法（相对于药物治疗）[61, 65]。在ES患者中不应该这样做，因为肺部重构很可能是非常广泛的，修复可能会使PAH恶化，导致右心室衰竭和死亡[62, 63, 66]。

a. 房间隔缺损的封闭方法

ASD的闭合可以通过手术或经皮完成。对于直径<36～40mm的继发性缺损，瓣膜有足够的余量（主动脉除外），建议采用经皮导管介入治疗[60-62]。治疗结局良好，闭塞率为93%～99%，主要并发症发生率为1%[60]。操作在TEE和荧光检查指导下执行。简要地说，左心房置管并插入导丝。可以使用球囊导管和"止流"技术估计ASD大小，在该技术中，将球囊放置在缺损处，进行造影下充气，直到超声心动图检查显示分流消失，放气，然后再充气。选择一个与缺损尺寸相等或比缺损大一号的ASD闭合装置，然后将其浸入盐水中以防止空气栓塞。输送装置被推进到上肺静脉（通常为左侧），并去除金属丝和扩张器，同时允许血液从鞘中流出，以降低空气栓塞的风险。插入装置，展开左心房盘，这可以用荧光和TEE检查出来。将鞘管向后拉，然后展开右心房盘。它的位置已经过验证；盘应平行并被房间隔分开。如果设备放置位置正确，则释放输送线缆。此时TEE应该显示没有或仅有最小残留分流。

外科手术是首选的干预手段，但现在用于不可闭合或非继发性ASDs[62]。尽管有可能直接缝合细小缺损，但最好采用心包修补术，可以通过开放或微创方法来完成。成功率与经皮修复相似，但并发症更多，住院时间更长[60]。

对有残余分流、肺动脉高压、心律失常或年龄>40岁的患者，应行超声心动图和心电图检查[61]。经皮介入治疗后应进行抗血小板治疗和心内膜炎的预防[61]。

b. 药物治疗

ES患者不应接受ASD封闭。对于WHO-FC Ⅲ和Ⅳ级的患者，指南建议进行更先进的药物治疗。欧洲准则建议使用波生坦；小型研究表明，其他药物也可以改善预后，但不建议使用[61]。也可以考虑联合药物治疗，但其疗效尚不明确。

E. **其他形式的 PAH-CHD** 除ASD以外，其他形式的CHD也可能导致PAH。其中一些可以通过姑息性房间隔造瘘术解决。Potts分流术也可用于大动脉转位，尽管超出了本章的范围，但Glenn术和Fontan术可以用于治疗左心发育不良综合征和/或三尖瓣闭锁。

F. **门脉性肺动脉高压** 门脉性肺动脉高压（PoPH）是WHO PAH分类中与门静脉高压相关，伴或不伴潜在肝疾病的第1类的PAH。对 PoPH的估计差异很大，但它似乎占所有PAH诊断的约10%[67, 68]。女性和自身免疫性肝炎的风险增加[67]。

PoPH的发病机制尚不清楚。已经提出了多种发病机制，包括容量超负荷引起的剪切应力，全身性炎症变化和门体分流循环的非代谢循环毒素[69]。由于PVR升高并最终导致肺血管重塑。肝病的严重程度与PoPH的严重程度之间没有相关性[35]。

像IPAH一样，PoPH也表现出非特异性症状，确诊时患者通常在四五十岁[70]。TTE是最好的筛查测试，但像其他PAH亚组一样，诊断的金标准是RHC。所有接受肝移植评估的患者均应至少接受TTE，必要时应根据TTE结果进行RHC。

PoPH的治疗选择有限。应开始时就使用利尿剂治疗。不建议使用抗凝剂，因为已经存在由于凝血障碍而增加出血的风险。还应避免使用CCB，因为CCB可能会加重门静脉高压。如果需要进行更高阶的药物治疗，尽管其他PAH特异性药物可能有作用，仍可以使用静脉注射依前列醇或西地那非[70, 71]。值得注意的是，经颈静脉肝内门体分流术（TIPS）放置会增加前负荷、CO和mPAP，因此在PoPH中禁忌使用[72]。

肝移植（LT）是治疗某些PoPH患者的一种选择。指南建议在mPAP<35mmHg和PVR <5 Wood单位的适用人群中使用[73]。血流动力学较差的患者接受LT死亡率更高。在这一类型中，应该尝试先进的血管舒张剂治疗，如果肺动脉压和PVR下降到<35mmHg和<5个Wood 单位，则应将患者列入LT。在美国，经传统的终末期肝病模型（MELD）系统分期

列为控制良好的PoPH组例外，由于他们的得分提高，有望缩短移植时间[74]。值得注意的是，并非所有的接受肝移植的PoPH患者都能解决PoPH的问题，尽管其中的原因尚不清楚，但有些患者可能继续需要血管扩张剂治疗。

G. 慢性血栓栓塞性肺动脉高压

1. 简介　慢性血栓栓塞性PH（CTEPH）是由肺动脉和小动脉的慢性阻塞引起的。它是前毛细血管PH的一种形式，定义为在有效抗凝≥3个月后出现慢性限流性肺动脉血栓形成的情况下，mPAP≥25mmHg，PAWP≤15mmHg[75, 76]。CTEPH在急性PE患者中发生率为1%～4%，但这可能被低估了[75, 77, 78]。

　　有趣的是，约25%～63%的CTEPH患者从未有过已知或记录的急性肺栓塞，这些情况可能根本没有被发现[79, 80]。有CTEPH的年轻急性PE患者或有特发性表现的患者卒中风险尤其高[79, 81]。其他危险因素与PE相似，此外还有脾切除、甲状腺功能减退或心室分流。

2. 诊断　如果急性PE患者的症状（如呼吸困难等）在3～6个月后仍未缓解，则应考虑CTEPH[78]，应当进行TTE。如果提示PH，则接下来进行V/Q显像。如果影像显示PE的可能性高，则需要RHC和肺血管造影来确认CTEPH，确定严重程度，并评估手术适应性[75]。如果V/Q显像不确定，但对CTEPH的怀疑仍然很高，指南建议采用肺血管造影和/或RHC[75, 82]。CTEPH不太可能表现为正常的V/Q显像。CTPA可能在术前有用，但由于它的敏感性低于V/Q，不推荐用于诊断[83]。

　　血管造影与CTEPH相关的表现为：囊袋缺损；内膜不规则；肺动脉带或网；肺主动脉的突然或成角度狭窄，并在起点阻塞了主干、叶或节段血管，下行血管缺乏血供[84-86]。CTEPH中倾向于存在两种或多种显影[84]。

3. 治疗　诊断时，CTEPH患者应转诊至专科中心。唯一的治疗选择是肺动脉内膜切除术（PEA），并且大多数患者都适用于该手术[78]。对于非手术适应证的患者（由于合并症和/或血栓可及性），可以考虑进行球囊肺血管成形术（BPA）或药物治疗。确诊后，应开始终生抗凝治疗，以防止肺血栓扩散和DVT。可以从静脉注射普通肝素或皮下低分子量肝素开始，达到完全抗凝后，可以换成华法林，目标国际标准化比值为2.0～3.0[87]。下腔静脉（IVC）滤器的放置存在争议，在各中心之间的使用有所不同。

a. 肺动脉内膜切除术（PEA）

PEA是CTEPH唯一确定的治疗方法[82]，专科机构中的死亡率低于5%，治疗后大多数患者的症状和血流动力学可得到明显改善[87]。肺血管阻力（PVR）增加可使死亡率增大；手术后残留/复发PH是死亡的主要预测指标[87]。

要进行PEA，血栓栓塞必须是易于接近的，症状或血流动力学异常必须是严重的，并且患者必须适合行该手术[88]。PEA在早期CTEPH中的作用尚未明确——有些建议立即采取干预措施以预防血流动力学异常，而另一些则建议常规监测[87]。

在进行PEA之前，肺血管造影对于确定血栓位置至关重要。PEA可用于主干、叶、段和部分亚段肺动脉的血栓栓塞[89]。如果疾病负荷是末支的，则可能无法改善症状。这一过程已在其他章节详细描述[75, 82, 87, 89]。

简要地讲，在正中胸骨切开术之后，建立体外循环（CPB）以防止侧支出血并确保手术区域清晰。诱发深度低温至18～20℃。右侧PA切开，并建立动脉内膜切除术平面[88]；如果太深，则可能会穿孔；如果太浅，则PH无法解决。必要时，这个平面可以根据需要被跟踪到相关的分支。然后去除机化的纤维组织。考虑到最大冷却时间为20分钟，并且PEA通常是双侧的，通常首先进行右侧操作，再灌注，重新建立CPB，然后再进行左侧PEA[88]。抗凝通常在PEA后4～8小时开始，静脉注射普通肝素。华法林可在8～14天重新开始使用[88]。在此人群中，尚无确立其他直接或"新型"抗凝药的作用。

b. 球囊肺血管成形术（BPA）

鉴于有限的结局数据，BPA在CTEPH中的作用尚未确定[87, 90]。在某些患者中，它可以改善血流动力学和6MWD。目前尚无关于最佳使用BPA群体的共识，但对于无法手术、患有远端疾病、PEA后再次出现PH或药物治疗无效的患者，可考虑采用此方法[87]。鉴于BPA是微创性的，可能也有姑息作用。对于对比剂过敏或严重肾功能不全的患者禁用。

在BPA时，可以选择颈内静脉通路。该手术已在其他地方进行了详细描述[91]。简短地说，插入一个鞘管，将一个较小的引导鞘管穿过该鞘管进入主肺动脉[87]，给予肝素并进行选择性肺血管造影。血管内超声用于测量血管直径以确定正确球囊尺寸。引入导丝直到其穿过血块，然后使用球囊导管压迫血栓并扩张血管。通常，一次BPA治疗只能针对少数血管，因此可能需要多次治疗。在早期的BPA研究中，再灌注肺水肿并不少见。但是，随着技术的进步，这种并发症的发生率已经降低。

c. 药物治疗

对于BPA/PEA后再次出现CTEPH和非介入治疗适应证者，可能需要进行药物治疗[85, 90]。上述人群均已被批准使用利奥西呱（riociguat）[87]。注意，所有不能手术的患者均应在CTEPH专科中心接受第二种治疗建议，因为不同机构和外科医生对手术适应证的定义可能不同。

Ⅳ. 小结

肺血管疾病包括一系列症状，其影响从轻微到严重不等。在诊断和治疗方面已取得了显著改进，并且患者可从多学科治疗方法中受益。随着该领域研究的继续深入，治疗策略很可能会快速发展。

参考文献

1. Pineda LA, Hathwar VS, Grant BJB. Clinical suspicion of fatal pulmonary embolism. *Chest.* 2001;120(3):791-795.
2. Torbicki A, Perrier A, Konstantinides S, et al. Guidelines on the diagnosis and management of acute pulmonary embolism: the Task Force for the Diagnosis and Management of Acute Pulmonary Embolism of the European Society of Cardiology (ESC). *Eur Heart J.* 2008;29(18):2276-2315.
3. Stein PD, Matta F, Musani MH, et al. Silent pulmonary embolism in patients with deep venous thrombosis: a systematic review. *Am J Med.* 2010;123(5):426-431.
4. Dalen JE, Alpert JS. Natural history of pulmonary embolism. *Prog Cardiovasc Dis.* 1975;17(4):259-270.
5. Rahimtoola A, Bergin JD. Acute pulmonary embolism: an update on diagnosis and management. *Curr Probl Cardiol.* 2005;30(2):61-114.
6. Tapson VF. Acute pulmonary embolism. *N Engl J Med.* 2008;358(10):1037-1052.
7. Horlander KT, Mannino DM, Leeper KV. Pulmonary embolism mortality in the United States, 1979–1998: an analysis using multiple-cause mortality data. *Arch Intern Med.* 2003;163(14):1711-1717.
8. Bělohlávek J, Dytrych V, Linhart A. Pulmonary embolism, part I: epidemiology, risk factors and risk stratification, pathophysiology, clinical presentation, diagnosis and nonthrombotic pulmonary embolism. *Exp Clin Cardiol.* 2013;18(2):129-138.
9. Goldhaber SZ, Elliott CG. Acute pulmonary embolism: part I. epidemiology, pathophysiology, and diagnosis. *Circulation.* 2003;108(22):2726-2729.
10. McIntyre KM, Sasahara AA. The hemodynamic response to pulmonary embolism in patients without prior cardiopulmonary disease. *Am J Cardiol.* 1971;28(3):288-294.
11. Konstantinides S, Torbicki A, Agnelli G, et al; The Task Force for the Diagnosis and Management of Acute Pulmonary Embolism of the European Society of Cardiology (ESC) Endorsed by the European Respiratory Society (ERS). 2014 ESC Guidelines on the diagnosis and management of acute pulmonary embolism. *Eur Heart J.* 2014;35(43):3033-3069.

12. Kholdani CA, Oudiz RJ, Fares WH. The assessment of the right heart failure syndrome. *Semin Respir Crit Care Med*. 2015;36(06):934-942.

13. Kholdani CA, Fares WH. Management of right heart failure in the intensive care unit. *Clin Chest Med*. 2015;36(3):511-520.

14. Jaff MR, McMurtry MS, Archer SL, et al. Management of massive and submassive pulmonary embolism, iliofemoral deep vein thrombosis, and chronic thromboembolic pulmonary hypertension. A scientific statement from the American Heart Association. *Circulation*. 2011;123(16):1788-1830.

15. Kucher N, Rossi E, De Rosa M, et al. Massive pulmonary embolism. *Circulation*. 2006;113(4):577-582.

16. Pollack CV, Schreiber D, Goldhaber SZ, et al. Clinical characteristics, management, and outcomes of patients diagnosed with acute pulmonary embolism in the emergency department: initial report of EMPEROR (Multicenter Emergency Medicine Pulmonary Embolism in the Real World Registry). *J Am Coll Cardiol*. 2011;57(6):700-706.

17. Goldhaber SZ. Echocardiography in the management of pulmonary embolism. *Ann Intern Med*. 2002;136(9):691-700.

18. Le Gal G, Righini M, Roy P, et al. Prediction of pulmonary embolism in the emergency department: the revised Geneva score. *Ann Intern Med*. 2006;144(3):165-171.

19. Wells PS, Anderson DR, Rodger M, et al. Derivation of a simple clinical model to categorize patients probability of pulmonary embolism: increasing the models utility with the SimpliRED D-dimer. *Thrombo Haemost*. 2000;83(3):416-420.

20. Konstantinides S, Tiede N, Geibel A, et al. Comparison of alteplase versus heparin for resolution of major pulmonary embolism. *Am J Cardiol*. 1998;82(8):966-970.

21. Jerjes-Sanchez C, Ramirez-Rivera A, de Lourdes Garcia M, et al. Streptokinase and heparin versus heparin alone in massive pulmonary embolism: a randomized controlled trial. *J Thromb Thrombolysis*. 1995;2(3):227-229.

22. Kasper W, Konstantinides S, Geibel A, et al. Management strategies and determinants of outcome in acute major pulmonary embolism: results of a multicenter registry. *J Am Coll Cardiol*. 1997;30(5):1165-1171.

23. Engelberger RP, Kucher N. Catheter-based reperfusion treatment of pulmonary embolism. *Circulation*. 2011;124(19):2139-2144.

24. Skaf E, Beemath A, Siddiqui T, et al. Catheter-tip embolectomy in the management of acute massive pulmonary embolism. *Am J Cardiol*. 2007;99(3):415-420.

25. Kuo WT. Endovascular therapy for acute pulmonary embolism. *J Vasc Interv Radiol*. 2002;23(2):167-179.e4.

26. Sobieszczyk P. Catheter-assisted pulmonary embolectomy. *Circulation*. 2012;126(15):1917-1922.

27. Dumantepe M, Teymen B, Akturk U, et al. Efficacy of rotational thrombectomy on the mortality of patients with massive and submassive pulmonary embolism. *J Card Surg*. 2015;30(4):324-332.

28. Poterucha TJ, Bergmark B, Aranki S, et al. Surgical pulmonary embolectomy. *Circulation*. 2015;132(12):1146-1151.

29. McFadden PM, Ochsner JL. Aggressive approach to pulmonary embolectomy for massive acute pulmonary embolism: a historical and contemporary perspective. *Mayo Clin Proc*. 2010;85(9):782-784.

30. Yavuz S, Toktas F, Goncu T, et al. Surgical embolectomy for acute massive pulmonary embolism. *Int J Clin Exp Med*. 2014;7(12):5362-5375.

31. Kearon C, Akl EA, Ornelas J, et al. Antithrombotic therapy for VTE disease: CHEST guideline and expert panel report. *Chest*. 2016;149(2):315-352.

32. Hoeper MM, Bogaard HJ, Condliffe R, et al. Definitions and diagnosis of pulmonary hypertension. *J Am Coll Cardiol*. 2013;62(25 suppl):D42-D50.

33. Fares WH. The other vascular beds in pulmonary arterial hypertension. Surrogates or associated? *Ann Am Thoracic Soc*. 2014;11(4):596-597.

34. Hoeper MM, Humbert M, Souza R, et al. A global view of pulmonary hypertension. *Lancet Resp Med*. 2016;4(4):306-322.

35. Bazan IS, Fares WH. Pulmonary hypertension: diagnostic and therapeutic challenges. *Ther Clin Risk Manag*. 2015;11:1221-1233.

36. Hoeper MM, Simon R. Gibbs J. The changing landscape of pulmonary arterial hypertension and implications for patient care. *Eur Respir Rev.* 2014;23(134):450-457.

37. McGoon MD, Benza RL, Escribano-Subias P, et al. Pulmonary arterial hypertension: epidemiology and registries. *J Am Coll Cardiol.* 2013;62(25 suppl):D51-D59.

38. Badesch DB, Raskob GE, Elliott CG, et al. Pulmonary arterial hypertension: baseline characteristics from the REVEAL registry. *Chest.* 2010;137(2):376-387.

39. Brown LM, Chen H, Halpern S, et al. Delay in recognition of pulmonary arterial hypertension: factors identified from the REVEAL registry. *Chest.* 2011;140(1):19-26.

40. McLaughlin VV, Archer SL, Badesch DB, et al. ACCF/AHA 2009 expert consensus document on pulmonary hypertension. A report of the American College of Cardiology Foundation task force on expert consensus documents and the American Heart Association developed in collaboration with the American College of Chest Physicians; American Thoracic Society, Inc; and the Pulmonary Hypertension Association. *J Am Coll Cardiol.* 2009;53(17):1573-1619.

41. Galiè N, Hoeper MM, Humbert M, et al. Guidelines for the diagnosis and treatment of pulmonary hypertension. *Eur Respir J.* 2009;34(6):1219-1263.

42. Galie N, Humbert M, Vachiery JL, et al. 2015 ESC/ERS guidelines for the diagnosis and treatment of pulmonary hypertension: the joint task force for the diagnosis and treatment of pulmonary hypertension of the European Society of Cardiology (ESC) and the European Respiratory Society (ERS): endorsed by: Association for European Paediatric and Congenital Cardiology (AEPC), International Society for Heart and Lung Transplantation (ISHLT). *Eur Heart J.* 2016;37(1):67-119.

43. Rosenkranz S, Preston IR. Right heart catheterisation: best practice and pitfalls in pulmonary hypertension. *Eur Respir Rev.* 2015;24(138):642-652.

44. Badesch DB, Abman SH, Simonneau G, et al. Medical therapy for pulmonary arterial hypertension: updated ACCP evidence-based clinical practice guidelines. *Chest.* 2007;131(6):1917-1928.

45. Tuder RM, Archer SL, Dorfmüller P, et al. Relevant issues in the pathology and pathobiology of pulmonary hypertension. *J Am Coll Cardiol.* 2013;62(25 suppl):D4-D12.

46. McLaughlin VV, Gaine SP, Howard LS, et al. Treatment goals of pulmonary hypertension. *J Am Coll Cardiol.* 2013;62(25 suppl):D73-D81.

47. Benza RL, Miller DP, Barst RJ, et al. An evaluation of long-term survival from time of diagnosis in pulmonary arterial hypertension from the REVEAL Registry. *Chest.* 2012;142(2):448-456.

48. Nickel N, Golpon H, Greer M, et al. The prognostic impact of follow-up assessments in patients with idiopathic pulmonary arterial hypertension. *Eur Respir J.* 2012;39(3):589-596.

49. Sauler M, Fares WH, Trow TK. Standard nonspecific therapies in the management of pulmonary arterial hypertension. *Clin Chest Med.* 2013;34(4):799-810.

50. McLaughlin VV, McGoon MD. Pulmonary arterial hypertension. *Circulation.* 2006;114(13):1417-1431.

51. Taichman DB, Ornelas J, Chung L, et al. Pharmacologic therapy for pulmonary arterial hypertension in adults: CHEST guideline and expert panel report. *Chest.* 2014;146(2):449-475.

52. Sitbon O, Humbert M, Jais X, et al. Long-term response to calcium channel blockers in idiopathic pulmonary arterial hypertension. *Circulation.* 2005;111(23):3105-3111.

53. Galiè N, Barberà JA, Frost AE, et al. Initial use of ambrisentan plus tadalafil in pulmonary arterial hypertension. *N Engl J Med.* 2015;373(9):834-844.

54. Benza RL, Miller DP, Gomberg-Maitland M, et al. Predicting survival in pulmonary arterial hypertension: insights from the registry to evaluate early and long-term pulmonary arterial hypertension disease management (REVEAL). *Circulation.* 2010;122(2):164-172.

55. Velázquez Martín M, Albarrán González-Trevilla A, Jiménez López-Guarch C, et al. Use of atrial septostomy to treat severe pulmonary arterial hypertension in adults. *Rev Esp Cardiol (Engl Ed).* 2016;69(01):78-81.

56. Reichenberger F, Pepke-Zaba J, McNeil K, et al. Atrial septostomy in the treatment of severe pulmonary arterial hypertension. *Thorax.* 2003;58(9):797-800.

57. Galiè N, Corris PA, Frost A, et al. Updated treatment algorithm of pulmonary arterial hypertension. *J Am Coll Cardiol.* 2013;62(25 suppl):D60-D72.

58. van der Linde D, Konings EE, Slager MA, et al. Birth prevalence of congenital heart disease worldwide: a systematic review and meta-analysis. *J Am Coll Cardiol*. 2011;58(21):2241-2247.

59. Bruce JT, Daniels C, Sood N. Management of atrial septal defect-related pulmonary hypertension using epoprostenol and percutaneous closure. *Chest*. 2010;138(4_MeetingAbstracts):6A.

60. Geva T, Martins JD, Wald RM. Atrial septal defects. *Lancet*. 2014;383(9932):1921-1932.

61. Baumgartner H, Bonhoeffer P, De Groot NMS, et al; The Task Force on the Management of Grown-up Congenital Heart Disease of the European Society of Cardiology (ESC). ESC guidelines for the management of grown-up congenital heart disease (new version 2010). *Eur Heart J*. 2010;31(23):2915-2957.

62. Warnes CA, Williams RG, Bashore TM, et al. ACC/AHA 2008 guidelines for the management of adults with congenital heart disease: a report of the American College of Cardiology/American Heart Association Task Force on practice guidelines (writing committee to develop guidelines on the management of adults with congenital heart disease). *Circulation*. 2008;118(23):e714-e833.

63. D'Alto M, Mahadevan VS. Pulmonary arterial hypertension associated with congenital heart disease. *Eur Respir Rev*. 2012;21(126):328-337.

64. Barst RJ, Ivy DD, Foreman AJ, et al. Four- and seven-year outcomes of patients with congenital heart disease–associated pulmonary arterial hypertension (from the REVEAL Registry). *Am J Cardiol*. 2014;113(1):147-155.

65. Mulder BJM. Not too old to be closed…. *Neth Heart J*. 2010;18(11):520-521.

66. Haworth SG. Pulmonary hypertension in the young. *Heart*. 2002;88(6):658-664.

67. Simonneau G, Robbins IM, Beghetti M, et al. Updated clinical classification of pulmonary hypertension. *J Am Coll Cardiol*. 2009;54(1 suppl):S43-S54.

68. Humbert M, Sitbon O, Chaouat A, et al. Pulmonary arterial hypertension in France: results from a national registry. *Am J Respir Crit Care Med*. 2006;173(9):1023-1030.

69. Savale L, O'Callaghan DS, Magnier R, et al. Current management approaches to portopulmonary hypertension. *Int J Clin Pract Suppl*. 2011;(169):11-18.

70. Golbin JM, Krowka MJ. Portopulmonary hypertension. *Clin Chest Med*. 2007;28(1):203-218.

71. Porres-Aguilar M, Altamirano JT, Torre-Delgadillo A, et al. Portopulmonary hypertension and hepatopulmonary syndrome: a clinician-oriented overview. *Eur Respir Rev*. 2012;21(125):223-233.

72. Saleemi S. Portopulmonary hypertension. *Ann Thorac Med*. 2010;5(1):5-9.

73. Martin P, DiMartini A, Feng S, et al. Evaluation for liver transplantation in adults: 2013 practice guideline by the American association for the study of liver diseases and the American society of transplantation. *Hepatology*. 2014;59(3):1144-1165.

74. Krowka MJ, Fallon MB, Mulligan DC, et al. Model for end-stage liver disease (MELD) exception for portopulmonary hypertension. *Liver Transpl*. 2006;12(12 suppl 3):S114-S116.

75. Lang IM, Madani M. Update on chronic thromboembolic pulmonary hypertension. *Circulation*. 2014;130(6):508-518.

76. Lang IM, Pesavento R, Bonderman D, et al. Risk factors and basic mechanisms of chronic thromboembolic pulmonary hypertension: a current understanding. *Eur Respir J*. 2013;41(2):462-468.

77. Tapson VF, Humbert M. Incidence and prevalence of chronic thromboembolic pulmonary hypertension: from acute to chronic pulmonary embolism. *Proc Am Thorac Soc*. 2006;3(7):564-567.

78. Fares WH, Heresi GA. Chronic thromboembolic pulmonary hypertension: a worldwide view of how far we have come. *Lung*. 2016;194(3):483-485.

79. Kim NH, Lang IM. Risk factors for chronic thromboembolic pulmonary hypertension. *Eur Respir Rev*. 2012;21(123):27-31.

80. Lang IM. Chronic thromboembolic pulmonary hypertension — not so rare after all. *N Engl J Med*. 2004;350(22):2236-2238.

81. Pengo V, Lensing AWA, Prins MH, et al. Incidence of chronic thromboembolic pulmonary hypertension after pulmonary embolism. *N Engl J Med*. 2004;350(22):2257-2264.

82. Hoeper MM, Mayer E, Simonneau G, et al. Chronic thromboembolic pulmonary hypertension. *Circulation*. 2006;113(16):2011-2020.

83. Tunariu N, Gibbs SJ, Win Z, et al. Ventilation-perfusion scintigraphy is more sensitive than multidetector CTPA in detecting chronic thromboembolic pulmonary disease as a treatable cause of pulmonary hyperten-

sion. *J Nucl Med.* 2007;48(5):680-684.

84. Auger WR, Kerr KM, Kim NH, et al. Evaluation of patients with chronic thromboembolic pulmonary hypertension for pulmonary endarterectomy. *Pulm Circ.* 2012;2(2):155-162.

85. McNeil K, Dunning J. Chronic thromboembolic pulmonary hypertension (CTEPH). *Heart.* 2007;93(9):1152-1158.

86. Kawakami T, Ogawa A, Miyaji K, et al. Novel angiographic classification of each vascular lesion in chronic thromboembolic pulmonary hypertension based on selective angiogram and results of balloon pulmonary angioplasty. *Circ Cardiovasc Interv.* 2016;9(10).

87. Hoeper MM, Madani MM, Nakanishi N, et al. Chronic thromboembolic pulmonary hypertension. *Lancet Respir Med.* 2014;2(7):573-582.

88. Klepetko W, Mayer E, Sandoval J, et al. Interventional and surgical modalities of treatment for pulmonary arterial hypertension. *J Am Coll Cardiol.* 2004;43(12 suppl):S73-S80.

89. Jamieson SW, Kapelanski DP, Sakakibara N, et al. Pulmonary endarterectomy: experience and lessons learned in 1,500 cases. *Ann Thorac Surg.* 2003;76(5):1457-1464.

90. Kim NH, Delcroix M, Jenkins DP, et al. Chronic thromboembolic pulmonary hypertension. *J Am Coll Cardiol.* 2013;62(25 suppl):D92-D99.

91. Mizoguchi H, Ogawa A, Munemasa M, et al. Refined balloon pulmonary angioplasty for inoperable patients with chronic thromboembolic pulmonary hypertension. *Circ Cardiovasc Interv.* 2012;5(6):748-755.

深静脉血栓形成

Robert R.Attarn, MD, FACC, FASE,
FSCAI, RPVI

> **本章要点**
>
> ■ 静脉血栓栓塞是一种常见且有时具有破坏性的疾病。
> ■ 在某些情况下，机械血栓清除可能是有益的。
> ■ 深静脉血栓栓塞（DVT）复发率很高。
> ■ DVT的最佳抗凝持续时间存在争议。
> ■ 血栓后综合征的治疗应着重解决静脉阻塞和反流问题。

Ⅰ. 静脉血栓栓塞

静脉血栓栓塞症（VTE）[包括深静脉血栓形成（DVT）和肺栓塞（PE）]特别是血栓后综合征（PTS）是导致死亡、发病和生活质量下降的常见原因。这种慢性疾病多发生于下肢，常导致疼痛、肿胀、变色甚至溃疡，这些情况至少30%发生在DVT之后[1]，而少见的股青肿则多发生肢体失活。在美国，每年就有超过250 000例的VTE病例[2]。静脉血栓形成是由血管损伤、炎症、高凝和淤滞共同引起的，一旦发生过VTE，后期再出现栓塞的继发风险会增加。

Ⅱ. 静脉血栓栓塞和随后复发静脉血栓栓塞的风险

在一项前瞻性队列研究中，对355例首发DVT的患者进行了8年的随访。结果显示，2年和5年VTE复发率分别为17.5%和24.6%，而2年和5年PTS的发生率分别为22.8%和28%[3]。同一批研究人员对1626例VTE患者进行的大规模前瞻性队列研究报告，1年复发率为11%，3年复发率为19.6%，5年复发率为29.1%[4]。这说明抗凝药虽可有效降低复发率，但出血风险增加[5]。

Ⅲ. 药物治疗

A. **抗凝**　肝素类药物的肠胃外抗凝治疗以及口服抗凝治疗一直是急性DVT治疗的主要手段。抗凝剂有助于防止血栓扩散和栓塞，抗凝剂维生素K拮抗剂（VKA）和新型口服抗凝剂（NOAC）——非维生素K口服抗凝剂。NOAC的一个优点是抗凝作用稳定（无需常规监测）。NOAC导致的颅内出血也可能会比VKA更少，但某些研究显示NOAC的胃肠道出血风险可能会更高[6, 7]。

B. 美国胸科医师学会指南

1. DVT抗凝治疗所需的持续时间一直是一个有争议的问题，实践中存在很大差异。

有些患者坚持接受抗凝治疗多年。2016年美国胸科医师学会指南[8]对DVT中的抗凝治疗提出了以下建议：

- 对于近端DVT或PE的患者，建议3个月的抗凝治疗（1B级）。NOAC优于VKA。
- 对于因手术或短暂性风险因素引起的近端DVT或PE，建议进行3个月的抗凝治疗（1B级）。
- 对于下肢近端DVT或PE和癌症（"与癌症相关的血栓形成"），建议用低分子量肝素，其优于口服抗凝剂。对于无高出血风险的患者，抗凝治疗应延长至3个月以上（1B级）。
- 对于无诱因的低中度出血风险的第一次近端DVT或PE，建议延长抗凝治疗超过3个月（2B级）。

在第二次无诱因的近端DVT或PE，建议将抗凝治疗延长至3个月以上（低度出血风险1B级和中度出血风险2B级）。

2. 抗凝剂可有效防止血栓扩散，而溶栓剂可直接消除血栓。DVT的后遗症之一是PTS，其导致肢体静脉压力升高，静脉流出减少，从而导致炎症、纤维化和瓣膜损害。如果DVT涉及股总静脉或更近端水平（髂静脉或下腔静脉）的静脉流出道，则需要特别注意。溶栓可以比单纯的抗凝更快地缓解阻塞。Cochrane综述回顾了比较溶栓治疗与抗凝治疗的17项（n=1103）随机试验，结果显示，溶栓治疗使PTS的发生率降低了1/3，而下肢溃疡的发生率降低了约一半，但发生出血的病例更多（RR 2.23；95%CI 1.41～3.52，P=0.0006），死亡率没有差异[9]。

C. 导管定向治疗

1. DVT的全身溶栓治疗具有重大的出血风险，现已在很大程度上被导管定向治疗（CDT）所取代。对于CDT，需要较低剂量的血栓溶解剂，并且通常需要更长的时间。除了可以使用简单的灌注导管外，一些实用的设备中还具有机械组件，可以帮助破坏血栓[10, 11]。

2. 目前在美国用于机械取栓的两种设备是AngioJet（波士顿科学公司，Marlborough，MA）和EKOS（BTG，West Conshohocken，PA）。AngioJet是一种药物机械血栓切除术导管[12]。根据Venturi-Bernoulli效应，通过多次高速盐水射流通过管孔在尖端形成负压区，然后通过抽吸将血栓去除。利用电源脉冲功能局部灌注溶栓剂（例如12~25mg组织纤维蛋白溶酶原激活剂），同时停止抽吸功能，以防止吸除溶栓剂[12, 13]。将AngioJet导管尖端放置在血栓内，先运行大约90分钟的脉冲式溶栓灌注，然后再激活血栓切除模式，并上下操作导管尖端吸除血栓[14]。若用较大口径的AngioJet ZelanteDVT导管（8F）则能够更快地去除血栓。

3. 试验

a. EKOS装置是超声辅助溶栓的灌注导管系统。体外研究表明，在超声辅助下，改善了组织纤溶酶原激活物在血栓中的分布[15]。EKOS导管被推进静脉血栓，并注入溶栓剂，该设备通常在拆卸前最多可运行24小时[16]。

b. 有两项比较CDT和DVT抗凝治疗的随机对照试验值得讨论。在TORPEDO试验中，有91例近端DVT患者除接受抗凝治疗外还接受CDT溶栓，另外92名患者仅接受抗凝治疗。CDT设备包括Trellis（明尼苏达州普利茅斯的Covidien公司）和AngioJet（马萨诸塞州马尔伯勒的波士顿科学公司）。大约1/3的CDT患者还接受了静脉球囊血管成形术，1/3的患者接受了静脉支架术。CDT组显示在6个月和30个月时VTE和PTS的复发率显著降低[11]。CaVenT是一项挪威的多中心试验，纳入了急性股深静脉血栓患者101例，在CDT组中，用导管灌注静脉阿替普酶，对照组（n=108）仅接受抗凝治疗。结果显示，CDT组的髂股静脉通畅率（65.9%）明显高于对照组（47.4%）（P=0.012）。在第24个月，CDT组患者在Villalta评分中的绝对危险度降低了14.4%（NNT=7）[24]。同样，CaVenT的5年随访数据仍然表明，CDT组优于单纯抗凝治疗组[18]。

c. 由美国国立卫生研究院赞助的ATTRACT试验以随访中PTS的发生率作为终点，评估近端DVT中CDT溶栓的药物动力学。已成功招募692例患者，目前研究处于后续阶段。

i. 尽管有一些共识推荐CDT作为静脉流出道梗阻的急性深静脉血栓形成

（累及股、髂静脉或下腔静脉）的治疗方法，但仍需要更可靠的数据。ATTRACT试验将有助于进一步阐明这一问题。

d. Saha等[19]在评估CDT候选者时，建议使用"BLAST"五步评估法。BLAST代表出血风险（blood）、预期寿命（life）、深静脉血栓的解剖结构（anatomy）、深静脉血栓的严重程度（severity）和时机（time）。尽管一些试验包括了21天内的患者，但对于超过14天的血栓来说，溶栓效果多不太理想。

e. 我们认为，对于DVT治疗，除使用CDT外，还应为静脉流出道梗阻进行髂静脉支架置入术，因为这可能会增加随后的静脉通畅率[20]。

IV. 下肢浅静脉血栓形成

A. **表现**　通常"浅表静脉血栓形成"也称为"浅表血栓性静脉炎"，表示浅表静脉有血栓形成的炎症。似乎在老年人中更常见，尤其是在女性中[21]。患者的典型表现为下肢出现受影响静脉区域的压痛、红斑。尽管不存在感染，仍有可能被误诊为蜂窝织炎。而受累的静脉触诊时可能会感觉到很硬，随着时间的流逝，可能会形成色素沉着。

B. **病因**　相关或病因因素包括静脉曲张、长时间不动、高凝状态、手术、静脉通路、妊娠、恶性肿瘤和雌激素治疗[22]。Karathanos[23]随访了97例浅表静脉血栓形成和静脉曲张患者，平均随访时间为55个月，其中有13例复发。而复发患者中凝血酶原基因（G20210A）突变和血脂异常的发生率更高。

C. **临床诊断**　尽管浅表静脉血栓形成是一个临床诊断，但它可能与DVT密切相关[24]。因此，采用静脉双功超声成像以评估其程度并排除深静脉受累是合理临床选择。

D. **治疗**　浅表静脉血栓形成可通过多种方法进行治疗，包括局部用药或口服非甾体类抗炎药（NSAID）、阿司匹林、抗凝剂和加压治疗[25]。有一些证据表明，NSAID和一些抗凝剂可减少浅表静脉血栓复发、血栓扩散以及DVT发生。2013年的Cochrane综述指出，浅表静脉血栓形成的治疗方式缺乏随机对照数据。6周的预防剂量戊聚糖钠（fondaparinux）通过减少血栓扩散而显示出益处[26]。我们的做法是针对有浅表血栓形成史的患者的静脉功能不全和静脉曲张进行治疗干预，特别是已有一次以上发作的患者。

V. 孤立性膝下深静脉血栓形成

A. 病史与管理

1. 膝下深静脉包括成对的腓静脉、胫前静脉和胫后静脉，以及腓肠肌和比目鱼肌静脉，可能会存在显著的解剖变异性。孤立性膝下深静脉血栓形成，也称孤立性远端深静脉血栓形成（IDDVT），是指不累及腘静脉的任何深静脉血栓形成，而血栓累及腘静脉（或以上）的血栓则称为近端DVT。

2. IDDVT的发展机制尚不清楚，因此，其治疗方案仍存在争议。在诊断为DVT的患者中，有23%～59%的人同时患有IDDVT[27]。很少有研究在不进行抗凝治疗的情况下评估IDDVT的发展机制。而CALTHRO研究追踪了59例IDDVT患者，在没有给予抗凝治疗情况下，1周后的近端血栓扩展发生率为3.1%[28]。

B. 复发风险

1. 与近端DVT相比，IDDVT的复发风险可能更低[29]。但是，可能会发生诸如PTS之类的慢性后遗症[30]。

2. 对IDDVT进行的抗凝试验（≥1个月治疗）的荟萃分析表明，抗凝治疗可成功降低血栓扩散和PE的发生率（优势比为0.12；95%CI 0.02～0.77；P =0.03）、血栓扩散发生率（优势比为 0.29；95%CI 0.14～0.62；P=0.04）[31]。但是，这些研究规模较小（126例患者接受抗凝治疗，而328例为安慰剂对照组），并且许多研究的质量被判定较差。

C. 建议

1. 预防和治疗静脉血栓栓塞的国际共识建议，有症状的IDDVT患者应口服抗凝药3个月[32]。

2. 2016年美国胸科医师学会指南[8]确定了IDDVT进展的许多危险因素，包括D-二聚体升高、血栓超过5cm或多发、缺乏可逆激发因子、癌症活动性、静脉血栓栓塞史、住院情况、胫或腓静脉受累。对于没有严重症状或危险因素的患者，他们建议对抗凝治疗后的深静脉进行一系列的影像学检查（2C级）。如果患者有严重症状，建议进行抗凝治疗。

3. 膝以下应该穿上弹力袜，可能具有减轻水肿和不适的治疗功效[28]。

VI. 抗凝及检查的适应证

由于血栓形成引起的DVT患者的评估和管理超出了本章的范围。美国血液学协会提供了一系列指南，作为其"明智选择"（choosing wisely）的一部分，以尽量减少不必要的抗凝和检测[33]。在评估任何DVT患者时，我们需要关注以下信息：DVT有无诱因、既往病史、流产史、家族史和药物治疗史。可进行以下初步实验室检查：全血细胞计数、外周血涂片、红细胞沉降率和C反应蛋白、凝血情况检查、基础代谢情况以及镜检尿检。如果符合以下一项或多项标准，我们通常会认为血栓形成有遗传相关性：年轻患者（年龄<45岁）、有VTE家族史（年龄<45岁）、复发性静脉血栓栓塞或无诱因的VTE[34]。然而，对所有无诱因的VTE患者及其后续管理进行筛查仍存在争议[35]。

由于缺乏临床研究数据和试验设计固有的缺陷，很难确定哪些人群应无限期地维持抗凝治疗。根据目前的研究情况[36-39]，对存在以下情况下的患者提供无限期的抗凝可能是合理的：2次或多次发作的无诱因VTE、无诱因VTE和抗凝血酶缺乏症、无诱因的大范围PE、无诱因的脑或肠系膜静脉血栓形成和无诱因的VTE和两种遗传性血栓形成倾向。

VII. 慢性深静脉血栓形成

A. **并发症**　慢性深静脉疾病可导致PTS，它对人体的有害影响包括栓塞、反流或同时发生[40]。反流也可累及浅静脉。在有股深静脉血栓、复发性深静脉血栓和年龄较大的患者中，PTS的严重程度最高[1, 41, 42]。

1. 慢性深静脉血栓形成过程中，血栓有可能会自行消退，只留下很小的疤痕。然而，在大多数情况下，血栓在静脉内会机化和纤维化，使管腔变窄或闭塞，由残留血栓的内皮化形成筛状硬化粘连[43, 44]。此时可能会形成侧支。近端静脉狭窄或阻塞会导致远端静脉淤滞和高血压。运动和使用小腿肌肉泵均无法降低静脉压力，随之而来的是动态静脉高压[43]，继而出现瓣膜功能障碍和静脉扩张导致的患肢炎症和水肿[45]。

2. 约有75%的髂静脉深静脉血栓形成后会发生阻塞[40, 46]。在过去的10～15年中，髂静脉的血管成形术和支架置入术作为治疗慢性静脉血栓形成和PTS症状的一种方法得到了长足发展。Raju[47]回顾性研究髂血管内介入治疗（血管成形术或支架置入术）发现，深静脉血栓治疗后3～5年支架通畅率为74%~89%。髂静脉介入治疗可使水肿减轻，更多的静脉溃疡愈合，疼痛减轻，该研究未报告任何医源性PE病例。一项系统的回顾和荟萃分析显示[48]，髂静脉支架置入术治疗非血栓性和血栓性髂静脉狭窄安全有效，技术成功率为95%，大出血率1.1%，PE率0.9%，早期血栓形成率6.8%。在1年的随访中，血栓形成后患者的一期通畅率为79%，二期通畅率为94%。

B. **治疗与管理**　对于有慢性深静脉血栓形成和失能的PTS患者，目前我们的做法是先进行球囊血管成形术，然后对纤维化或狭窄的髂静脉进行支架植入，但由于对支架断裂和闭塞的潜在担忧，我们当前很少将支架放置到腹股沟韧带。如果存在更多的远端静脉段纤维化和变窄，则可以单独使用球囊血管成形术（偶尔也可以行静脉斑块切除术）。深静脉血栓形成患者在静脉支架置入后，我们首选第一个月使用全剂量低分子肝素钠，然后患者再接受5个月的口服抗凝剂治疗。目前，尚没有最佳抗凝治疗策略的可靠数据。

VIII.　静脉血栓栓塞的影像学检查

A. **超声检查**　超声是评估静脉血栓形成的主要影像学手段。新鲜的血栓可以是无回声的[49]，但如果用超声探查发现静脉缺乏压缩性，则可诊断DVT[50]，无彩色血流信号亦可以诊断DVT[50]。两点超声定位技术是诊断下肢深静脉血栓形成的一种简单的测试，常定位点分别是股静脉和腘静脉。更详细的诊断技术，称之为"全腿"模式，也可用于诊断。而后一种技术可能更复杂且耗时，但它能诊断出用两点技术无法诊断出的IDDVT[52]。

CT静脉造影也可用于诊断DVT，具有较高的敏感性（超过95%）和特异性（96%），且有更好的区分慢性血栓急性发作的能力[53, 54]。这是一种很好用的显像工具，尤其是在评估髂静脉或IVC血栓形成时。CT静脉造影的一项关键点是对比剂注入后图像采集的适当时机。

B. **核磁共振检查**　MR静脉造影术也是评估DVT（尤其是髂静脉和IVC）的良好工具，具有很高的灵敏度和特异性，并具有区分新鲜血栓和残留血栓的能力[55, 56]。钆可能具有更好的静脉相分布优势。

IX.　静脉血栓栓塞和随后的动脉血栓形成的风险

A. **相关疾病**　VTE和动脉血栓性疾病［如心肌梗死（MI）、缺血性卒中］以往被视为两种独立的疾病，具有不同的病理生理学和治疗方法。但是，有许多众所周知的疾病,例如肝素诱导的血小板减少,抗磷脂抗体综合征和骨髓增生异常,都是以以动脉和静脉同时受累为特征的。此外,有证据表明VTE可能导致动脉缺血事件的发生率增加。

B. **试验与研究**

1. 一项基于丹麦人群的20年队列研究评估了25 199例DVT患者和16 925例PE患者心肌梗死和卒中的风险[57],已知有心血管疾病的患者被排除在外。与对照组相比,血栓形成事件发生后的第1年,DVT患者的心肌梗死相对危险度为1.60(95%CI 1.35~1.91),卒中的相对危险度为2.19(1.85~2.60)。PE患者的心肌梗死相对风险为2.60(2.14~3.13),卒中的相对风险为2.93(2.34~3.66)。诱发性和非诱发性VTE的相对风险无显著差异。在随后的20年中,相对风险的增加趋势仍然存在。

2. 另一项基于斯堪的纳维亚人口的研究发现,在平均为12.2年的随访期间,所有65岁以下的男性和女性发生的VTE与未来的动脉事件之间都存在关联。患有VTE的妇女发生后续动脉疾病的风险高达3.3倍; 65岁以下男性的危险比是2.06[58]。

   a. 遗传性血友病或其他高凝性疾病可能解释了VTE后动脉血栓性疾病增加的部分原因[59]。此外,有许多常见因素容易诱发动脉和静脉疾病,如血小板活化、凝血因子浓度升高、年龄较大、吸烟、肥胖、炎性细胞因子和雌激素[60]。

      在动物研究中发现,维生素K拮抗剂治疗常会导致动脉钙化[61]。在人群中观察发现,长时间的维生素K拮抗剂治疗似乎也与(冠状动脉外)血管钙化有关[62]。

X. 他汀类药物在静脉疾病中的潜在作用

A. **Jupiter试验** 2009年Jupiter试验评估了hsCRP升高(> 2mg/L)患者的瑞舒伐他汀用量为20mg,并观察到在1.9年的中位随访期内,他汀类药物治疗组的VTE发生率较低(瑞舒伐他汀危险比为0.57; 95%CI 0.37~0.86; P =0 .007)[63]。

B. **他汀类药物疗法**

1. Rodriguez[64]发表了一篇综述,讨论了他汀类药物治疗的评估数据及其潜在的抗血栓形成和抗炎作用。例如,他汀类药物可降低IL-6诱导的C反应蛋白（CRP）[65]。2009年的一项meta分析[66]支持他汀类药物疗法在预防VTE中的潜在作用。

2. 在小鼠DVT模型中，每天用他汀类药物治疗可减少小鼠血栓负荷和DVT引起的静脉瘢痕形成[67]。静脉瘢痕形成和瓣膜损伤被认为是PTS发展的原因。他汀类药物可降低血小板聚集、组织因子（TF）和髓过氧化物酶水平[67]。在同一研究中发现，他汀类药物疗法还降低了血栓内的TF水平。

C. **血小板聚集**　血小板聚集和活性也可能导致深静脉血栓形成和血栓扩展[68, 69]。他汀类药物似乎会限制环氧合酶1（COX-1）的活化，同时增强一氧化氮合酶活性，从而抑制血小板的活化和聚集[70]。

D. **口服抗凝药**　尽管不能进行抗凝治疗增加了血栓发生的风险，但口服抗凝治疗本身并不能消除PTS[71]。一项临床前瞻性随机单中心、开放性试验评估了瑞舒伐他汀和低分子肝素治疗DVT的患者（n=234）的临床疗效，治疗组每天接受5～10mg瑞舒伐他汀加低分子肝素治疗，对照组仅接受低分子肝素治疗。3个月后，两组D-二聚体水平无显著差异，但他汀联合治疗组C反应蛋白水平较低。他汀类联合治疗组的 Villalta评分明显较低（3.45±6.03 vs 7.79±5.58，P=0.035），他汀类联合治疗组的PTS发生率较低（38.3% vs 48.5%，P=0.019）[72]。该试验的主要局限性在于其为单中心、开放性的试验。

XI. 小结

VTE是一种致残的有潜在致命性的疾病，有长期后遗症且复发率高。可根据当前的指南确定抗凝治疗持续的时间。目前正在进行更多研究，以确定急性VTE的最佳治疗方法以及减少复发和残疾发生率的药物疗法[73, 74]。

参考文献

1. Kahn SR, Shrier I, Julian JA, et al. Determinants and time course of the post-thrombotic syndrome after acute deep venous thrombosis. *Ann Int Med*. 2008;149:698-707.
2. Jaff MR, McMurtry MS, Archer SL, et al. Management of massive and submassive pulmonary embolism, iliofemoral deep vein thrombosis, and chronic thromboembolic pulmonary hypertension: a scientific statement from the American Heart Association. *Circulation*. 2011;123:1788-1830.
3. Prandoni P, Lensing AW, Cogo A, et al. The long-term clinical course of acute deep venous thrombosis. *Ann Int Med*. 1996;125(1):1-7.
4. Prandoni P, Noventa F, Ghirarduzzi A, et al. The risk of recurrent venous thromboembolism after discontinuing anticoagulation in patients with acute proximal deep vein thrombosis or pulmonary embolism. A prospective cohort study in 1,626 patients. *Haematologica*. 2007;92:199-205.

5. Linkins LA, Choi PT, Douketis JD. Clinical impact of bleeding in patients taking oral anticoagulant therapy for venous thromboembolism. *Ann Intern Med*. 2003;139:893-900.

6. Schulman S, Kearon C, Kakkar AK, et al. Dabigatran versus warfarin in the treatment of acute venous thromboembolism. *N Engl J Med*. 2009;361:2342-2352.

7. Sharma M, Cornelius VR, Patel JP, et al. Efficacy and harms of direct oral anticoagulants in the elderly for stroke prevention in atrial fibrillation and secondary prevention of venous thromboembolism: systematic review and meta-analysis. *Circulation*. 2015;132:194-204.

8. Kearon C, Akl EA, Ornelas J, et al. Antithrombotic therapy for VTE disease CHEST guideline and expert panel report. *Chest*. 2016;149(2):315-352.

9. Watson L, Broderick C, Armon MP. Thrombolysis for acute deep vein thrombosis. *Cochr Database Syst Rev*. 2014;1:CD002783.

10. Baekgaard N, Klitfod L, Broholm R. Safety and efficacy of catheter-directed thrombolysis. *Phlebology*. 2012;27(suppl 1):149-154.

11. Sharifi M, Mehdipour M, Bay C, et al. Endovenous therapy for deep venous thrombosis: the TORPEDO trial. *Catheter Cardiovasc Interv*. 2010;76(3):316-325.

12. Garcia MJ, Lookstein R, Malhotra R, et al. Endovascular management of deep vein thrombosis with rheolytic thrombectomy: final report of the prospective multicenter PEARL (Peripheral use of AngioJet Rheolytic Thrombectomy with a variety of catheter Lengths) registry. *J Vasc Interv Radiol*. 2015;26(6): 777-785.

13. Cynamon J, Stein EG, Dym RJ, et al. A new method for aggressive management of deep vein thrombosis: retrospective study of the power pulse technique. *J Vasc Interv Radiol*. 2006;17:1043-1049.

14. Hager E, Yuo T, Avgerinos E, et al. Anatomic and functional outcomes of pharmacomechanical and catheter-directed thrombolysis of iliofemoral deep venous thrombosis. *J Vasc Surg Venous Lymphat Disord*. 2014;2:246-252.

15. Francis CW, Blinc A, Lee S, et al. Ultrasound accelerates transport of recombinant tissue plasminogen activator into clots. *Ultrasound Med Biol*. 1995;21:419-424.

16. Parikh S, Motarjeme A, McNanamra T, et al. Ultrasound-accelerated thrombolysis for the treatment of deep vein thrombosis: initial clinical experience. *J Vasc Interv Radiol*. 2008;19(4):521-528.

17. Enden T, Haig Y, Klow NE, et al. Long-term outcome after additional catheter-directed thrombolysis versus standard treatment for acute iliofemoral deep vein thrombosis (the CaVenT study): a randomised controlled trial. *Lancet*. 2012;379(9810):31-38.

18. Haig Y, Enden T, Grøtta O, et al. Post-thrombotic syndrome after catheter-directed thrombolysis for deep vein thrombosis (CaVenT): 5-year follow-up results of an open-label, randomised controlled trial. *Lancet Haematol*. 2016;3(2):e64-e71.

19. Saha P, Black S, Breen K, et al. Contemporary management of acute and chronic deep vein thrombosis. *Brit Med Bulletin*. 2016;117:107-120.

20. Mewissen M, Seabrook G, Meissner M, et al. Catheter-directed thrombolysis for lower extremity deep venous thrombosis: report of a national multicenter registry. *Radiology*. 1999;211:39-49.

21. Decousas H, Quere I, Presles E, et al. Superficial venous thrombosis and venous thromboembolism: a large, prospective epidemiologic study. *Ann Intern Med*. 2010;152:218-224.

22. De Maeseneer MGR. Superficial thrombophlebitis of the lower limb: practical recommendations for diagnosis and treatment. *Acta Chir Belg*. 2005;105:145-147.

23. Karathanos C, Spanos K, Saleptsis V, et al. Recurrence of superficial vein thrombosis in patients with varicose veins. *Phlebology*. 2016;31(7):489-495.

24. Leon L, Giannoukas AD, Dodd D, et al. Clinical significance of superficial vein thrombosis. *Eur J Vasc Endovasc Surg*. 2005;29:10-17.

25. Dua A, Patel B, Heller J, et al. Variability in the management of superficial venous thrombophlebitis among phlebologists and vascular surgeons. *Perspect Vasc Surg Endovasc Ther*. 2013;25:5-10.

26. Di Nisio M, Wichers IM, Middeldorp S. Treatment for superficial thrombophlebitis of the leg. *Cochrane Database Syst Rev*. 2013;(4):CD004982.

27. Palareti G, Schellong S. Isolated distal deep vein thrombosis: what we know and what we are doing. *J Thromb Haemost*. 2012;10:11-19.

28. Palareti G, Cosmi B, Lessiani G, et al. Evolution of untreated calf deep-vein thrombosis in high risk symptomatic outpatients: the blind, prospective CALTHRO study. *Thromb Haemost*. 2010;104(5):1063-1070.

29. Galanaud JP, Quenet S, Rivron-Guillot K, et al. Comparison of the clinical history of symptomatic isolated distal deep-vein thrombosis vs. proximal deep vein thrombosis in 11086 patients. *J Thromb Haemost*. 2009;7:2028-2034.

30. McLafferty RB, Moneta GL, Passman MA, et al. Late clinical and hemodynamic sequelae of isolated calf vein thrombosis. *J Vasc Surg*. 1998;27:50-56.

31. De Marino RR, Wallaert JB, Rossi AP, et al. A meta-analysis of anticoagulation for calf deep venous thrombosis. *J Vasc Surg*. 2012;56:228-237.

32. Nicolaides AN, Fareed J, Kakkar AK, et al. Prevention and treatment of venous thromboembolism- international consensus statement. *Int Angiol*. 2013;32:111-260.

33. Hicks LK, Bering H, Carson KR, et al. Five hematologic tests and treatments to question. *Blood*. 2014;124:3524-3528.

34. Lindhoff-Last E, Luxembourg B. Evidence-based indications for thrombophilia screening. *Vasa*. 2008;37(1):19-30.

35. Moll S. Thrombophilia: clinical-practical aspects. *J Thromb Thrombolysis*. 2015;39(3):367-378.

36. Bauer KA. The thrombophilias: well-defined risk factors with uncertain therapeutic implications. *Ann Intern Med*. 2001;135(5):367.

37. De Stefano V, Martinelli I, Mannucci PM, et al. The risk of recurrent deep venous thrombosis among heterozygous carriers of both factor V Leiden and the G20210A prothrombin mutation. *N Engl J Med*. 1999;341(11):801.

38. Heit JA, Cunningham JM, Petterson TM, et al. Genetic variation within the anticoagulant, procoagulant, fibrinolytic and innate immunity pathways as risk factors for venous thromboembolism. *J Thromb Haemost*. 2011;9(6):1133-1142.

39. National Clinical Guideline Centre (UK). *Venous Thromboembolic Diseases: The Management of Venous Thromboembolic Diseases and the Role of Thrombophilia Testing [Internet]*. London: Royal College of Physicians (UK); June 2012.

40. Johnson BF, Manzo RA, Bergelin RO, Strandness DE. Relationship between changes in the deep venous system and the development of the post-thrombotic syndrome after an acute episode of lower limb deep vein thrombosis: a one- to six-year follow-up. *J Vasc Surg*. 1995;21:307-313.

41. Kahn SR. How I treat post-thrombotic syndrome. *Blood*. 2009;114:4624-4631.

42. Ziegler S, Schillinger M, Maca TH, et al. Post-thrombotic syndrome after primary event of deep venous thrombosis 10 to 20 years ago. *Thromb Res*. 2001;101:23-33.

43. Meissner MH, Moneta G, Bernand K, et al. The hemodynamics and diagnosis of venous disease. *J Vasc Surg*. 2007;46:4S-24S.

44. Rosfors S, Eriksson M, Leijd B, et al. A prospective follow-up study of acute deep venous thrombosis using colour duplex ultra- sound, phlebography and venous occlusion plethysmography. *Int Angiol*. 1997;16:39-44.

45. Coleridge Smith PD. Update on chronic-venous-insufficiency-induced inflammatory processes. *Angiology*. 2001;52(suppl 1):S35-S42.

46. Akesson H, Brudin L, Dahlström JA, et al. Venous function assessed during a 5-year period after acute iliofemoral venous thrombosis treated with anticoagulation. *Eur J Vasc Surg*. 1990;4:43.

47. Raju S. Best management options for chronic iliac vein stenosis and occlusion. *J Vasc Surg*. 2013;57(4):1163-1169.

48. Razavi MK, Jaff MR, Miller LE. Safety and effectiveness of stent placement for iliofemoral venous outflow obstruction: systematic review and meta-analysis. *Circ Cardiovasc Interv*. 2015;8(10):e002772.

49. Murphy TP, Cronan JJ. Evaluation of deep venous thrombosis: a prospective evaluation with ultrasound. *Radiology*. 1990;177:543-548.

50. Gornik HL, Sharma AM. Duplex ultrasound in the diagnosis of lower-extremity deep venous thrombosis. *Circulation*. 2014;129:917-921.

51. Cronan JJ, Dorfman GS. Advances in ultrasound imaging of venous thrombosis. *Semin Nucl Med.* 1991;21:297-312.

52. Goodacre S, Sampson F, Thomas S, et al. Systematic review and meta-analysis of the diagnostic accuracy of ultrasonography for deep vein thrombosis. *BMC Med Imaging.* 2005;5:6.

53. Baldt MM, Zontsich T, Stumpflen A, et al. Deep venous thrombosis of the lower extremity: efficacy of spiral CT venography compared with conventional venography in diagnosis. *Radiology.* 1996;200:423-428.

54. Thomas SM, Goodacre SW, Sampson FC, et al. Diagnostic value of CT for deep vein thrombosis: results of a systematic review and meta-analysis. *Clin Radiol.* 2008;63:299-304.

55. Sampson FC, Goodacre SW, Thomas SM, et al. The accuracy of MRI in diagnosis of suspected deep vein thrombosis: systematic review and meta-analysis. *Eur J Radiol.* 2007;17:175-181.

56. Tan M, Mol GC, Van Rooden CJ, et al. Magnetic resonance direct thrombus imaging differentiates acute recurrent ipsilateral deep vein thrombosis from residual thrombosis. *Blood.* 2014;124:623-627.

57. Sorensen HT, Horvath-Puho E, Pedersen L, Baron JA, Prandoni P. Venous thromboembolism and subsequent hospitalization due to acute arterial cardiovascular events: a 20-year cohort study. *Lancet.* 2007;370:1773-1779.

58. Lind C, Flinterman LE, Enga KF, et al. Impact of incident venous thromboembolism on risk of arterial thrombotic diseases. *Circulation.* 2014;129:855-863.

59. Roach RE, Lijfering WM, Flinterman LE, Rosendaal FR, Cannegieter SC. Increased risk of CVD after VT is determined by common etiologic factors. *Blood.* 2013;121:4948-4954.

60. Green D. Risk of future arterial cardiovascular events in patients with idiopathic venous thromboembolism. *Hematology.* 2009;1:259-266.

61. Price PA, Faus SA, Williamson MK. Warfarin causes rapid calcification of the elastic lamellae in rat arteries and heart valves. *Arterioscler Thromb Vasc Biol.* 1998;18:1400-1407.

62. Rennenberg RJ, van Varik BJ, Schurgers LJ, et al. Chronic coumarin treatment is associated with increased extracoronary arterial calcification in humans. *Blood.* 2010;115:5121-5123.

63. Glynn RJ, Danielson E, Fonseca FAH, et al. A randomized trial of rosuvastatin in the prevention of venous thromboembolism: the JUPITER trial. *N Engl J Med.* 2009;360;1851.

64. Rodriguez AL, Wojcik BM, Wrobleski SK, Myers DD, Wakefield TW, Diaz JA. Statins, inflammation and deep vein thrombosis: a systematic review. *J Thromb Thrombolysis.* 2012;33;371.

65. Arnaud C, Burger F, Steffens S, et al. Statins reduce interleukin-6-induced CRP in human hepatocytes: new evidence for direct anti-inflammatory effects of statins. *Arterioscler Thromb Vasc Biol.* 2005;25(6):1231.

66. Squizzato A, Galli M, Romualdi E, et al. Statins, fibrates, and venous thromboembolism: a meta-analysis. *Eur Heart J.* 2009;31(10):1248.

67. Kessinger CW, Kim JW, Henke PK, et al. Statins improve the resolution of established murine venous thrombosis: reductions in thrombus burden and vein wall scarring. *PLoS One.* 2015;10(2):e0116621.

68. Brill A, Fuchs TA, Chauhan AK, et al. von Willebrand factor-mediated platelet adhesion is critical for deep vein thrombosis in mouse models. *Blood.* 2011;117:1400-1407.

69. von Bruhl M-L, Stark K, Steinhart A, et al. Monocytes, neutrophils, and platelets cooperate to initiate and propogate venous thrombosis in mice in vivo. *J Exp Med.* 2012;209:819-883.

70. Pignatelli P, Carnevale R, Pastori D, et al. Immediate antioxidant and antiplatelet effect of atorvastatin via inhibition of Nox2. *Circulation.* 2012;126:92-103.

71. Van Dongen CJ, Prandoni P, Frulla M, Marchiori A, Prins MH, Hutten BA. Relation between quality of anticoagulant treatment and the development of the postthrombotic syndrome. *J Thromb Haemost.* 2005;3:939-942.

72. San Norberto EM, Gastambide MV, Taylor JH, García-Saiz I, Vaquero C. Effects of rosuvastatin as an adjuvant treatment for deep vein thrombosis. *Vasa.* 2016;45(2):133-140.

May-Thurner 综合征

第23章

S. Elissa Altin, MD and Gabriella Wilson, MD

Ⅰ. 简介

A. **发展史** May-Thurner综合征（MTS）是一种由于左髂静脉受压导致的下肢静脉回流障碍而引起的综合征。1908年，McMurrich首先描述了由于左髂静脉受压而导致的孤立性左下肢肿胀。在这项尸检研究中，他观察到所研究的尸体中约有1/3存在髂静脉粘连。其中，绝大多数粘连物附着在左侧髂股血管上。这项研究表明，Virchow在1851年首次发现的左侧髂股静脉血栓形成可能是造成髂静脉粘连的原因。后来McMurrich、Ehrich和Krumbhaar进行了将近40年的尸检研究发现，左侧髂总静脉的胶原蛋白和弹性蛋白沉积增加，从而导致阻塞，并可能引起左侧股血栓形成的发生率增加[1]。

B. **研究**

1. May和Thurner于1957年进行了一项标志性研究，该研究提出解剖学变异是导致左侧股静脉血栓形成患病率增加的根本原因。他们评估了430具尸体，并注意到22%的尸体存在右侧髂总动脉与第5腰椎间的左侧髂总静脉受压。他们推测，这种解剖异常可能是Virchow首先描述的髂股深静脉血栓形成（DVT）的原因。他们假设，在这些有解剖变异的个体当中，右髂总动脉的搏动和机械压迫都会导致左侧髂总静脉壁的局部狭窄。他们将狭窄区域称为"静脉刺状物"，并提出该"刺状物"可能在下肢静脉流出道阻塞中起促进作用[2]。

2. Cockett等人在1967年证明了髂静脉压迫与血栓后综合征（PTS）之间的关联性[3]。他们发现，这种解剖变异既可能是髂股静脉血栓形成的主要起始因素，也可能是血栓形成后血管再通的限制因素。这项研究调查了48例无下腔静脉受累的血栓形成后髂静脉阻塞患者，发现这48例中，有39例局限于左下肢。其中，33例显示梗阻水平发生在右髂总动脉与左髂总静脉的交界处。

C. **髂静脉血栓形成的原因** 在髂静脉血栓形成的情况下，血管可以完全或不完全再通。随后的血栓性静脉炎触发了血管内的急性炎症反应，从而导致静脉瘢痕形成。此过程会驱动血管再通，并且在大多数情况下会导致不完全的再通。在这种情况下，静脉流出是否充足取决于身体是否能够形成足够的侧支循环。在血管再通不完全和侧支形成不充分的情况下，会导致髂静脉阻塞，临床表现为PTS。

II. 流行病学

A. May-Thurner综合征、髂静脉压迫综合征或Cockett综合征

1. 右髂总动脉跨越压迫左髂总静脉被称为May-Thurner综合征（MTS），也有人将这种解剖学变异称为髂静脉压迫综合征或Cockett综合征。MTS最常见于20～40岁的患者，女性的发病比例高于男性。20世纪时May和Thurner的尸检研究表明，在22%的尸体中存在左髂静脉受压，但是存在这种解剖变异的个体在普通人群中的实际患病率仍然未知[4]。

2. Kibbe等人进行的一项研究试图通过CT扫描进行回顾性研究来确定无症状人群中是否也存在左髂静脉压迫症，从而更好地确定无症状人群中左髂静脉压迫症的患病率。本组回顾的50次CT扫描中，左髂静脉平均受压率为35.5%±2.4%。此外，24%的受检患者CT扫描显示左髂静脉受压至少50%[5]。

B. May-Thurner综合征和深静脉血栓形成

与MTS相关的DVT约占下肢DVT总数的2%～3%，而仅在2%～5%的下肢静脉疾病患者中诊断出MTS[4, 6]。然而，有其他的研究表明实际的MTS发病率要高于上述的发病率。在一项对24例单侧左下肢水肿的MRI研究中，37%的患者在磁共振静脉造影（MRV）上有MTS证据[7]。另一项关于静脉登记表资料的研究发现，约62%的患者有急性股深静脉血栓形成[8]。这一发现表明，与左侧股深静脉血栓形成相关的左侧髂总静脉压迫很可能比以往认为的更常见[9]。MTS与下肢静脉疾病之间的真正关联程度尚未明确，很可能被低估了。

III. 病理生理学

MTS指的是左髂总静脉前方受到跨越的强搏动的髂动脉压迫，而后方又受到前凸腰椎的挤压，导致左髂总静脉容易受压损伤。在绝大多数情况下，这涉及第5腰椎和跨越其上的右髂总动脉之间的左髂总静脉受压[4]。除此之外，也发现了其他变异，包括右髂总动脉压迫下腔静脉，右髂内动脉压迫右髂静脉，左髂内动脉压迫左髂静脉。跨越动脉的压迫和搏动会导致髂总静脉壁弹性蛋白和胶原沉积增加以及内膜增生，从而形成一种可导致髂静脉完全或部分闭塞的"刺状物"。随着时间的推移，可能会发生静脉血栓形成，如若没有适当的再通和侧

支循环的发展，就会导致静脉流出道梗阻和静脉高压[3]。

Ⅳ. 临床表现

A. 病史

1. 有MTS解剖学变异的患者通常无症状，直到有血栓形成和静脉流出阻塞发生，多发于20～40岁。确定症状的位置很重要，因为这表明可能牵涉到哪些血管。如果疼痛是主要症状，则提示应将患者疼痛定位于小腿、大腿、腹股沟或骨盆。此外，在考虑MTS和股DVT鉴别诊断时，应考虑所有的病史，包括位置、发生年龄、诱发因素、治疗过程和并发症[9]。最后，病史还应调查目前发生DVT的任何危险因素，包括最近的手术、长时间的制动、长时间不动的坐车旅行、激素替代疗法/口服避孕药的使用、怀孕、凝血障碍、恶性肿瘤、吸烟和肥胖等。

2. 临床常表现为急性血栓形成伴单侧肢体水肿，或更多的慢性进行性左下肢水肿和疼痛，并发展为慢性静脉功能不全，也可能会发生静脉淤滞引起的下肢皮肤改变，如色素沉着、皮肤硬化和皮下脂肪炎，与脂肪瘤硬化相似[4]。当静脉流出道梗阻持续存在时，患者有可能表现出慢性静脉功能不全的迹象，包括静脉溃疡、静脉曲张和浅表静脉血栓性静脉炎。此外，那些长期存在静脉流出道梗阻的人也会发展为静脉跛行。最后，尽管罕见，但必须要重视的MTS并发症还包括肺栓塞和左髂总静脉破裂[6]。当患者有全肢深静脉血栓形成病史、主诉静脉跛行和同一部位复发的DVT时，应怀疑MTS[9]。

B. 体格检查
体格检查时，应特别对两下肢进行专门检查，以评估水肿、红斑、压痛、皮肤变化、静脉曲张和溃疡。此外，应触诊所有下肢外周动脉脉搏，并检查骨盆和下腹部是否存在静脉曲张或任何其他与慢性静脉淤滞相符的变化。体格检查后，双功超声可以通过多普勒波形图比较患侧和健侧股总静脉的可压缩性[9]。

Ⅴ. 诊断

A. 鉴别诊断
临床上应与可能会导致单侧下肢水肿的疾病进行鉴别诊断，但有许多情况与MTS相类似。各种成像技术对评估髂静脉压迫的存在以及排除其他可能类似MTS的情况有很大的帮助。

当前，彩色多普勒超声（CDUS）、常规静脉造影、计算机断层扫描成像（CT）、磁共振静脉造影（MRV）和血管内超声（IVUS）是评估慢性静脉功能不全和可疑MTS的最常用成像技术。这些技术在成本、侵入性以及髂股血管显影、识别髂静脉受压以及排除单侧下肢水肿的其他原因的能力方面各不相同。尽管传统静脉造影仍是诊断的金标准，但其他几种非侵入性的检查方法在临床上也是常用的。

B. **影像学诊断**

1. *彩色多普勒超声*

a. 尽管目前许多成像手段可用于MTS的检查，但彩色多普勒超声（CDUS）是评估下肢浅表和深静脉的最具成本-效益比的无创成像手段，因此通常用作诊断成像的首选检查，其参数由Labropoulos等人描述。他们使用双功超声、静脉造影和静脉内超声对37名下肢肿胀有或无疼痛的患者进行了检查、定位和诊断静脉狭窄，并确定其诊断标准。使用超声2~4MHz探头评估髂静脉和下腔静脉，需让入射角小于60°，以比较静脉直径的缩小情况。他们发现，跨越处狭窄的静脉峰值速度比> 2.5可以最可靠地预测3mmHg的压差的存在，这意味着管腔直径缩小超过 50%。他们确定了以下用于诊断中心静脉狭窄的参数：彩色信号提示狭窄后扩张、狭窄部位的异常多普勒信号、患肢与健侧相比多普勒波形不对称、血流量变小和低振幅信号[10]。

b. 多普勒超声一直是诊断深静脉血栓和慢性静脉功能不全的主要手段，对小腿、腘静脉和股静脉的评估尤其有用。相比之下，盆腔静脉由于肠内气体、身体形态或静脉相对于膀胱或脂肪组织的位置，在超声成像中更难显示。此外，彩色多普勒超声可以通过评估血管通畅性来识别大多数髂股深静脉血栓的病例，但对于髂总静脉非闭塞性血栓形成来说缺乏检测敏感性，因此可能不足以诊断MTS[11]。在一项对疑似DVT患者进行的多普勒成像准确性量化前瞻性研究中，仅47%的病例能充分评估髂总静脉和髂外静脉。但是，仅对于髂外静脉而言，79%的病例可以得到充分评估，这表明骨盆内彩色多普勒超声显示髂总静脉的敏感性较差[12]。

2. *CT静脉造影和磁共振静脉造影*

a. 与彩色多普勒超声相比，CT静脉造影能更好地显示骨盆血管，被认为是诊断髂股血栓形成的一种敏感且特异的检查方法。CT不仅能评估MTS骨盆内外源性压迫所致的血管阻塞，还可以评估由于恶性肿瘤、血肿或纤维化所引起的血管阻塞。CT的局限性包括慢性DVT的可视化失真，静脉内的纤维化可能会改变血管结构[11]。此外，CT成像成本高，需要使用静脉对比剂，怀孕期间禁忌使用，而且由于心输出量的变化和狭窄程度的不同，在技术上很难确定静脉相时间[9]。最后，管腔受压程度可能受到患者体型的影响，如若患者有脱水情况，会高估受压程度。

b. MRV是与CT成像相似的另一种成像技术，可以提供更好的盆腔血管成像。MRV在排除髂静脉外源性压迫的能力方面也可与CT扫描相媲美，并且在评估髂股静脉系统的解剖结构方面被认为是更优越的。MRV的主要优势是使用了在血管系统中停留时间更长的对比剂，从而消除了静脉相CT成像遇到的对比剂定时困难问题[9]。此外，包括自旋回波成像在内的增强功能可以评估血管壁的炎症变化，这可能有助于区分急性和慢性血栓[13]。MRV确实与CT扫描有一些共同的局限性，包括成本、对比剂使用和实用性。此外，在显示湍流的血管时，例如如血管分叉处上方的区域，可能与MRV上的填充缺陷难以区分。最后，尽管MRV和CT成像具有很高的敏感性和特异性，但它们都受到分辨率水平的限制，在某些情况下，分辨率可能不足以捕捉到髂总静脉中细小的刺状物或细微的网状物。考虑到这些局限性，MRV似乎更适合于有轻微病变的MTS验前概率较低的患者。

3. **静脉造影** 侵入性静脉造影可以直接显示可疑MTS患者的髂静脉阻塞情况，是诊断的金标准。诊断包括通过静脉通路（股总静脉或腘静脉）在透视下用导管注射对比剂[13]。它可以帮助确定闭塞或血栓形成的位置和程度，评估任何伴随的畸形，及闭塞的时间性。此外，它还允许通过回旋梯度来测量可疑狭窄处的压力。尽管文献中没有正式的指南说明压差能在多大的程度上反映血流动力学上显著狭窄，但大多数研究表明，2～3mmHg压差足以引起症状[9]。静脉造影的同时还可以进行治疗干预，包括溶栓、球囊血管成形术和支架置入术[11]。

4. **静脉内超声** IVUS是静脉造影术的一种有价值的辅助手段，可以检测常规对比静脉造影术漏诊的髂静脉狭窄。使用IVUS腔内导管（一种专门设计的导管，该导管在远端连接了一个微型超声探头），可以获得360°二维灰阶超声图像，以显示血管管腔和血管壁结构。它可以检测病变"刺状物"处的狭窄形态和狭窄程度，并在支架置入前测定血管尺寸。

根据Neglen等人[14]的研究，IVUS可更好地显示血管壁内和壁外细节，包括外部压迫、小梁形成、瓣膜冻结和壁厚[14]。他们以IVUS作为检查方法，在球囊血管成形术和支架置入术中评估了304条肢体髂静脉受压情况，并发现静脉造影对大于70%的狭窄的敏感性和阴性预测值较差（49%）。鉴于对重要的静脉阻塞缺乏足够的血流动力学测试数据，因此，IVUS评估是目前评估临床上狭窄的最佳工具。

Ⅵ. 治疗方案

MTS患者仅在有症状时才需要接受治疗。近年来，MTS的治疗方案不断发展，其目的是缓解静脉充血，以避免PTS、静脉溃疡、静脉功能不全和静脉跛行。初始方案中是否选择抗凝治疗取决于患者是否有深静脉血栓形成。在没有深静脉血栓形成的情况下，可采用腿抬高法和穿弹力袜的保守方法治疗CEAP 1～3级的患者。CEAP 分级在3级及以上的患者，保守治疗失败后，应该接受有创治疗以降低静脉高压。而对于存在DVT的MTS患者，需要进行全剂量抗凝治疗，如果这不足以解除阻塞，可以在机械性解除流出道阻塞的同时，通过导管引导或药物机械溶栓来减轻血栓负荷。过去，缓解MTS压迫的外科手术方法包括自体静脉-静脉搭桥术、髂动脉后移、腔内静脉刺状物切除术和斑块静脉成形术以及组织预置吊带术，以机械方式抬高右髂动脉。这些开放手术的治疗成功率各不相同。目前介入中常用的球囊血管成形术、支架置入术和选择性溶栓血管内治疗提高了解除栓塞的成功率，从而避免了PTS。

A. **保守治疗**　MTS的非侵入性治疗选择包括对已知危险因素的患者进行首次DVT的一级预防。然而，对于许多患者来说，根本无法预防首次DVT的发生。因此，预防PTS至关重要。一旦确诊DVT，应开始治疗性抗凝治疗。理论上，穿弹力袜可以通过降低静脉高压和减少反流来防止发展为PTS。在一项对180名近端DVT患者进行抗凝治疗的试验中，一半的患者在5年后出现了血栓形成后遗症，确诊DVT后2年内使用与膝同高的弹力长袜将这一比率降低近50%[15]。SOX试验是一项多中心随机试验，招募了806例患者分别接受主动加压与安慰剂加压治疗。他们发现主动加压组的PTS发生率为14.2%，而安慰剂组为12.7%，这项研究表明，近端血管DVT后压迫并不能预防PTS[16]。另一项MTS合并DVT加压治疗的研究数据是从有症状的近端DVT患者推断出来的，研究表明对患者进行抗凝治疗以及穿2年的弹力长袜是有效的。不幸的是，患者在维持压力方面会存在一些困难，包括成本和医疗保险提供者的可变承保范围，患者在穿长袜，特别是高弹力袜时会感到不适（尤其是在天气较热的情况下）。

B. **手术治疗**

1. 由于MTS发病率高且通畅率程度不同，手术方案的成功率差别很大。这些方案包括：健侧大隐静脉旁路移植到同侧股总静脉，建立临时性动静脉瘘（Palma交叉），分离右髂总动脉并移至左侧髂总静脉或下腔静脉的后方，清除腔内栓塞后行左髂总静脉ePTFE移植修补术。这些手术方法均需要终生抗凝，以确保血流的通畅，因此仅适用于PTS非常严重的患者。此外，从症状或功能的角度看，这些治疗MTS的外科方法并没有显示出能为患者带来长期的显著改善。Jost等人研究了Palma手术，ePTFE移植术和斑块静脉成形术的静脉重建的疗效，结果显示，3年后一期和二期通畅率分别为54%和62%，其中Palma手术在4年时通畅率最高，为83%，ePTFE移植修补术2年后的通畅率达45%[17]。除通畅率不同外，这些手术的选择主要基于患者的特定因素，如股血管存在梗阻疾病、并发血栓形成和搭桥血管的管径等。

b. 曾有报道对于髂股深静脉血栓可采用联合手术和静脉腔内治疗。Mickley及其同事报道，77例急性髂内静脉DVT患者接受抗凝治疗12个月，在接受了经股静脉静脉血栓切除术的同时建造了临时性腹股沟动静脉瘘。在左侧血栓形成的患者中，有一半的患者静脉造影发现静脉刺状物。在该研究中，1994年以前仅口服抗凝未加其他治疗的有刺状物的患者72%再发血栓形成，而没有刺状物的患者复发率仅为4%。在1994年以后的支架置入组中，8例患者中只有1例发生了再发血栓形成（13%）[18]。这项研究和其他研究表明，如果不通过静脉内支架置入解除与静脉刺状物相关的流出道梗阻，单靠手术切除髂股深静脉血栓可能是不足以解决通畅问题的。

C. **静脉内治疗方案**

1. 血管内介入在髂股深静脉血栓和潜在的髂静脉受压的治疗方面应用得已越来越普遍。尽管血管内静脉成形术已有30多年的历史，但并未探索用于MTS，直到20世纪90年代才发表了首例支架置入术成功治疗的MTS病例报告。

在20世纪90年代中期，发表了最早的支架置入术治疗髂静脉压迫症的病例报道。Berger及其同事发表了一份早期病例报告，报告中有一例MTS患者经导管定向溶栓治疗和支架置入术得到了有效治疗，他们指出，由于纤维化、受压的髂静脉的弹性高、回弹力高，单靠球囊血管成形术可能不足以维持通畅。通过6个月的随访，患者的左下肢水肿持续消退，支架保持通畅[19]。3年后，对8例有症状的左静脉刺痛（定义为近端DVT或PTS）患者进行了左髂静脉血管成形术。所有患者的左腿周径均在支架置入后立即减小。在3年的随访中，支架通畅率为100%[20]。这一令人鼓舞的证据证明支架置入是髂静脉压迫的一线治疗选择。

2. 随后的研究证实，血管内支架治疗改善了MTS患者的预后并提高了通畅率。Hartung及其同事对29例髂静脉闭塞性疾病患者分别采用血栓切除术、动静脉瘘的造瘘术和髂静脉支架置入术治疗。其中左髂总静脉压迫22例，慢性左髂总静脉闭塞3例，左髂总静脉内残留血栓3例，左髂内动脉压迫左髂外静脉1例。在接受支架置入术治疗的患者中，1年、5年和10年后一期通畅率、辅助一期通畅率和二期通畅率分别为79%、86%和86%。此外，支架组被证明具有较高的瓣膜功能和较低的血栓形成率[21]。

3. Liu等人2014年对48例髂静脉压迫综合征患者采用髂静脉支架置入术，1年一期通畅率为93%。这项研究也将患者分为血栓组和非血栓组，两组患者均采用支架置入术治疗，结果发现两组患者的疼痛均显著减轻，血栓组和非血栓组的水肿分别减轻了81.8%和58.5%[22]。这项研究还表明，接受支架置入和导管定向溶栓（catheter-directed thrombolysis，CDT）治疗的患者的通畅率令人满意，但血栓性疾病采用支架置入治疗的水肿消退的远期效果并不令人满意。

4. 有些研究支持在并发血栓形成的病例中使用导管定向溶栓治疗联合支架置入术，以促进支架通畅和静脉充盈。2010年的一项研究调查了30例MTS和急性股DVT患者的通畅率，这些患者接受了导管定向溶栓治疗和支架置入治疗。在不同的时间间隔进行了CT静脉造影随访，发现接受治疗后1年和5年的一期通畅率、二期通畅率分别为83.3%和90%。Park等人的结果同样显示，在51例有症状MTS的患者中，导管定向溶栓和髂静脉支架置入术后6个月、12个月和24个月的一期通畅率分别为95.8％、87.5％和84.3％[23]。

5. 尚无在MTS中采用导管定向溶栓（CDT）的随机数据，我们可以从急性髂股深静脉血栓形成的患者中推断出来。在CDT治疗深静脉血栓形成的最大的随机对照试验中，CAVenT研究将209例急性首发DVT（<21天持续时间）的患者随机分为标准治疗组或标准治疗加阿替普酶输注组。在24个月时，PTS的绝对风险降低为14.4％，而预防一次PTS发作所需的治疗次数为7[24]。5年随访结果显示，绝对风险降低为28％，而预防一次PTS发作所需的治疗次数为4.25，有趣的是，两组的生活质量评分均无显著差异。在即将发表的TRANSE RCT试验中，这些患者被随机分配到药物机械溶栓联合抗凝组和单纯抗凝治疗组，评估了两种方法治疗股静脉、腘静脉和髂股静脉DVT的疗效。2年后，大多数患者仅接受抗凝治疗就足够了，且并未显示CDT可降低PTS发作。他们指出，接受CDT治疗的患者的PTS严重程度较低，接受CDT的髂股深静脉血栓形成患者的PTS降低趋势并不显著（2017年3月4日至9日，美国华盛顿特区介入放射学会年度科学会议）。

VII. 血管内途径治疗May-Thurner综合征

有证据表明，一些较新的血管内方法可用于治疗MTS，一致的共识建议根据临床表现将患者分为三类，其治疗策略概述如下。

A. 髂静脉压迫合并急性深静脉血栓形成

1. 目前，急性DVT和髂静脉压迫的首选治疗方法是抗凝，可与其他溶栓或血栓切除术以及流出道梗阻缓解相结合。治疗的目的是预防肺栓塞，治疗DVT并减轻与之相关的症状，并预防包括PTS在内的下肢并发症。导管导向的溶栓治疗可将溶栓剂直接输注到血栓中，大多数患者在症状发作3周内给药是有效的。抗凝是DVT治疗的主要手段。与仅使用抗凝药相比，在髂股深静脉血栓中增加导管导向溶栓治疗能更有效地去除血凝块和减少PTS后遗症[24]。对于已经发生纤维化的慢性深静脉血栓，直接注射溶栓剂可能不足以打碎血栓，可能需要机械血栓切除术更快速地消除血栓并使血流通畅[26]。

2. CDT加入超声脉冲可加速纤维蛋白溶解并减少溶栓时间。一项对超声加速

CDT的体外分析发现，使用低功率、高频超声能量可以增加血栓溶解剂对血栓的摄取和渗透，从而改善血栓溶解[27]。Grommes及其同事评估了超声加速CDT治疗12例DVT患者的安全性和可行性，这些患者接受了标准抗凝和弹力袜治疗，以避免PTS。他们发现，85%的病例在超声加速溶栓后血栓溶解＞90%，只有1例发生导管插入部位出血，主要并发症是血栓机械破碎继发的肺栓塞[28]。最近公布的ACCESS PTS试验结果显示，73例髂股深静脉血栓患者进行了3个月的保守治疗后接受了超声辅助溶栓和球囊血管成形术治疗，随访结果显示，34%的患者VEINES-QOL的Villalta评分在30天时明显提高了，21%的患者生活质量改善。

3. 一项研究认为单用PTA不放置支架与较低的通畅率相关，其急性左侧髂股深静脉血栓的复发率为73%[118]。在另一项包含21例患者的小型研究中，18例患者在CDT后接受了髂股静脉支架置入术，另外3例在CDT后只接受了PTA。3例只接受PTA治疗的患者均出现了复发性血栓形成[29]。一项对36例接受髂股静脉支架治疗的慢性静脉高压患者的回顾性研究显示，2年的通畅率为78%，MTS患者的通畅率高于血栓形成患者[30]。这些文献提示，支架在重建血管的正常管径、防止压迫及破坏慢性静脉压迫产生的静脉刺状物方面是有效的。

4. 在支架置入后，应继续进行抗凝治疗，抗凝持续时间须根据临床情况确定。对于无诱因的DVT，推荐的治疗通常至少持续3个月，对于患有某些潜在高凝状态或并发症的患者，建议终生抗凝治疗[11]。迄今为止，尚无研究比较DVT静脉介入后最佳的抗凝策略和持续时间。支架置入后常规会给予抗血小板药，但目前尚无数据支持支架通畅与出血风险的关系[9, 31]。

5. 综上所述，对于急性DVT和髂静脉压迫，放射介入学会和血管外科学会建议，对急性髂股DVT持续时间<14天、出血风险低和功能状态良好的患者进行早期取栓（基于患者特定因素和当地使用的导管取栓术或开放取栓术），尤其是存在危及肢体的静脉缺血的情况时。常规放置下腔静脉滤器联合CDT尚未被认可，只能根据患者的具体情况决定。最后，他们建议清除血栓后出现的任何髂流出道阻塞性病变都应使用自膨式金属支架[32]。

B. 髂静脉压迫合并血栓形成后综合征

1. 部分确诊血栓形成后综合征（PTS）的患者可通过闭塞的髂静脉支架再通

获益。过去外科静脉旁路术曾被用于缓解流出道闭塞的症状，通畅率差异较大。通过球囊静脉成形术和支架置入术直接再通的静脉内技术降低了围术期的风险，提高了通畅率，并已经取代外科手术成为一线治疗方法。多项研究表明，通过支架置入术可改善PTS症状，治愈静脉溃疡，改善生活质量，并能改善流出道梗阻。将36例有症状的髂腔静脉狭窄、闭塞或静脉压迫的患者分为有MTS组和无MTS组两组。在22例MTS患者中，有18例成功进行了血管成形术和支架置入术加或不加CDT，其中94%的患者症状改善，83%的患者CEAP评分下降[33]。

2. 在2007年，Neglén及其同事发表了一项对982例接受髂股静脉支架治疗的无急性血栓形成的患者的前瞻性研究，患者分为血栓组和非血栓组，其中血栓组包括任何既往有DVT病史或影像学上有明显血栓形成后改变的患者。患者接受静脉多普勒、静脉造影和静脉内超声检查，当狭窄>50%可诊断为髂静脉梗阻，然后进行支架置入。支架置入后疼痛评分从55%显著降低到11%，下肢肿胀评分从44%降低到18%。此外，在5年的随访中，支架置入的患者溃疡愈合率达58%。尽管亚组患者中的慢性静脉阻塞的原因各有不同，但IVUS的结果表明，"非血栓"组中约有一半髂外静脉受到髂内动脉的压迫，这表明该研究支持对于MTS合并PTS的患者置入支架[31]。

C. 髂静脉压迫合并有症状的非血栓性慢性静脉功能不全

1. MTS患者可因髂静脉压迫而出现静脉阻塞，而无活动性或既往DVT的证据。他们表现出的症状可能是静脉高压，并伴有慢性静脉功能不全、水肿、疼痛和静脉溃疡。在有中度至重度症状患者中，髂静脉流出道梗阻置入支架可能会改善症状。这些患者可能从支架置入术中受益最大，与支架置入术治疗的PTS患者相比，长期通畅率更高[30]。2012年Kaichuang Ye等人对205例接受支架置入术的患者进行了回顾性研究，支架置入术治疗非血栓性静脉压迫症1年后的一期通畅率为98%[34]。

2. 对于髂静脉压迫合并有症状的非血栓性慢性静脉功能不全病例来说，保持与医生之间的沟通是必要的，特别是对于年轻患者，他们需要进行多年的后续随访，并可能长期再狭窄。保守治疗和加压治疗始终是一线治疗，其次是根据临床情况确定是否需要进行侵入性治疗。

D. **治疗策略总结**

　　MTS的综合治疗方法中非侵入性和侵入性疗法的选择应基于确诊后的个体风险－获益情况。目前，MTS的治疗只适用于有症状的患者（CEAP 4～6级或CEAP 3级，大范围的疼痛性水肿且不能通过压迫缓解）[6]。症状一旦发作，强烈建议使用渐进式弹力袜作为治疗的第一步。此外，有MTS的患者可能会出现一定程度的浅静脉反流，在这种情况下，切除大隐静脉可能会起到缓解作用。但是否采取更具侵入性的治疗方案取决于是否出现了严重症状或血流动力学明显的静脉流出道梗阻或静脉造影上出现的侧支血管形成的情况。尽管新的静脉内干预措施与常规用于MTS的开放式外科旁路手术相比是微创的，但它们仍存在风险，这需要在共同决策过程中与每位患者仔细讨论。治疗的目标应该包括改善症状和功能，以及预防并发症，例如复发性血栓形成、肺栓塞和PTS[9]。

VIII. **支架通畅程度的决定因素**

A. **静脉内介入球囊血管成形术和支架置入术**　静脉内介入球囊血管成形术和支架置入术用于MTS的治疗极大地改善了患者的症状和功能结局。最初对低流量静脉系统的支架通畅性存在的担忧并未在文献中出现，上述讨论的研究中通畅率大多超过95%。如上所述，无DVT患者的通畅率明显高于血栓形成的患者。尽管在多项研究中通畅率高似乎相似，但很少有证据能证实与长期通畅率相关的因素。Neglen和Raju评估了MTS患者（324条肢体）经支架置入术治疗后42个月的再狭窄情况。只有23%的肢体无再狭窄，61%的再狭窄超过20%，15%的支架内再狭窄超过50%。在同时发生血栓性疾病的情况下，再狭窄的发生率明显更高。他们得出结论，血栓形成、潜在的血栓形成和需要较长的支架穿过腹股沟韧带的病变血管与支架内复发性狭窄的风险较高相关[35]。Knipp及其同事在2007年发表了回顾性图表分析，使用Cox比例风险模型分析支架治疗后的通畅率。这项小样本研究中包括58例男性患者，年龄在40岁以下，并且最近有创伤史，预测一期通畅率会降低。实际上，在没有这些危险因素的情况下，支架置入后1年和5年的通畅率分别为94.4%和63%。但是，如果存在两个或多个危险因素，1年和2年的通畅率则分别下降到28.6%和14.3%[36]。

B. **复发性狭窄**　在复发性狭窄的患者中，大多数病例发生在介入治疗后的最初几个月中。Jeon及其同事评估了30例经CT静脉造影诊断为继发性MTS的急性髂股深静脉血栓形成患者，并接受了CDT和支架置入术治疗。1年内首次CT复查时，4例患者发生支架内血栓形成，1例支架塌陷。在1年和5年的随访中，总的支架通畅率分别为83%和90%[37]。

IX. 随访

迄今为止，尚无正式的指南来指导MTS患者静脉支架置入术后的长期管理和随访。然而，普遍认为患者应该在支架置入后至少4周内接受双重抗血小板治疗，以防止支架血栓形成（通常每天服用阿司匹林81mg和氯吡格雷75mg）。短期的双重抗血小板治疗后，患者可能需要终生服用阿司匹林或氯吡格雷，目前尚无研究比较静脉支架置入后适宜的抗血小板药物的类型或持续时间；这些方案均应根据动脉支架研究改编而来。无诱因发作急性DVT的患者接受3个月的抗凝治疗，血栓形成或复发性DVT患者需接受更长时间的抗凝治疗。尽管尚未确定指定的随访间隔，但大多数医生对MTS患者定期进行髂股静脉双功超声检查以评估其通畅性。通常，无需进行常规CT静脉造影或IVUS静脉造影检查，除非患者有复发症状，出现静脉闭塞或血栓形成的新迹象[38]。

X. 小结

综上所述，对于出现DVT的MTS患者应该进行加压和抗凝的一线治疗。在出现严重症状和保守治疗失败的情况下，应考虑其他侵入性治疗方法，以保证血管良好的长期通畅性。如果进行过短期双重抗血小板治疗，则支架置入后的药物治疗应包括抗凝治疗，然后进行单药抗血小板治疗。

参考文献

1. Cerquozzi S, Pineo GF, Wong JK, Valentine KA. Iliac vein compression syndrome in an active and healthy young female. *Case Rep Med*. 2012;2012:786876. doi:10.1155/2012/786876.

2. May R, Thurner J. The cause of the predominantly sinistral occurrence of thrombosis of the pelvic veins. *Angiology*. 1957;8(5):419-427. doi:10.1177/000331975700800505.

3. Cockett FB, Thomas ML, Negus D. Iliac vein compression.–Its relation to iliofemoral thrombosis and the post-thrombotic syndrome. *Br Med J*. 1967;2(5543):14-19.

4. Mousa AY, AbuRahma AF. May-Thurner syndrome: update and review. *Ann Vasc Surg*. 2013;27(7):984-995. doi:10.1016/j.avsg.2013.05.001.

5. Kibbe MR, Ujiki M, Goodwin AL, Eskandari M, Yao J, Matsumura J. Iliac vein compression in an asymptomatic patient population. *J Vasc Surg*. 2004;39(5):937-943. doi:10.1016/j.jvs.2003.12.032.

6. Kalu S, Shah P, Natarajan A, Nwankwo N, Mustafa U, Hussain N. May-Thurner syndrome: a case report and review of the literature. *Case Rep Vasc Med*. 2013;2013:740182. doi:10.1155/2013/740182.

7. Wolpert LM, Rahmani O, Stein B, Gallagher JJ, Drezne AD. Magnetic resonance venography in the diagnosis and management of May-Thurner syndrome. *Vasc Endovascular Surg*. 2002;36(1):51-57. doi:10.1177/153857440203600109.

8. Mewissen MW, Seabrook GR, Meissner MH, Cynamon J, Labropoulos N, Haughton SH. Catheter-directed thrombolysis for lower extremity deep venous thrombosis: report of a national multicenter registry. *Radiology*. 1999;211(1):39-49. doi:10.1148/radiology.211.1.r99ap4739.

9. Birn J, Vedantham S. May-Thurner syndrome and other obstructive iliac vein lesions: meaning, myth, and mystery. *Vasc Med*. 2015;20(1):74-83. doi:10.1177/1358863X14560429.

10. Labropoulos N, Borge M, Pierce K, Pappas PJ. Criteria for defining significant central vein stenosis with duplex ultrasound. *J Vasc Surg*. 2007;46(1):101-107. doi:10.1016/j.jvs.2007.02.062.

11. Shebel ND, Whalen CC. Diagnosis and management of iliac vein compression syndrome. *J Vasc Nurs*. 2005;23(1):10-17; quiz 18-19. doi:10.1016/j.jvn.2004.12.001.

12. Messina LM, Sarpa MS, Smith MA, Greenfield LJ. Clinical significance of routine imaging of iliac and calf veins by color flow duplex scanning in patients suspected of having acute lower extremity deep venous thrombosis. *Surgery*. 1993;114(5):921-927.

13. Carpenter JP, Holland GA, Baum RA, Owen RS, Carpenter JT, Cope C. Magnetic resonance venography for the detection of deep venous thrombosis: comparison with contrast venography and duplex Doppler ultrasonography. *J Vasc Surg*. 1993;18(5):734-741.

14. Neglen P, Raju S. Intravascular ultrasound scan evaluation of the obstructed vein. *J Vasc Surg*. 2002;35(4):694-700.

15. Prandoni P, Lensing AW, Prins MH, et al. Below-knee elastic compression stockings to prevent the post-thrombotic syndrome: a randomized, controlled trial. *Ann Intern Med*. 2004;141(4):249-256.

16. Kahn SR, Shapiro S, Wells PS. Compression stockings to prevent post-thrombotic syndrome: a randomised placebo-controlled trial. *Lancet*. 2014;383(9920):880-888. doi:10.1016/S0140-6736(13)61902-9.

17. Jost CJ, Gloviczki P, Cherry KJ, et al. Surgical reconstruction of iliofemoral veins and the inferior vena cava for nonmalignant occlusive disease. *J Vasc Surg*. 2001;33(2):320-327; discussion 327-328. doi:10.1067/mva.2001.112805.

18. Mickley V, Schwagierek R, Rilinger N, Gorich J, Sunder-Plassmann L. Left iliac venous thrombosis caused by venous spur: treatment with thrombectomy and stent implantation. *J Vasc Surg*. 1998;28(3):492-497.

19. Berger A, Jaffe JW, York TN. Iliac compression syndrome treated with stent placement. *J Vasc Surg*. 1995;21(3):510-514.

20. Binkert CA, Schoch E, Stuckmann G, et al. Treatment of pelvic venous spur (May-Thurner syndrome) with self-expanding metallic endoprostheses. *Cardiovasc Intervent Radiol*. 1998;21(1):22-26.

21. Hartung O, Benmiloud F, Barthelemy P, Dubuc M, Boufi M, Alimi YS. Late results of surgical venous thrombectomy with iliocaval stenting. *J Vasc Surg*. 2008;47(2):381-387. doi:10.1016/j.jvs.2007.10.007.

22. Liu Z, Gao N, Shen L, et al. Endovascular treatment for symptomatic iliac vein compression syndrome: a prospective consecutive series of 48 patients. *Ann Vasc Surg*. 2014;28(3):695-704. doi:10.1016/j.avsg.2013.05.019.

23. Park JY, Ahn JH, Jeon YS, Cho SG, Kim JY, Hong KC. Iliac vein stenting as a durable option for residual stenosis after catheter-directed thrombolysis and angioplasty of iliofemoral deep vein thrombosis secondary to May-Thurner syndrome. *Phlebology*. 2014;29(7):461-470. doi:10.1177/0268355513491724.

24. Enden T, Sandvik L, Klow NE, et al. Catheter-directed venous thrombolysis in acute iliofemoral vein thrombosis–the CaVenT study: rationale and design of a multicenter, randomized, controlled, clinical trial (NCT00251771). *Am Heart J*. 2007;154(5):808-814. doi:10.1016/j.ahj.2007.07.010.

25. Enden T, Haig Y, Klow NE, et al. Long-term outcome after additional catheter-directed thrombolysis versus standard treatment for acute iliofemoral deep vein thrombosis (the CaVenT study): a randomised controlled trial. *Lancet*. 2012;379(9810):31-38. doi:10.1016/S0140-6736(11)61753-4.

26. Vedantham S, Vesely TM, Parti N, Darcy M, Hovsepian DM, Picus D. Lower extremity venous thrombolysis with adjunctive mechanical thrombectomy. *J Vasc Interv Radiol*. 2002;13(10):1001-1008.

27. Francis CW, Blinc A, Lee S, Cox C. Ultrasound accelerates transport of recombinant tissue plasminogen activator into clots. *Ultrasound Med Biol*. 1995;21(3):419-424.

28. Grommes J, Strijkers R, Greiner A, Mahnken AH, Wittens CH. Safety and feasibility of ultrasound-accelerated catheter-directed thrombolysis in deep vein thrombosis. *Eur J Vasc Endovasc Surg*. 2011;41(4):526-532. doi:10.1016/j.ejvs.2010.11.035.

29. Kim JY, Choi D, Guk Ko Y, Park S, Jang Y, Lee DY. Percutaneous treatment of deep vein thrombosis in May-Thurner syndrome. *Cardiovasc Intervent Radiol*. 2006;29(4):571-575. doi:10.1007/s00270-004-0165-7.

30. Titus JM, Moise MA, Bena J, Lyden SP, Clair DG. Iliofemoral stenting for venous occlusive disease. *J Vasc Surg*. 2011;53(3):706-712. doi:10.1016/j.jvs.2010.09.011.

31. Neglen P, Hollis KC, Olivier J, Raju S. Stenting of the venous outflow in chronic venous disease: long-term stent-related outcome, clinical, and hemodynamic result. *J Vasc Surg*. 2007;46(5):979-990. doi:10.1016/j.jvs.2007.06.046.

32. Meissner MH, Gloviczki P, Comerota AJ, et al. Early thrombus removal strategies for acute deep venous thrombosis: clinical practice guidelines of the society for vascular surgery and the American venous forum. *J Vasc Surg*. 2012;55(5):1449-1462. doi:10.1016/j.jvs.2011.12.081.

33. DeRubertis BG, Alktaifi A, Jimenez JC, Rigberg D, Gelabert H, Lawrence PF. Endovascular management of nonmalignant iliocaval venous lesions. *Ann Vasc Surg*. 2013;27(5):577-586. doi:10.1016/j.avsg.2012.05.024.

34. Ye K, Lu X, Li W, et al. Long-term outcomes of stent placement for symptomatic nonthrombotic iliac vein compression lesions in chronic venous disease. *J Vasc Interv Radiol*. 2012;23(4):497-502. doi:10.1016/j.jvir.2011.12.021.

35. Neglen P, Raju S. In-stent recurrent stenosis in stents placed in the lower extremity venous outflow tract. *J Vasc Surg*. 2004;39(1):181-187. doi:10.1016/S0741.

36. Knipp BS, Ferguson E, Williams DM, et al. Factors associated with outcome after interventional treatment of symptomatic iliac vein compression syndrome. *J Vasc Surg*. 2007;46(4):743-749. doi:10.1016/j.jvs.2007.05.048.

37. Jeon UB, Chung JW, Jae HJ, et al. May-Thurner syndrome complicated by acute iliofemoral vein thrombosis: helical CT venography for evaluation of long-term stent patency and changes in the iliac vein. *AJR Am J Roentgenol*. 2010;195(3):751-757. doi:10.2214/AJR.09.2793.

38. Rajachandran M, Schainfeld RM. Medical and interventional options to treat pulmonary embolism. *Curr Cardiol Rep*. 2014;16(7):503. doi:10.1007/s11886-014-0503-6.

第 24 章

下肢浅表静脉疾病及其治疗

Robert R. Attaran, MD, FACC, FASE, FSCAI, RPVI

本章要点

■ 大隐静脉回流障碍是下肢浅表静脉供血不足的主要原因。

■ 静脉回流障碍的症状包括水肿、不宁腿综合征、色素沉着、疼痛和静脉溃疡。

■ 射频消融、激光消融、机械化学消融（mechanochemical ablation，MOCA）和硬化疗法可以用于封闭对传统疗法（例如压迫疗法）无效的回流静脉。

Ⅰ. 简介

静脉功能不全和静脉曲张非常普遍，在60岁的老年人中，有40%的男性和70%的女性都受到静脉功能不全的影响[1]。除了影响美观以外，在许多情况下，静脉功能不全和静脉曲张不仅会导致酸痛、水肿、瘙痒、淤积性皮炎、脂皮硬化、溃疡[2, 3]，还会影响生活质量并致残[4]。下肢浅表静脉功能不全的主要原因是大隐静脉（great saphenous，GSV）反流[5]。几个世纪以来，压迫疗法一直是下肢静脉曲张的主要治疗方法。此外，在静脉疾病治疗中可以采用许多外科手术方法，包括静脉曲张切除术、大隐静脉剥除术和股隐静脉术（saphenofemoral junction，SFJ）结扎[6]。近年来，许多手术选择已被微创技术取代，微创技术具有并发症少、恢复快、成功率高等优点。这些微创技术包括热消融（激光和射频）和非热消融如非肿胀非热（nontumescent nonthermal，NTNT）技术（泡沫硬化疗法、机械化学消融和氰基丙烯酸酯胶）。目前美国和英国的指南（American Venous Forum/Society of Vascular Surgery and the National Institute for Health and Care Excellence）建议，对大隐静脉功能不全者优先采用静脉热消融术[7, 8]。这些微创手术创伤小，更安全，并且恢复时间更短，很少有明确的静脉热消融禁忌证，但其相对禁忌证包括妊娠和股静脉阻塞[9]。在本章中，我们将回顾当代血管内治疗浅表静脉疾病的方法。

II.　压迫疗法

A. 压力袜

1. 不论从病理生理学，还是从反流或阻塞角度考虑，压迫仍然是治疗静脉疾病的主要手段[10]。弹力袜被用来补偿增加的动态静脉压力，以防止深部和浅部静脉血栓形成，减轻炎症、消除肿胀和痛苦。除各种形式的长袜外，还可以使用绷带和气动装置进行加压。

2. Conrad Jobst观察到，水池中的静水压力缓解了静脉供血不足的症状，且施加的压力随深度的增加而增大，在1950年代，他发明了压力袜来模拟水中的压力[11]。

   a. 踝静脉压力代表通向右心房的血液柱的重量。仰卧位时踝静脉压力较低，站立时会升高至80～100mmHg。当静脉瓣膜功能结构正常时，小腿肌肉泵可大大降低静脉压力。

   b. 在静脉供血不足的情况下，压力袜可以帮助改善静脉回流并降低动态静脉压力[12, 13]，部分方法是通过使用有利于水肿消退的Starling梯度进行的[14]。

B. C5/C6 段疾病

1. 对于C5/C6疾病，如愈合的或活动性静脉溃疡，有两项Cochrane综述报告了加压疗法可降低溃疡复发。非顺应性压迫会使溃疡愈合率下降，并且还会增加复发率[10, 15]。较高的压迫压力可能比中等压迫效果更好，可防止复发。[15]

2. El-Sheika[16]对治疗后进行压迫的随机对照试验进行的系统评价发现有7项适合进行分析，其中3项研究为外科手术，2项为硬化疗法，2项为静脉内激光消融（endovenous laser ablation，EVLA）。研究质量和压迫持续时间的异质性使得meta分析变得困难。关于压迫疗法的疗效或最佳疗程，目前尚无具体结论。

   两项研究表明，较长时间的压迫可以减少术后疼痛。Bakker等人[17]将接受大隐静脉激光消融术治疗的患者随机分为使用弹力袜（35mmHg）2天组和7天组。在1周的随访中显示，7天组报告疼痛减轻且身体功能改善更加明显。另一项类似设计的前瞻性研究指出，EVLA术后佩戴加压装置，疼痛评分存在小幅度但显著的下降[18]。这些研究尚未证明手术或消融效果有任何差异。

C. **证据**　本章作者在一篇评论中对压迫疗法的证据进行了更详细的讨论[19]。

Ⅲ. 激光消融

A. **静脉腔内激光消融**　Boné和Navarro[20, 21]最先描述了使用810nm二极管激光器进行静脉内激光消融（EVLA）。利用超声引导，通常在膝盖处将激光纤维（有或没有护套）插入到大隐静脉中，在膝关节水平朝股隐静脉交界处推进，最初使用局麻药，但现在已被肿胀麻醉（盐水，利多卡因，碳酸氢盐和肾上腺素）所取代。激活的激光纤维加热静脉并产生蒸汽泡，并沿静脉以稳定的速度撤出。在动物模型中，记录到纤维温度超过1000℃[22]。

B. **静脉腔内激光消融治疗**　该治疗会导致治疗静脉中的血栓形成、逐渐坏死和收缩[23]，建议进行术后压迫。基于观察研究，成功关闭率在90%～98%[24, 25]。

目前已经开发出各种波长的激光光纤，其通常聚焦能量以供红细胞或水吸收。例如，水的聚焦波长为1470nm，血红蛋白的聚焦波长是810和980nm。聚焦于水的较高波长的激光可以减少不适和瘀伤[26]。

C. **静脉腔内激光消融并发症**　EVLA的并发症类似于射频消融（radiofrequency ablation，RFA），包括瘀斑、血肿、皮肤烧伤、神经损伤［常见于靠近小腿中部下方大隐静脉的大隐神经和靠近远端小隐静脉（small saphenous vein，SSV）的腓肠神经］和静脉腔内热引起的血栓形成（endothermal heat induced thrombosis，EHIT）。[27]

Ⅳ. 射频消融

A. **VNUS 封闭系统**　Goldman[28]首先描述了利用VNUS封闭系统（Sunnyvale，CA）射频能量产生的热量消融大隐静脉。将鞘管插入膝关节区域的大隐静脉中，射频纤维通过该鞘管向隐股交界处更近端伸入，电极头元件产生局部热（达85℃），可消融静脉壁，然后缓慢平稳地拉回导管。为了促进静脉排空和闭塞，进行反向Trendelenburg试验后，并加压包扎[29]。

B. **美敦力公司ClosureFast设备**

1. 当前应用较多的是Medtronic ClosureFast设备（Minneapolis，MN）（图24.1）。用于大隐静脉消融的设备，带有一个3cm或7cm的加热元件，可达到120℃。首先将每个静脉段加热治疗20秒后，将光纤重新定位到相邻静脉段。该手术是在肿胀麻醉下进行的，在静脉周围，通常在隐筋膜内进行，我们通常的做法是将500mg（25ml）1%利多卡因与肾上腺素（1：100000）和2.5ml 8.4%碳酸氢钠加到500ml盐水袋中（丢弃约25ml盐水后），制成500ml的0.05%利多卡因溶液。肿胀麻醉剂在给药前需要先冷藏，最终效果是产生局部麻醉，吸热和血管收缩，从而改善加热元件与静脉的接触。根据我们的经验，碳酸氢盐可减轻注射剂的不适感。肿胀麻醉也可用于确保隐静脉距真皮至少1cm深，以防止因热消融引起的皮肤灼伤。它还可以在某些部位帮助与神经隔离。

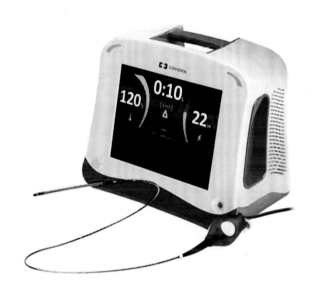

图 24.1　Medtronic ClosureFast射频消融设备（光纤和发生器）。Medtronic许可使用©2019。

2. 建议患者在消融后2周内穿压力袜。虽然还没有强有力的证据表明压迫可以改善热消融的疗效，但它可以减轻不适感[16, 17, 30]。

3. 对经过GSV射频消融患者的5年随访数据（225例患者中的295条大隐静脉）发现，闭塞率为92%，95%患者无反流，只有6例患者报告有持续的症状[31]。患者消融后症状和生活质量评分显著改善[32-34]。

C. 射频消融并发症

1. RFA并发症的发生范围及其发生率与EVLA相似[27, 35]。Lawrence等人[36]根据深静脉受累和膨隆程度为EHIT提出了一个分类方法（图24.2）。从接受大隐静脉射频消融的500例患者中，发现有2.6%的血栓膨胀进入股静脉，即使未进行抗凝治疗，所有血栓在约16天的随访中均退回到SFJ，无深静脉血栓形成（DVT）病例。

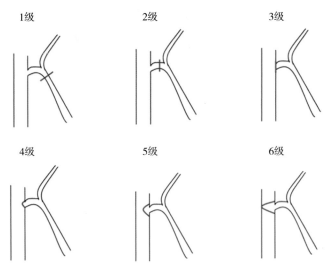

图 24.2：腔内热消融引发的血栓形成（EHIT）的分类。1级：血栓远端至腹壁浅静脉。2级：血栓延伸至与腹壁上静脉齐平的闭合处。3级：血栓延伸至与隐股静脉交界处齐平的闭合处。4级：血栓膨隆至股总静脉的闭合处。5级：近端血栓延伸通过隐股连接处附着在邻近的股总静脉壁上。6级：近端血栓完全延伸至股总静脉，符合深静脉血栓形成。EHIT 1～3级通常不需抗凝。（引自：Lawrence PF, Chandra A, Wu M. Classification of proximal endovenous closure levels and treatment algorithm. J Vasc Surg. 2010;52:388–393.）

2. 在我们的实验室中，在任何情况下，只要血栓延伸到深静脉系统，通常的做法是对4～6级EHIT进行抗凝治疗。对于4级和5级，我们将在1～2周内再次行超声成像，如果SFJ处的血栓消失，即停止抗凝。对于6级EHIT，抗凝治疗时间更长，可长达3个月。

D. **腔内热消融引发的血栓形成**　有人提出了一种评估和分级系统，用于SSV消融后的EHIT[37]。在对80条肢体的小隐静脉进行RFA后，有3%的经历了EHIT，并且血栓延伸至腘静脉，但没有发生闭塞性深静脉血栓（DVTs）。与大隐静脉的EHIT相似，我们可以对任何血栓扩展到腘静脉的患者进行抗凝治疗，如果腘静脉内有血栓隆起而没有闭塞，我们通常会进行1～2周的抗凝并重复成像，如果在隐股关节处血栓已消失，我们将停止抗凝治疗。

V. 机械化学消融

机械化学消融（mechanochemical Ablation，MOCA）是将快速旋转的金属元件对静脉内皮的磨蚀与硬化疗法的化学消融相结合。

A. **ClariVein设备**　通过ClariVein装置（Vascular Insights，Quincy，MA）进行的MOCA（图24.3）已于2015年获得FDA的批准，并且也在欧洲获得

批准。利用4F鞘管获得一条大隐静脉通路，并通过该鞘管将装置推进至接近大隐静脉。通常，该过程在距SFJ或上腹壁浅静脉2cm处开始。设备的金属尖端旋转速度约为3500 转/分。可以通过装在设备手柄上的注射器通过金属孔注入硬化剂，并在执行此操作后，以每7～10秒约1cm的速率缓慢抽出设备，并建议施加手动压力，尤其是静脉直径为1cm及以上的情况。与其他非热技术一样，不需要肿胀麻醉。由于未进行麻醉，患者可能会感到不适，尤其是当金属丝尖端卡住瓣膜时，在这种情况下，可以使用局部利多卡因麻醉剂，也可将金属头重新套上鞘管，稍微拔出并重新开始。建议患者在MOCA手术后立即跺跺脚或最好四处走动一下，并应用相关的医疗压迫装置。

B. **机械化学消融与射频消融**　在MOCA与RFA的前瞻性对比中（总n=119），经过1个月的随访发现，有83%的MOCA组患者和92%的RFA组患者有完全的大隐静脉闭合的表现。在MOCA组中，仅9%的病人阻塞了近端大隐静脉。MOCA组的手术疼痛评分较低，两组的生活质量得分改善相当。这项研究的局限性在于其缺乏后续研究[38]。完成的研究结果发表也仅停留在近期[39]。大约有170例患者被随机分为MOCA组和RFA组，其结果与Bootun等人的结果[38]相似。大多数接受治疗的患者的静脉为大隐静脉（86%），其余（14%）为小隐静脉，其中74%接受了并行静脉摘除术。71%患者完成了6个月随访，在第6个月时，MOCA组显示完全或近端大隐静脉闭塞的发生率为87%，而RFA组为93%。静脉临床严重程度评分显示两者呈等效改善[39]。

VI. 硬化疗法

A. **静脉曲张**　数十年来，静脉曲张的硬化疗法已用于各种治疗方案中[40]，它会导致静脉血栓形成、纤维化和萎缩。硬化疗法可应用于从毛细血管到大静脉（例如大隐静脉）的任何大小的静脉[41]。现有的两种主要硬化剂是聚多卡醇和十四烷基硫酸钠（sodium tetradecyl sulfate，STS），两者都属于洗涤剂类。在大曲张静脉硬化治疗中，推荐的聚多卡醇的浓度为1%，网状静脉中为0.5%，毛细血管扩张（蜘蛛静脉）中为0.5%或更低。对于STS，用于大静脉曲张中的浓度为1%～1.5%，在网状静脉中为0.5%～1%，在毛细血管扩张中约为0.2%～0.3%。对于第一次接受硬化疗法的患者，我们建议使用较低剂量以评估患者反应。

B. **液体或泡沫应用** 硬化剂可以为液体或泡沫的形式，泡沫被认为在较大口径的静脉中更有效[41, 42]，因为它可以置换更多的静脉血，并且硬化剂气泡可以使硬化剂更好地与静脉内皮接触。空气和二氧化碳都已用于产生泡沫。Tessari技术是产生泡沫的一种简单方法，该技术使用两个注射器和一个三通活塞阀[43]。通常通过前后用力冲洗两个注射器可产生4∶1的气液比。

C. **超声波引导的液体或泡沫硬化疗法**

1. 可以使用超声引导进行硬化疗法，对于大隐静脉等大口径静脉，过去的数据显示，泡沫硬化疗法不如RFA、EVLA和外科手术剥离[44, 45]。Darvall等[46]对351例病人（479条肢体）在超声引导下行泡沫硬化疗法治疗静脉曲张后的结果进行了随访。在5年的随访中，评估了81.2%的患者，其中估计有15.3%的患者需要再治疗。据报道，满意度较高，症状评分也有所改善。

2. 尽管没有确凿的证据表明硬化疗法可改善毛细血管扩张的成功率，但一些小型研究表明，这种疗法可减少色素沉着[47, 48]

D. **聚多卡醇（Varithena）**

1. BTG International（London，UK）提供的聚多卡醇是一种专用的碳罐系统，用于产生和分配1%的聚多卡醇泡沫（图24.4）。该泡沫具有大约7∶1的气液比，并且可能比医用混合泡沫具有更高的稳定性，这种气体是氧气和二氧化碳的混合物。

2. 利用超声引导，将鞘管放入目标静脉中，然后推进导管，通过静脉，通常在SFJ远端至少3cm处进行抽吸，病人腿要抬高。超声波探头可用于监控进入大隐静脉的泡沫，也可用于压缩SFJ上方的泡沫，当泡沫通过导管注入时，可以将导管抽出。通常，此后施加压力，并保持腿部抬高10分钟[6]。使用加压包裹物或长袜，建议患者立即行走。每次使用时建议的最大泡沫剂量为15ml，每个罐中约含45ml。

3. 2013年美国食品和药物管理局（Food and Drug Administration，FDA）基于VANISH Ⅲ期研究的结果批准了聚多卡醇上市。VANISH-1期结果显示，在8周时患者报告的静脉症状评分有所改善，并且安全性可接受[49]。在VANISH-2期结果中，232例患者接受了0.5%～1%的聚多卡醇微泡沫。通过双功超声检查，在8周时有84.7%的患者对治疗有"反应"。双重反应定义为消除了SFJ反流和/或GSV（完全闭塞）和/或副隐静脉在基线被确定为功能不全。60%的人报告了一些不良事件，主要是凝血、静脉炎和疼痛。聚多卡醇的股总静脉血栓延伸发生率为3.9%，近端DVT发生率为2.6%，这些不良事件多数为轻度或中度。聚多卡醇在8周时可改善症状和外观评分，且治疗组未报告神经系统事件[50]。

4. 聚多卡醇也可作为静脉热消融的辅助手段。Vasquez等[51]将患有大隐静脉功能不全和可见静脉曲张的117名接受RFA或EVLA的患者随机分组，分别接受0.5%的聚多卡醇（n=39），1%的聚多卡醇（n=40）或安慰剂（n=38）治疗。该研究药物可用于膝关节上下区域可见的静脉曲张，也可用于大隐静脉系统的功能不全区域或未经热消融治疗的隐静脉干的曲折区域。所有干预均为盲法，对聚多卡醇进行随机分组的病例采用双盲的实验方法，结果显示，热疗和聚多卡醇联合治疗组在8周时症状得到改善。

VII. 氰基丙烯酸酯

A. 应用

1. 迄今为止，多种形式的氰基丙烯酸酯胶（cyanoacrylate glue，CAG）已在临床中用于患者的治疗，例如皮肤黏合剂Dermabond（Ethicon，Somerville，NJ）可作为颅内动静脉畸形以及骨盆和胃静脉曲张的密封剂[52, 53]。VeClose（2-氰基丙烯酸正丁酯）是一种CAG，具有较高的黏度和更快的聚合作用［最初由Sapheon（Morrisville，NC）开发，并由Medtronic（Minneapolis，MN）收购］，可用于封闭功能不全的大隐静脉，在静脉闭塞后，聚合物被缓慢吸收，并导致肉芽肿形成和静脉纤维化[54]。VeClose在2015年获得了FDA的批准，并且在欧洲也得到了批准上市，每个器械套件都带有CAG、导管、导丝、分配器枪、分配器头和注射器（图24.3）。

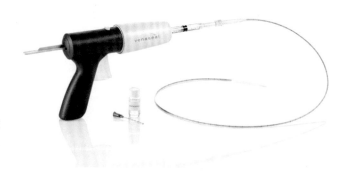

图 24.3　VenaSeal氰基丙烯酸酯胶装置。©Medtronic许可使用 ©2019。

2. 将5F导引鞘管套入GSV后，将输送导管尾部推进至SFJ 4～5cm，当注射CAG时，在超声引导下压迫近端大隐静脉，然后再施加压力。将导管抽出3cm，然后再进行注射并重新加压，依此类推。我们建议每次给药后至少施加30秒的压力，并用超声确认大隐静脉是否闭塞，无需进行术后包裹压迫。

B. eSCOPE 研究　在前瞻性eSCOPE研究中（n=70），CAG在12个月时的闭合率为93%，术中静脉炎的发生率为8.5%[55]。在另一项研究（n=108）中，CAG在3个月时通过超声显示GSV闭合率为99%[56]。2年的eSCOPE试验结果显示，VenaSeal GSV闭合率为94.3%，而ClosureFast RFA为94%[55]。在WAVES研究中，使用VensSeal氰基丙烯酸酯封闭剂治疗了50例大隐静脉、小隐静脉和/或副隐静脉（直径最大20mm）功能不全的患者。在1个月时，双功超声显示所有接受治疗的静脉都被阻塞，并且静脉症状评分得到提高，术后发生静脉炎的比例为20%[57]。

VIII. 比较研究

A. **射频消融与腔内激光消融**　Sydnor等人[58]进行的一项前瞻性随机研究比较了射频消融和980nm二极管激光器EVLT对GSV回流的影响，RFA组的术后疼痛和瘀伤明显减少。在1年的随访中，症状缓解与总体患者满意度相同。

B. **超声引导的泡沫硬化疗法与热消融**　Davis等人[59]回顾了截至2015年1月的所有随机对照试验文献，确定了6篇纳入标准和方法各不相同的出版物。解剖学大隐静脉闭合率在热技术（RFA和EVLA）组更高。但是，患者报告的生活质量评分没有显著差异。泡沫硬化疗法更经济。

C. **氰基丙烯酸酯胶与静脉内激光消融**　Bozkurt等人[60]将GSV的消融作为主要的终点，将310例患者随机分为CAG组（n=154）和EVLA组（n=156），包括C2～C4b病患者。CAG是VariClose静脉密封系统（Biolas，Ankara，Turkey），EVLA是1470nm光纤。CAG可显著缩短手术时间并减少手术痛苦。此外，EVLA组出现7例暂时性或永久性感觉异常，而CAG组的瘀斑少且无感觉异常。CAG组12个月GSV闭合率为95.8%，EVLA组为92.2%。静脉临床严重程度评分和Aberdeen静脉曲张调查问卷显示，两组患者的静脉症状评分均得到改善，两组评分之间亦无显著差异。

参考文献

1. Brand FN, Dannenberg AL, Abbott RD, Kannel WB. The epidemiology of varicose veins: the Framingham study. *Am J Prev Med*. 1988;4:96.

2. Magnusson MB, Nelzén O, Risberg B, Sivertsson R. A color Doppler ultrasound study of venous reflux in patients with chronic leg ulcers. *Eur J Vasc Endovasc Surg*. 2001;21:253.

3. Weiss RA, Weiss RA. Resolution of pain associated with varicose and telangiectatic leg veins after compression sclerotherapy. *J Dermatol Surg Onc*. 1990;16:333.

4. Phillips T, Stanton B, Provan A, et al. A study of the impact of leg ulcers on quality of life: financial, social, and psychologic implications. *J Am Acad Dermatol*. 1994;31(1):49-53.

5. Labropoulos N, Leon M, Nicolaides AN, et al. Superficial venous insufficiency: correlation of anatomic extent of reflux with clinical symptoms and signs. *J Vasc Surg*. 1994;20(6):953-956.

6. Lees TA, Beard JD, Ridler BM, et al. A survey of the current management of varicose veins by members of the Vascular Surgical Society. *Ann Roy Coll Surg Engl*. 1999;81(6):407-417.

7. Gloviczki P, Comerota AJ, Dalsing MC, et al. The care of patients with varicose veins and associated chronic venous diseases: clinical practice guidelines of the Society for Vascular Surgery and the American Venous Forum. *J Vasc Surg*. 2011;53(5 suppl):2S-48S.

8. *Varicose Veins: Diagnosis and Management*. NICE Guidelines [CG168]: National Institute for Health and Clinical Excellence; 2013. https://www.nice.org.uk/guidance/cd168.

9. Kilnani NM, Grassi CJ, Kundu S, et al. Multi-society consensus quality improvement guidelines for the treatment of lower-extremity superficial venous insufficiency with endovenous thermal ablation from the Society of Interventional Radiology, Cardiovascular Interventional Radiological Society of Europe, American College of Phlebology, and Canadian Interventional Radiology Association. *J Vasc Interv Radiol*. 2010;21:14-31.

10. O'Meara S, Cullum N, Nelson EA, et al. Compression for venous leg ulcers. *Cochrane Database Syst Rev*. 2012;11:CD000265.

11. Bergan JJ. Conrad Jobst and the development of pressure gradient therapy for venous disease. In: Bergan JJ, Yao JS, eds. *Surgery of the Veins*. Orlando: Grune & Stratton; 1985:529-540.

12. Ludbrook J. *Aspects of Venous Function in the Lower Limbs*. Springfield, IL: Charles Thomas; 1966.

13. Partsch B, Partsch H. Calf compression pressure required to achieve venous closure from supine to standing positions. *J Vasc Surg*. 2005;42(4):734-738.

14. Nehler MR, Moneta GL, Woodard DM, et al. Perimalleolar subcutaneous tissue pressure effects of elastic compression stockings. *J Vasc Surg*. 1993;18:783.

15. Nelson EA, Bell-Syer SE. Compression for preventing recurrence of venous ulcers. *Cochrane Database Syst Rev*. 2014;9:CD002303.

16. El-Sheikha J, Carradice D, Nandhra S, et al. Systematic review of compression following treatment for varicose veins. *Brit J Surg*. 2015;102(7):719-725.

17. Bakker NA, Schieven LW, Bruins RMG, et al. Compression stockings after endovenous laser ablation of the great saphenous vein: a prospective randomized controlled trial. *Eur J Vasc Endovasc Surg*. 2013;46(5):588-592.

18. Elderman JH, Krasznai AG, Voogd AC, et al. Role of compression stockings after endovenous laser therapy for primary varicosis. *J Vasc Surg Venous Lymphati Disord*. 2014;2:289-296.

19. Attaran RR, Ochoa Chaar CI. Compression therapy in venous disease. *Phlebology*. 2016;32(2):81-88. pii:0268355516633382. [Epub ahead of print].

20. Navarro L, Min RJ, Bone C. Endovenous laser: a new minimally invasive method of treatment for varicose veins – preliminary observations using an 810nm diode laser. *Dermatol Surg*. 2001;27(2):117-122.

21. Boné C. Tratamiento endoluminal de las varices con laser de Diodo. Estudio preliminar. *Rev Patol Vasc*. 1999;5:35-46.

22. Weiss RA. Comparison of endovenous radiofrequency versus 810 nm diode laser occlusion of large veins in an animal model. *Dermatol Surg*. 2002;28(1):56-61.

23. Proebstle TM, Sandhofer M, Kargl A, et al. Thermal damage of the inner vein wall during endovenous laser

treatment: key role of energy absorption by intravascular blood. *Dermatol Surg.* 2002;28:596-600.

24. Min RJ, Kailnani N, Zimmet SE. Endovenous laser treatment of saphenous vein reflux: long-term results. *J Vasc Interv Radiol.* 2003;14:991-996.

25. Proebstle TM, Gul D, Lehr HA, et al. Infrequent early recanalization of greater saphenous vein after endovenous laser treatment. *J Vasc Surg.* 2003;38:511-516.

26. Kabnick LS. Outcome of different endovenous laser wavelengths for great saphenous vein ablation. *J Vasc Surg.* 2006;43:88-93.

27. Dexter D, Kabnick L, Berland T, et al. Complications of endovenous lasers. *Phlebology.* 2012;27(suppl 1):40-45.

28. Goldman MP. Closure of the great saphenous vein with endoluminal radiofrequency thermal heating of the vein wall in combination with ambulatory phlebectomy: a preliminary 6-month follow-up. *Dermatol Surg.* 2000;26(5):452-456.

29. Chandler JG, Pichot O, Sessa C, et al. Treatment of primary venous insufficiency by endovenous saphenous vein obliteration. *Vasc Surg.* 2000;14(3):201-214.

30. Palfreyman SJ, Michaels JA. A systematic review of compression hosiery for uncomplicated varicose veins. *Phlebology.* 2009;24(suppl 1):13-33.

31. Proebstle TM, Alm BJ, Göckeritz O, et al. Five year results from the prospective European multicentre cohort study on radiofrequency multisegment thermal ablation for incompetent great saphenous veins. *Brit J Surg.* 2015;102(3):212-218.

32. Goldman MP, Amiry S. Closure of the great saphenous vein with endoluminal radiofrequency thermal heating of the vein wall in combination with ambulatory phlebectomy: 50 patients with more than 6-month follow-up. *Dermatol Surg.* 2002;28(1):29-31.

33. Merchant RF, Pichot O, Myers KA. Four-year follow-up on endovascular radiofrequency obliteration of great saphenous reflux. *Dermatol Surg.* 2005;31:129.

34. Sybrandy JE, Wittens CH. Initial experiences in endovenous treatment of saphenous vein reflux. *J Vasc Surg.* 2002;36:1207.

35. Marsh P, Price BA, Holdstock J, et al. Deep vein thrombosis (DVT) after venous thermoablation techniques: rates of endovenous heat-induced thrombosis (EHIT) and classical DVT after radiofrequency and endovenous laser ablation in a single centre. *Eur J Vasc Endovasc Surg.* 2010;40:521-527.

36. Lawrence PF, Chandra A, Wu M. Classification of proximal endovenous closure levels and treatment algorithm. *J Vasc Surg.* 2010;52:388-393.

37. Harlander-Locke M, Jimenez JC, Lawrence PF, et al. Management of endovenous heat-induced thrombus using a classification system and treatment algorithm following segmental thermal ablation of the small saphenous vein. *J Vasc Surg.* 2013:1-6.

38. Bootun R, Lane TR, Dharmarajah B, et al. Intra-procedural pain score in a randomised controlled trial comparing mechanochemical ablation to radiofrequency ablation: the Multicentre Venefit™ versus ClariVein® for varicose veins trial. *Phlebology.* 2016;31(1):61-65. doi:10.1177/0268355514551085. Epub 2014 Sep 5.

39. Lane T, Bootun R, Dharmarajah B, et al. A multi-centre randomised controlled trial comparing radiofrequency and mechanical occlusion chemically assisted ablation of varicose veins – final results of the Venefit versus Clarivein for varicose veins trial. *Phlebology.* 2017;32(2):89-98. pii:0268355516651026. [Epub ahead of print].

40. Linser P. Über die konservative behandlung der varicen. *Med Klin.* 1916;12:897-902.

41. Rabe E, Otto J, Schliephake D, et al. Efficacy and safety of great saphenous vein sclerotherapy using standardized polidocanol foam (ESAF): a randomized controlled multicenter clinical trial. *Eur J Endovasc Vasc Surg.* 2008;35:238-245.

42. Yamaki T, Nozaki M, Iwasaka S, et al. Comparative study of duplex-guided foam sclerotherapy and duplex-guided liquid sclerotherapy for the treatment of superficial venous insufficiency. *Dermatol Surg.* 2004;30:718-722.

43. Tessari L, Cavezzi A, Frullini A. Preliminary experience with a new sclerosing foam in the treatment of varicose veins. *Dermatol Surg.* 2001;27:58-60.

44. Biemans AA, Kockaert M, Akkersdijk GP, et al. Comparing endovenous laser ablation, foam sclerotherapy,

44. Biemans AA, Kockaert M, Akkersdijk GP, et al. Comparing endovenous laser ablation, foam sclerotherapy, and conventional surgery for great saphenous varicose veins. *J Vasc Surg.* 2013;58:727-734.

45. Rasmussen LH, Lawaetz M, Bjoern L, et al. Randomized clinical trial comparing endovenous laser ablation, radiofrequency ablation, foam sclerotherapy and surgical stripping for great saphenous veins. *Br J Surg.* 2011;98:1079-1087.

46. Darvall KA, Bate GR, Bradbury AW. Patient-reported outcomes 5-8 years after ultrasound-guided foam sclerotherapy for varicose veins. *Br J Surg.* 2014;101:1098-1104.

47. Weiss RA, Sadick NS, Goldman MP, et al. Post-sclerotherapy compression: controlled comparative study of duration of compression and its effects on clinical outcome. *Dermatol Surg.* 1999;25:105-108.

48. Nootheti PK, Cadag KM, Magpantay A, et al. Efficacy of graduated compression stockings for an additional 3 weeks after sclerotherapy treatment of reticular and telangiectatic leg veins. *Dermatol Surg.* 2009;35:53-58.

49. King JT, O'Byrne M, Vasquez M, et al. Treatment of truncal incompetence and varicose veins with a single administration of a new polidocanol endovenous microfoam preparation improves symptoms and appearance. *Eur J Vasc Endovasc Surg.* 2015;50(6):784-793.

50. Todd KL, Wright DI. The VANISH-2 study: a randomized, blinded, multicenter study to evaluate the efficacy and safety of polidocanol endovenous microfoam 0.5% and 1.0% compared with placebo for the treatment of saphenofemoral junction incompetence. *Phlebology.* 2014;29(9):608-618.

51. Vasquez M, Gasparis AP; Varithena Investigator Group. A multicenter, randomized, placebo-controlled trial of endovenous thermal ablation with or without polidocanol endovenous microfoam treatment in patients with great saphenous vein incompetence and visible varicosities. *Phlebology.* 2017;32(4):272-281.

52. Quinn J, Wells G, Sutcliffe T, et al. A randomized trial comparing octylcyanoacrylate tissue adhesive and sutures in the management of lacerations. *JAMA.* 1997;277(19):1527-1530.

53. Pollak JS, White RI. The use of cyanoacrylate adhesives in peripheral embolization. *J Vasc Interv Radiol.* 2001;12(8):907-913.

54. Vinters HV, Galil KA, Lundie MJ, et al. The histotoxicity of cyanoacrylates. A selective review. *Neuroradiology.* 1985;27:279-291.

55. Proebstle TM, Alm J, Dimitri S, et al. The European multicenter cohort study on cyanoacrylate embolization of refluxing great saphenous veins. *J Vasc Surg Venous Lymph Disord.* 2015;3(1):2-7.

56. Morrison N, Gibson K, McEnroe S, et al. Randomised trial comparing cyanoacrylate embolization and radiofrequency ablation for incompetent great saphenous veins (VeClose). *J Vasc Surg.* 2015;61(4):985-994.

57. Gibson K, Ferris B. Cyanoacrylate closure of incompetent great, small and accessory saphenous veins without the use of post-procedure compression: initial outcomes of a post-market evaluation of the VenaSeal System (the WAVES Study). *Vascular.* 2017;25(2):149-156. doi:10.1177/1708538116651014. [Epub ahead of print].

58. Sydnor M, Mavropoulos J, Slobodnik N, et al. A randomized prospective long-term (>1 year) clinical trial comparing the efficacy and safety of radiofrequency ablation to 980 nm laser ablation of the great saphenous vein. *Phlebology.* 2017;32(6):415-424. pii:0268355516658592. [Epub ahead of print].

59. Davies HOB, Popplewell M, Darvall K, et al. A review of randomized controlled trials comparing ultrasound-guided foam sclerotherapy and endothermal ablation for the treatment of great saphenous veins. *Phlebology.* 2016;31(4):234-240.

60. Bozkurt AK, Yilmaz MF. A prospective comparison of a new cyanoacrylate glue and laser ablation for the treatment of venous insufficiency. *Phlebology.* 2016;31(1 suppl):106-113.